현대

기초의학 및 의공학

공학박사 나 승 권 저

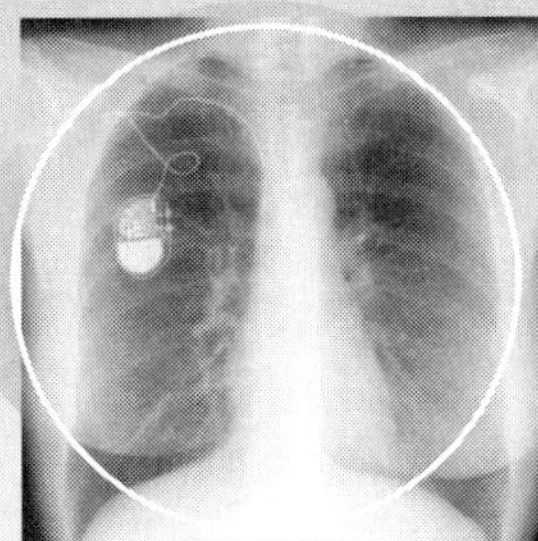

Science & Engineering in Medicine

감 수

•윤 형 로•
공학박사/연세대학교 의공학부 교수

•황 락 훈•
공학박사/세명대학교 전기전자공학부 교수

•김 종 탁•
이학박사/상지영서대학 의료시스템정보과 교수

•남 삼 극•
의학박사/서울위생병원 의무원장

도서출판 상 학 당

머 리 말

현대산업의 기술수준은 하루가 다르게 급속도로 발전하고 있다. 그 중에서 컴퓨터의 발전으로 덕분에 IT 분야와 전자 · 전기 분야의 발전 속도는 더욱 가속화되고 있다. 이러한 급격한 기술의 발전은 새로운 기술인력을 요구하게 되었고, 이에 편승하여 산업계 종사자들도 기술습득을 위한 노력을 기울이고 있다.

수많은 기술 분야 중에서 특히 의공학 분야는 의학과 공학을 결합하여 사람의 생명을 다루는 매우 중요한 분야이다.

과학기술이 발전함에 따라 의학과 의료 분야에서는 관련 기술들을 이용하기 위해 노력해왔으며 이러한 노력은 다양하고 정밀한 의료기기들을 탄생시켰고, 또한 의료기술의 발전과 함께 의학 · 의료 분야 발전에 시너지 효과가 있었다. 이러한 의료 분야가 발전함에 따라 새로운 학문으로 정립된 것이 바로 의공학이다.

의공학은 공학의 각 분야와 밀접한 관계를 맺고 있으며 의료계측 및 진단, 재활공학, 생체재료, 인공장기, 방사선공학 등 매우 광범위한 분야에서 응용되고 있다. 예를 들어 심전도, 근전도, 혈압계, 마취장비, 수술장비, 뇌파계, 화학분석기, 혈액검사기, X-Ray장비, 온열치료기, 초음파검사기, 컴퓨터단층촬영기 등과 같은 의료장비를 의료인이 다루는 데에는 단편적인 설명서만으로는 최첨단 기술의 복합체인 최신 의료기기의 성능을 최대한 활용할 수 없어서 의료기기에 대한 전문지식이 반드시 뒷받침되어야 한다. 따라서 의료기기의 전문지식인의 양성이 절실히 필요한 것이다. 의료기기를 다루는 데에는 각 기기의 동작 원리는 물론 설계시 구현하고자 했던 기능들을 어떻게 적용시키는지 이해해야만 한다. 하지만 공학적 논리에 의한 접근 방식을 그대로 의학에 적용할 수는 없다. 공학적 이론을 의학에 적용시키려면 의학적 개념의 성립이 선행되어야만 한다.

공학은 경쟁력과 효율을 우선시하지만 의학은 생명과 안전을 우선하기 때문이다. 이러한 특성을 가진 분야가 의공학이다.

의학과 공학은 서로 다른 학문이며 의공학인이 의료인과 의사소통하는 것은 의학적 지식과 사고방식을 의료기기에 구현하고 응용하기 위해선 아주 중요한 수단이다. 따라서 의공학을 배우는 학생들은 기본적인 의학적 용어와 지식 그리고 상식들을 습득해야 하며 특히 의학용어의 습득은 필수적이다. 그리고 기본적인 공학의 개념과 상식을 숙지하고 있어야 한다. 이러한 노력이 좀 더 정밀한 의료기기를 만들거나 활용하는 데 도움이 될 것은 틀림없다.

의료사진을 제외한 모든 그림과 삽화는 일러스트레이터로 컬러화하였으며, 이해하기 쉽게 하려고 그림에 설명과 한글화 발음을 표기하여 넣었으며 사용된 의학용어나 영문 단어는 모두 한글용어를 병용 표기하였고 한글화된 발음기호도 표기하여 실제 사용에 불편함이 없도록 노력하였다. 또한 의공기사 · 의공산업기사 · 의료전자기능사 등 자격증을 준비하는 수험생들에게 도움이 되도록 자격증 시험대비에 중점을 두었다.

조심스럽게 첫선을 보이는 이 책의 출간을 위해 감수해 주시고 격려해 주시며 끝까지 탈고할 수 있도록 독려해 주신 원주의료기기테크노밸리 김영호 원장님(공학박사), 윤형로 전 원장님(공학박사), 원주시청 이성철 과장님, 송창린 실장님(전 원주의료기기테크노밸리 소장), 세명대학교 전기전자공학부 황락훈 교수님(공학박사), 상지영서대학 의료시스템정보과 김종탁 교수님(이학박사), 정광손 교수님(공학박사), 서울위생병원 남삼극 의무원장님(의학박사), 메디저널 최병철 편집국장님, 티유브이코리아 박우성 이사님, 서울위생병원 이재운 의용팀장님(의용기사)에게 감사드린다.

또한 이 책을 쓸 수 있도록 물심양면 도움을 주신 한국 폴리텍 Ⅲ대학 원주캠퍼스 조영환 학장님, 김광수 전 학장님을 비롯한 교직원들에게 감사드린다. 그리고 여러 가지 많은 부분에서 도움을 준 의용공학과 교수님과 일러스트레이터로 컬러화 작업을 도와준 의용공학과 재학생 및 졸업생 김도형 군에게 고마운 마음을 전한다.

특히 교재자료의 수집과 집필을 위해 가정을 돌보지 못하여도 아무런 불평, 불만 없이 이해해준 나의 사랑하는 딸 은경, 아들 용주에게 아버지로써 대학 일에만 매달려 아버지의 역할을 제대로 해주지 못한 점을 미안하게 생각하고 있으며 그럼에도 밝고 건강하게 자라주어 고맙다는 말을 전하고 싶다.

끝으로 의공학을 전공하는 이들에게 진정으로 학습에 도움이 되는 책이 되길 바라며 집필중 많은 고심에도 불구하고 손길이 미치지 못한 곳은 계속하여 보완할 것이다.

마지막으로 출판과정에 도움을 주신 도서출판 상학당 남승우 사장님과 이 책에 관심과 애정을 주신 모든 분들께 감사의 말씀을 전한다.

2009. 1.

공학박사 나 승 권 씀

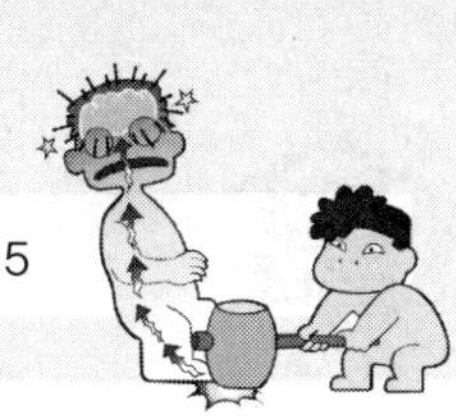

차 례

제1장 의공학의 원리

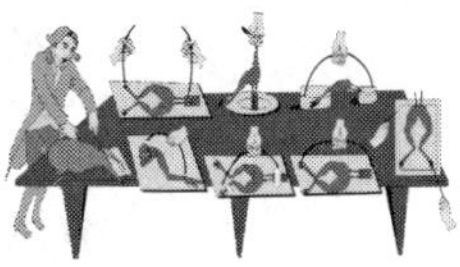

Lesson 1. 의공학이란 14

01 의공학의 개념 14
02 의공학의 역사 16
03 의공학의 의용생체공학 분류 18
04 의공학의 특성 22
05 의공학의 필요성 25
06 생체전기현상의 측정 26
07 생체의 전기적 현상에 대한 측정 27
08 생체전기의 역할 29
09 데이터 송출과 연속 표시 38
10 컴퓨터의 생체신호 정보응용 40

Lesson 2. 영상의료공학 41

01 X-선 영상 41
02 방사성 동위원소 섬광사진 43
03 초음파 진단장치 43
04 자기공명영상 44
05 MRI와 CT 인체 내부 투영 45
06 초음파로 인체투영 51
07 3차원 초음파검사 57
08 영상신호처리공학 58

Lesson 3. 생체기능의 대행 또는 대체 59

01 고분자 화학 59
02 인공장기 60
03 인공장기 개발의 역사 61
04 인공장기의 사용 62
05 심혈관계 63

Lesson 4. 의공학과 치료 72

01 조직의 절제 72
02 수술의 자동화 73
03 메 스 74

04 방사선 치료 76
05 온열요법 77
06 전기자극 78
07 수액 펌프에 의한 약물투여 79

Lesson 5. 의공학의 미래와 전망 81
01 신소재 82
02 로 봇 83
03 나노 기술 84
04 휴대폰과 의공학 발달 86
05 생명체와 바이오칩 89

Lesson 6. 의공(산업)기사직무 105
01 의료기기 관리의 세부사항 105

제 2 장 | 의학용어

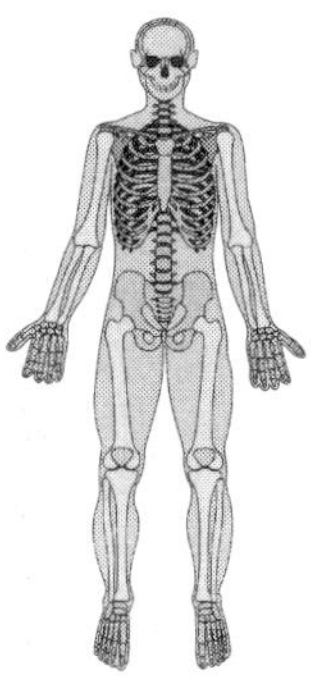

Lesson 1. 의학용어의 기본구조 108
01 의학용어의 기본구조 108
02 접미어 108
03 접두어 114

Lesson 2. 골격계 118
01 골격계의 해부학적 용어 118
02 뼈의 위치적 분류 120

Lesson 3. 신경계 127
01 신경원의 구조 127
02 뇌 128
03 12쌍의 뇌신경 130
04 척 수 131

Lesson 4. 소화기계 133
01 소화기계 해부학적 용어 133
02 소화기계 질환 관련 용어 136

Lesson 5. 호흡기계 138
01 호흡기계의 해부학적 용어 138
02 코 139
03 흉막과 흉막강 141
04 흡기와 호기 142

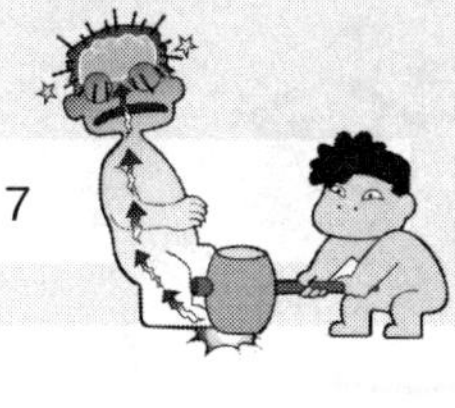

Lesson 6. **순환기계** 143

01 순환기계의 해부학적 용어 143

01 순환생리 관련 혈관의 구조 145

Lesson 7. **혈액 및 림프계** 146

01 혈액계 관련 용어 146

02 혈액의 응고 148

03 혈액의 생성 149

04 림프계 림프 시스템 150

05 혈액성분과 백혈구 151

06 혈액 및 림프계 검사 및 처치 관련 용어 153

Lesson 8. **내분비계** 154

01 내분비계의 해부 관련 용어 154

02 내분비계의 호르몬 관련 용어 157

Lesson 9. **비뇨기계** 158

01 비뇨기계 해부 관련 용어 158

02 신 장 159

Lesson 10. **여성생식기계** 162

01 여성생식기계 해부 관련 용어 162

Lesson 11. **남성생식기계** 167

01 남성생식기계 해부 관련 용어 167

02 남성생식기 용어 169

Lesson 12. **피부 및 피부 부속기** 170

01 피부 및 피부 부속기 해부 관련 용어 170

02 표피의 층구조 172

03 피부 부속기 173

Lesson 13. **눈** 174

01 해부와 생리 174

02 증상 용어 179

Lesson 14. **귀** 183

01 해부와 생리 183

Lesson 15. **의학용어 약호** 187

| 제3장 | 생리학

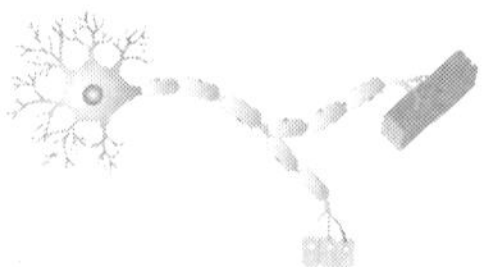

Lesson 1. 신경세포와 흥분의 전달 210
- 01 신경조직 212
- 02 신경의 흥분과 전도 216
- 03 뉴런의 연락 방식 224

Lesson 2. 근 육 227
- 01 골격근 229
- 02 심근 및 평활근 234

Lesson 3. 호 흡 236
- 01 호흡기 구조 237
- 02 호흡단계 238
- 03 폐환기 242
- 04 가스 교환 248
- 05 호흡의 조절 255
- 06 산소의 독성 261

Lesson 4. 심 장 262
- 01 심장의 구조 262
- 02 심근의 특성 264
- 03 심장주기 268
- 04 심 음 271

Lesson 5. 혈액순환 273
- 01 혈 관 274
- 02 심혈관계의 압력 277
- 03 혈류역학 279

| 제4장 | 해부학

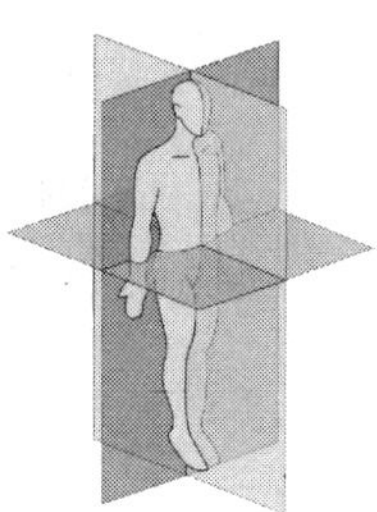

Lesson 1. 해부학 284

Lesson 2. 해부학의 연구방법 285
- 01 계통해부학 285
- 02 국소해부학 287
- 03 기능해부학 287
- 04 임상해부학 287
- 05 응용해부학 287

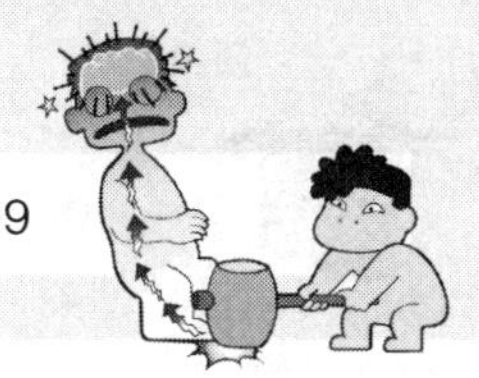

Lesson 3. **해부학적 용어** 288

01 해부학적 자세 288
02 해부학적 평면 288
03 생체의 방향을 나타내는 해부학적 용어 290
04 인체의 움직임을 나타내는 용어 292

Lesson 4. **근골격계** 295

01 뼈의 기능 295
02 형태에 따른 뼈의 분류 295
03 뼈의 구조 297
04 관 절 299
05 근 육 303

Lesson 5. **신경계** 309

01 중추신경계 310
02 말초신경계 315

Lesson 6. **순환계** 322

01 혈관의 종류와 형태 323
02 순환경로 327

Lesson 7. **표 피** 331

01 표피의 원리 331
02 표피의 기능 331
03 표피의 구조 332
04 표피 변형물과 부속기관 334

| 제5장 | 의용생체측정

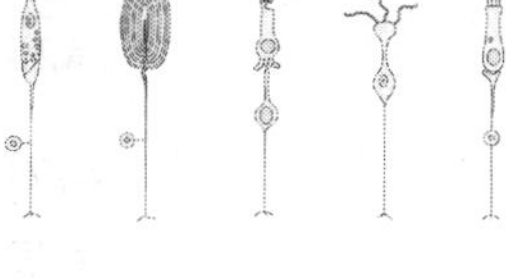

Lesson 1. **생체전기신호의 측정** 338

01 생체전기신호 측정의 이해 338
02 외부자극에 대한 오감의 반응기전(전기수용기) 340
03 생체전기신호 측정의 고려사항 359

Lesson 2. **생체신호측정기** 360

01 생체신호측정기 360
02 변위의 측정 361

Lesson 3. **측정기기의 성능 평가** 363

01 측정기기의 정적 특성 363
02 측정기기의 동적 특성 368

Lesson 4. 변환기와 생체전기신호의 유도 373
01 변환기 373
02 브리지 측정 374
03 생체전기신호의 유도 379

Lesson 5. 생체전기신호용 전극 384
01 생체신호용 전극 384
02 생체전기현상에 이용되는 증폭기 395

| 제 6 장 | 센서와 의용생체 센서

Lesson 1. 용량성과 유도성 센서 400
01 용량성 센서 400
02 유도성 센서 402

Lesson 2. 위치 센서 404
01 전위차계 404
02 인코더 406
03 선형 가변미분형 변압기 410
04 리졸버 411

Lesson 3. 힘과 압력 센서 413
01 압전 센서 413
02 힘-감지저항기 414
03 스트레인 게이지 414

Lesson 4. 온도측정 센서 416
01 열전대 419
02 서미스터 422
03 측온 저항체 425

Lesson 5. 광센서 428
01 광센서의 개요와 분류 428
02 포토다이오드 431
03 포토트랜지스터 434
04 CdS 광도전 셀 437
05 적외선 센서 439

Lesson 6. 의료용 센서 442
01 의료생체 센서 442
02 순환기능용 센서 443

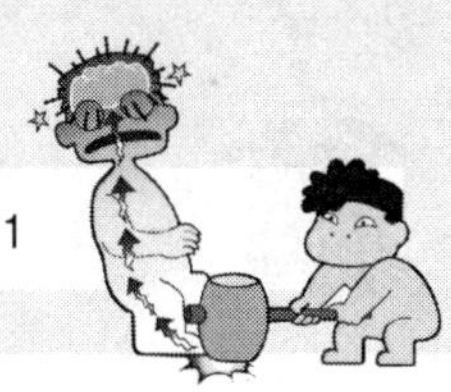

03 호흡, 대사기능용 센서 450
04 초음파 탐상기 455

Lesson 7. 생체 센서 457
01 효소 센서 458
02 미각 센서 461
03 냄새 센서 462
04 면역 센서 464
05 미생물 센서 465
06 의용생체 센서와 작용 467

| 제 7 장 | 의용생체 인터페이스(피부 인터페이스)

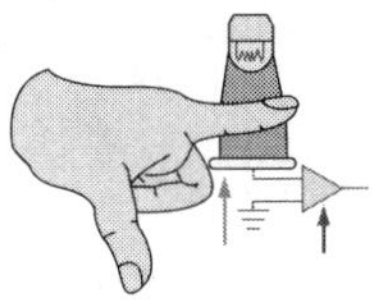

Lesson 1. 인터페이스 472

Lesson 2. 초음파 473
01 초음파란 473
02 초음파의 성질 474
03 초음파를 해석하는 요소들 475
04 초음파 진단의 원리 478
05 초음파의 진단방식 479
06 해상도 484
07 초음파 진단 방식 정리 및 응용 방법 486
08 스캐닝 탐촉자 유형 486
09 초음파 진단의 활용과 해석 488
10 초음파를 이용한 치료 493

Lesson 3. 맥 파 496
01 맥파란 496
02 맥파검사법 497

Lesson 4. 폐기능검사 500
01 폐기능검사란 500
02 폐활량검사 500
03 폐용적검사 502
04 기도저항검사 505
05 폐탄성검사 506
06 폐기능검사의 목적 507

Lesson 5. 인공호흡기 508
01 인공호흡기 개요 508

02 기계적 인공호흡기의 형태 510
03 인공호흡기의 용어 및 단위 511

Lesson 6. 심전도 517

Lesson 7. 근전도 518

Lesson 8. 심음도 519

Lesson 9. 뇌전도 520

Lesson 10. 망막전도 521

Lesson 11. 안구전도 522

참고문헌 / 524

찾아보기 / 526

제 1 장
의공학의 원리

1. 의공학이란
2. 영상의료공학
3. 생체기능의 대행 또는 대체
4. 의공학과 치료
5. 의공학의 미래와 전망
6. 의공(산업)기사직무

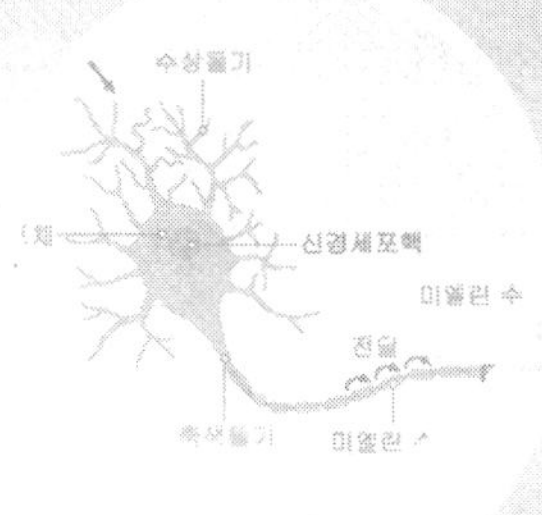

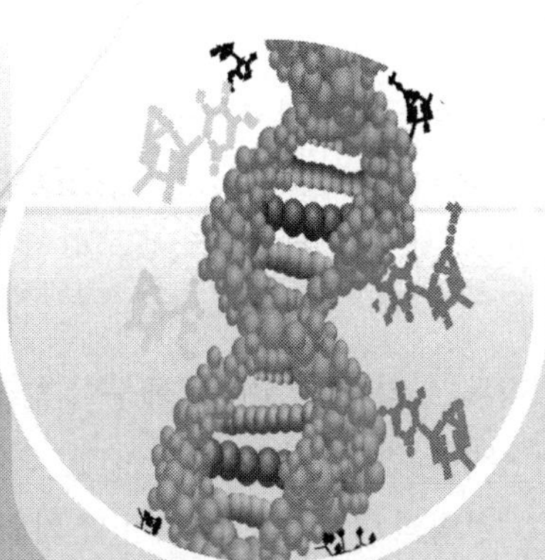

Lesson

1 의공학이란

01 | 의공학의 개념

오늘날의 과학기술 발전은 어느 특정 분야의 학문만으로 이루어진 결과가 아닌 여러 분야의 학문이 유기적으로 이루어낸 종합적인 학문이다.

의공학이란 의학 자체를 적극적으로 발전시킬 것을 목적으로 하는 학문으로서 현재 의학이 공학의 진보에 따라 발전하고 있다. 현대의학에서 진료 및 치료용 장비는 필수기기이다. 과학기술의 발전은 앞에서도 언급했듯이 여러 분야(공학, 의학, 통신, 컴퓨터 등)가 서로 협력함으로써 이룰 수 있다. 의학에 공학 분야를 도입하여 접목시키지 않으면 의학 발전을 생각할 수 없는 것이다. 의공학은 이와 같은 여러 학문이 이룬 성과를 집대성하여 현재까지 계속하여 발전되고 있다.

의공학기술의 발전을 위해서는 의학적 전문지식이 반드시 필요하며, 상호적으로 의학이 발전하기 위해서는 공학기술의 발전이 필요하므로 의학과 공학은 서로 교류하고 상호 보완하여 발전해가야 한다. 병원에서 사용하는 다양한 의료기기는 치료와 진료의 질을 향상시키는 데 매우 중요한 역할을 하며, 의학적 임상경험과 지식 기반을 공학에 적용함으로써 보다 발전적인 의료기기들을 개발할 수 있게 되는 것이다.

이런 의미에서 의학과 공학의 유기적인 학문 분야를 의공학이라 할 수 있다. 의공학은 공학적 방법과 원리를 의학 분야에 적용하여 의학 분야에서의 새로운 현상 및 사실을 탐구하고 이를 임상적 진료에까지 응용하며, 또한 생체 및 인체 시스템의 원리를 공학 분야에 활용하는 학문 분야라고 할 수 있다.

의학이라 함은 안과학, 외과학, 내과학 등의 임상의학과 생리학, 병리학, 해부학 등의 기초의학 그리고 공중위생학, 법의학 등의 사회의학 등 광범위한 범위의 학문이다. 의공학은 이러한 의학의 여러 분야에 걸쳐서 활용되고 있는데, 질병의 정확한 진단 및 조기발견, 적절한 치료 및 치료 후 상태의 명확한 판단 등 폭넓은 진단을 위하여 활용되고 있다. 뿐만 아니라 의료정보 시스템을 구축함으로써 병원업무의 효율화, 병원정보 공유의 편리성, 의료의 질적 향상 및 의료수혜지역의 확대 등 의학 분야의 전반에 걸쳐 발전에 기여하고 있다.

사람의 몸에 있는 두뇌가 기억, 판단 등 정보처리 능력을 가지고 있다는 사실과 심폐와 같은 기관이 가지고 있는 자동제어 기전 능력 등은 공학의 입장에서 인체는 최적화된 일종의 시스템으로 볼 수 있다. 이러한 의학 분야의 연구에서 밝혀진 인체의 시스템 기능들이 공학 분야에서 최적의 시스템 모델로 이용될 수 있다.

의공학은 다양한 학문이 유기적으로 연결되어 있는 학문이기 때문에 명칭도 매우 다양하다. 대표적이며, 가장 보편적으로 '의공학'의 영문표기는 'Biomedical Engineering(바이오메디컬 엔지니어링)', 'Medical Engineering(메디컬 엔지니어링)' 또는 'Medical and Biological Engineering(메디컬 앤드 바이오로지컬 엔지니어링)'으로 사용되고 있다. 'Bio(바이오)'라는 표현은 의학보다 더 넓은 의미의 학문에 생물학 전반에 공학을 결합시킨 형태로 이해될 수 있다. 국내에서도 의공학 분야는 생체공학, 의용전자공학, 의공학, 의학공학 등 다양하게 사용되고 있다.

그림 1-1은 의공학을 개념적으로 설명하고 있다.

의용전자공학은 전자 및 컴퓨터 기술을 기반으로 하는 심전도와 같은 진단기기에서부터 초음파, CT, MRI 등 첨단 영상 의료기기까지 다양한 의료기기를 개발하여 병원 등 의학 분야에 활발하게 이용하고 있다. 즉, 전자공학기술이 의학 분야로 응용되는 학문 분야를 나타낸다.

한편 생체공학은 의용전자공학과는 반대로 인체에 대한 의학적 지식을 공학에 제공하여 활용된 결과를 다시금 의학 분야에서 사용하는 개념이라고 할 수 있다. 인체기능을 대행해

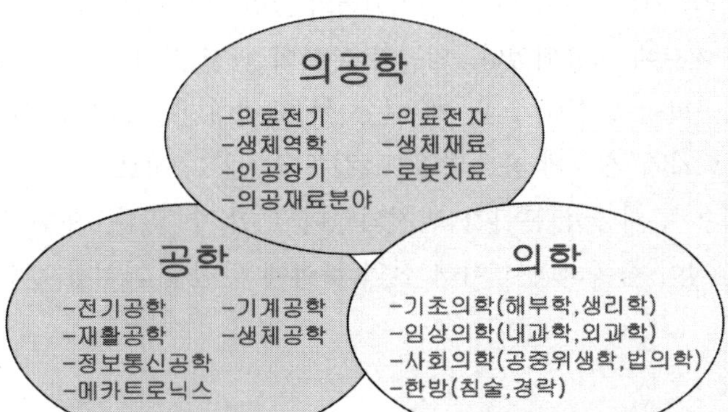

그림 1-1 • 의공학의 개념도

표 1-1 • 의공학의 도입

연 도	내 용
1950년말	의학에 전자공학이 도입된 연구를 'Medical Electronics(메디컬 일렉트로닉스)'라는 용어로 규정 이후 공학은 의학뿐만 아니라 생물학 분야로 확대 응용되었다.
1965년	동경에서 개최된 국제회의에서 'Medical Electronics and Biological Engineer(메디컬 일렉트로닉스 앤드 바이오로지컬 엔지니어)'로 불리게 되었다.
1977년	국내의 대한전자공학회에서 의용전자 및 생체공학 전문연구회 구성되었다.
1979년	(사단법인) 대한의용생체공학회 설립되었다.
2005년	(사단법인) 대한의공협회 설립되었다.

줄 수 있는 인공장기 그리고 인체의 전기적 · 기계적 특성을 응용하고 분석하는 생체 모델링이나 재활공학 분야 및 생체역학, 인체의 특성에 대한 지식을 고려하여 인체에 유해가 없는 재료를 개발하는 인공재료 분야 등이 여기에 속한다고 할 수 있다.

의학 분야에 의공학이라는 개념이 도입된 것은 표 1-1과 같이 의학의 역사에 비하면 오래되지 않는다.

02 | 의공학의 역사

의학역사에서 의공학이라는 새로운 기술의 단계가 생긴 것은 의료 분야의 커다란 변화라 하겠다. **의공학은 의학과 공학의 만남이라는 개념**에서 출발한다. 의학과 공학은 서로 다른 분야로 인식되기 쉬우나 사실 현대의 진료 및 치료는 공학 없이 존재할 수 없다.

의학 분야에 공학적 기술이 응용된 것은 기원전의 그리스나 이집트로 거슬러 올라가며, 간단한 기계적 기구가 치료에 사용되었다. 의공학 분야의 발전 역사는 표 1-2와 같다.

근대에 가장 의공학이 발전하게 된 계기는 2차 세계대전을 전후로 하여 전쟁중에 발전된 전자기술이 의료기기 개발에 응용되었고, 컴퓨터, 재료, 정보통신, 방사선학 등의 발전과 더불어 본격적으로 의공학 분야가 발전되었다고 할 수 있다. 또한 무기 개발과 우주 및 해양에 대한 관심이 증폭하면서 여러 산업 분야에 발전을 가져왔으며 의료기기 개발을 가속화시켰다.

표 1-2 ● 의공학 발전 역사

연 도	발 명 자	내 용
18세기	Fahrenheit(파렌하이트 : 네덜란드)	온도계 발명
1819년	Laennec(라이넥 : 프랑스)	청진기(stethoscope : 스테서스코프) 발명
19세기 중반	Helmholz(헬름홀츠 : 독일)	검안경(ophthalmoscope : 오프샐머스코프) 발명
1875년	Galton(골턴 : 영국)	전파탐지 검출(radar detection : 레이더 디텍션)의 기술을 이용한 인체 기본구조 발표
1880년	Jacques & Pierre Curie(자크&피에르 쿠리)	의료용 초음파 기술의 최초 발표
1882년	Ziemssen(지에르슨 : 독일)	Cardiac Pacing(카디애크 페이싱)의 적용
1895년	Roentgen(로엔트겐 : 독일)	X-선 개발
1895년	Einthoven(에인트호벤 : 네덜란드)	심전계(Electro Cardio Graphic : 일렉트로 카디오 그래픽) 개발
1914년	Hustin(허스틴)	피가 응고되는 것을 방지하는 항응고제(구연산염 : Na-citrate) 사용
1929년	Philip Drinker(필립드링커) & Charles F. McKhann(찰스F. 맥캔 : 미국)	호흡보조기(Drinker respirator : 드링커레스퍼레이터) 개발
1928년	Berger(베르거 : 독일)	뇌파계(Electro Encephalo Graphic : 일렉트로 인시퍼로우 그래픽) 개발
1929년	Bovie(보비 : 미국)	전기 수술기(Electro Surgical Unit : 일렉트로 서지컬 유닛) 개발
1939년		심폐 보조관(Heart Lung Bypss : 하트 렁 바이패스) 소개
1940년	H.W. Florey(플로리) & E.B. Chain(체인 : 영국)	Alexander Fleming(알렉산더 플레밍)이 발견한 페니실린을 분리추출에 성공함으로써 감염의 위험에서 벗어남.
1944년	Holff(홀프 : 독일)	인공신장기 개발
1947년	Dawson(대슨)	생체신호(biologic signals : 바이오로직 시그널스) 개발 및 임상응용 논문 최초 발표
1956년	Counand(코우난드 : 미국) forssmann(포르스만 : 독일)	심장세동제거기(defibrillator : 디피버레이터)의 최초 임상이용, 심장카테터(catheter)방법의 개발과 임상응용
1957년	Houry(허리)	초음파(ultrasound : 울트라 사운드) 최초 임상적 응용
1958년	Anger(앤저)	감마선 카메라의 개발
1960년	Chardack(챠르덱)	Pacemaker(페이스메이커) 최초 이식
1963년	Hon & Lee(훈 & 리)	피부표면전도를 이용한 태아심장신호장치 개발
1968년	Delmar사(미국)	24시간 심전도(Holter system : 홀터 시스템) 개발
1972년	Hounsfield(하운필드)	C.T(Computerized Tomography : 컴퓨터라이즈드 터마그래피) 개발
1982년	Kolff(콜프 : 미국)	인공심장 최초 이식
1982년	University of Nottingham & Everdin(노팅햄&에버딘대학 : 영국)	MRI(Magentic Resonance Imaging : 마그네틱 레저넌스 이머징) 응용
1990년	Sherwood사(셔우드 : 미국)	적외선 고막 체온계 개발
1993년	Rice MJ(라이스), Mcdonald RW(맥도날드), Sahn DJ(샨)	Color Doppler Energy(컬러 도플러 에너지 : CDE) 또는 Color Power Imaging(컬러 파워 이머징 : CPI)의 소재
1998년	Medison사(메디슨 : 한국)	3차원 컬러 디지털 초음파 영상진단장치 개발
1998년	J.M 테크놀로지사(한국)	완전 디지털 X-ray 장비 개발

03 | 의공학의 의용생체공학 분류

의공학이란 보는 관점에 따라 여러 공학 분야와 의학 분야를 포함하여 자연과학 분야에 응용되는 것이기 때문에 여러 가지로 구분될 수 있다. 공학적 관점에서는 어느 분야의 공학 기술이 사용되었는가에 따라 분류하며, 의학적 관점에서는 공학적 기술이 기초의학 및 임상의학 분야에 응용되었는가에 따라 분류하고 있다. 일반적으로 의공학은 생체역학, 생체재료, 의료영상기기 및 영상처리, 생체신호처리, 인공장기, 재활공학, 의료기기, 생체모델링 및 시뮬레이션, 생체 센서, 의학 및 생리학적 분석, 임상공학 등으로 구분하고 있다.

의용생체공학은 공학의 여러 분야가 응용되는 것이기 때문에 보는 관점에 따라 분류할 수 있다. 공학적 관점에서는 적용되는 공학적 기술에 따라서 분류하는 경향이 있으며, 의학적 관점에서는 그 기술이 의학의 어떠한 분야에 응용되는가에 따라서 분류하고 있다. 여기에서는 의용생체공학에서 응용되고 있는 기술을 중심으로 하여 분류한다.

1. 과학적인 인체 운동에 관한 연구(생체역학)

생체역학이란 생물학(Biology : 바이오러지)과 역학(Mechanics : 메카닉스)의 합성어로 인간 몸 동작의 각 기능에 대한 물리적 법칙에 역학적 원리와 방법을 적용시킨 학문 분야로, 생체 내의 고체 및 유체에 대하여 역학적인 분석을 한다. 인체의 관절, 근육, 골격의 기능에 대한 분석 자료는 인체의 기본 운동이나 스포츠에서 기초 자료로 활용되고 있다.

생체 내의 유체 흐름에서의 유량, 압력, 속도의 상호관계 및 기계학적 특성을 연구하며, 유체 이외의 뼈 등의 고체에 가해지는 기계적인 스트레스의 추정을 통하여서 인공관절 등의 설계에 이용할 수 있는 결과를 도출한다. 생활수준의 향상에 따라 인간의 삶의 질을 더욱 향상시키려는 차원에서 개개인의 몸을 기능적, 구조적으로 가장 편하고 바른 자세로 만드는 데 연구의 목적이 있다.

2. 생체 내의 접합성을 고려한 생체재료 연구

살아 있는 생체와 접촉하는 재료로써 의약품을 제외한 합성, 천연 또는 이들의 복합재료로서 인체의 조직이나 기능 일부를 대체하는 재료이며, Biomaterial(바이오메터리얼)이라고 한다.

생체 내에서 생체의 경조직 및 연조직을 대신하여 환자에게 사용하거나, 생체에 삽입하는 기구의 생체 내의 접합성을 증가시키기 위하여 생체조직과 접하는 부위에 사용할 목적의 인공적인 재료 개발에 관하여 연구한다.

인공신장이나 인공심장과 같이 혈액의 투석, 여과, 가스 교환 등이 주체가 되는 경우에는 화학 공학의 도움이 필요하며, 앞으로는 더 많은 생체 재료에 있어서 재료 공학과 다른 공학 분야와의 연계가 필요하다.

3. 컴퓨터를 활용한 의학 영상의 처리와 분석

현재의 전자공학, 전기공학, 기계공학의 발전은 의학 영상에 대해 컴퓨터를 이용한 분석 및 처리가 가능하도록 하였다. 지금까지 핵자기공명영상(MRI)이나 양전자단층촬영(PET), 컴퓨터단층촬영(CT) 등의 기기를 활용한 진료과정에서 발생하는 의료정보 환자데이터 등에 대하여 새로운 분석방법, 영상촬영방법, 처리방법 등에 관하여 연구하는 분야이다.

최근에는 의학영상 중 가장 많은 촬영건수와 비중을 차지하는 X-선 촬영장치도 컴퓨터화된 형태로 개발되어 PACS[1)]의 발달을 뒷받침하고 있다. 기타 기존의 방법으로 촬영된 영상이라든지, 이미 촬영되어 보관되고 있는 영상 등은 필름 스캐너를 이용하여서 디지털 형태로 변환되어 PACS 시스템에 입력될 수 있다. 데이터가 디지털 형태로 표현되는 경우에는 컴퓨터를 이용한 영상의 처리 및 분석이 가능하게 되어, 영상에 대한 각종 분석적인 방법들을 적용할 수 있으며, 특수질환의 진단에 자동진단의 방법 등을 보조적으로 사용할 수 있어 진단에서의 효율을 새로운 각도에서 향상시킬 수 있다.

생체신호 처리의 경우와 달리 취급하는 데이터가 2차원적, 때로는 3차원적 현재는 5차원까지 발전하고 있다.

4. 생체 시스템을 고려한 측정과 분석(생체측정공학)

병을 진단하기 위해서는 체내의 정보를 파악하고 시료를 검사하는 일 등의 생체측정이 기본이다. 의공학의 경우에 있어 생체에서 측정의 대상으로 삼는 물리량 및 화학량으로는 전위(심장) · 길이 · 비중(소변 · 혈액 등의 비중) · 무게 · 시간(반응시간) · 속도(혈류속도) · 가속도 · 진동(심음) · 탄성률(동맥 탄성률) · 굳기 · 유량(혈액의 유량) · 압력(혈압 · 맥내압) · 힘 · 일(심장의 일량) · 온도(체온) · 점도(혈액점도) 및 가스(폐포 속의 가스조성)나 액체(콜레스테롤 등)의 조성 등이 있다. 생체에서 발생하는 여러 종류 형태의 신호를 검출하여, 이를 처리하고 분석하여서 진단에 유용한 정보를 측정 제공한다. 측정변수들을 얼마나 정확하고 쉽게 측정하는가에 대한 연구와 측정된 결과로부터 유용한 결과를 얻기 위하여 어떠한 신호의 처리

---

1) PACS(Picture Archiving Communication System : 픽쳐 어치빙 커뮤니케이션 : 의료영상저장전송 시스템) : 방사선학적인 영상 진단장치를 사용하여 진단한 영상을 디지털 상태로 획득하여 저장한다. 그리고 그 판독과 진료기록을 함께 각 단말기로 전송 · 검색하는데 필요한 기능을 통합적으로 처리하는 디지털 의료영상저장전송 시스템이다.

및 분석의 방법이 적용되어야 하는가에 대하여 연구한다. 처리 분석하는 방법 및 측정하는 방법들이 발전되어 의료기기 형태로 의학의 임상 분야에 사용될 수 있으며 생체신호처리라고도 할 수 있는 분야이다.

5. 생체의 장기를 대용하기 위하여 만든 기계적 장치(인공장기)

인공장기는 생명연장의 꿈을 실현해 주는 것은 물론 난치병, 사고 등으로 고통스런 삶을 살아가는 많은 환자들에게 새로운 희망을 준다. 인공심장, 신장, 인공망막, 인공관절, 피부, 혈관 등 우리 몸의 50군데 정도가 인공장기나 조직으로 대체할 수 있으며, 기능이 저하되거나 상실된 장기에 대하여 다른 어떠한 방법으로도 그 기능의 회복이 불가능한 경우에 소손된 기관을 제거하고, 소손된 기관의 기능을 대신할 수 있는 인공적인 생체장기를 이식한다.

6. 인간의 재활문제를 해결하기 위한 재활공학

재활의학사전의 정의를 따르면 '재활공학이란 장애를 가진 개인을 위해 그들의 재활에 필요한 것을 제공하는 기술이나 공학 분야'로 설명하고 있다. 1986년 미국 수정재활법은 재활공학을 "교육, 재활, 운동, 독립적인 생활, 여가선용을 포함한 영역들에서 장애인들의 욕구를 만족시키고 장애인들에게 직면한 문제들을 해결하기 위한 기술들 혹은 과학적 원리들의 체계적인 작용을 의미하는 것으로" 정의하고 있다.

㉮ 근육마비 환자에게 전기 자극을 주어서 그 기능을 회복해 주는 경우 및 절단된 팔이나 다리의 기능을 대행해 주는 의수 및 의족에 대한 보조기를 연구한다.

종래의 의료나 평가를 위한 도구나 보장구 정도로만 여겨지던 재활공학이 그 깊이를 더할 뿐 아니라 장애인의 독립생활, 통신, 이동, 교통, 레크리에이션, 직업과 사회통합에 이르기까지 그 범위와 영역은 장애인의 생애전체와 관련되어 연구 개발될 만큼 그 적용 범위가 확대되고 있다.

7. 다양한 특성을 만족해야 하는 의료기기

의료기기법[2]에서는 의료기기를 "사람 또는 동물에게 단독 또는 조합하여 사용되는 기구·기계·장치·재료 또는 이와 유사한 제품"으로 정의하고 있다. 의료기기의 핵심적인 기술 이외에 안정성, 경제성, 신뢰성 등이 고려되어 임상적인 활용도가 높은 시스템으로 개발되어야 한다. 의용생체공학적인 기술들을 임상적인 응용 목적으로 기기화하여 개발하는 분야이다.

2) 의료기기법(법률 제6909호), 2004년 5월 30일부터 시행되었다.

8. 다양하고 복잡한 결과를 예측하기 위한 모델링 및 시뮬레이션

타당성이 입증된 모델을 이용하여 어려운 여러 가지 치료 조건이거나, 실제의 상황에서는 구현이 불가능한 어려운 여러 가지 치료 조건에 대하여 시스템의 반응과 결과를 분석하여 실제 생체 시스템의 결과를 예측한다. 생체 내의 여러 가지 현상에 대하여 그 특성을 분석하기 위하여 알려져 있는 사실과 관측된 결과를 이용하여서 모델을 설정하고, 그 모델의 타당성을 입증한다.

9. 정확한 진단을 위한 진단 보조 시스템

현재 세계는 IT(Information Technology : 인포메이션 테크놀로지)와 BT(Biological Technology : 바이오로지컬 테크놀로지)가 접목되는 네트워크 시대로서, 의료산업에서도 과거 개인에 의존했던 의료 산업에 디지털이 더해지고 '의료 시스템'으로 확대되면서, 자동진단 시스템, 전문가 시스템 등 컴퓨터의 논리를 이용한 진단 시스템을 개발하고 이것을 의학의 진단에 보조적인 방법으로 사용한다.

최근 소비자(환자)의 권리와 권한이 강화되고 있고, 웹을 활용한 건강관리도 급속히 확산되고 있다. 뿐만 아니라 '병원'은 디지털 웨어하우스(DW : Digital Warehouse)[3]로 확장되고 있다. 인공지능에 의한 진단 보조 시스템이 도입되고 PDA[4]를 통한 원격 회진도 실시되고 있다. 또한 단체검사 등의 대용량의 데이터의 분석과, 장시간의 데이터 분석에 기본적인 보조진단 방법으로 유용하게 이용할 수 있는 노력을 시도하고 있다.

10. 컴퓨터를 활용한 의료정보

컴퓨터의 의학 분야에의 활용도가 높아지면서 더욱 많은 정보가 발생되고 있으며, 이들 의료지식의 정보 인프라 구축과 이를 용이하게 이용할 수 있도록 도와주는 다양한 의료정보 지원 기술 개발이 요구된다. 의학정보에 대한 분석적 방법 적용의 필요성이 점차 높아져 가고 있다. 병원과 같이 의료 환경에서 발생하는 의료정보의 체계적인 관리와 처리를 위하여 시스템을 구성하고, 병원 서비스(병원코디네이터) 마케팅 및 경영·행정에 관한 이해와 나아가 컴퓨터 관련 기본 지식 특히 의료정보의 필수 요소인 병·의원의 정보처리를 위한 의료정보학 분야에 대한 폭넓은 이해를 바탕으로 실제 병의원 환경에서 사용되어지는

---

3) 디지털 웨어하우스 : 특수한 목적으로 가지고 의미있는 정보를 모아놓은 정보창고. 논리적으로 연관된 하나 이상의 자료를 물리적으로 모아놓은 데이터베이스(DB)보다 정보분류와 양면에서 한발 앞선 개념이다.

4) PDA(Personal Digital Assistants : 퍼스널 디지털 어시스턴츠) : 개인정보를 관리하거나, 컴퓨터와 정보를 주고받을 수 있는 휴대용 컴퓨터의 일종이다. 손으로 정보를 직접 써서 입력받을 수 있고, 무선인터넷도 가능하다.

요양급여 실무프로그램 및 제반 의료정보 시스템(OCS[5], PACS, EMR[6])에 관한 시스템을 이용하여서 발생되는 의료정보를 분석적으로 활용할 수 있게 한다.

11. 기 타

이와 같이 앞에서 언급한 의용생체공학의 분야 이외에도 의용생체공학의 교육에 관한 분야, 안정성 및 신뢰도에 관한 분야, 의료기기의 규격에 관한 분야 등이 있다.

이러한 다양한 의공학 분야의 분류를 표 1-3에 정리하였다.

표 1-3 ● 의공학의 분류

의학정보시스템공학	의용정보처리공학, 의용정보전송공학, 의용관리공학, 계량진단공학
생체기능대행공학	인공장기학, 생체모델공학, 인간기계공학
응용의용생체공학	의용생체공학의 응용에 관련된 전체적인 학문
생체환경공학	우주의학, 의용안전공학, 의용생태공학
생체기능시스템공학	생체시스템공학, 인간공학, 바이오닉스(bionics)
의용생체에너지공학	의용열공학, 의용레이저학, 생체에너지변환공학
의용생체측정제어학	의용전극학, 생체제어학, 초음파의학, 생체측정공학, 생체 트랜스듀서(transducer) 공학
의용생체물성·재료학	생체고분자학, 생체물성학, 생체재료역학
의용생체기계학	바이오메카닉스, 생체유체역학, 생체진동학

04 | 의공학의 특성

의공학은 공학과 의학의 여러 분야가 조합, 응용되는 학문이기 때문에 일반 공학 분야와는 다른 특성을 갖고 있다.

5) OCS(Order Communication System : 오더 커뮤니케이션 시스템, 처방전달시스템) : 의사처방이 기록된 수기처방전을 환자가 소지하고 이동하여 각 진료지원부서에 접수하여야 하는 불편을 해소하고 처방전 분실위험 방지 등 환자 진료서비스의 개선 및 업무 생산성 향상을 위하여 개발된 처방 자동전달 시스템이다.

6) EMR(Electronic Medical Record : 일렉트로닉 메디컬 레코드 : 전자의료기록) : 병원 진료지원업무 중 의료기록 업무를 전산 처리하는 것. 종이 없는 기록 방식이라는 측면에서 광디스크나 콤팩트디스크(CD)로 기록을 보관한다. 현재 사용하는 대부분의 의료기기에 컴퓨터가 내장되어 있으므로 주 시스템과 접속하여 기록, 보관하게 되었다.

① 생체 시스템은 이물질에 대한 방어기전(defense mechanism : 디펜스 메커니즘) 이 있다.

㉠ 생체는 이물질이 들어왔을 때 거부하는 특성이 있다.

㉡ 인공장기, 인공관절, 인공혈관 등을 개발할 때 생체에 적합한 재료에 대한 선행 연구가 매우 중요하다.

② 측정해야 하는 대상이 생체의 내부라는 특성이 있다.

㉠ 의공학에서 관심을 갖고 측정하려는 대부분은 생체 내부의 현상이다.

㉡ 생체 내부의 현상을 측정하기 위해서는 침습적인(invasive : 인베이시브) 방법과 비침습적인(noninvasive : 논인베이시브) 방법이 있다.

ⓐ 침습적인 방법 : 직접 측정하는 것이 가장 정확하지만 의공학에서는 인체에 고통을 최소화할 수 있는 간접적인 방법으로 측정할 수 있는 방법을 제시한다.

ⓑ 비침습적인 방법 : 외부 전극을 통해 얻어진 신호로 생체 내부의 심장상태를 진단하는 방법이 있다.

③ 다양한 변화요인을 가지고 있는 생체 시스템의 특성이 있다.

㉠ 심혈관계, 호흡계, 신경계 등을 독립적으로 분석하는 것은 어느 정도까지는 가능하다.

㉡ 생체 내의 변화에 대해서는 종합적인 분석이 필요하고 외부의 입력특성도 고려한다.

㉢ 생체 시스템은 서로 분리되어 기능하지 않고 유기적으로 연결되어 있기 때문에 사소한 변화도 여러 가지 인과관계가 성립된다.

㉣ 변화의 원인을 완전하게 파악하는 것은 어려움이 있다.

④ 정형화되지 않은 고유의 가변성을 갖고 있는 인체 시스템이다.

㉠ 의공학에서 다루는 생체 시스템은 시간이 지남에 따라 특성이 수시로 변화하는 시변 시스템에 해당된다.

ⓐ 심장의 심박수나 혈압을 시간 간격에 따라 연속 측정할 때 측정치에 차이가 발생하는 것을 발견할 수 있다.

ⓑ 시간에 따라 변하는 특성 때문에 측정치 분석을 위해서는 통계학적 분석이나 신호처리방법들의 후속적인 분석방법이 사용된다.

㉡ 공학에서 시스템은 시간에 따라 특성이 변화하는 시변 시스템과 시간이 지나도 특성이 변하지 않는 시불변 시스템으로 구분된다.

⑤ 생체를 대상으로 하기 때문에 고도의 안정성과 신뢰성이 요구된다.

㉠ 안정성은 전기적인 안전뿐만 아니라 기계적인 안전과 화학적 안전 등 다각도의 안전성이 고려되어야 한다.

㉡ 안전성과 더불어 고도의 신뢰성도 요구된다.

㉢ 정확한 동작과 정밀한 결과가 곧 인간의 생명과 직결되어 있기 때문이다.

㉣ 생체접촉이 필요한 의료장비의 경우 다른 장비보다 더욱 높은 안정성과 신뢰성이 요구된다.

⑥ 생체에서 발생하는 신호의 특성을 고려해야 한다.

㉠ 생체에서 발생하는 신호는 그 신호의 크기가 매우 작다.

㉡ 생체에서 발생하는 대표적인 신호의 주파수와 진폭 크기를 표 1-4에 나타내었다.

㉢ 생체신호의 특성 때문에 원하는 주파수 대역의 신호를 얻기 위한 필터나 작은 진폭을 증폭하기 위한 증폭기를 설계하기도 한다.

표 1-4 ● 생체신호의 종류

생 체 신 호	측정전극	주파수 범위	진폭의 범위
EEG : 뇌전도 (Electroencephalogram : 일렉트로인서펄러그램)	표면전극	0.5~100[Hz]	200~200[V]
ERG : 망막전도 (Electro retinogram : 일렉트로 레티노그램)	미세전극	0.2~200[Hz]	0.5[μV]~1[mV]
EOG : 안구전도 (Electro-oculogram : 일렉트로 아큘러 그램)	표면전극	dc~100[Hz]	10[μV]~[5mV]
ECG : 심전도 (Electro cardiogram : 일렉트로 카디오그램)	표면전극	0.05~100[Hz]	1~10[mV]
EMG : 근전도검사 (Electro myogram : 일렉트로 마이오그램)	바늘전극	500[Hz] ~10[kHz]	1~10[mV]
SEMG : 표면근전도 (Surface EMG : 서피스 일렉트로마이어그라피)	표면전극	0.01~500[Hz]	50[μV]~5[mV]

⑦ 측정한 데이터의 다양한 분석이 필요하다(생체신호의 수치화와 정보화가 어렵다).

㉠ 생체로부터 측정한 신호는 가변적 특성이 있기 때문이다.

㉡ 반복적으로 신호를 측정하여 통계적인 방법을 사용 분석한다.

㉢ 생체 내에서의 정보처리 특성을 고려한 신경회로망 이론[7], 퍼지 이론[8], 비선형 역학이론[9] 등을 사용하여 분석한다.

---

7) 신경회로망 이론(Neural network theory : 뉴럴 네트워크 씨어리) : 인간의 뇌신경 세포와 그 결합 구조를 모방하여 만든 전자 회로망. 유형 식별이나 비선형 사상에 고도의 능력을 발휘하는데, 음성 인식에 적용하는 연구도 성행하고 있다.

8) 퍼지 이론(Fuzzy theory : 퍼지 씨어리) : 정보의 대상은 확정적인 사상은 물론 불확정한 사상까지도 중요한 가치를 가지게 되며, 이러한 불확정한 정보를 처리하는 것을 연구하는 이론이다.

9) 비선형 역학이론(Nonlinear mechanics : 난리니얼 메카닉스) : 탄성영역 내에서 압축력을 받는 다양한 구조물들의 구조적 안정성 이론 및 해석방법 등을 연구하는 이론이다. 기둥, 빔, 링, 박판, 실린더 등의 구조적 안정성 및 해석 방법을 연구한다.

05 | 의공학의 필요성

① 현대의학에서는 첨단의료기기들이 진단과 치료에 활용되고 있다.

㉠ 의공학은 임상진료과정에서 필수적이며 첨단의료기기들은 환자를 진단한다.

㉡ 의료기기들은 환자를 진단하는 의사에게 보다 정확한 진료를 위한 다양한 정보들을 제공한다.

㉢ 의사가 최종적으로 그 정보들을 종합하여 진단을 내리고 치료계획을 세우게 되는 것이다.

㉣ 의공학은 이제 의학 분야에서 없어서는 안되는 학문이며, 의학을 전공한 의료인도 의료기기의 진단원리나 동작방법에 대한 특성을 정확히 알고, 제공된 정보를 정확하게 판단할 수 있는 능력이 필요하다.

② 방대한 양의 정보를 원활하게 분석·처리할 수 있는 능력이 필요하다.

㉠ 환자가 급증함에 따라 환자의 정보를 효율적으로 활용하기 위해 데이터베이스를 구축하여 체계적이고 효율적으로 데이터를 관리하는 것이 절대적으로 요구된다.

㉡ 컴퓨터를 이용하여 병원 내의 행정업무 및 회계업무를 비롯하여 환자의 신상과 진료를 위한 데이터 관리, 처방전의 관리 등 점차 의학적 데이터의 관리를 위하여 체계적으로 발전하고 있다.

㉢ 컴퓨터에서 취급할 수 있는 모든 정보들을 입력, 출력, 처리, 분석하고 종합하여 관리할 수 있는 병원정보 시스템이 개발되고 있다.

㉣ 통신망과 접속되어 병원 내의 부서 사이의 각종 의료정보를 교환하기도 하고 또는 병원 외부의 의학 관련기관과 교환하는 방향으로 응용하고 있다.

㉤ 환자에 대한 정보의 신속한 교환을 통한 진료의 질을 향상시키는 방향으로 추진되고 있으며, 의료정보학이라는 분야로 활성화되어 가고 있다.

③ 공학적 원리와 실험적 방법을 이용해 환자진료 및 치료의 효과를 극대화하고 의학 연구에 도움을 준다.

㉠ 의학적 연구에는 많은 임상적 연구나 실험적 방법을 통해 발생된 결과의 처리 및 분석이 요구된다.

㉡ 임상적 경험과 지식을 바탕으로 새로운 진단방법과 의료기기를 개발할 수 있으며, 인체의 기능을 대행해 주는 인공장기 등의 개발을 주도한다.

㉢ 직접적인 실험이 불가능하거나, 실험 전에 미리 실험의 범위를 정하거나, 필요한 정보를 얻기 위해서는 모델링이나 시뮬레이션 방법 등이 효과적으로 사용된다.

06 | 생체전기현상의 측정

기원전 420년에 히포크라테스(Hippocrates)는 100～500 [V]의 전기를 발생시키는 전기메기로 머리를 자극하여 두통을 치료했고, 발을 자극하여 발의 관절염을 치료했으며 심지어는 천식을 치료하기 위해 전기메기를 끓여 먹는 등 생물전기를 치료 목적으로 사용한 흔적이 있다.

① 생체에 전기적 흐름현상이 어떤 특정한 생물에 제한되어 있지 않고 생체현상의 일부로서 존재한다고 인식되기 시작한 것은 그림 1-2의 갈바니(L. Galvani)가 1786년 개구리의 다리근육을 사용하여 실험한 이후의 일이다.

② 이탈리아 볼로냐(Bologna) 대학의 해부학 교수였던 갈바니는 개구리 다리근육에 금속 격자를 접촉시키면 다리근육이 수축되는 것을 발견하였고, 갈바니는 개구리 실험으로 인해 **생물에도 전기현상이 일어나는 것**으로 생각하여 이른바 **생물전기의 존재**를 주장하였다.

③ 생체에 전기현상이 일어난다는 갈바니의 생각은 당시 학계에 큰 선풍을 일으켰다. 이에 대하여 당시 파비아(Pavia) 대학의 교수인 볼타(A. Volta)는 갈바니가 보여준 유

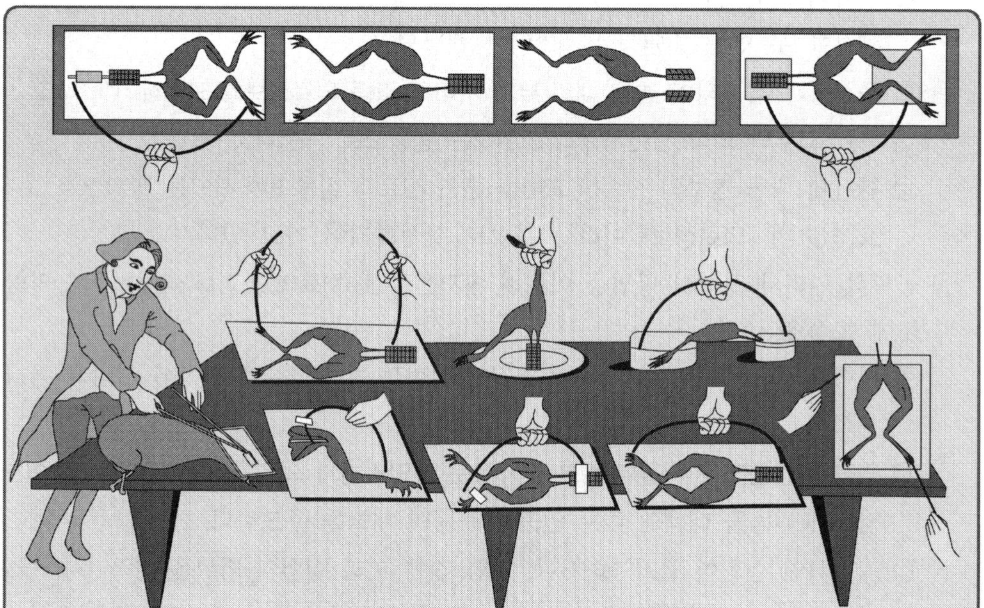

그림 1-2 ◦ 갈바니의 개구리 다리근육실험

명한 개구리 다리 실험을 보고 갈바니 전기에 대한 연구에 착수하여, 그것이 생체전기발생에 따른 것이 아니고 그 기원은 물질에서 찾아야 하는 것으로, 2개의 서로 다른 금속이 접촉하면서 생기는 접촉전기 때문이라고 주장함으로써 갈바니와의 사이에 격렬한 논쟁이 전개되었다.

④ 논쟁의 결말은 1842년 마테우치가 근육의 2차성 수축의 발견을 발표할 때까지 기다려야 했지만 어쨌든 갈바니의 발견은 근대 전기 생체학 발전에 길을 열었다. 그의 이름은 갈바노미터(Galvanometer)로서 오늘날에도 전기공학의 세계에 머물고 있다.

⑤ 물질의 접촉에 의한 착상으로 전지를 고안하여 처음으로 화학작용에 의한 전류를 만들어 낸 볼타가 전기현상 연구에 커다란 공헌을 한 것은 모두가 인정하는 사실이며, 그의 이름은 전압의 단위 볼트(Volt : [V])로 쓰이고 있다.

07 | 생체의 전기적 현상에 대한 측정

생체에서 발생하는 전기현상은 아주 미미하다. 그러므로 생체전기 검출에는 감도가 뛰어나고 안정된 검출장치가 필요하다.

① 독일의 듀보이스, 레이먼드(Raymond)를 위시한 많은 생물학자들을 중심으로 자침형

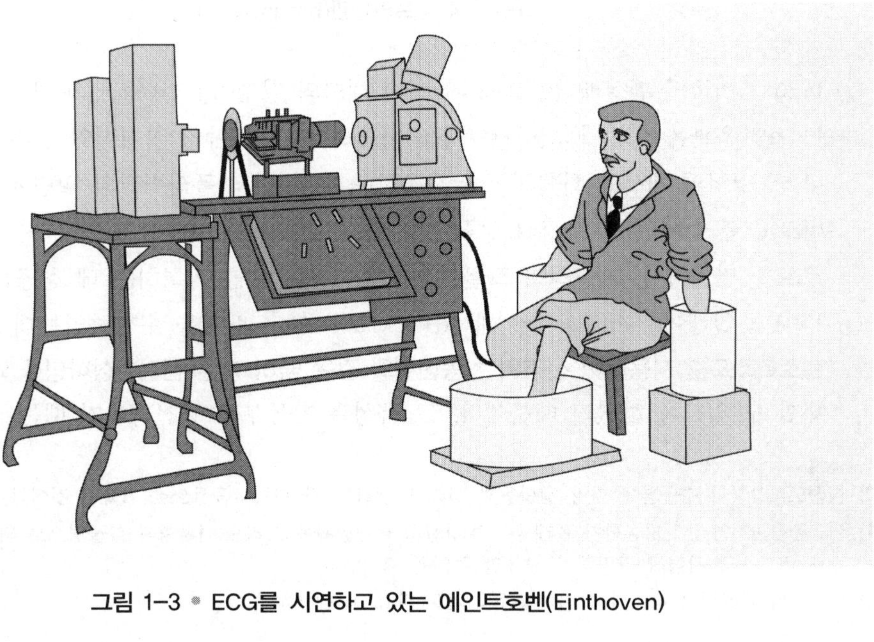

그림 1-3 ● ECG를 시연하고 있는 에인트호벤(Einthoven)

코일 검류계, 모세관 수은검류계 등이 잇달아 고안·개량되었다. 그림 1-3은 **심전도**[10](Electrocardiograph : 일렉트로카디어그래프, ECG) 기록이 가능하게 된 것은 1903년 네덜란드의 생리학자인 에인트호벤(Einthoven)이 **현선 전류계를 고안하여** 가능하게 되었는데, 이는 **인체표면으로부터 심장활동을 수반하는 전기현상을 유도하여 기록하는** 계기가 되었다. 오늘날 심장질환 진단에서 심전도 없이는 생각할 수 없을 정도로 그 역할은 대단하다.

② 1906년 미국의 디포리스트(L. De Forest)가 **3극 진공관**[11]을 발명하였다. 이것으로 인류는 비로소 **미세한 전기활동을 증폭시키는 증폭기**를 가질 수 있게 되었다. 독일의 생리학자 베르거(H. Berger)가 인간의 **뇌파**[12](Electro Encephalo graphy : 일렉트로 엔세퍼라 그래피, EEG)를 기록하는 데 성공한 것이 이 증폭기 덕분으로 뇌파계가 탄생하는 배경이 되었다. 진공관 공학의 발전은 증폭기를 갖게 하였지만 한편으로는 그림 1-4의 브라운관을 이용한 **브라운관 오실로스코프**(oscilloscope)를 탄생시켜 각종 측정의 발전에 많은 공헌을 하였다.

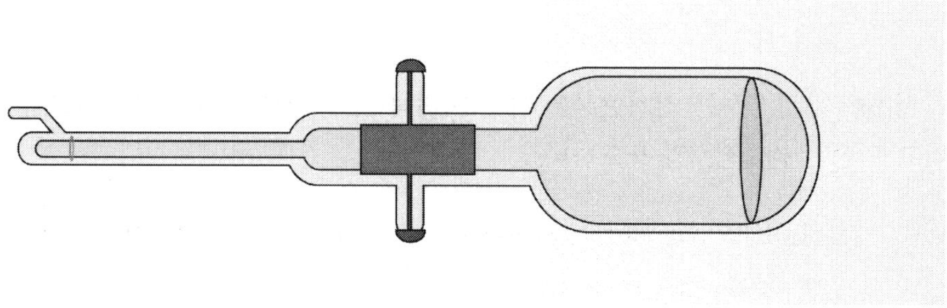

그림 1-4 ● 브라운관(braun tube)

③ 1926년 미국의 펜실베니아(Pennsylvania) 대학의 얼랭어(J. Erlanger)와 개서(H.S, Gasser)는 브라운관을 생체기록장치로 처음 사용하여 이 분야의 획기적인 발전을 이룩하였다. 얼랭어와 개서는 화학실험에 사용하는 대형 삼각 플라스크의 밑면에 형광물질을 바르고 관 안에 각각 음극과 양극 및 수평·수직 편향판을 장치한 브라운관 오실로스코프를 만들어서, **개구리의 좌골신경 속의 활동전위를 기록하는 데 성공하였다.**

④ 1994년 얼랭어(J. Erlanger)와 개서(H.S, Gasser)는 노벨상을 수상하였는데 **브라운관 오실로스코프를 사용하여 신경의 활동전위와 같은 극히 빠른 전기현상파형을 왜곡 없이 기록할 수 있도록** 하였기 때문이다. 그 특성은 가동부분이 전자이기 때문에 관성이 작

10) **심전도** : 심장이 수축함에 따라 심박동과 함께 발생하는 전위차를 곡선으로 기록한 것이다.

11) **3극 진공관** : 영국의 기공학자 플레밍이 발명한 2극 진공관에 그리드(격자형과 그물형으로 되어 있다)를 진공관 내 두 극 사이에 장치하여 전류의 흐름을 제어한다.

12) **뇌파** : 뇌의 표면에 나타나는 전기활동을 기록(대뇌 전도계)한다.

고 고주파는 거의 무한대로서 오실로스코프를 이용하여 전기현상에 대한 파형을 기록할 수 있었다. 그뿐만 아니라 이는 생체현상을 브라운관 오실로스코프를 사용하여 최초로 연속 감시하는 방법을 측정하였다는 점에서도 역사적으로 커다란 업적이라고 할 수 있다.

⑤ 3극 진공관의 발명으로 출연한 증폭기는 그 후 트랜지스터(TR), 집적회로(IC), 전계효과 트랜지스터(Feild Effect Transistor : 필드 이펙트 트랜지스터, FET), 고밀도 집적회로(LSI), 초고밀도 집적회로(VLSI) 등 반도체 소자의 개발과 발전에 따라 증폭률의 안정화와 증대로 더욱 좋아지고 있다.

⑥ 과거에는 불안정하고 고장으로 측정이 곤란하였던 심전도, 뇌전도, 근전도, 안구전도, 망막전도 등 생체전기현상의 증폭도 쉽게 안정된 상태에서 증폭할 수 있게 된 것은 증폭회로에 차동증폭기, 귀환회로, 각종 필터 등의 기술의 진보, 실험 결과와 더불어 반도체 소자와 기술면에서 비약적인 발전으로 인해 노이즈(noise : 잡음) 없이 원래의 신호를 검출할 수 있는 환경을 만들었다.

08 | 생체전기의 역할

인체는 수많은 세포(생물의 기본단위)와 조직들로 이루어져 있다. 세포와 조직 간에도 정상적으로 생명을 유지하기 위해 일상에서 이루어지고 있는 전화 통화처럼 통신체계가 이루어져 있으며 이러한 각 부분들이 질서를 유지하고 서로 간의 상태를 파악해야 한다. 이러한 역할을 수행하는 것이 바로 내분비계와 신경계라고 볼 수 있겠다(그림 1-5 참조).

1. 내분비계

내분비계(Endocrine system : 엔도크린 시스템)란 인체의 기관으로 우리 몸의 각종 호르몬을 만들어 내며 이 호르몬은 심장과 혈관 등의 순환계를 이용하여 표적 장기로 운반되어 각 부위의 기능을 조절하게 된다.

2. 신경계

신경계(Nervous system : 너버스 시스템)는 우리 몸 구석구석까지 그물망처럼 퍼져 있어서, 그림 1-5와 같이 인체 내외의 각종 자극 변화를 받아들여 신경의 중심 역할을 하는 중추로 보내

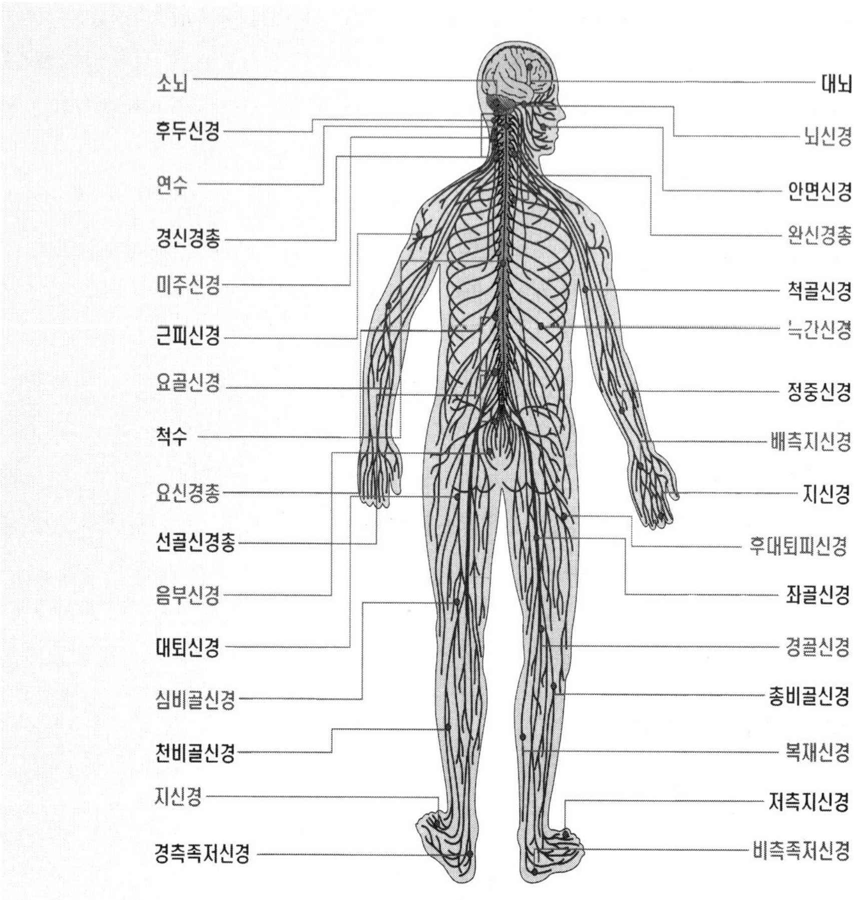

그림 1-5 ◦ 신경세포의 위치

어 그 자극에 대해 적절히 반응하도록 지시함으로써 각 부위의 기능을 종합 통제하는 기관이다. 즉, 몸의 각 기관을 연락하며 살아 있는 유기체로서 통일하는 한 계통이라 보겠다.

㉥ 1. 내분비계가 상하수도관을 통해 메시지를 전하는 방법을 이용한다고 예를 들을 수 있다.
2. 신경계는 통신전용 선로인 전화선을 이용하여 직접 메시지를 통한 중추와의 직접적인 교류라 볼 수 있겠다.
3. 전화와 같이 전기에너지를 이용해서 신호를 교환하는 것과 마찬가지로 인체의 전기적 신호를 이용하여 신경을 통해 신호전달을 하고 있다.

① 신경원은 신호전달의 근원으로서 미세한 전기적 신호를 발생하고 전달시킬 수도 있으며, 또 화학적 물질을 분비하여 다른 신경원으로 신호전달을 하는 능력을 가지고 있다. 이러한 신경원을 뉴런(Neuron : 신경단위)이라고 한다.

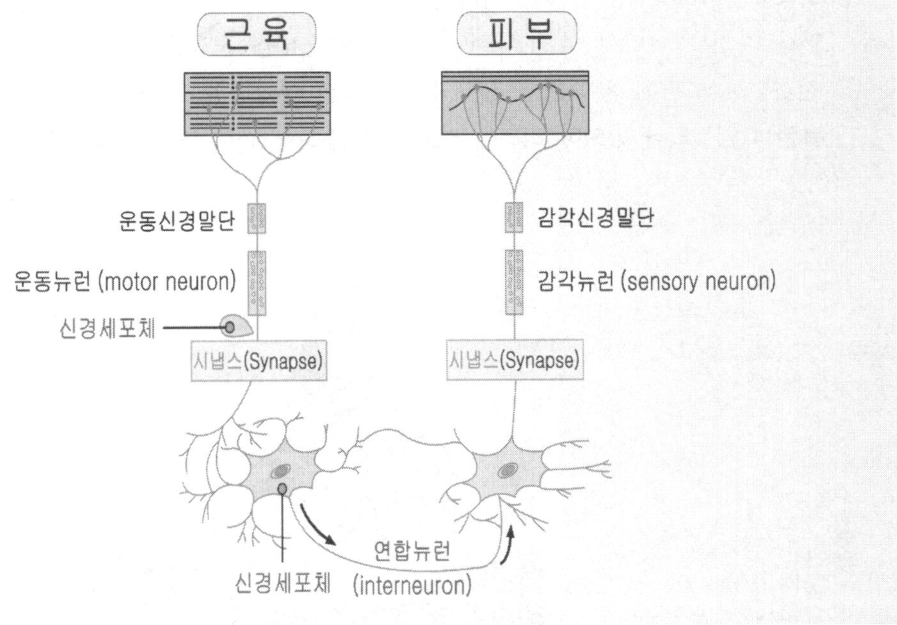

그림 1-6 • 뉴런의 구조와 종류

② 뉴런이란 신경의 기본단위이며 한 개의 신경세포와 그 내부의 돌기로 이루어져 있으며 돌기는 수상돌기, 축색돌기로 이루어져 있다. 그림 1-6과 같이 뉴런은 크게 세 종류가 있다.

㉠ 말초신경계의 감각을 이루고 있는 것이 감각 뉴런으로 감각기에서 받아들인 자극을 중추로 전달하는 역할을 한다.

㉡ 말초신경계의 운동계를 이루고 있는 운동 뉴런은 중추부로부터 받은 자극을 반응기로 전달한다.

㉢ 감각 뉴런과 운동 뉴런들을 연결하여 중계하는 연합 뉴런이 있고, 전신에 퍼져 있는 복잡한 회로와 같은 신경망은 이 뉴런들 간의 무수히 많은 연결에 의해 구성되어 있다. 신경세포체(nerve cells : 너브 셀스)는 수상돌기, 축색돌기를 제외한 뉴런의 본체이며, 핵[13], 미토콘드리아[14], 골지 복합체, 조면소포체(리보솜[15]과 소포체의 덩어리) 등이 있다. 이것은 뉴런의 생장, 물질대사에 관여하고, 신경에 영양공급을 한다.

③ 수상돌기(dendrite : 덴드라이트)는 신경세포체에서 나뭇가지 모양으로 나온 여러 개의 돌기로 다른 뉴런에서 자극을 받아들인다.

---

13) 핵 : 세포의 기능을 조절하는 부분이다.

14) 미토콘드리아(mitochondria) : 에너지를 내기 위하여 양분이 연소되는 장소이다.

15) 조면소포체(ribosome) : 세포가 단백질을 만드는 것을 돕는 과립요소이다.

④ **축색돌기**(axon : 액손)는 세포체에서 뻗어 나온 하나의 긴 돌기로 그 끝은 여러 개의 말단 가지로 나뉘어 다른 **뉴런이나 근육에 흥분을 전달한다.**

⑤ 전기점등을 위해 형광등을 접속시켜야 하는 형광등용 소켓과 같이 **한 뉴런이 다음 뉴런에 연결되어 있으며 이러한 부위를 시냅스**(synapse : 신경세포의 연접부)라 한다.

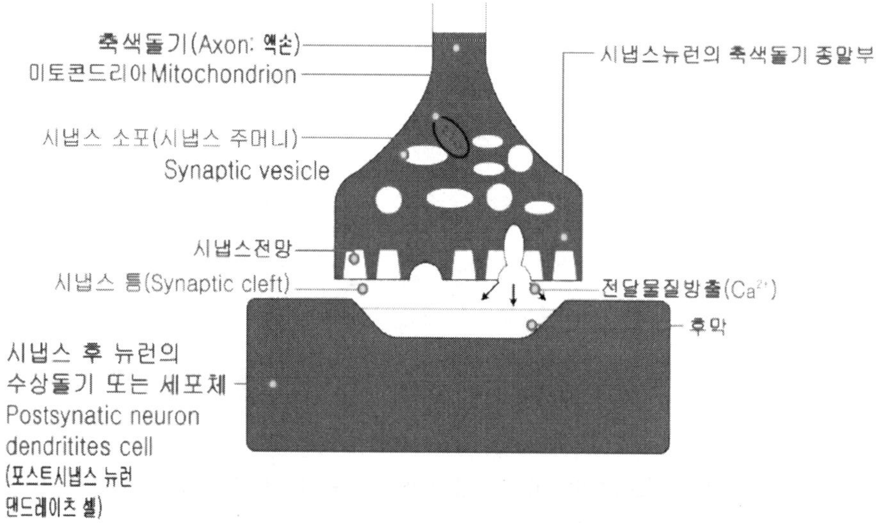

시냅스(synapse)구조

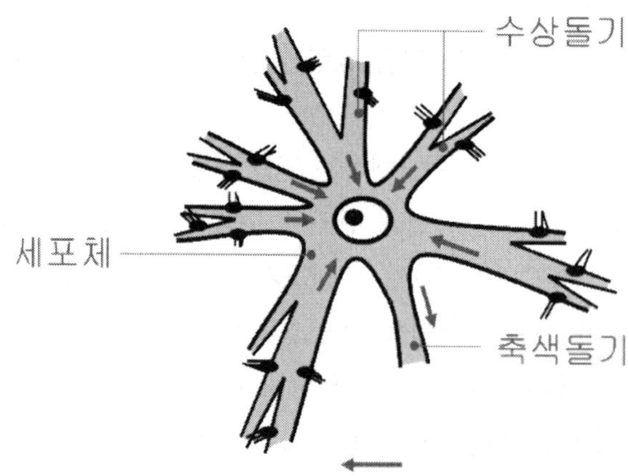

임펄스 전달방향

그림 1-7 ● 시냅스(synapse)

그림 1-7에서 보면 뉴런은 시냅스에 의해 다른 뉴런들과 연결되어 있으며 신경계로서의 기능을 발휘한다. 시각(눈), 촉각(피부), 청각(귀), 미각(혀), 후각(코) 등에 의해 자극을 받으면 5감각 자극에 관계되는 정보는 미약한 전기신호로 바뀌게 되고, 5감각 신호는 신경세포로부터 수상돌기에 의해 축색돌기로, 또 다시 다음 뉴런의 수상돌기로 전해져 마침내 대뇌에 도달한다. '맵다', '달다', '짜다', '시다' 등의 미각 역시 이와 같은 과정을 거쳐 대뇌로 이 신호가 보내졌을 때 비로소 느낄 수 있는 것이다.

3. 중추신경계

중추신경계(Central Nervous System : 센트럴 너브스 시스템 : CNS)는 신경계에서 가장 많은 부위를 차지하는 부분으로 뇌와 척수로 구성되어 있으며 신경세포에 의해 대뇌에 전달되는 전기신호가 다시 인체 각 부분의 근육으로 전달되어 행동을 제어한다.

① 중추신경계를 이루는 가장 중요한 기관인 뇌에서 가장 활발한 신경신호의 전달과 수용이 이루어진다. 이 과정에서 수많은 뉴런들이 활동하게 되는데 이때 전기적 신호를 발생시키며, 이를 뇌파라 부른다.

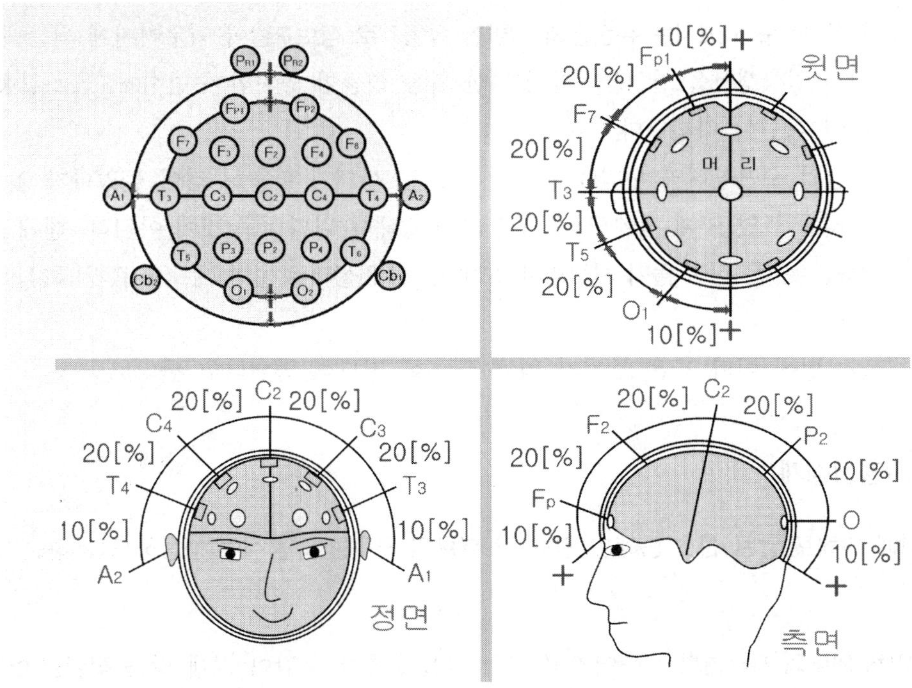

A_1, F_2, T_3 등은 전극 A_1, A_2를 기준으로 하고, 이 외의 전극 간 전위차가 뇌파로 되어 기록된다. [%]는 전극 간의 거리이다.

그림 1-8 • 뇌전도

② 인간의 뇌파는 안정적일 때 규칙적인 파형을 만드는데, 이러한 뇌의 전기적인 활동을 기록한 것을 뇌전도(Electro Encephalo Graphy : 일렉트로 엔세퍼라 그래피 : EEG)라 한다. 그림 1-8과 같이 뇌의 활동을 기록하기 위해서는 머리주변에 표면전극을 설치하여 뇌의 전기활동을 측정하는 방법이 있다.

③ 뇌파는 주변의 자기장이나 전기장의 영향을 많이 받고, 심지어 바람이나 뇌파측정을 받고 있는 사람의 작은 움직임에 의해서도 많은 영향을 받는다. 정확한 측정을 원한다면 머리에 전극을 바로 붙이는 것이 좋다.

④ 최근에는 측정의 편리를 위해 뇌파측정을 위한 장비가 나왔지만, 정확성은 좀 떨어진다. 뇌파측정에는 주변의 작은 변화도 큰 변수로 작용한다. 그러므로 가장 정확한 뇌파를 얻기 위해서는 전극을 붙여야 한다.

⑤ 뇌파 : 뇌의 활동에 따라 일어나는 전류를 유출, 증폭하여 기록한 것이다.

㉠ 뇌기능의 질병 이상 유무를 판단하거나 인간이 수면시 수면 정도를 판단하는 데 사용될 수 있다.

㉡ 뇌기능의 이상을 판단할 때에는 간질과 같은 발작장애의 진단에도 매우 유용하며 뇌사상태, 혼수상태, 호흡결핍 등에 의한 심각한 외손상의 진단을 위해 뇌파를 사용할 수 있다.

㉢ 수면시에도 뇌에서는 뉴런들의 활발한 활동으로 정보교환이 이루어지게 되는데, 평상시 일상생활을 할 때 뇌의 일정한 활동 리듬이 있지만 수면시에도 그 활동 리듬이 확연히 나타난다.

㉣ 인간의 수면상태와 수면에서 깨어 나오는 상태가 단순히 잠이 들었다가 알람종소리를 들었을 때 잠에서 깨는 단순한 형태를 나타내는 것이 아니라, 대개 정상적인 수면은 잠이 들기 시작해서 초기에는 수면상태로 돌아오는 주기적인 특징을 보인다.

㉤ 하룻밤에 이와 같은 주기가 평균 4~5회 정도 반복된다고 한다.

4. 자율신경계

신경에 의해 전달된 신호 중에는 인체 각 부분의 근육들을 움직여 행동하도록 하는 것도 있다.

① 인체 외부의 자극변화가 주어지고 그 자극을 중추에서 받아 그에 맞는 적절한 반응을 내보내도록 되어 있다.

② 자율신경계(Autonomic Nervous System : 오토노믹 너브스 시스템 : ANS)는 교감신경과 부교감신경(그림 1-9)으로 구분되며, 자율신경세포가 있는 대부분의 기관들은 교감신경과

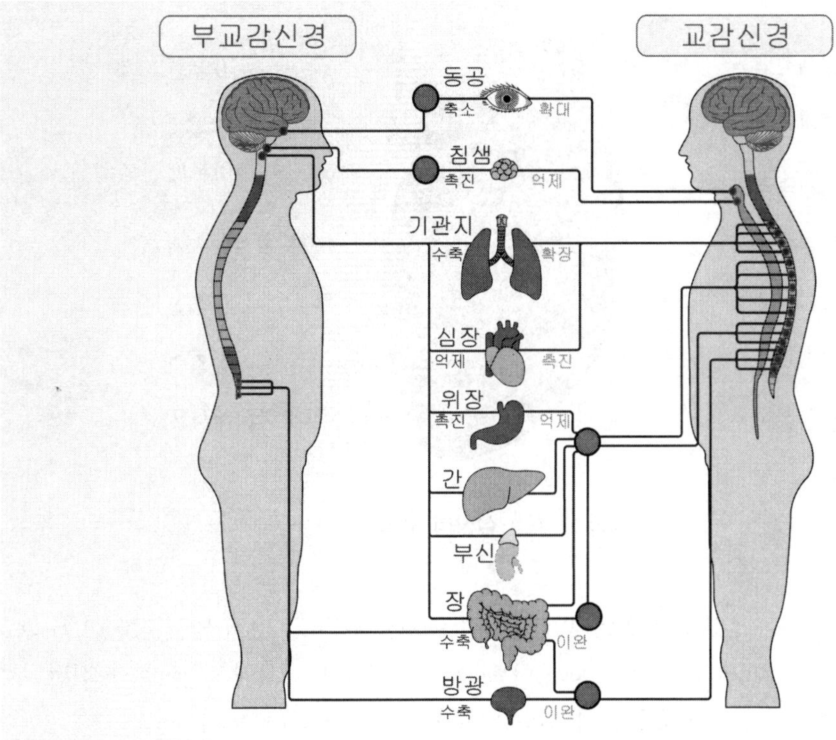

그림 1-9 • 부교감신경과 교감신경

부교감신경 모두의 지배를 받는다. 모든 자율신경은 운동신경이다.

㉠ 교감신경(sympathetic nervous system : 심퍼떼딕 너버스 시스템) : 주로 에너지 발산에 관여한다. 행위와 운동을 담당하는 신경으로서, 혈관을 수축시키고, 혈압이나 심박을 상승시키며, 식욕을 억제함으로써 스트레스, 응급상황시 인체를 준비시킨다.

㉡ 부교감신경(parasympthetic nervous system : 페라심퍼떼딕 너버스 시스템) : 스트레스 후의 인체의 안정을 도모하며, 교감신경의 영향을 균형있게 한다. 휴식과 식사를 담당하는 신경으로서, 혈관을 확장시켜 혈압이나 심박을 저하시키고, 위장의 활동을 활발하게 하는 활동한다.

③ 심장은 특이하게도 심장의 운동을 자체에서 만들어 움직이도록 하는 신경신호가 자동적으로 발생되며, 동방결절(S-A node : 에스에이 노드, =sinoauricular node : 싸이노어트라이얼 노드)이라고 하는 특별한 부위에서 자동적인 운동신호가 발생되어서 마치 호수에 돌을 던질 때 물결파동이 퍼져나가듯이 최초 동방결절에서 발생된 운동신호는 일정한 순서로 수축·이완시켜 인체에 혈액을 공급하게 된다.

④ 심장은 그림 1-10과 같이 각각 좌우 심방·심실을 가지고 있는데, 먼저 동방결절로부터

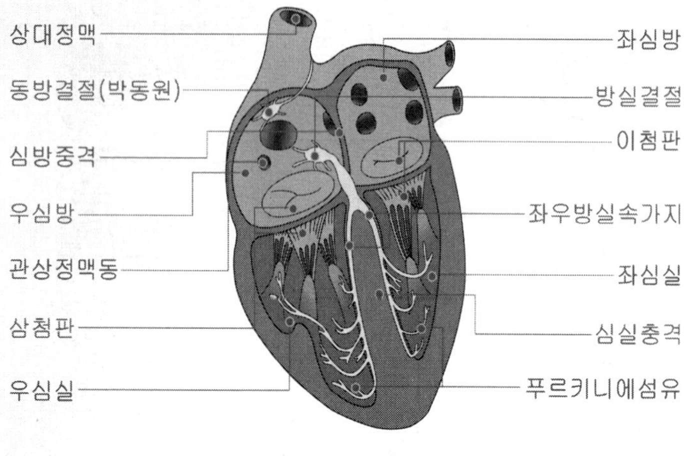

그림 1-10 • 심장의 구조

시작된 운동신호는 심방으로 전달되어 심방이 수축하게 되고, 다시 방실결절(A-V node : 에이브이 노드, =atrioventricular node : 어트리오븐 트리큘러 노드)에 그 신호가 전달되게 되어 심실로 운동신호를 전달하여 심실을 수축시키게 되는 것이다.

⑤ 동방결절과 방실결절에 대해 간략히 설명하면 다음과 같다.

㉠ 동방결절(S-A node) : 심장 움직임의 원동력이 되는 조그만 근육덩어리며 몸체는 작지만 큰 심장을 장악하고 있다.

㉡ 방실결절(A-V node) : 대정맥 개구부의 동방결절에서 진행된 흥분을 우심방벽의 관상정맥동의 개구 근처에 있는 것을 받아들여 심실쪽으로 전달하는 역할을 하는 근육덩어리이다.

⑥ 뇌파나 심장의 운동 이외에도 몸의 각종 근육을 움직이게 하는 것은 신경신호의 전달에 의해 이루어진다. 인체에서의 복잡한 신호들은 전기를 통하여 우리 눈에 보이지 않는 전기적 형태를 띠고 우리 몸에서 끊임없이 흐르고 있다. 또한 고성능의 컴퓨터라 할지라도 다 해독할 수 없을 만큼 복잡하고 매우 정교한 것이 그 전기적 신호의 내용이라 보겠다.

⑦ 신경의 신호전달 자체가 일상생활에 쓰이는 유선통신의 통신선과 같은 경로로 존재하기 때문에 통신선이 끊어지면 통화를 할 수 없듯이 신경신호의 전달경로도 끊어지게 되면 신경신호는 해당하는 우리 몸의 각 부분으로의 명령을 전달할 수 없게 된다. 질병이나 사고로 인하여 척수에 손상이 가해졌다 하면 다음과 같다.

㉠ 척수가 손상을 입게 되면 손상된 자리를 통과하게 될 감각신호와 운동신호의 전달에 장애를 초래하게 된다.

㉡ 척수 손상을 입어 뇌로부터 인체 사이에 운동신경이나 감각신경이 제대로 전달되

지 못하여 인체적인 기능에 장애가 초래된 경우로 대개 하지(다리)에 신경마비가 있어 휠체어로 생활하는 경우가 많은데 척수의 손상부위와 손상 정도에 따라 전신 마비에서 부분마비 등으로 장애의 정도가 다양하다.

⑧ 후천적 장애로 갑작스런 환경변화와 사회생활의 여러 가지 제약으로 육체적, 정신적으로 고통 받고 있다. 이런 신경전달 장애를 겪고 있는 장애자의 고통을 덜어주고 인위적으로 해결하고자 하는 의공학적인 시도로 신경계의 손상된 능력을 작은 전자부품을 이용하여 회복시켜 주는 '극소 전자공학'이 꾸준히 발전하고 있다.

⑨ 잃어버린 시각이나 청각 또는 운동능력의 역할을 해주는 인공신경 장치를 사용해서 신경을 부분적으로 되살리려는 시도가 많은 성공을 거두었다. 번거롭게 각 인공신경들을 인체에 붙일 필요없이 한 그룹의 세포들만을 자극시키면 된다는 단순함이 크게 연구 개발되었다. 이러한 연구 결과들 가운데 가장 손꼽히는 것이 청각신경 역할을 해주는 장치인데, 청각신경 장치는 이식한 전극으로서 청각신경을 자극하여 미약하지만 청각 장애자에게 약간의 청력을 되살려 줄 수 있다. 이미 약 2만 명 이상의 사람들이 청각신경 장치를 이식수술 받아 제2의 삶을 살고 있다.

⑩ 최근에는 사지마비[16) 환자에게 방광조절능력과 손을 쥐는 능력을 향상시켜 줄 수 있는 인공장치를 미국 식품의약국(U. S. Food and Drug Administration : 유에스 푸드 앤 드러그 애드미너스트레이션)이 개발하여 승인하였다. 미발달된 근육을 컨트롤할 수 있게 해주는 장치에서도 커다란 진전이 있었다.

⑪ 오하이오주, 클리블랜드에 위치한 케이스 웨스턴 리저브 대학의 P. 헌터 페크햄 교수 연구팀은 사지마비 환자들의 팔과 손의 근육들에 8개의 이식한 전극들을 연결하여 손을 쥐는 행동을 회복시켰다. 앞으로 신경기능 대체 연구가 더욱 활발히 진행되어 손상된 뇌신경의 일부까지도 회복시키는 날이 올 것이다.

5. 비전기적 생체현상의 검출

생체로부터 발생하는 여러 가지 신호는 전기현상에만 국한되는 것은 아니다. 일상적인 진료 및 치료에 필요한 생체현상을 보더라도 혈압, 혈류, 맥박, 체온, 호흡, 혈액의 산소나 이산화탄소 분압, pH 등을 들 수 있다. 이러한 생체전기 신호가 아닌 생체현상까지도 전기신호로 변환하여 기록할 수 있다.

---

16) 사지마비 : 척수신경이 손상을 받아서 신경증세가 발생하여 양쪽 팔과 다리의 움직임이 약하거나 전혀 못 움직이는 상태이다.

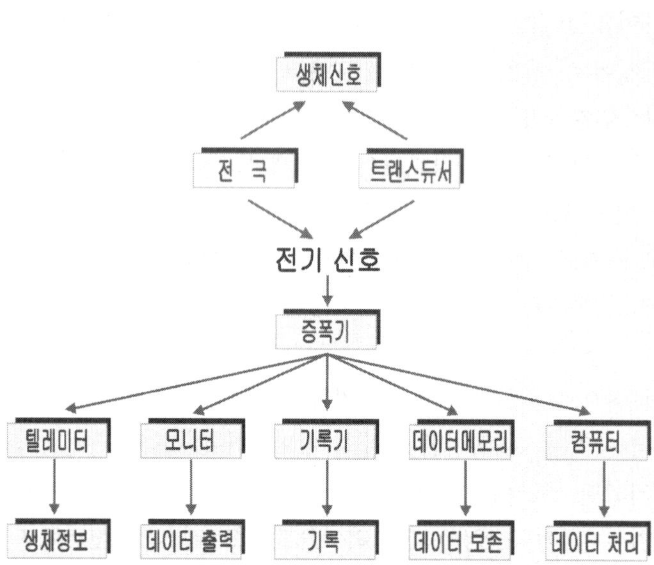

그림 1-11 ● 생체현상의 검출 · 기록 · 전송 방법

① 심장에서 발생되는 소리를 감지하기 위해서는 가슴에 마이크로폰을 장착하여 심장이 움직일 때 발생하는 소리를 전기신호로 변환시킬 수 있다. 일단 전기신호로 변환되면 증폭시킬 수 있으며, 여러 가지 기록기로 쉽게 기록할 수 있다. 여기서 마이크로폰은 소리 에너지를 전기 에너지로 변환시키는 역할을 하는 중간 매개체이다. 이와 같은 소자를 트랜스듀서(transducer : 변환기)라고 한다.

② 전기적 증폭작용을 이용하여 맥박, 혈압, 체온 등 비전기적 생체현상들에 대해서도 다양한 기술과 방법으로 검출 및 측정할 수 있도록 제작된 트랜스듀서를 사용하여 기록, 저장이 가능하다. 그림 1-11은 생체현상을 검출하여 하나의 정보로 만드는 과정을 그린 모형도이다.

09 | 데이터 송출과 연속 표시

트랜스듀서(transducer : 변환기)기술의 발전은 의료에 새로운 발전을 가져왔다.

① 생체의 여러 가지 현상을 시간의 변화에 따라 연속적으로 나타내주는 환자감시장치의 도입이다. 많은 병원의 중환자실에서 이러한 시스템이 설치되어 환자의 상태를 파악

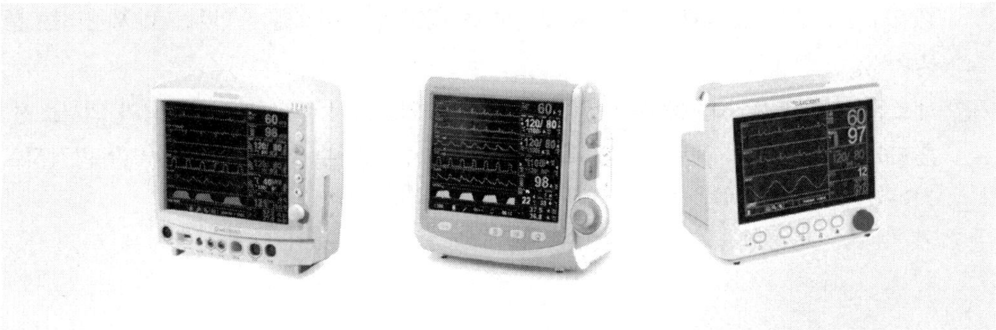

그림 1-12 • 환자감시장치

하는 데 사용되고 있다. 환자감시 시스템은 그림 1-12와 같이 환자감시장치를 사용하여 주로 중증환자를 중심으로 심전도, 뇌파, 혈압, 산소포화도, 호흡, 심박수, 체온 등의 진단 정보를 모니터에 나타내어 24시간 동안의 경과를 연속 감시함으로써, 위급한 환자상태의 돌발적인 변화를 지체 없이 발견하고, 신속하게 대응하여 환자의 안전을 목적으로 하는 것이다. 특히 심장발작과 같은 급격한 경과를 특징으로 하는 중증 심장질환 환자를 대상으로 하는 심박출 감시 시스템(CCU : 심장 중환자실)에서의 데이터는 환자의 응급조치를 취하는 데 중요한 역할을 하며, 그 치료효과는 널리 인정받고 있다.

② 환자감시 시스템 장치를 이동이 가능한 차량(구급차)이나 구급 헬리콥터 등에 설치하며 병원으로 환자를 이송중에도 전문의사와 연락을 하면서 환자의 증세변화에 적절한 대응을 할 수 있어 인명구조에 유익하게 활용할 수 있다.

③ 트랜스듀서에서 제공된 생체진단 정보를 발달된 통신기술로 먼 거리에서도 받아볼 수 있다. 우주비행사의 심전도, 뇌파, 맥박, 혈중산소농도, 체온 등 모든 종류의 생체정보를 지구의 한 병원에서 받아볼 수 있을 정도의 수신기술은 의료공학 분야의 중요한 축으로 자리잡고 있다.

④ 우주에서의 생체정보전송이 현실화된 이상 병실에서 간호사실로, 산간벽지 또는 외딴섬 등의 무의촌, 원양어선에서 병원으로 생체정보를 보내는 일은 오늘날의 통신기술에 의해 간편한 조작만으로도 가능한 것이다.

⑤ 텔레미터 기술은 발진기를 구비한 조그마한 크기의 캡슐을 복용시켜 위나 장내의 pH, 온도, 또는 출혈 여부를 파악할 수 있고, 위장관 내 생체정보의 검색에도 이용되고 있다.

⑥ 통신기술의 발전 또한 의료 분야의 의료발전에 커다란 일익을 담당하고 있다. 대표적으로 오늘날에는 종합정보통신망(Integrated Service Digital Network : 인터그레이티드 서비스 디지털 네트워크 : ISDN) 등의 통신망이 구축되면서 커다란 변화를 가져오고 있다. 이는 각각 따로 설치되어 개별적인 서비스를 제공하고 있는 각종 통신망들(전화망,

데이터 통신망 등)을 디지털 기술로 통합하여 다양한 서비스를 종합적으로 제공하는 통신망이다.

⑦ 네트워크 통신망을 이용하여 X-선 사진과 같은 의료영상은 물론 진료내용과 의사소견 등 환자에 대한 다량의 진료정보를 빠른 시간에 송수신할 수 있어, 보다 완벽한 원격진료가 가능하게 된 것이다.

10 | 컴퓨터의 생체신호 정보응용

현대사회는 컴퓨터를 사용하지 않고는 존재할 수 없다고 해도 과언이 아닐 것이다. 크게는 국가기간전산망으로 국가업무가 컴퓨터로 시행되고 있으며, 은행업무, 생산관리나 산업로봇, 기업체의 사무자동화 처리, 개인용 컴퓨터, 전자오락 게임, 냉장고, 보일러와 같은 집안 생활도구까지 사회 구석구석 컴퓨터가 이용되고 있다.

① 각종 생체신호도 트랜스듀서 등에 의해 일단 전기신호로 바뀌면 디지털 신호로 변환하여 컴퓨터로 다시 신호를 출력(변환)할 수 있다. 또한 공학기술의 진보는 우리가 알 수 있는 생체정보를 질과 양적인 면에서 증가시킬 수밖에 없다. 이러한 사실들은 의료정보의 범람을 야기하는 것이고, 엄청난 정보의 처리를 위해서는 컴퓨터의 사용은 어쩔 수 없는 것이다.

② 일반적인 병원사무 관리에서부터 환자감시 데이터의 처리, 검사 및 수술의 예약, 다양한 검사 데이터 처리, 의용 영상처리, 약품관리, 의료비 계산 등 의료와 관련된 전 분야에 걸쳐서 컴퓨터는 빠지지 않고 사용되고 있다.

③ 컴퓨터를 이용하여 복잡한 의료 및 병원 조직을 효율적으로 관리 운영하려는 병원자동화 또는 의료 시스템 공학이라는 기술의 등장은 이와 같은 이유 때문이다.

Lesson

2 영상의료공학

우리는 생체신호 외에 각종 정보들을 트랜스듀서(transducer : 변환기)로부터 얻어낼 수 있는데 보다 신뢰할 수 있는 정보는 직접 시각적으로 상태를 확인하는 것이다. 의사들이 타진, 촉진, 청진 등으로 유용한 진단정보를 얻고 있지만 이러한 것도 역시 시각을 통한 진단에는 미치지 못한다.

인류는 오랜 세월 생체 내부를 들여다보고자 하는 생각을 가지고 있었다. 생체 내부에 생긴 병변[17)]에 대해서는 투시술을 구비하지 않는 한 정확한 진단이 어려웠으며 생체 내부의 영상 데이터는 직접적인 판단에 커다란 역할을 한다.

01 | X-선 영상

1895년 11월 8일 독일의 물리학자 뢴트겐(Roentgen)에 의한 우연한 X-선의 발견은 인류에게 생체를 투시하게 되는 역사적 사건이었고, 그림 1-13은 뢴트겐이 찍은 최초의 X-선 사진이다. 일반적으로 오늘날 임상의학에 있어서 X-선 영상의 역할은 보이지 않는 인체를 투시하는 기본적인 의료기기가 되었다.

① X-선은 가시광선과 비슷한 방사 에너지 형태로 되어 있으며, 다른 방사 에너지와 마찬가지로 확실한 성질은 알려져 있지 않다. X-선은 파형 또는 진동형태, 전자기력, 방출원으로부터 여러 방향으로 방출되는 형태이다.

17) 병변 : 인체의 조직(유사한 세포의 집단)에 변화가 생긴 곳을 말한다.

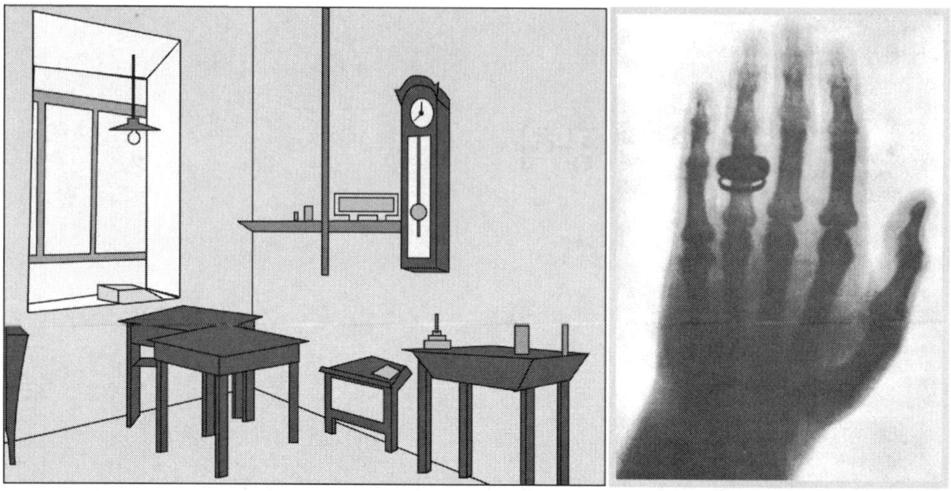

그림 1-13 ● 뢴트겐의 실험실과 최초의 X-선 사진

② X-선의 특징으로는 투과효과, 사진효과, 투시효과, 생물학적 효과, 이온화 효과 등이 있다. 이 X-선은 인체와 같은 연부조직들을 잘 투과하기 때문에 X-선을 이용해서 인체의 내부를 투시할 수 있게 되었고, 인체 내부의 여러 가지 많은 정보를 필름상으로 나타낼 수 있게 되었다.

③ X-선 사진은 뼈와 같은 단단한 조직에 생기는 병변의 검출에는 정확도가 높지만 뇌나 복부와 같은 연질부위에 대해서는 효과적이지 않다. 그러므로 X-선상의 선명도를 증대시키기 위한 혈관조영제, 소화관조영제 등을 투입하여 이와 같은 단점을 보완하고 있다. 그림 1-14는 현재 병원에서 사용되는 X-ray 기기이다.

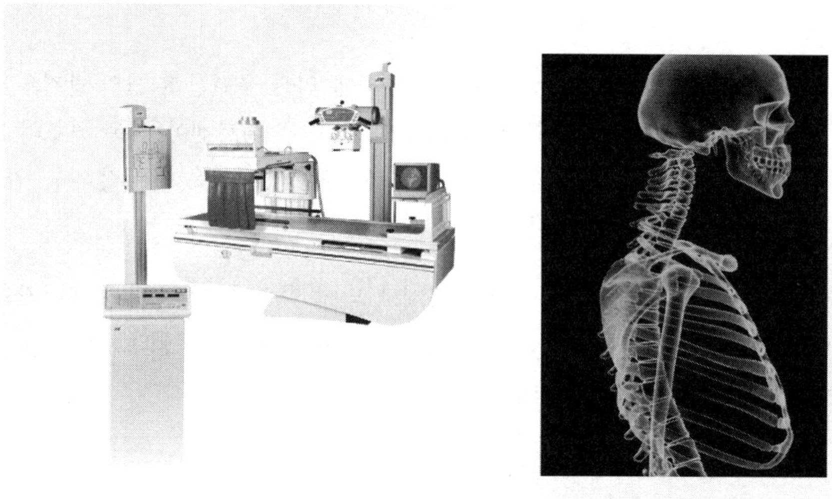

그림 1-14 ● 진단용 X-ray 장치

02 | 방사성 동위원소 섬광사진

섬광사진은 방사성 동위원소가 있는 방사성 의약품을 체내에 투입하여 그림 1-15처럼 섬광 카메라로 장기를 그려내는 것을 말하는데, 201Tl의 심근 섬광사진, ^{99m}Tc-MDP를 이용한 뼈 섬광사진, ^{99m}Tc-DPTA를 사용한 신장 섬광사진 등 각종 섬광사진이 상용화되고 있다.

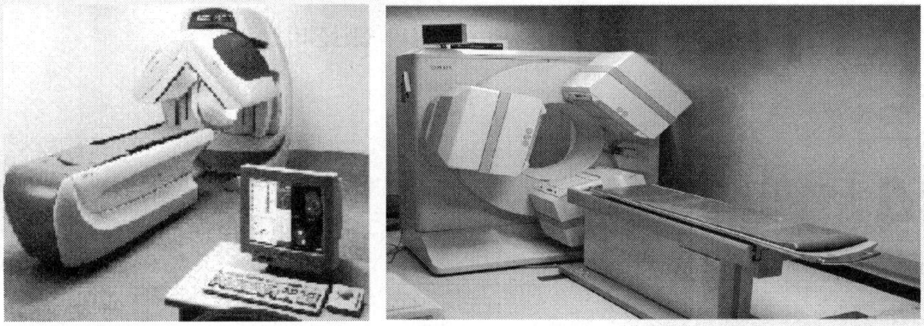

그림 1-15 • 섬광 카메라

03 | 초음파 진단장치

주파수가 20[kHz]를 넘는 소리는 일반적으로 사람의 귀에 들리지 않는다. 이러한 소리를 초음파라고 하는데 이 초음파를 이용하여 인체의 내부를 투시할 수 있다. 즉 소리를 영상화하여 시각적으로 인체의 내부구조, 작동순서 등을 확인하여 진단자료로서 사용하도록 한 것이 초음파 진단장치이다.

그림 1-16의 초음파 진단장치에서 인체조직을 투과하는 초음파는 다른 조직의 경계면에서 반사하므로 이것을 이용하여 영상화한다. 일반적으로 초음파 사진 또는 초음파 B-mode 스캔이라고 한다. 초음파 영상은 연부조직을 세밀하게 그려내는 데 효과적이며, X-선과 같은 방사선 장해가 없어 임상 각 분야에서 유용하게 사용되고 있다. 오늘날에는 컬러 영상까지 가능하여 보다 선명한 화면을 얻을 수 있다. 또한 3차원의 영상을 구현하여 임신중의 태아의 움직임을 살펴볼 수 있다.

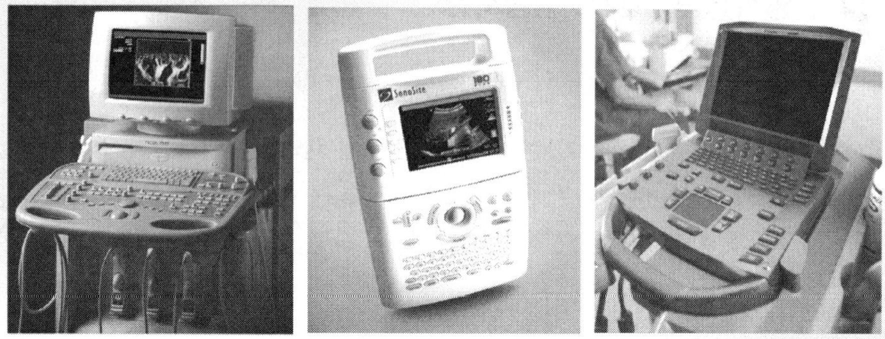

그림 1-16 ● 초음파 진단장비

04 | 자기공명영상

오늘날 영상의학 분야에서의 대표적인 기술로, X-선과 같은 전리방사선을 사용하지 않고 고주파와 자석만을 이용하여 인체의 단면을 영상화하는 자기공명영상(Magnetic Resonance Image : 마그네틱 레저넌스 이미지 : MRI)이란 영상기술이 있다. 어떤 물질의 화학구조를 분석 가능케 하는 자기공명현상과 단층촬영기술을 접합시킨 첨단과학의 소산으로 MRI를 꼽을 수 있다.

MRI에 주목하고 있는 이유는 마음대로 인체를 여러 방향의 단층상을 볼 수 있고, 생리적 현상 및 인체의 각종 신진대사를 관찰할 수 있으며 세포 내부의 변화까지 살릴 수 있어 해부학에도 유효하다는 점이다. 그림 1-17처럼 MRI 장치의 급속한 보급과 이용으로 인하여 영상의학에 새로운 장이 열리게 되었고, MRI의 빠른 보급으로 미약했던 X-선 영상에 비해 진료에 확신을 갖게 되었다.

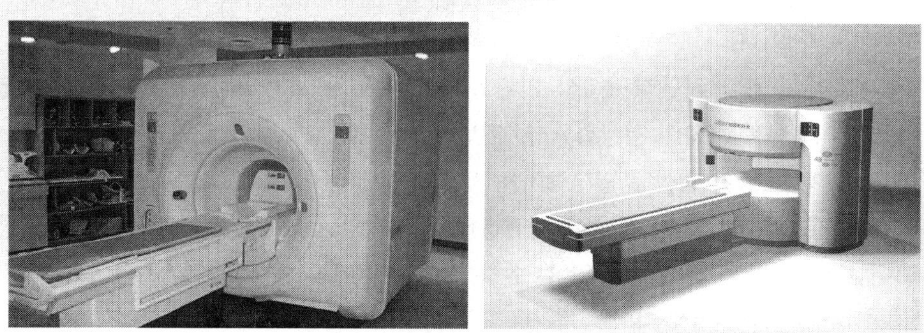

그림 1-17 ● MRI 장치

05 | MRI와 CT 인체 내부 투영

제 1 장

1. 전산화 단층촬영장치

X-선을 이용한 촬영장비는 현재 의료영상 시스템의 대명사처럼 여겨져 왔었고, 이를 이용한 진단기술은 획기적인 발전을 거듭해 왔다.

① X-선 촬영장치만으로는 인체 내부만을 투영해서 볼 수밖에 없었기 때문에 X-선을 판독하는 데 있어서 의사들은 많은 어려움을 느끼게 되었다. 즉 인체 내부의 각종 정보가 중합되어 필름상에 나타남으로써 이를 판독하는데 있어서 많은 어려움이 있었던 것이다. 그리하여 중합[18]된 영상이 아닌 단층영상으로 얻기 위하여 많은 연구개발이 시작되었다.

② 1963년 수학자 코맥(Cormack)은 투영 데이터로부터 단층영상을 구할 수 있다는 것을 수학적으로 증명하게 되었는데 이 투영 데이터로부터 단층영상을 얻기 위해서는 많은 연산이 필요하였다. 하지만 수학적 계산을 위한 컴퓨터가 그 당시에는 없었다. 그래서 복잡한 연산을 하지 않고도 단층영상을 얻을 수 있는 방법이 개발되었는데, 그것이 바로 운동단층촬영법(motion tomography : 모션 토모그래피)이었다. 단층영상은 정확하게 단층면이 정의되지 않아서 영상의 질이 좋지 않다는 단점이 있었다.

③ 단층면 영상을 정확하게 얻기 위하여 많은 노력이 계속되었는데, 1972년 4월 영국 EMI사의 연구원이었던 하운스필드(G. N, Hounsfield)가 X-선을 이용하여 전산화 단층촬영술(CAT_Computerized Axial Transverse scanning : 컴퓨터라이즈드 액시얼 트랜스버스 스캐닝)이라는 획기적인 새로운 기술을 발표하였다. 기술 발표에서 하운스필드는 세계에서 가장 처음으로 인체 머리의 단면 영상을 소개하게 되었다. 이후 X-선을 이용한 단층촬영술, 흔히 말하는 CT(Computerized Tomography : 컴퓨터라이즈드 토모그래피)로 불리게 되었던 것이다.

④ CT의 원리는 피사체를 서로 다른 각도에서 X-선을 조사하여 각 조직의 투영 데이터를 검출기로 수집하고 난 다음에 컴퓨터의 연산처리로 영상을 재구성하는 것이다.

⑤ 인체에 투시된 X-선은 인체 내를 진행하면서 광전효과, 콤프턴 산란(Compton effect : 콤프턴 이펙트) 등에 의해서 감쇠되는데, X-선관 반대편에는 X-선을 감지하는 장치가 있어 인체를 투과하여 나온 X-선의 세기를 감지하고, 감지된 X-선의 세기는 X-선이 진행해 온 직선상에 분포한 물질의 X-선 감쇠계수에 의하여 영향을 받게 된다. X-선 감쇠계

---

18) 중합 : 포개어 합쳐진 사진이다.

수는 인체조직의 밀도, 평균 원자번호 등 인체조직의 여러 물리적인 특성과 X-선의 에너지 스펙트럼에 따라서 정해진다.

⑥ 뼈의 조직은 연부 근육조직보다 밀도 및 평균 원자번호가 높기 때문에 X-선 감쇠계수가 상대적으로 크다. 그리하여 X-선 영상은 인체조직의 감쇠계수 분포를 나타낼 수 있다고 할 수 있다.

X-선 CT로 단면영상을 구성하기 위해서는 그림 1-18에서처럼 여러 방향의 투영 데이터가 필요하다.

이 투영 데이터 집합을 가지고 영상을 재구성하게 되는데 이 X-선 CT라는 것은 X-선이 인체의 조직을 통과할 때에 생기는 X-선 흡수율의 미소한 차를 검출하여 컴퓨터의 재구성으로 인체의 단면상을 얻는 방법이다.

⑦ X-선 CT로 얻은 영상은 인체 내 조직의 X-선 감쇠계수 분포를 나타낸다. X-선 CT 영상은 X-선 감쇠계수의 절대값을 나타내는 것이 아니라 상대값을 나타내는 것이 일반적이다.

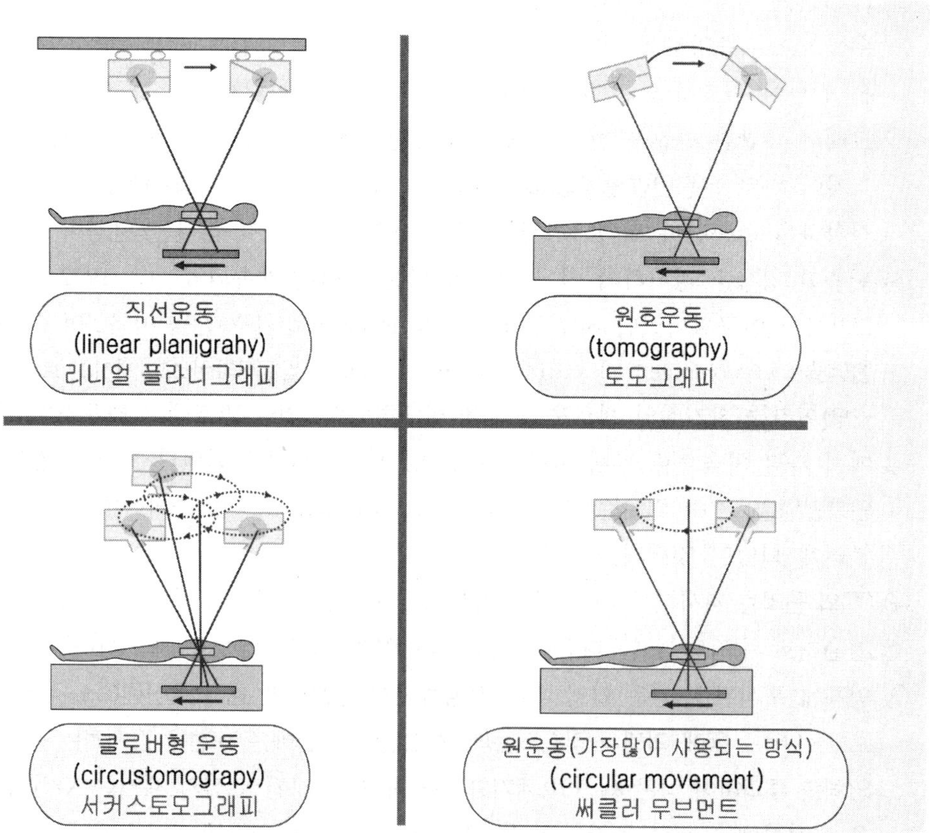

그림 1-18 • X-선 CT 단면영상 구성

이 상대값을 CT 번호라고 하고, CT 번호는 물의 감쇠계수를 기준으로 하여 조직들의 감쇠계수를 확대하여서 나타낸 값이라고 할 수 있다. 즉, 물의 CT 번호를 0, 인체조직 중 가장 감쇠계수가 큰 경골(뼈) 부분을 +500, 가장 감쇠계수가 작은 부분인 공기 부분을 −500으로 나타낸다.

각 조직에 대한 CT 번호와 선흡수 계수는 표 1-5와 같이 볼 수가 있다.

표 1-5 ● CT 번호와 선 흡수계수

흡수체(absorber)	CT 번호	선 흡수계수[cm^{-1}]
뼈(bone)	+500	0.380
내부 연부조직	+5 ~ +25	0.192 ~ 0.200
물(water)	0	0.190
지방(fat)	−50	0.171
공기(air)	−500	0

⑧ X-선 CT 기술이 많이 발전한 지금 3차원 촬영이 가능한 나선형 CT가 널리 보급되어 있다. 그림 1-19처럼 나선형 CT는 기존의 CT보다 촬영속도가 매우 빠르다. 그리하여 수십 장 이상의 많은 단층영상을 짧은 시간 안에 쉽게 얻을 수 있다. 수십 장 이상의 단층영상에 대해 영상처리를 하여 3차원 영상을 구성할 수 있다.

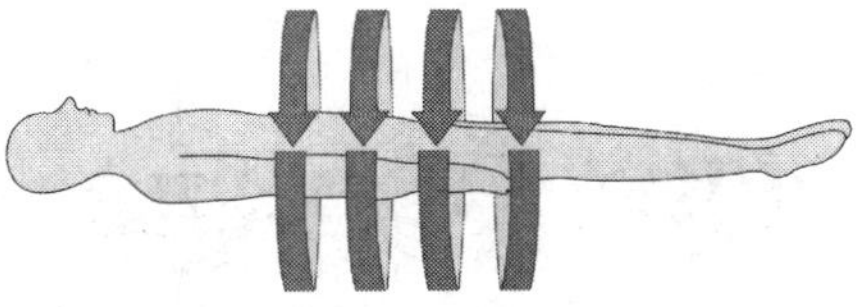

(a) 일반 CT

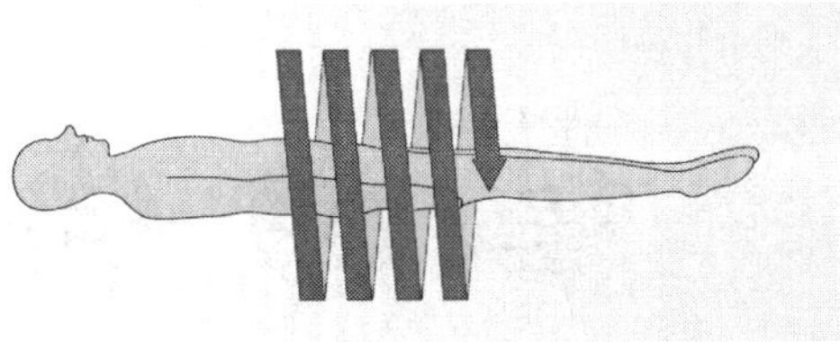

(b) 나선형 CT

그림 1-19 ● 일반 CT와 나선형 CT

2. 자기공명영상

① 1973년 라우터버(Lauterber)와 다마디안(Damadian)에 의해 핵자기공명분광법(nuclear magnetic resonance spectroscopy : 뉴클리어 마그네틱 레저넌스 스펙트로스커피)을 단층촬영에 적용할 수 있다는 가능성이 제시되면서 자기공명영상(Magnetic Resonance Imaging : 마그네틱 레저넌스 이머징 : MRI) 기술은 급속히 발전을 거듭해 왔다. MRI는 그림 1-20처럼 어떤 물질의 화학구조를 분석 가능하게 하는 자기공명현상과 컴퓨터를 이용한 단층촬영기술을 결합시킨 첨단과학의 소산이라고 할 수 있다. 즉, MRI는 기존의 진단방법들의 장점을 가지면서 이들의 단점을 갖고 있지 않는 것이 큰 장점이다.

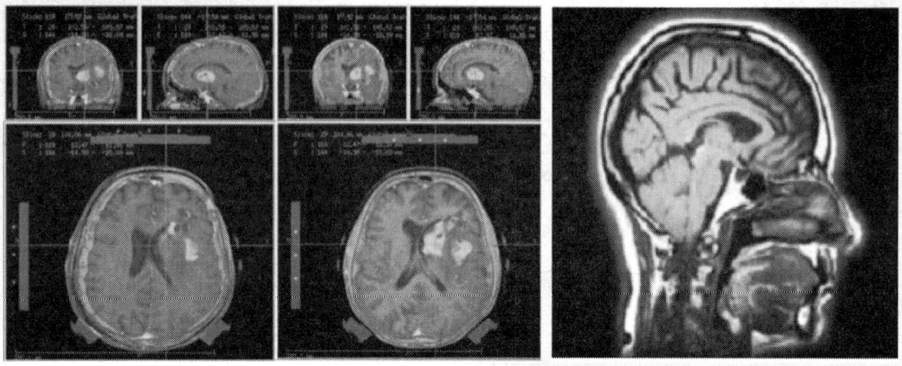

그림 1-20 ◉ MRI를 통해 뇌를 스캔한 사진

그리고 MRI는 인체 내의 여러 가지 화학적인 특성(예 화학적 천이, 스핀 격자 완화시간, 스핀 완화시간 등), 혈류속도, 확산계수 등 여러 가지 물리적인 양을 보여줄 수 있다고 밝혀져 MRI의 중요성이 더해 가고 있다.

② 자기공명현상을 보이는 원소들로는 H(수소), Li(리튬), C(탄소), Na(나트륨), P(인), I(요오드) 등이 있는데 이 중에서 자기공명영상에서 영상화하는 것은 거의 H(수소)원자이다. 수소 원자핵은 스핀 운동으로 인하여 자기동작(magnetic moment : 마그네틱 모멘트)을 거쳐 수소 원자핵을 아주 미세한 자석으로 변환시킨다.

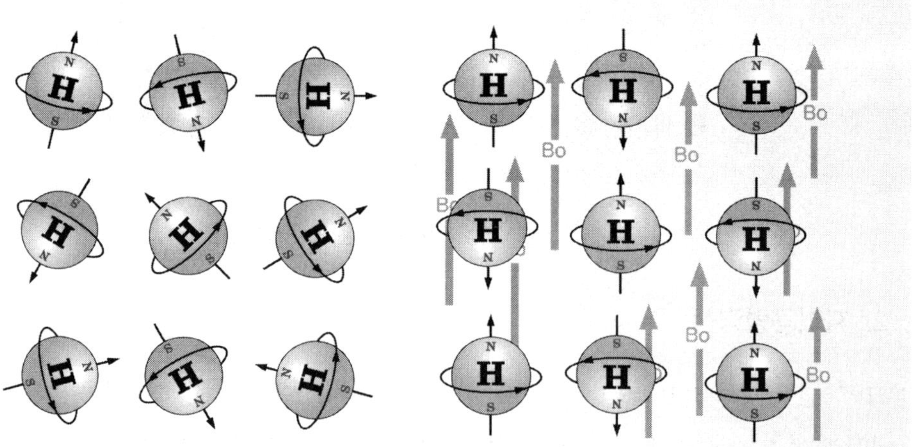

(a) 평상시 (b) 정자계(Staticmagnetic field : 스터틱마그네틱 필드) 안

그림 1-21 ◉ 수소 원자핵들의 자기 모멘트 변화

③ 수소 원자핵들이 수없이 많이 있을 때 수소 원자핵들의 자기 모멘트 그림 1-21(a)와 같이 일정한 규칙 없이 무작위한 방향으로 놓이게 되는데 이들의 수소 원자가 그림 1-21(b)와 같이 정자계(Staticmagnetic field : 스터틱마그네틱 필드) 안에 놓이게 되면 일부는 정자계와 같은 방향으로 정렬되고 나머지는 정자계와 반대방향으로 정렬하게 된다. 정자계와 같은 방향으로 정렬된 원자핵은 낮은 에너지 준위에 있고 반대방향으로 정렬된 원자핵은 높은 준위에 있게 되는 것이다.

④ 높은 에너지 준위에 있는 원자핵의 수보다는 낮은 에너지 준위에 있는 원자핵의 수가 조금 더 많은데, 이 차이는 정자계의 강도에 비례한다. 열적인 평형상태에서는 높은 에너지 준위와 낮은 에너지 준위 사이에 천이라는 핵들의 수가 서로 같아져서 이들 에너지 준위에 있는 원자핵 수의 차는 일정한 값을 유지하게 된다. 평형상태를 유지하고 있는 원자핵의 에너지 준위 차이만큼의 에너지를 갖는 전자파를 원자핵에 인가하게 되면 낮은 에너지 준위에 있는 원자핵들 중의 일부가 높은 에너지 준위로 옮겨가게 된다. 전자파의 인가가 중지되면 높은 에너지 준위에 있는 원자핵이 낮은 에너지 준위로 옮겨가면서 열적인 평형상태로 돌아가게 되는 것이다. 이때 외부에 설치된 고주파 코일에 전기신호가 유도되는데 이를 자유유도감쇠(Free Induction Decay : 프리 인덕션 디케이, FID) 신호라 하는데 이 FID 신호를 감지하고 컴퓨터로 처리해서 영상으로 만들게 되는 것이다.

⑤ 정자계를 만들어 주는 역할을 하는 자석으로는 상온전자석, 영구자석, 초전도전자석이 있는데, 최근에는 초전도전자석을 가장 많이 사용하고 있다.

㉠ 장점 : 초전도전자석은 자계의 세기가 크고(0.5~8.0[T] 테슬라[19]), 자계의 공간 균일성이 높고, 자계의 시간적인 안정성이 뛰어나므로 가장 많이 사용되고 있다.

㉡ 단점 : 초전도 전자석은 설치비와 유지경비가 많이 들고 누설 자장이 크다.

㉢ 구부러짐이 없는 단층영상을 얻기 위해서는 영상으로 나타내고자 하는 부위에서 정자계가 매우 균일해야 한다.

㉣ 자기공명영상 시스템에서 쓰는 자석들로는 보통 지름이 30[cm] 구 안에서 10[ppm] 이하의 자계균일도를 가진다.

⑥ 정자계는 공간적으로 상당히 균일하기 때문에 이상적인 경우를 가정한다면 영상하고자 하는 부위의 모든 점들에서 자계 강도는 같다고 할 수 있다. 하지만 보고자 하는 부위의 상태, 얻고자 하는 영상을 미리 예측하고 그에 적절한 방법을 사용해야 하기 때문에 실제 운용면에서 상당한 지식을 필요로 할 뿐만 아니라 환자에 대한 세심한 배려도 중요하다. 그리고 모든 점에서 원자핵 스핀의 에너지 준위차가 같기 때문에 여기된 원자핵이 평형상태로 돌아옴으로써 유도되는 전자파의 주파수도 모든 점에서 같게 되는 것이다.

19) Tesla(테슬라) : 1[T]는 1[m^2]당 1[Wb]의 자기력선속밀도를 가리킨다.

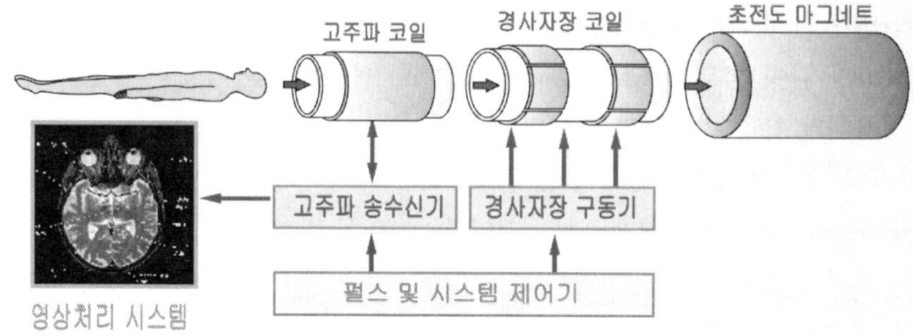

그림 1-22 ● 자기공명영상(MRI) 장치의 구성

⑦ 자기공명영상을 구성(그림 1-22)하기 위해서는 공간적인 정보를 구분하는 방법이 있어야 하는데, 이를 위해 **경사자계 코일**(gradient coil : 그레이디언트 코일)이 쓰인다. 경사자계 코일은 x, y, z 세 방향으로 선형적으로 변하는 경사자계를 만들어 준다.

㉮ x방향의 경사자계를 만들어 정자계에 더해 주게 되면 x방향으로의 자계 강도가 선형적으로 증가하게 되고 x방향으로 다른 위치에 놓인 원자핵들은 서로 다른 주파수의 자유유도감쇠(FID) 신호를 유도하게 되는 것이다. 따라서 신호를 받을 때에 있어서 주파수 분석을 하게 되면 임의의 위치에 있는 스핀들의 양을 알 수 있게 된다.

⑧ 자기공명영상에서 **원자핵 스핀을 여기**[20](excitation : 엑사이티션)**하고, 여기된 스핀이 평형상태로 회귀하면서 발생하는 자유유도감쇠(FID) 신호를 감지하는 장치가 바로 고주파 코일**이다. 따라서 **고주파 코일의 감도 특성은 자기공명영상의 신호대잡음비를 좌우하기** 때문에 잡음이 적은 영상을 얻기 위해서는 고감도의 고주파 코일이 필수적이라 할 수 있겠다. 요즘에는 **위상 배열형**(phase array : 페이즈 어레이) 고주파 코일이 개발되어서 고주파 코일의 감도가 더욱 크게 향상되었고 여러 부위들을 촬영할 수 있게 되어 인체 내부의 다양한 부위를 영상으로 나타낼 수 있게 되었다.

⑨ MRI는 임상적으로 매우 넓게 이용되고 있으며, **인체 내의 혈관을 촬영**하는 데 쓰이기도 하고, **뇌의 기능을 촬영**하는 데에도 많이 쓰인다. 최근 MRI를 이용하여 뇌의 기능을 영상화하며 뇌의 기능을 연구하는 데도 큰 활력소가 되고 있다. 인체에 시각적이나 청각적인 자극을 주면서 뇌의 어느 부분이 활성화되는지에 대한 연구를 할 수 있을 뿐만 아니라, 한의학에서 침시술을 할 때 뇌의 어느 부분이 활동하는지에 대한 연구결과도 발표되고 있어 학계의 큰 관심이 쏟아지고 있다.

20) 여기(excitation : 엑사이티션) : 자극 ; 【전기】 여자(勵磁) ; 【물리】 여기(勵起)

06 | 초음파로 인체투영

사람의 배를 절개하지 않고 몸 안의 내장의 여러 기관을 연구할 수 있는 X-선, MRI(Magnetic Resonance Imaging : 마그네틱 레저넌스 이머징 : 핵자기공명영상법 : 단층촬영법) 및 초음파 영상 시스템은 의료 분야에서 매우 필요한 자리를 차지하고 있다. 그중에서 그림 1-23과 같이 초음파 진단장치는 인체에 무해하고 동영상을 얻을 수 있을 뿐만 아니라 가격이 저렴하고 응용 분야가 다양하기 때문에 많은 병원들이 사용하는 장비가 되었다.

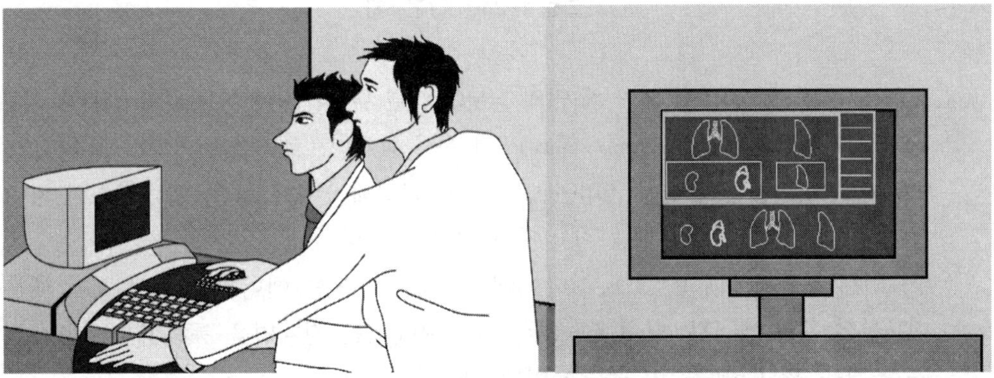

그림 1-23 • 초음파 장치

1. 초음파의 특성

① 사람이 들을 수 있는 주파수대는 약 20~2만[Hz]이고 들을 수 있는 주파수보다 높은 음을 내는 주파수를 극초음파라고 한다.

㉠ 초음파는 사람의 몸을 매질로 해서 전파할 수 있고 초음파의 파워가 약하면 인체에 무해하다.

㉡ 초음파 주파수는 일반적으로 초음파 진단장치로 사용되고 있으며 범위는 3.5~5[MHz] 정도가 이용되고 있다.

㉢ 피부 등의 특정 부위에는 20~30[MHz]가 사용된다.

② 의료용 초음파 영상장치는 탐촉자(probe : 프로브)를 통해 인체에 보내진 초음파가 인체 안에서 반사되어 되돌아온 반사파를 받아 영상으로 바꾸는 것이다. 초음파는 전기 에너지를 음향 에너지 또는 그 반대로 변형할 수 있는 그림 1-24와 같은 압전소자(piezoelectric element : 피조일렉트릭 엘러먼트)인 변환소자에 의해 형성되고 감지된다.

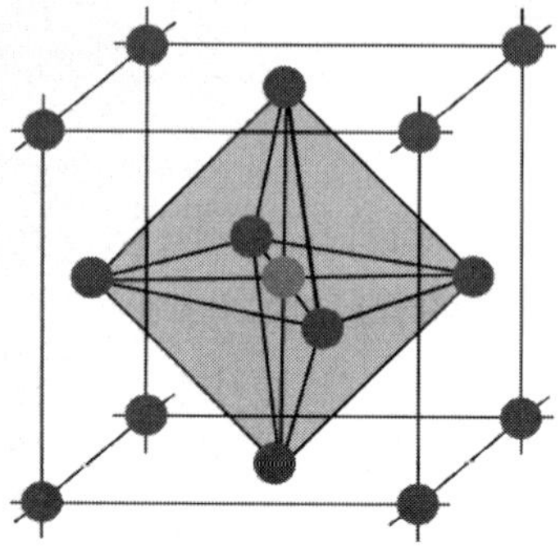

그림 1-24 • 압전소자

③ 초음파가 인체를 통과할 때 인체 안의 성분이 다른 두 경계면에서 초음파 반사가 이루어진다. 전기에서의 임피던스(impedance)[21]와 유사한 개념으로는 물질의 밀도와 음속의 곱으로 정의되는 물질의 특성 임피던스가 있다. 근접해 있는 조직의 임피던스의 차이가 클수록 경계면에서 반사되는 에너지의 양은 커진다.

④ 부드러운 조직(soft tissue : 소프트 티슈)에서는 되돌아오는 에너지의 양이 적기 때문에 대부분의 음향 에너지(sound energy : 사운드 에너지)는 경계면을 통하여 더 깊숙이 있는 조직을 표 1-6과 같이 볼 수 있게 한다.

표 1-6 • 초음파 진단

조 직	초음파로 볼 수 있는 조직
간	간암, 간경화, 간염, 지방간, 간농양, 간디스토마 등
췌장/비장	췌장염/암, 비종대, 비낭포 등
담낭계/신장	담낭염/암, 담석증, 담관암, 신석, 수신증[22], 신세포암 등
자궁/난소	자궁근종, 자궁암, 난소암, 난소낭종 등
태아	임신 여부, 태아발육상태, 기형아, 자궁외 임신 등
전립선	전립선 비대증, 전립선암 등
심장/혈관계	판막이상, 심근질환, 혈관협착 등
유방	유방암, 유방성형확인 등
기타	갑상선 이상, 요로계 이상, 방광암 등

21) 임피던스(impedance) : 전류가 흐르기 어려운 정도를 나타내는 양이다.

22) 수신증 : 요로의 기능 저하로 오줌이 방광으로 흐르지 못한 채 신장에 정체되어 신장이 붓는 병이다.

2. 초음파의 영상표시

① 탐촉자(프로브)에서 보내진 초음파 신호가 어떤 물체의 표면에 부딪혀 되돌아오는 값을 이용하는 초음파 영상 시스템의 구성도를 나타내었다(그림 1-25(a)). 한 개의 변화군을 스위칭하면 인체에 초음파 신호를 주고받을 수 있다. 즉 초음파(super sound : 슈퍼 사운드) 신호가 보내진 후에 스위칭 회로를 이용하여 변환군을 수신회로에 연결하여 인체에서 반사되어 돌아온 초음파 신호를 받는 것이다. 되돌아온 초음파 신호를 적절하게 처리하여 영상표시장치에 형상화한다. 이때 얻어진 영상자료는 인체 안의 1차원 scan line(스캔 라인)에 대한 것이다.

② 2차원 영상을 얻기 위해서는 그림 1-25(b)에서 보는 바와 같이 변화군을 x방향으로 이동하면서 스캔 라인(scan line)들을 연속적으로 얻어야 한다. 이렇게 얻은 여러 개의 스캔 라인들을 신호처리부에서 합성하여 2차원 영상을 얻은 것이다. 보통 한 개의 2차원 영상을 구성하기 위해 약 128개의 스캔 라인을 얻는다.

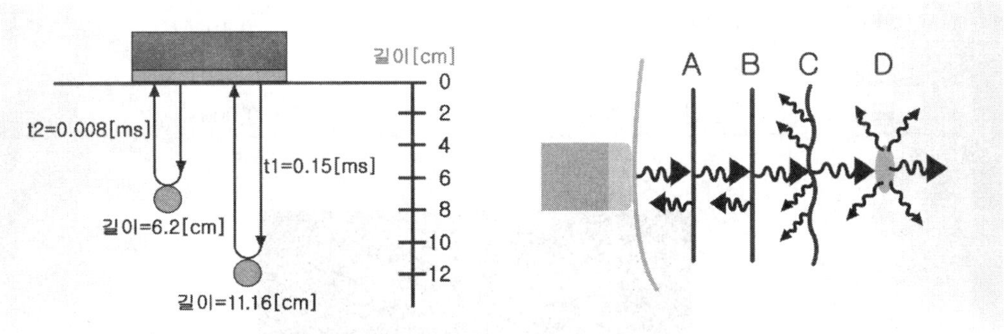

(a) 물체 표면에 부딪쳐 되돌아온 값 (b) 여러 개의 스캔 라인 동작

그림 1-25 • 프로브를 통한 초음파 영상 시스템

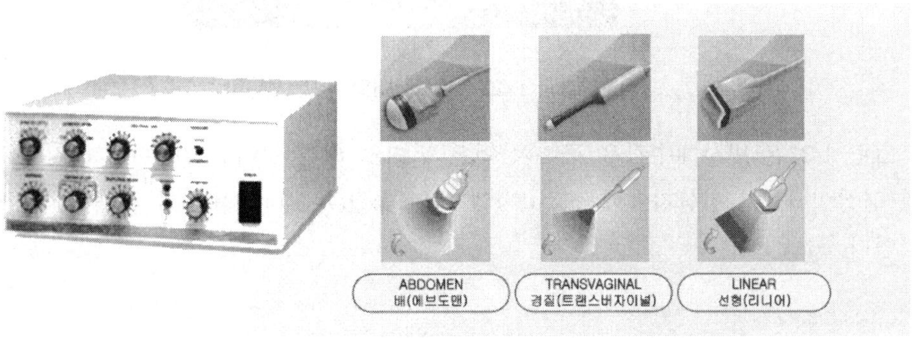

그림 1-26 • 초음파 펄스 발생/수신 장비와 프로브

③ 그림 1-26은 초음파 발생장치로서 펄서(pulsar)가 짧은 펄스를 변화군을 가하면 초음파 펄스가 인체로 들어가고 임피던스 차이가 있는 경계면에서 반사되어 돌아온다. 그러면 반사된 펄스를 변환자로 수신하여 처리한다. {거리 = 속도 × 시간}이므로 거리 변화군에서 z만큼 떨어진 거리에 있는 **변환입자**(reflector : 리플렉터)는 시간 $t = \frac{2z}{c}$ 에서 반사 펄스를 발생시킨다.

여기서 c는 초음파의 속도로서 부드러운 조직에서 약 1.54 × 106[mm/sec]이다. 따라서 시간 $t = \frac{2z}{c}$ 에서 반사된 펄스는 인체 깊이에 대한 반사계수값에 대한 정보를 가지고 있다.

④ 초음파 신호로 받은 두 조직 간의 반사계수값은 표 1-7과 같다.

표 1-7 ● 조직 간의 반사계수

두 개의 조직	반사계수
근육－공기	0.99
근육－뼈	0.64
지방－간	0.10
근육－간	0.018
신장－간	0.006

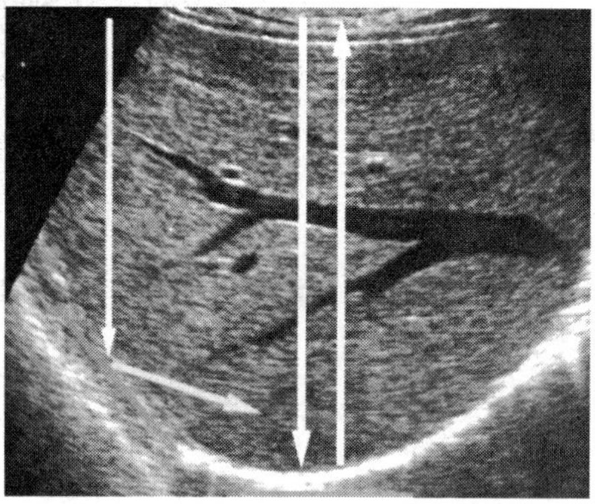

그림 1-27 ● 인체 내의 간의 초음파

그림 1-27은 반사계수값을 구하여 얻은 원리로 해서 얻어진 간(肝)에 대한 2차원 초음파 영상이다. 이 영상자료에는 **간**(肝)에 대한 **혈관**(vessel : 베설)[23]과 **횡격막**[24]이 선명하게 보인다.

---

23) 혈관 : 맥관, 혈액을 온몸으로 순환시키는 관이다.

24) 횡격막 : 복강(腹腔)을 구획하는 근육성의 막이다.

초음파 영상은 이와 같은 간(肝) 영상뿐만 아니라, 연조직(심장, 콩팥, 종양, 신장) 등과 같이 인체 내에서 뼈를 제외한 거의 대부분의 장기와 태아의 성장·기형 등의 영상정보를 얻을 수 있다.

3. 도플러 효과

① 2차원 흑백 영상은 음파와 물체와의 연관작용에는 여러 가지가 있는데 그 중에서 인체에 닿아 반사되어 오는 음의 강도를 전기신호로 바꾸어 영상화한 것이다. 그런데 혈류(피의 흐름)와 같이 움직이는 물체에 음향이 닿으면 탐촉자에서 내보낸 음향의 주파수와 반사되어 돌아오는 주파수가 물체의 속도에 비례해서 수치가 다르게 관측되는 현상을 도플러 효과라고 한다.

② 이와 같은 도플러 효과를 이용해서 혈관 내의 피가 흘러가는 속도인 혈류속도를 측정할 수 있다. 이 측정결과는 인체 내의 혈류에 대한 2차원 영상정보를 얻을 수 있는데, 이를 색 도플러라고 한다. 색 도플러는 기존의 초음파에서의 고해상력의 조직 영상화와 함께 생물학적 특징인 정보를 실시간 흑백 영상과 동시에 혈류 영상현상을 나타나게 하기 위해 색으로 표시한다.

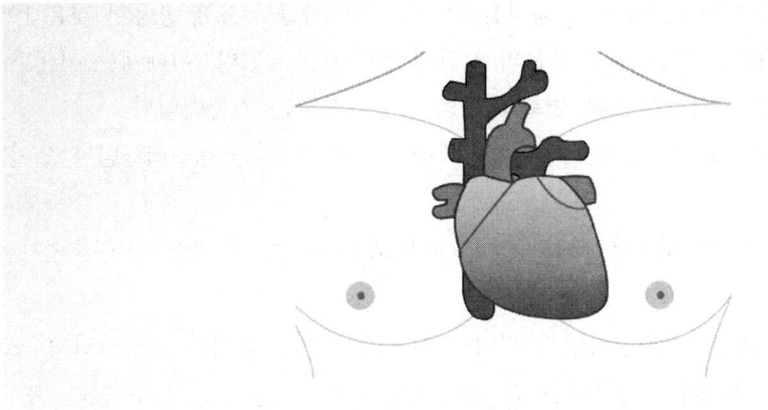

그림 1-28 • 색도플러 심장초음파

그림 1-28처럼 변환자로 가까이 오는 혈류는 붉은색, 멀어질수록 파란색으로 표시하고 속도에 따라 분홍, 녹색(분음광역화의 정보) 등의 색깔로 이용된다. 또한 혈류의 속도를 나타내기 위해 빠른 것은 밝게, 느린 것은 어둡게 표시한다.

4. 초음파 검사법

초음파 검사법에는 펄스 반사법, 투과법 등이 있다.

① 펄스 반사법은 펄스에코법(pulse-echo meth-od)이라고도 하는데 초음파를 이용하여 체내의 연조직 속에 있는 단단한 덩어리 등에 대한 에코상을 얻어 진단에 이용하는 검사법이다. 초음파를 인체에 투사하면 음향임피던스가 서로 다른 2개 조직의 경계에서 경면반사와 비경면반사가 일어나 입사한 초음파 빔(beam)에너지의 일부가 음원방향으로 되돌아가는 반사파, 즉 에코가 되고 일부는 조직에 흡수되며 일부는 한층 깊은 곳으로 전파된다.

㉠ 진동자의 기계적 진동이 전기적 진동으로 변환됨으로써 그 강약이 브라운관 표시면에 휘도의 강약으로 되어 화상이나 파형이 표시되므로 체내 장기의 모양·크기·위치 등을 알 수 있다.

㉡ 흉부에서는 심장병의 보조진단법이 되고 컴퓨터단층촬영법과 병용되어 흉부대동맥류의 탐색에 도움을 준다. 복부에서는 담석 발견 및 단단한 종류가 있는 간암·췌장암·자궁체암·신종양·복부대동맥류의 탐색에 이용된다.

㉢ 임신중에는 비교적 초기에 태아의 상태진단 및 쌍생아의 확인도 가능하다.

② 투과법은 초음파의 투과파에 의해 화상을 얻는다. 초음파를 의료에 응용한 것은 1950년대부터 시도되었고 주로 머리 부분의 진단에 많이 이용되었다. 이때에는 어군탐지기와 마찬가지로 반사파의 진폭 변화를 파형으로 표시하는 것뿐이었다.

㉠ 1970년대 전반에 형광체의 잔광성을 이용하여 화상을 얻는 비스터블형이 쓰이게 되었다.

㉡ 1970년대 후반에는 화질을 향상시킨 그레이스케일 표시법과 리얼타임 단층법이 실용화되었다.

㉢ 리얼타임 단층법은 펄스반사법의 원리를 이용한 것으로 장치가 소형화되고 조작성도 좋으며 게다가 X-선 투시처럼 생체 내의 구조를 직접 관찰할 수 있다. 또 접촉자를 접촉시키는 방법에 따라 임의의 단면을 얻을 수 있다. 이 장치의 실용화로 초음파 진단이 널리 보급되었다.

07 | 3차원 초음파검사

여러 면의 영상을 검사자가 원하는 대로 잡을 수 있는 초음파검사의 특성상 영상을 3차원적으로 재구성할 필요가 없고, 아직까지는 3차원 초음파 영상이 2차원 초음파보다 화질이 떨어지며, 영상을 재구성하기 위한 기술적인 문제 등으로 3차원 초음파의 임상 유용도는 아직 활발하지 않다.

그러나 영상기법에 대한 연구가 진행되고 큰 기억장치를 장착한 컴퓨터와 고해상도의 출력장비를 필요로 하며, 전문지식이 보강되고 초음파기기 및 컴퓨터의 기술개발이 진행되면 기여도가 높아질 수 있다.

방사선 의사가 CT(전산화 단층 촬영)[25], MRI[26]에서 촬영된 2차원 영상을 가지고 1차원적인 판독을 수행하고 다시 3차원으로 재구성해 판독에 추가적인 정보를 제공하는 과정이 필요하지만, 특정 부위에 대한 섬세한 촬영과 이미지 구현이 가능하다는 점에서 판독의 정확성을 높일 수 있다.

이러한 초음파의 3차원적 영상을 실시간 표출하며, 검사부위 표면을 자동적으로 분할하며 영상화된 조직의 특수분석에 대하여 정보를 얻을 수 있을 것으로 기대된다.

그림 1-29는 3차원 영상으로 본 태아의 초음파 사진이다.

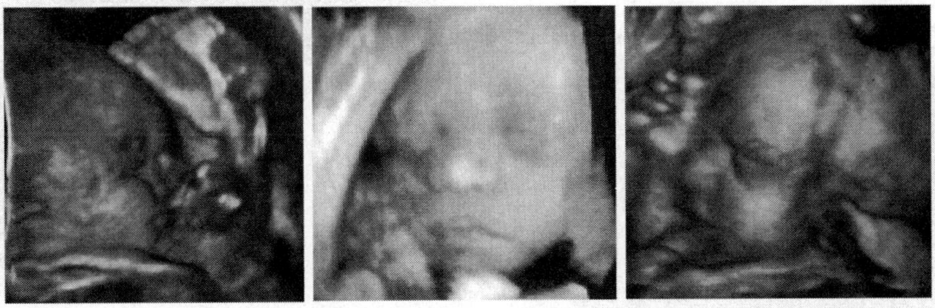

그림 1-29 ● 3차원 영상의 태아

25) CT : X-선을 인체의 여러 각도에서 투과시켜 이 투과된 X-선 양을 컴퓨터로 측정하고 인체의 단면에 대하여 흡수량을 계산하여 영상정보를 재구성하는 단층촬영이다.

26) MRI : 인체를 구성하는 물질의 자기적 성질을 측정하여 컴퓨터를 통하여 재구성 · 영상화하는 기술이다.

08 | 영상신호처리공학

영상신호를 전기신호로 변환시키는 기술 및 스크린 구현 기술 진보에 의해 오늘날의 영상신호처리공학이 의학에 접목되는 계기가 만들어졌다.

① 영상신호처리공학

㉮ 인공위성과 같은 높은 곳에서 지상으로 보내지는 지극히 비선명한 영상을 영상(전기)신호의 잡신호 제거, 보정, 복원 또는 특정 부분을 필터링한 후 강조나 보정 등을 컴퓨터로 교정하여 영상을 선명하게 하는 기술이다. 오늘날에는 기술이 현저히 향상되어 인공위성으로부터 지상의 건물이나 도로까지도 선명히 그려 낼 수 있다.

② X-선 CT가 이러한 기술의 성과 중 하나이다. 이것은 X-선이 생체조직을 통과할 때에 생기는 X-선 흡수율의 미소한 차를 측정하여 컴퓨터로 재구성하고 가공하여 인체의 단면상을 얻는 방법이다.

③ 뢴트겐의 X-선 발명 이래 미국의 코맥(A.M. Cormack) 및 영국의 하운스필드(G.N. Hounsfield)의 연구성과로부터 탄생된 것으로 영상의학에 새로운 기술을 개발한 훌륭한 발명이라고 일컬어진다. 영상의학연구의 업적으로 1979년 노벨 의학 생리학상이 주어졌다.

④ 현미경 영상에도 컴퓨터를 사용한 영상처리기술이 응용되어 **백혈구의 분류**(hemogram : 히머그램), **핵염색체 분석**(idiogram : 이디오그램), **세포진** 등이 행해지고 있다.

Lesson

3 생체기능의 대행 또는 대체

인체의 특정 부위가 정상적인 활동을 할 수 없게 되면 생체부위를 제거하는 것이 아니라, 생체의 잃어버린 부분이나 기능을 인공 재료 · 기기 등에 의하여 대행하는 것이 보다 적극적인 치료방법이라 할 수 있다.

생체기능의 대행에는 뼈, 피부 등의 기구부품 정도의 단순한 기능에서 신장, 심장 등의 복잡한 기능을 갖는 장기에도 기기를 사용하거나 동물의 인체에서 추출하여 대체하는 여러 가지 대행 기술이 있다.

01 | 고분자 화학

오늘날 우리 주위에는 비닐주머니로부터 여러 플라스틱 제품, 의류, 가구 등 고분자 재료로 만들어진 갖가지 상품들이 많다.

최초의 합성 고분자 화합물인 나일론은 2차 세계대전 후 명주의 대체품으로서 미국의 듀폰(Du Pont)사에 의해 개발, 보급되었다. 이후에 발명된 여러 고분자 화합물은 일상생활에서 널리 사용되고 있다.

고분자 재료는 물리적 또는 화학적 변환 과정을 거쳐서 쉽게 임의의 형태로 만들 수 있는 성질을 지니고 있는 물질이다.

따라서, 고분자 재료 가공성과 생산성이 매우 뛰어난 것이 가장 큰 장점이다. 또한, 고분자 재료는 기계적 물성이 우수하여 강하면서도 가벼우므로 기존의 철강 재료를 대체하는 재료로서 각광을 받고 있다.

1. 고분자 화합물의 높은 전기 저항률 특성

① 고분자 화합물은 높은 전기 저항률을 갖는 특성이 있기 때문에 절연체[27]로 사용될 수 있어, 전기·전자 공학기술에 발전을 가져왔다. 합성 고분자 화합물의 높은 절연성 때문에 과거에 할 수 없었던 고압회로의 절연이 쉽게 이루어지게 되었으며, 전자회로도는 소형화되었다.

② 레이더나 TV로 실용화된 것은 이 합성 고분자 절연재의 발전 덕택이다. 또한 트랜지스터, IC, LSI, VLSI 등도 고분자 소재가 없으면 제소가 불가능할 정도이고, 고분자 절연재에 의해 전자장치의 소형화, 정밀화가 한층 발전되었으며 동작의 안전성과 내구성이 더욱 향상되었다.

2. 합성 고분자 재료의 생체 적합성

① 비커의 내벽을 실리콘으로 표면처리하고 비커 안에 신선한 피를 서서히 주입하면 혈액의 응고가 좀처럼 일어나지 않아서 혈액을 보관하기에 좋다.

② 합성 고분자 재료는 생체 내에 이식하여도 염증 등의 이물질 반응이 잘 생기지 않기 때문에 성형외과 등에 사용하는 보형물에 적합하며, 종래에 파라핀[28]이나 상아 등을 써서 생체 국소 융기로 시행하고 있었던 성형외과 분야에 이 합성 고분자 재료가 쓰이고 있다.

02 | 인공장기

인공장기란 심장, 신장 등의 생체장기의 기능을 대행시킬 목적으로 만들어진 기기를 말하는 것으로 체내에 이식하여 사용하는 여러 종류의 대용장기 혹은 대용조직이나, 체외에 장치하여 장기의 기능을 대행하는 것 등이 포함된다.

① 1952년 보리스(Vorhees)와 블랙모어(Blakemore)가 처음으로 동맥 결손부의 복원을 위해 비니온 N 천을 사용한 이래 축적기술의 발전으로 우수한 합성 고분자재가 생산되어 인공혈관으로 사용되면서 혈관수술에 긍정적인 임상결과로 커다란 진보를 이룩하였다. 또한, 실리콘의 등장으로 생체 내에 이식하는 생체기능 대행장치, 즉 인공장기의 가능성

27) 절연체 : 전기가 통하지 않는 물질. 부도체라고도 한다.

28) 파라핀 : 반응성이 약하고 화학약품에 대하여 내성이 있다. 무색·반투명한 고체로 고형 파라핀·석랍 파라핀이라 한다.

이 더욱 높아졌다. 인공심장, 심장판막, 인공요도, 인공항문 등은 이들의 성과이다.

② 여러 가지 원인으로 **급성 및 만성 신염**(nephritis : 네프라이티스)이나 **신부전**(renal failure, 레날 페일류어)이 생긴 환자를 위해, 1913년 영국의 아벨(T. J. Abel) 등에 의해 얇은 막으로 혈액 중의 노폐물을 제거하려는 시도가 처음으로 이루어졌으며 **얇은 막은 인공심장 또는 인공투석**이다. 오늘날에는 **고분자 화합물로 만들어진 막을 사용**하고 있다. 수많은 환자들이 투석기를 이용하여 치료함으로써 생존하고 있으며 앞으로도 많은 부분들이 개발되어야 할 것이다.

③ 인간의 생명 유지와 연장 혹은 일부 **괴사**(necrosis : 네크로시스)[29], **괴저**(gangrene : 갱그린)[30]하거나 사용할 수 없는 장기를 대체하기 위해 **장기의 기능을 인공제품으로 대용하고자 하는 실험과 기술의 축적**은 앞으로 계속 연구 발전할 것이다.

03 | 인공장기 개발의 역사

1890년경 Lane(랜)이 **뼈의 골절에 대한 고정으로 금속제 나사**(screw : 스크류)와 plate(플레이트) 등이 사용된 이후, 약 100 여년이 지난 이들 인공장기의 개발역사를 살펴보면 크게 4세대로 나뉠 수 있는데 표 1-8과 같다.

표 1-8 ● 인공장기의 개발 역사

세대	인공장기의 개발 역사
1세대	• 1940년대 이전에는 원시적인 공업용 재료를 사용하였다. • 인체의 일부를 지지하는 보철 재료로 사용한다.
2세대	• 1950년대 이후부터 일반화학재료를 사용하여 생체적합성을 고려 없이 경험적으로 인체의 결손부위를 대체하였다. • Nylon(나일론), polyacrylonitrile(폴리아크릴로니트릴) 계공중합체 인공 혈관을 사용하였다. • dioctylphthalate(디옥틸 프탈레이트 : 프탈산디옥틸 : DOP) 혈액백 • polymethylmetacrylate(폴리메탈메타아크릴레이트 : PMMA) 고관절
3세대	• 고분자, 세라믹, 금속재료 생산기술을 이용한다. • 생체활성 재료, 이식부위의 세포 자극, 이식 촉진기술이 발전하였다. • 생체재료(biomaterials : 바이오 메터리얼스)라는 용어 탄생하였다.
4세대	• 조직공학(tissue engineering : 티슈 엔지니어링) 기술을 이용한다. • 체내의 기능을 체외에서 모사하는 기능성 장기 개발목표이다. • 장기의 특정 기능을 담당하는 조직 세포 등을 생체재료에 복합적으로 배양한다. • 손상부위의 치료와 회복에 중점을 두고 각막, 연골, 인공신경을 개발하였다.

29) 괴사 : 세포가 죽은 상태이다.

30) 괴저 : 조직이 죽은 상태이다.

04 | 인공장기의 사용

베르나르 베르베르 작가의 "나무"라는 책 내용 중 '뇌' 라는 부분을 보면 모든 생활용품들이 말과 행동을 할 수 있는 소프트웨어를 뇌에 장착하여 주인공을 시끄럽고 혼란스럽게 한다. 이런 환경을 싫어하는 주인공도 알고 보면 인공심장을 넣어서 살아가는 사람이다. 미래에는 생체에 필요한 인공장기를 사용하여 새로운 삶을 연장해서 살아갈 것이라고 베르나르 베르베르는 글에서 가정하고 있다. 현재의 **인공장기**(artificial organs : 아터피셜 오르간스) 이식 수술은 재료와 기술의 발달로 많은 발전이 있었다.

① 우리가 인공장기를 생활필수품처럼 선택할 수만 있다면, 질병 및 장애 등으로 고통받는 많은 사람들의 아픔을 줄일 수 있을 것이다.

이와 같이 **인체의 일부 기능들을 인공물로 대체**하려고 하는 시도는 상당히 오래 전부터 진행되어 왔다.

㉠ 2천 년 전의 묘지에서 유골로 추정되고 있는 카자흐스탄 공화국의 무덤 안에서는 절단된 왼쪽 다리에 양의 뼈를 사용하여 만든 의족을 낀 여성의 유골이 발견되어 2천 년 전에도 인공장기가 사용되었음이 증명되었다.

② 인공장기에 관련된 연구는 19세기 말부터 시작되어 현재에 이르고 있다. 독일의 니체(F. Nitze)는 1897년 **상아로 만든 인공혈관**을 이용하여 동물실험을 하였으며, 쇼데르(W. V. Schoder)는 **인공폐의 모델에 관한 연구**를 하였고, 아벨(T. J. Abel) 등은 특정 성분만 완전히 통과시키며 다른 성분은 완전히 차단되게 하는 **막을 이용하여 인공투석에 관한 실험을 하여 인공장기**를 연구하였다.

③ 인공장기가 본격적으로 연구되기 시작한 것은 1940년대 이후 보만(H. R. Bohlman)의 **인공뼈**와 **클라퀴트**(O. T. Claquett)의 인공기관에 관한 연구 등이 시작된 때부터이며, 본격적으로 인공장기가 임상의사의 연구대상이 되기 시작한 것은 1950년대 **인공 고분자 재료**가 출현한 때부터이다.

④ **인공혈관, 식도, 판막, 관절, 각막 등이 계속하여 등장하고 있으며, 심박조율기와 인공심폐기가 졸**(P. M. Zoll)**과 기번**(J. H. Gibbon) **등에 의해 최초로 인체에 이식되기**도 하였다. 여기에서 언급할 인공장기로는 간단한 **콘택트렌즈에서부터 인공신장, 인공수족 및 인공심장, 인공자궁태반, 인공혈관** 등이며, 이를 발전단계별로 분류해 보면 표 1-9와 같다.

⑤ 인공신경이나 인공면역계 등은 자연신경계나 면역계에 관해 명확하게 밝혀져 있지 않아 아이디어 단계에 머물고 있으며, **인공혈관이나 심박조율기 등을 장착한 환자는 정상적인 사회생활**을 하고 있다.

표 1-9 • 발전단계별로 본 인공장기의 분류

발 전 단 계	관련된 인공장기
아이디어 단계	인공면역계, 인공신경
개발연구 단계	인공혈액, 인공눈
생명유지를 위한 최소한의 기능 단계	인공췌장, 인공심폐기, 인공간장 등
부분적으로 사회복귀가 가능한 단계	인공판막, 전자의지(義肢), 인공관절, 인공심장, 인공귀
완전한 사회복귀가 가능한 단계	인공혈관, Heart(하트), 인공심박조율기(pacemaker : 페이스메이커)

05 | 심혈관계

심장은 생명에 필수 불가결한 장기이면서도, 다른 내장기관들에 비하여 상대적으로 단순한 기능을 수행하고 있기 때문에, 심장의 펌프기능을 일시적 또는 영구적으로 대행하기 위하여 인위적으로 만든 혈액 펌프 등에 의해 혈액을 공급함으로써 그 기능을 대신하여 사용할 수 있다. 자연심장 기능의 부분적인 대체 및 보완 기능을 갖는 심실 보조장치도 중요한 부분으로 인정되고 있다 .

1982년 유타대학병원에서 공압식 인공심장을 영구사용목적으로 환자에게 이식함으로써 인공심장의 임상적용시대가 열리게 되었다.

1. 인공혈관

인공혈관(Artifical Vessel : 아티피셜 베셀)은 생체조직으로 피복되기 쉽고 구부러지기 쉽지만, 부서지지 않는 강도를 가져야 하는 까다로운 특성이 요구된다. 현재 시판하고 있는 제품은 그림 1-30과 같이 폴리에틸렌 등의 합성 섬유제나 합성 수지제가 주류이고, 지름이 6[mm] 이상의 큰 혈관은 Dacron[31](데이크론)으로 대체가 가능하였으나, 지름이 6[mm] 이하의 혈관은 고분자로 대체할 경우 혈액과 재료의 반응 또는 조직과 재료의 반응에 의하여 혈관이 막혀 버리는 문제점이 있어 왔다. 이런 문제점을 해결하기 위하여 혈관 내피 세포를 이식하여 사용하는 방법들이 연구되어 왔다. 최근에는 조직공학자들은 각종의 혈관 구성 세포와 튜브형 다공성 생분해성 고분자를 이용하여 혈관을 만들기에 이르렀다.

31) Dacron : 폴리에스테르계 합성 섬유 ; 데이크론 천이다.

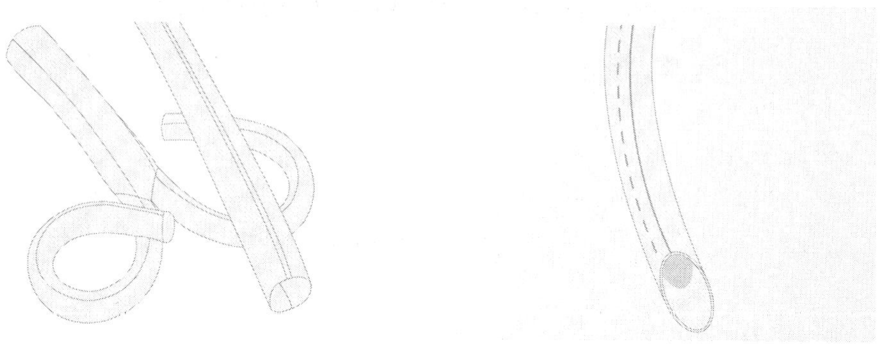

(a) Textile(텍스타일)소재 인공혈관　　(b) ePTFE소재 인공혈관 : expanded-polytetrafuoroethylene : 익스펜디드 폴리테트라 플로우로에틸렌

그림 1-30 ● 인공혈관

2. 혈 액

혈액(血液, blood : 블러드)이란 우리 몸에서 산소와 영양분을 운반해주고 이산화탄소를 제거해주며 여러 면역작용, 지혈작용과 생명에 필요한 염류, 당류, 단백질, 효소, 호르몬의 운반 및 공급 기능을 통하여 생명을 유지시켜주는 기본 역할을 하고 있다. 이러한 혈액의 역할을 대체하는 것을 인공혈액이라 하는데, 현재의 과학기술 수준으로 볼 때 혈액의 산소운반능력을 대체할 수 있는 용액의 제조를 의미한다.

최근 가장 각광받는 방법은 골수에 있는 조혈 모세포로부터 시험관 내에서 각종 혈액 세포를 증식, 분화시켜 수혈하는 방법으로 가장 완전한 방법이라 하겠다.

3. 인공심장

(1) 인공심장을 실용화

인공심장을 실용화시키는 일은 인류가 갖는 꿈 중의 하나이다.

심장은 일종의 펌프라고 할 수 있는데 이 펌프는 적어도 분당 60회 이상, 1회당 약 60[ml]의 혈액을 100[mmHg] 이상의 압력(혈압)으로 계속적으로 박출하면서 수년~수십 년 동안 박동이 멈추어서는 안된다. 그 때문에 그림 1-31의 인공심장(Artificial Heart : 아터피셜 하트 : AH)의 소재는 내구성뿐만 아니라, 생체에서의 물리적·화학적·면역학적 적합성, 혈액과의 친화성 등의 조건을 완전하게 만족해야 사용이 가능하다. 더욱이 동력부, 구동장치, 제어장치를 고려한다면 완전한 인공심장의 실용을 위해서는 기술적 소재의 발달이 필요하다.

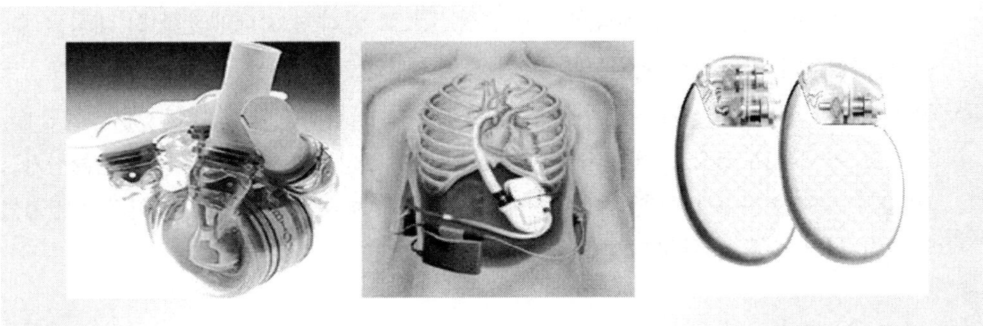

그림 1-31 • 인공심장

(2) 인공심장의 구분

인공심장 그림 1-32의 실현 가능성은 1962년 미국 클리블랜드 클리닉의 콜프(Kolff) 연구팀에 의하여 제기되었으며, **보조인공심장**(Ventricular Assist Device : 벤트리큘러 어시스트 디바이스 : VAD), **기능상 완전인공심장**(Total Artificial Heart : 토털 아티피셜 하트 : TAH) 등으로 구분하고, 동작원리에 따라 **공기압력식**(pneumatic type : 뉴매틱 타입)과 **전기식**(electric type : 일렉트릭 타입)으로 나누어진다.

① **완전인공심장**은 환자의 심장을 완전히 제거한 다음 인공적으로 제작한 심장만으로 심장의 기능을 대신하는 것을 말하며, 그림 1-33처럼 보조인공심장은 심장의 일부 기능, 예를 들어 **좌심실의 박출 기능만을 대신하여 주는 장치를** 말한다.

㉠ **공압식 심장**은 **압축공기**를 사용해서 **혈액을 순환**시키는 장치이다.

㉡ **전기기계식 심장**은 **모터나 솔레노이드**를 이용해서 혈액을 순환시키는 장치이다.

② 유타 대학에서 처음으로 사용한 것이 공압식 · 전기식 인공심장이었으며 환자의 몸 밖에 거대한 압축공기 구동장치가 붙어 있어서 자유로운 활동은 불가능하였다. 그러

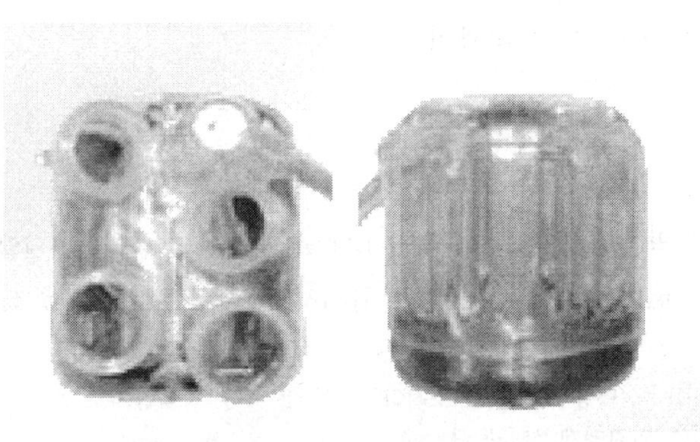

그림 1-32 • 인공심장

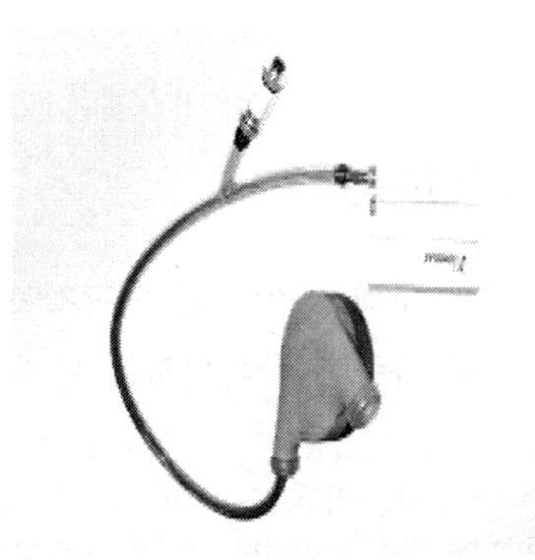

그림 1-33 • 보조인공심장

나 최근에 전자 및 정밀기계공학기술의 발전으로 인하여 체내에 완전히 내장될 수 있는 인공심장이 만들어져 환자들에게 사용되기에 이르렀다.

③ 보조인공심장(그림 1-33)을 체내에 장착한 환자가 활동할 때는 전원부에서 전원을 공급하고 이때에 무선으로 에너지를 전송한다. 또한 심장의 박동상태 등을 변환시키고자 할 때도 적외선 등을 이용한 무선통신방식을 채택하여 사용하고 있으며 어떠한 연결선도 환자의 피부 속을 관통하지 않도록 제작되고 있다.

(3) 페이스메이커

심장에 직접 전기적 자극을 주면 비정상적인 전기활동이나 심장의 멈춤을 치료할 수 있으며 이 자극장치를 인공심장 페이스메이커(pacemaker)[32]라고 한다. 이것은 심방의 동방결절기능을 대신 수행하는 것으로, 그림 1-34와 같은 장치를 체내에 이식하여 페이스메이커로 사용할 수 있는데 이는 전자공학과 합성 고분자 화학의 접합에 의한 기술적 진보이다.

현재 미국 보건성에서 심장기능이 심각하게 저하된 환자들을 대상으로 인공심장을 사용하는 것이 약물치료를 하는 것보다 얼마나 효과적인지를 시험하고 있으며, 시험 결과가 긍정적으로 나올 경우에는 인공심장을 이용한 수술이 급속도로 확산되어 시행될 전망이다.

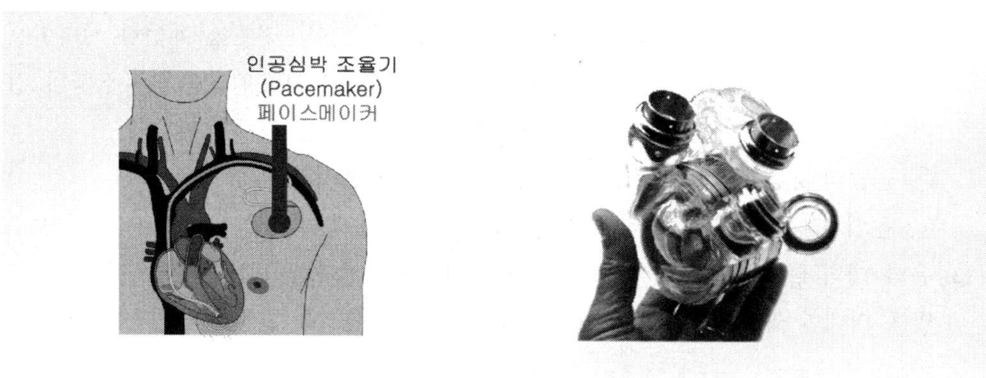

그림 1-34 ● 페이스메이커

4. 인공눈

생체 조직을 이용한 인공각막은 각막상피 세포를 투명한 polyvinylalcohol(폴리바이닐알코올)[33]에 파종하여 이식하는 방법으로 토끼를 이용한 동물실험에서 상피 세포가 잘 증식하

32) 페이스메이커(pacemaker : 인공심박조율기) : 심박동의 속도를 조절하는 기능을 갖춘 전기장치로 맥박이 정상에 비해 느리거나 급사의 위험성이 있는 환자에게 사용된다.

33) polyvinylalcohol : 폴리초산비닐의 가수분해에 의해서 얻어지는 무색 · 수용성 · 열가소성 수지, 접착제 및 섬유 · 종이 · 합성수지 제조 때의 사이즈제(劑)에 사용한다.

고 기존의 조직과 잘 유착하면서도 투명도를 잃지 않아 매우 훌륭한 각막 대체물로 판명되어 임상 적용을 눈앞에 두고 있다.

망막은 투명한 광선감각기이며 망막에 맺힌 상은 그 흥분이 시신경을 통해 뇌의 시각중추로 전달되도록 하는 역할을 담당한다. 따라서 망막은 시각기능에 있어서 가장 중요한 역할을 한다. 최근에 미국의 하버드 대학과 MIT 대학 연구진들이 합동으로 인공망막을 이식하는 연구를 진행하고 있어 세계적으로 관심을 모으고 있다.

인공망막은 광인식 활동이 부족한 망막색소상피 변성증(Retinitis Pigmentosa : 레터네이티스 피그맨토스)에 의한 시각장애인을 도울 수 있다.

① 인공망막은 시각신호를 잡아서 전기신호의 형태로 뇌에 전달하는 장치이며, 손상된 망막세포 대신 전극이 배열된 칩이 망막을 대신한다. 인공망막이 제대로 작동하려면 망막에서 뇌까지 연결되는 신경세포는 반드시 살아 있어야 한다. 그림 1-35는 인공망막에 대한 개념도이다. 우선 시각장애인의 안경에 있는 작은 비디오카메라에 시각신호가 입력이 되고, 카메라를 통해 들어온 전기적 신호들이 인공망막에 전달된다.

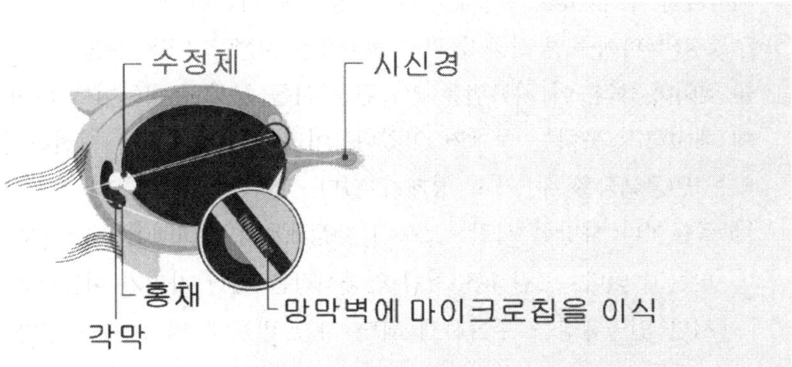

그림 1-35 ◦ 인공눈

② 인공망막에는 두 가지의 중요한 실리콘 마이크로칩(silicone microchip)이 사용되고 있다.
   ㉠ 소형 태양전지로 눈 속에 내장된 전자회로에 전원을 공급하는 역할을 한다.
   ㉡ 카메라로부터 얻어진 영상을 전기적인 신호로 변환시킴으로써 내부의 인공망막으로 전송될 수 있도록 하는 역할을 담당하고 있다.
   ㉢ 두 번째 칩은 자극 칩으로 전기적인 신호로 변환되어 전송된 신호를 펄스 형태로 만들어 시신경 주위를 자극하는 역할을 담당한다. 이렇게 시신경을 자극하면 그 신호가 뇌로 전달됨으로써 환자가 영상을 볼 수 있도록 하는 것이다.

5. 인공췌장

소화기계에 해당되는 소화샘을 이자, 췌장이라고 하며 간과 함께 2대 소화샘이다. 이 췌장의 가장 중요한 기능은 인슐린을 분비하는 일이다.

① 췌장은 간 · 신장 · 심장과 달리 생명유지에 꼭 필요한 것은 아니지만, 당뇨병환자의 심장 · 신장의 기능적 장애는 인슐린만으로 방지할 수 없으며 생존기간을 크게 단축시키는 것으로 밝혀졌다.

② 인슐린은 몸의 에너지원인 포도당을 세포에서 흡수하는 일을 돕는 호르몬이다.

③ 췌장에서 인슐린을 분비하는 곳은 특히 랑게르한스섬(Langerhans islets : 랑게르한스 아일릿)이라는 베타세포 응집체이다. 만일 췌장이 인슐린을 생산하지 못하면 이 과정이 억제돼 당뇨병에 걸리게 된다. 즉 혈액에는 포도당이 많고 정작 포도당이 필요한 인체 곳곳의 세포는 기아상태에 시달리게 된다.

④ 인슐린 의존형의 당뇨병은 췌장의 베타세포가 파괴됨으로써 인슐린을 분비하지 못해 혈당량이 증가하는 질환이다. 증가하는 혈당을 적절하게 조절하지 못한 당뇨병환자는 시력감퇴, 신장기능 저하와 같은 합병증에 시달린다.

⑤ 당뇨병의 피해를 방지하기 위해 환자들은 일정량의 인슐린을 적당한 간격을 두고 주사를 맞아야 했다. 이 치료법은 인슐린 주사를 항상 휴대하여야 하며 응급시 혈당 증가에 대처하지 못하는 문제가 있었다. 이러한 문제점들을 개선하기 위하여 개발되고 있는 인공췌장은 두 가지 형태가 있다.

㉠ 동물이나 사망한 사람으로부터 췌장세포를 떼어내어 배양기에서 길러 인공췌장을 만들고 있다. 그림 1-36처럼 인공췌장은 췌장 자리가 아니더라도 몸의 어느 곳에서나 인공췌장을 투여하게 되면 기능 발휘에 별 문제가 없다.

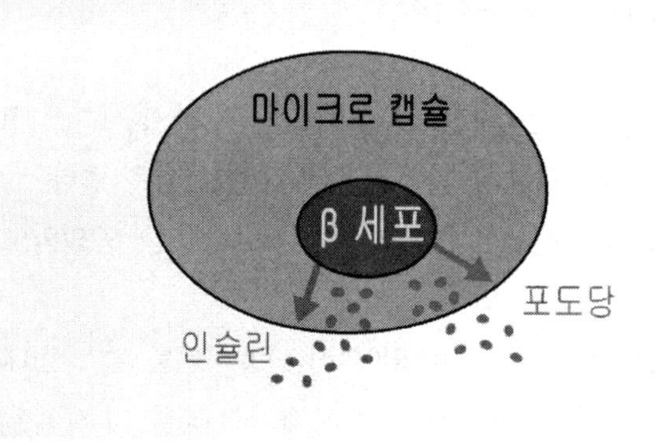

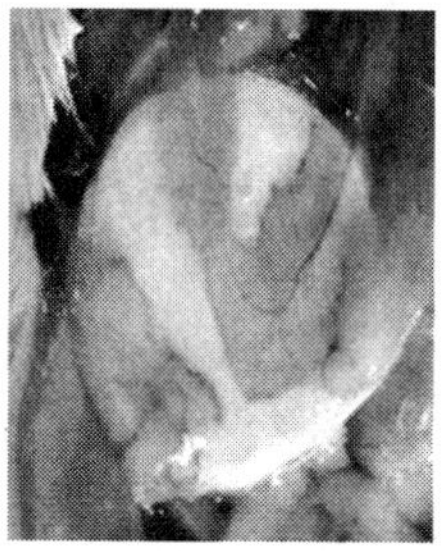

그림 1-36 • 인공췌장

ⓛ 배양한 췌장세포를 직접 복강 내에 주입하게 되면 췌장세포는 몸속을 돌아다니며 체내 상황에 맞게 인슐린을 분비한다. 이때 체내의 면역반응에 의해 췌장세포가 파괴되는 것을 막기 위해 보호막(고분자화합물 주머니)으로 세포를 감싸게 된다. 다른 인공장기보다도 훨씬 '부드러운' 기능성 장기가 등장한 셈이다.

⑥ 현재 인공췌장의 연구는 동물실험 단계에 있다. 또 다른 형태로 '자극반응형' 약물전달체계(Drug Delivery System : 드러그 딜리버리 시스템 : DDS)를 들 수 있다. 몸이 약물을 필요로 할 때만 적정량을 감지해 내어 약물을 필요한 만큼만 인체에 방출하는 지능형 DDS를 말한다. 혈당량을 측정하는 센서와 캡슐형태의 고분자 물질로 포장된 인슐린을 체내에 이식해 센서가 인슐린의 분비를 조절하도록 하는 형태이다. 그러나 수시로 변하는 혈중 포도당 농도를 제대로 감지해서 인슐린을 투여하기엔 무리가 있었다.

⑦ 현재는 생체조직에서 분리한 랑게르한스섬[34)]을 고분자막 주머니에 넣어 체내에 이식하는 부드러운 인공장기에 개발의 초점이 맞추어지고 있는 상황이다. 그림 1-37은 랑게르한스섬에 대한 조직도이다.

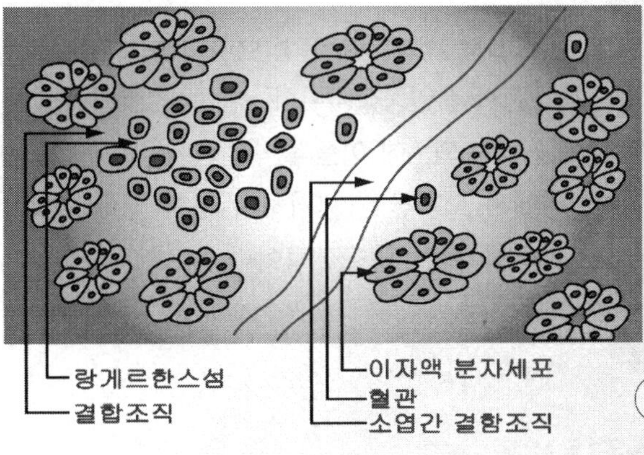

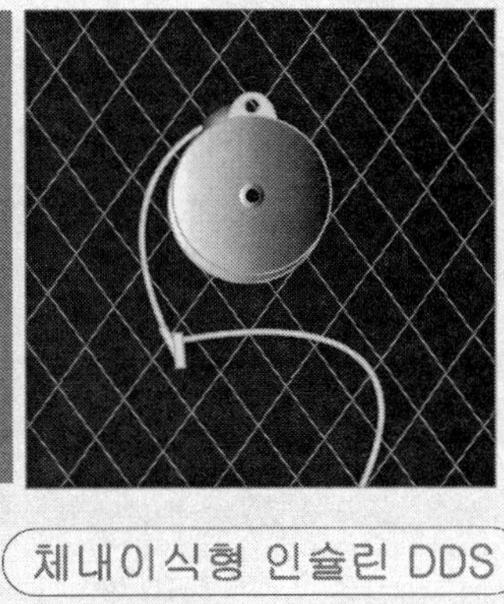

그림 1-37 • 랑게르한스섬과 체내 이식형 인슐린 DDS

6. 인공귀

청각장애를 가진 사람 가운데 소리의 진동을 귀로 감각하여 이를 전기적인 신호로 변환시켜 주는 달팽이관 내부의 유모세포라고 하는 감각세포의 기능이 질병과 약물로 인하여 마비된 감각성 청각장애자들이 많이 있으며, 인공귀는 주로 감각성 청각환자를 대상으로 하여 사용되고 있다.

34) 랑게르한스섬 : 이자내에 섬[島]모양으로 산재하는 내분비선 조직이다.

① 외부에서 입력되는 음성이나 소리를 마이크로폰 등을 이용하여 받아들이고, 이로부터 어떠한 소리인지를 컴퓨터 칩을 이용하여 인식한다. 일단 인식이 되면 이를 달팽이관 내에 삽입된 하나 또는 여러 개의 전극들을 통해 청각신경에 직접 전기자극을 가하여 인위적으로 신경의 발화를 유도해 뇌가 어떠한 소리인지를 인식할 수 있게 된다.
② 청각신경에 자극을 가하기 위해 사용되는 전극 중에는 백금과 이리듐의 합금이 많이 사용되며, 최근에는 가공의 정밀도를 극대화하기 위한 반도체 공정에 사용되고 있는 광학적 현상기술을 이용하기도 한다.
③ 인공귀는 전극의 개수가 많은 것이 좋으나 현재의 기술로는 제한성이 있고, 화학적인 손상을 주지 않은 전극재질의 개발이 요구되며, 체내에 삽입될 부분이 필요로 하는 적당한 강도와 더불어 유연해야 하며 자주 교체할 수 없으므로 반영구적이어야 한다.
④ 아이의 경우 수술 후 성장과정에서 내이(귀)의 구조변화에 따라 계속해서 그 변화를 관찰하여 항시 인공귀가 정상적인 기능을 유지하도록 해주어야 한다.

7. 인공신장

환자의 혈액에서 배설되지 못하는 독성 물질을 여과하여 몸 밖으로 배출시키는 장치를 인공신장이라 하며, 병원에서 사용되고 있는 전자적 인공장기이다. 환자의 혈액을 인공신장에 있는 반투과성막을 통과시키면 혈액이 깨끗하게 되는데 이를 혈액투석이라고 한다. 인공신장(그림 1-38)은 신장기능 이상으로 혈액 내에서 노폐물을 제거하지 못할 경우 혈액 여과기능을 갖고 있는 투석막을 이용해 혈중 노폐물을 제거하는 장치이다.

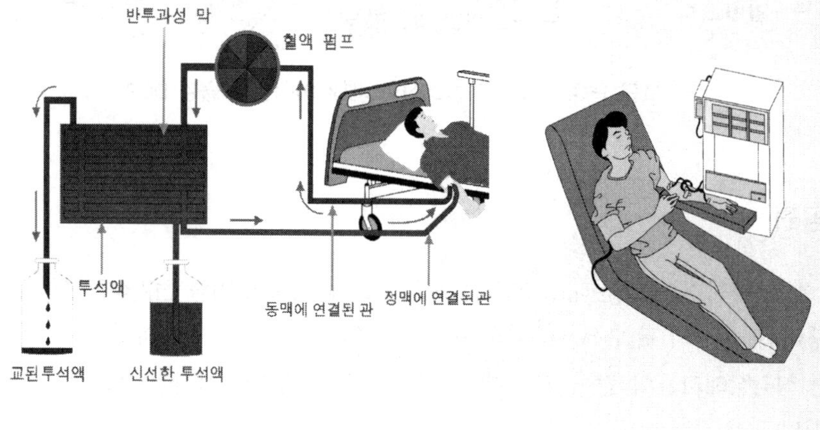

(a) 혈액투석의 원리도 (b) 혈액투석의 자세

그림 1-38 ▪ 혈액투석

8. 기타 인공장기

인공심폐기는 짧은 기간 동안 환자의 호흡기능을 대신 수행하는 것으로 폐수술 등에 많이 사용되고 있다.

전자적 인공장기 이외의 비전기적 인공장기도 실제 임상에서 많이 사용되고 있다. 그림 1-39는 인공관절, 인공연골, 인공피부, 인공혈액, 인공간, 인공방광 등이 적절한 생체재료와 조직공학적 기법 등을 통해 연구 및 개발되고 있으며, 앞으로 인류의 질병 없는 생활에 크게 기여할 것이다.

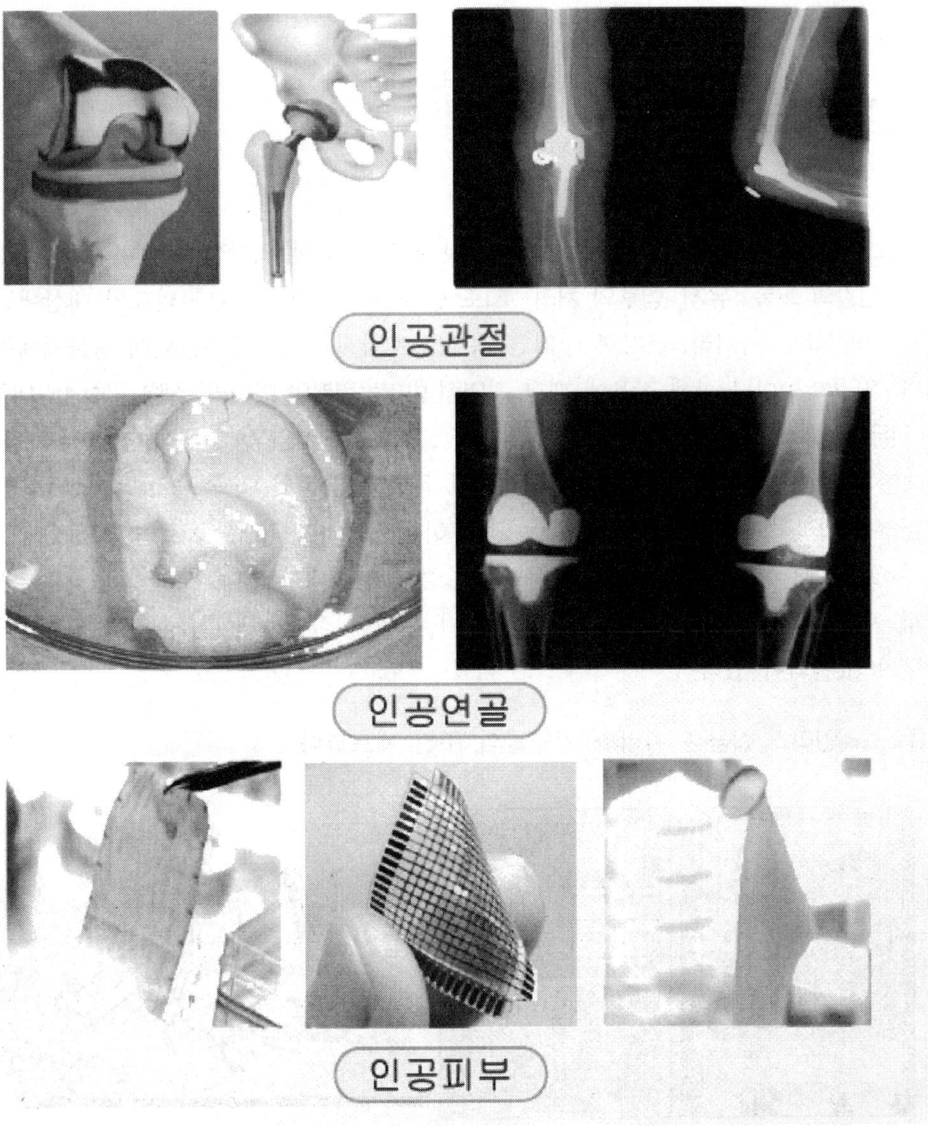

그림 1-39 • 인공장기

Lesson

4 의공학과 치료

01 | 조직의 절제

치료는 질병·상처·몸의 기능이상 등을 낫게 하기 위한 의학적 행동이나 수단으로 병의 예방, 건강의 회복·유지, 병후의 처리·지도 등을 포함된다. 치료나 의료의 대상에는 감염자·발병자뿐만 아니라, 건강한 상태인 개체를 포함시키기도 한다. 원래 생물체에는 병원체의 침입(감염)이나 상해 작용에 대한 자연적 방어능력뿐만 아니라, 질병·상처에 대한 자연적 치유·회복 능력도 갖추어져 있다. 치료는 그와 같은 자연적·천부적인 방어·치유능력을 최대한 활용하고 강화·촉진하는 것을 주된 목표로 삼는다.

환부를 외과적으로 절개하여 도려내는 것은 아주 간단하고 명쾌한 치료법이다. 그림 1-40과 같이 옛날부터 절제를 위한 여러 도구나 기술들이 연구되어 왔다. 오늘날에는 환부의 보존, 절개, 제거, 지혈, 봉합 등을 위해서 목적이나 부위에 적당하게 아주 다양한 여러 종류의 기구가 고안되어 있다.

① 스테인리스 합금은 이러한 기구들의 주된 재료였다.

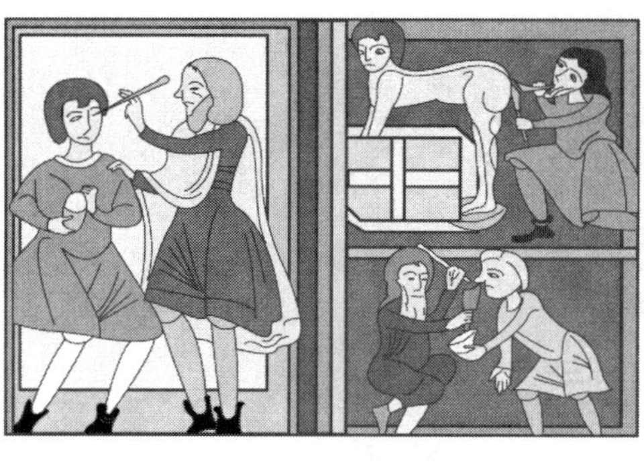

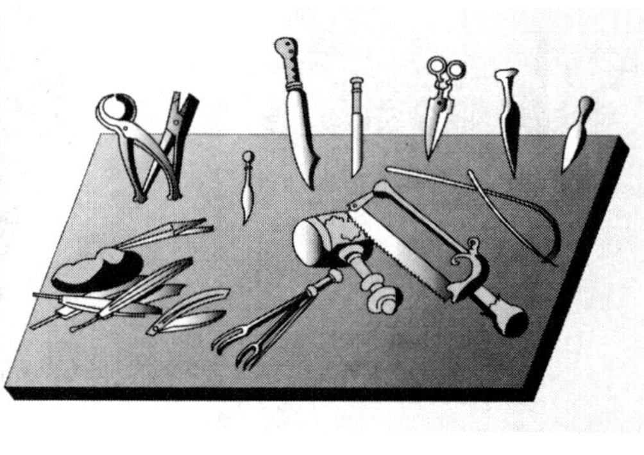

그림 1-40 • 중세시대 치료모습과 도구

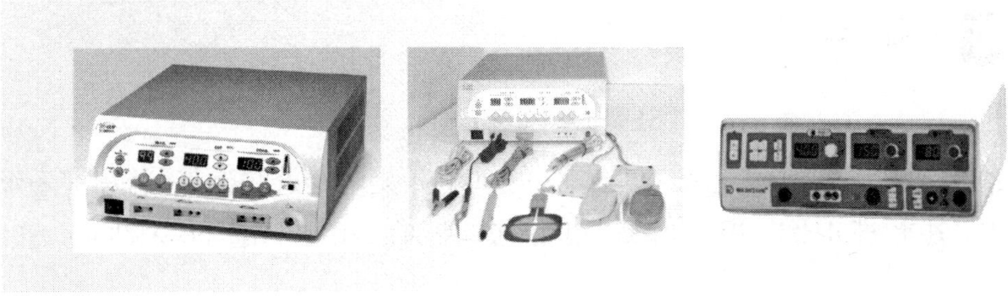

그림 1-41 • 전기메스용 본체

② 외과적 수기법의 창시자는 '보비(Bovie)전기수술기' 그림 1-41과 같이 각각 독특한 연구로 자신의 이름을 붙인 특별한 기구를 개발해 왔으며, 일반적인 핀셋, 겸자 종류만이 표준화되어 있다.

③ 최근의 재료기술의 발전으로 인하여 환부 또는 용도에 필요한 고강도 재료, 형상기억합금, 생체적합성 재료 등을 이용한 메스 등의 개발되고 있다. 그리고 전자기술의 발달에 의해 로봇을 이용한 정교한 수술이 일반화될 수 있다.

④ 외과의 다음 단계 기술은 절개부위를 최소화하여 치료하는 것이라 할 수 있다. 내시경에 미소한 외과기구를 조합한 수술 시스템은 신경계 · 소화기계의 수술에 실용화되고 있다. 이와 같은 일종의 원격수술을 다른 장기에 응용하기 위해서는 절제된 조직이나 연기, 가스의 배출 출혈의 처치 등 많은 부가기능을 조절하는 기술이 필요하다.

02 | 수술의 자동화

수술 후 봉합을 자동화하는 것과 같이 수술과정의 일부를 자동화하고자 하는 생각은 오래 전부터 있어 왔다. 개체 및 소재의 결합으로 영상기술이나 로봇 기술이 발달한 오늘날에, 정형적인 작업뿐만이 아니라 인간의 능력을 초월하는 미세 접합수술과 직접 들여다볼 수 없는 부분의 수술을 자동화하려는 생각도 이제는 당연한 발상이 되었다.

① 수술의 자동화 기술이 일부 적용이 되고 있음에도 보다 많은 연구가 필요하다. 대상이 되는 생체의 형상이나 성질은 매우 복잡하기 때문에 외과의사를 대신할 수 있는 섬세함과 고도의 인지나 동작이 요구된다.

② 현재는 인간의 단순한 동작을 비례 축소하는 기술(manipulater : 머니퓰레이터)이나 시각과 촉각을 지원하는 보조기기와 같은 간단한 기술 정도가 실현되었다.

03 | 메 스

조직을 파괴하기 위해서는 칼로 잘라내는 방법뿐만 아니라 물리 에너지를 집중하여 절개하는 방법도 있다. 레이저를 이용한 메스와 전기를 이용한 메스가 에너지를 집중시킨다는 원리는 유사하다.

1. 전기, 레이저 메스

① 레이저일 경우는 짧은 빛의 파장을 광학계를 이용하여 생체표면의 작은 면적에 에너지를 집중시킬 수 있다.

② 아크 방전의 전류 집중 작용을 이용하는 전기 메스는 생체표면의 작은 면적에 에너지를 집중한다.

이 두 경우 지름 0.1[mm]와 같은 좁은 장소에 수 와트[W] 이상의 물리 에너지가 집중해서 그곳의 수분이 폭발하는 것과 같이 증발하여 세포와 조직이 소멸된다.

2. 초음파 수술기

① 초음파를 이용한 메스는 다른 원리를 채택하고 있다. 금속재질의 칼끝에 에너지를 집중해서 밀도를 높여 1[W/cm^2] 이상으로 한다. 이 에너지 때문에 칼끝에 공동현상이 생기고 세포가 순간적으로 파괴되어 절개를 할 수 있다. 막이 분쇄되어 액상이 된 조직은 음압에 의해 흡인 제거된다.

② 초음파 에너지는 강한 열을 발생하지 않으므로 지혈작용이 없기 때문에 수술 중 혈액이 계속 흘러나올 수 있다.

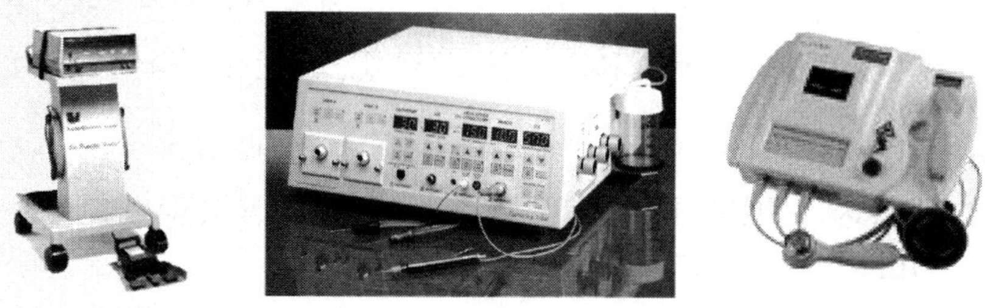

그림 1-42 • 초음파 수술기

③ 에너지 밀도를 적절하게 조절하면 초음파 파괴에 대한 강도 차이를 이용해서 혈관만 남기고 다른 조직을 파괴, 제거할 수 있다는 장점이 있다. 그림 1-42는 현재 병원에서 사용하는 초음파 수술기이다.

④ 최근 기술의 발달로 수술이라는 외과적 방법을 사용하지 않고, 그림 1-43처럼 몸속을 3차원 영상으로 보며 종양을 발견하면 초음파를 쏴 종양을 태우는 자기공명영상 유도 고집적 초음파 치료기(MR guided Focused Ultrasound : 가이디드 포커스드 울트라사운드 : MRgFUS)라는 방법이 도입되고 있다. 이때 종양 주변조직의 온도변화를 실시간 확인하며 관찰할 수 있어 화상이나 신경 손상 없이 안전하게 시술할 수 있다.

방사선 피폭이 전혀 없기 때문에 종양이 재발해도 횟수 제한 없이 여러 번 치료할 수 있다. 자궁근종[35] 상태에 따라 30[%] 정도의 환자들은 시술이 불가능할 수 있다. 자궁근종 수가 너무 많거나 초음파를 쏴 맞추기 어려운 위치에 숨어있으면 시술이 어렵다.

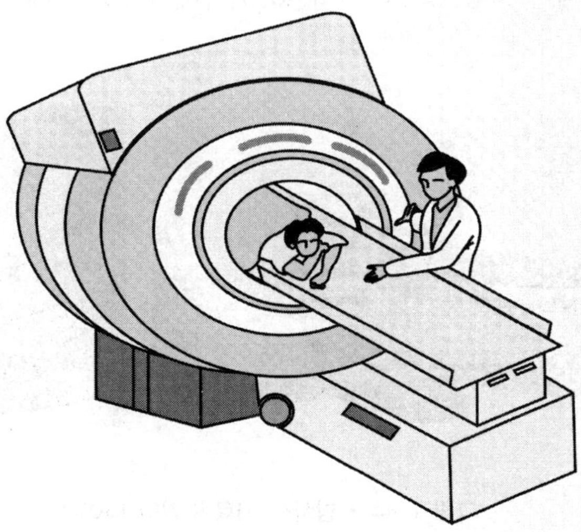

그림 1-43 ● 자기공명영상 유도 고집적 초음파 치료기

35) 자궁근종(子宮筋腫, myoma of the uterus : 마이오마 오브 디 유터러스) : 자궁의 평활근과 결합조직섬유의 이상증식에 의하여 근종결절(筋腫結節)을 만드는 양성종양이다.

04 | 방사선 치료

악성종양은 다른 세포조직과 근접해 있기 때문에 별도로 파괴하는 것은 쉬운 일이 아니다. 그러나 높은 선량의 방사선을 이용하면 정밀하게 종양세포만을 파괴할 수 있는 반면 DNA 등의 증식에 관련된 분자까지 손상을 주게 되는 문제가 있다.

① 방사선은 DNA 분자의 손상을 초래하지만 시간이 경과하면 다시 복원되는 성질을 갖고 있는데 방사선을 조사한 직후 열을 가하면 자기수복작용이 저해된다. 이것이 종양의 온열치료법의 주된 원리이며, 전자장이나 초음파로 환부에 열을 가하는 장치가 만들어져 있다.

그림 1-44의 방사선 치료기기에서 방사선이나 열에 의한 치료로서, 주변의 정상조직은 가능하면 손상을 주지 않아야 하고, 병변부(종양)의 세포만을 파괴하여야 한다. 이것은 치료설계에 문제가 되고 방사선이 체내에 들어가면 에너지의 흡수로 감약된다.

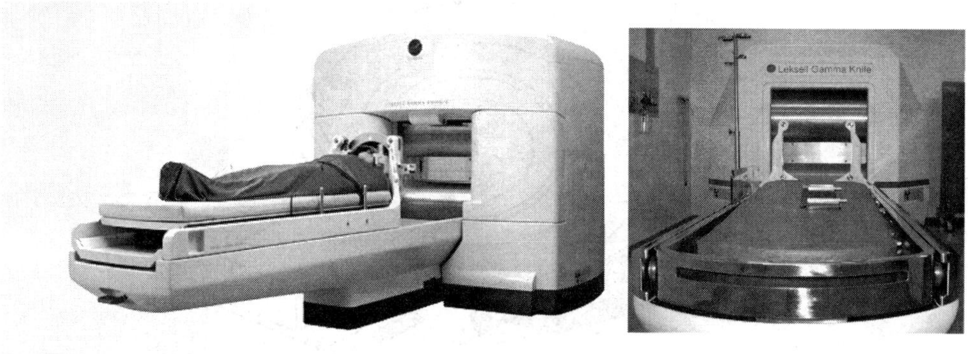

그림 1-44 • 방사선 치료기(감마 나이프)

② 종양을 사멸시키기 위해서는 방사선의 특성을 감안하여 대량의 방출 에너지가 정확하게 종양에 조사되어 종양의 세포에 손상을 주어야 한다. 종양의 주변에 방사선원을 배치하고 바람직한 선량당량[36]을 얻을 수 있도록 컴퓨터를 사용하여 치료설계가 된다. 열인 경우에는 계산이 더욱 곤란하여 설계가 용이하지 않지만, 에너지원의 배치와 각 부분에서의 순환량을 가정하면 발열 분포와 온도상승 분포를 컴퓨터에 의해 구할 수 있다.

36) 선량당량(線量當量, dose equivalent : 도즈 이큐벨런트) : 방사선의 생물학적 효과를 나타내는 양이다.

05 | 온열요법

어떠한 물리 에너지의 경우도 일부는 열로서 방산된다. 생체도 스스로 열을 생성하는 동시에, 환경으로부터의 온도의 영향을 받아 스스로의 체온을 일정하게 유지하는 등 외부로부터의 열적인 구속에서 벗어나는 기술도 익히고 있다.

근 및 피하조직 등의 생체 조직을 적당하게 가온하는 것은 근육통 및 신경통 등의 경감에 효과가 있고, 피로 및 오한도 감소시킬 수 있다. 이러한 목적으로 생체의 일부 또는 전신을 가온하는 요법을 온열요법이라 하여 오래전부터 온천욕 등이 행해 왔다.

생체 자체의 자기수복작용[37)]을 온전하게 지원하는 치료는 종래에는 환경을 개선하고 효과적인 약제의 작용에 의해 이루어졌다. 보다 국소적인 온열 치료를 위해서는 자극을 주어 조직을 활성화함으로써 온도를 높이는 정도의 작용이 된다. 물론, 치료효과를 평가하기 위해서 측정기기가 전체적으로 응용된다. 최근에는 기기기술과 약제기술이 결합하여 고도의 약제 투여법이 시도되게 되었다.

① 일반적으로 화학반응은 온도와 밀접한 관계가 있는데 온도가 10[℃] 상승하면 속도가 2~3배로 증가한다. 온도가 상승하면 막의 물질투과계수는 증대하여 일반적으로 생체의 활동을 왕성하게 한다. 그리고 산소 등은 어떤 일정 온도 범위 이상에서는 증대하고 생체의 활동을 왕성하게 하며 이와 반대로 어떤 일정 온도 범위 이하에서는 반응하지 않을 때도 있지만, 보통은 조직의 온도를 상승시키는 것이 치료를 촉진시키는 효과가 있다. 이것은 옛날부터 이학요법으로 초음파, 고주파전자계, 온욕 등이 쓰여 왔으며 암의 치료법으로서도 하이퍼서미아(hyperthermia)라 불리는 온열 치료가 도입되어 있다.

② 열작용 이외에도 초음파에는 화학작용과의 상호작용이 있다. 온욕에서는 이온 등 작은 분자가 피부를 통한 흡수가 기대된다. 그렇지만 물리 에너지를 체내의 국소부분에 집중하게 하는 것이 중요하나, 기술적으로 어렵기 때문에 전신적인 작용에 가까운 형태가 되며, 또한 특정의 물질이나 반응에 뚜렷이 선택적으로 작용시키는 것도 곤란하다. 이러한 종류의 이학요법 기기는 수십 [W] 정도의 소형기기의 사용이 용이하며, 보조적인 치료수단으로 통증의 경감이나 정신적 긴장의 완화 등에 이용된다.

---

37) ① 자기수복작용 : 자연치유력이라고 한다. 우리의 몸은 질병이나 외상에 대응하기 위한 자기수복작용을 갖고 있다. 그리고 이 자연치유력을 관장하고 있는 것은 우리 몸의 면역력이다. 면역력이 정상적으로 작용한다면 확실하게 병을 치료할 수 있다.

② 생체자연면역요법 : 바로 우리 몸의 자연치유를 목표로 면역력을 높이기 위한 방법이다. 체내의 면역기구를 활성화시켜 자체적으로 바이러스를 퇴치할 힘을 키워주는 것으로, 고유한 파동을 인체에 넣어 주어 변형된 파동을 정상적인 파동으로 회복시켜 주는 파동요법(波動療法)과 천연면역강화제인 당뇨치료제(소당고)를 통해 탁월한 치료효과를 보고 있다.

06 | 전기자극

신경, 근육 등에 저주파 전류를 통하여 자극하면 근육의 마사지 효과, 순환촉진, 진통완화 등의 효과를 볼 수 있다. 따라서 주로 통증클리닉과 같은 곳에서 사용되며 약제처럼 습관성이 없기 때문에 가벼운 통증 등에 많이 사용된다.

① 전극을 근육에 붙이고 전류를 흘리면 수[mA]로 수축이 일어난다. 이와 같이 전기자극은 마비된 근육을 수축시켜 움직이게 하는 등 운동기능의 보조에 응용되며 또한 마사지 효과도 준다. 그러므로 기계적 운동에 이용하는 기기로 마사지, 재활용기기 등이 있으며 생체물성에 기초한 설계가 필요하다.

② 전기자극의 임상의용에는 심근이나 신경 등을 자극하여 인위적인 박동을 주는 심장 페이스메이커가 가장 많이 쓰이고 있다. 그밖에 횡격막을 자극하는 호흡 페이스메이커, 방광 괄약근을 지속적으로 자극하여 요실금을 방지하는 방광 페이스메이커도 있다.

③ 체외에서 대전류를 흉부에 흘리는 의료기기로서는 그림 1-45의 세동제거기(defibrillator : 디피브릴레이터)가 있다. 이것은 수백 [mA]의 펄스 전류를 흘려 세동상태에 있는 심장을 일단 정지 상태로 돌림으로써 박동을 재개시키는 것이다. 즉 응급실, 수술실 등에서 심장마비가 올 경우 순간적인 자극을 주어 심장박동을 재개시키는 기기로 사용된다.

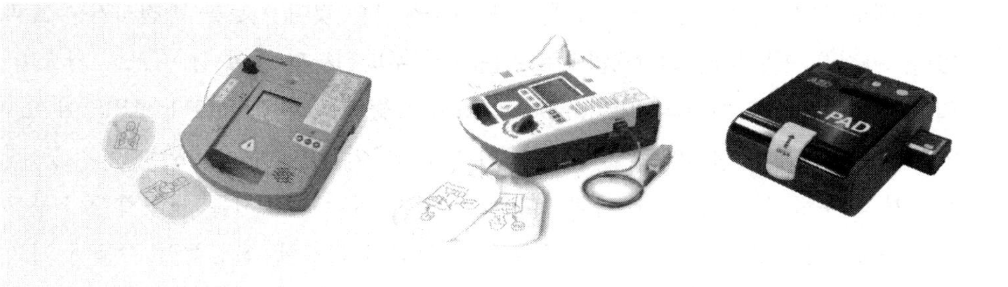

그림 1-45 ● 세동제거기

④ 체내에 전극을 두는 것이 선택적으로 근육을 자극할 수 있어 보다 미묘한 작용이 실현되며 척추가 손상된 경우에도 심장 페이스메이커와 같이 척추신경을 자극하면 재활을 도울 수 있다. 그러나 장기간 전류를 흘리면 접촉부분의 조직이 변화하고 자극값이 달라져서, 체내에 장치를 심는 것도 기술적으로 많은 문제가 있으므로 보완이 요구된다.

07 | 수액 펌프에 의한 약물투여

약물을 투입하는 방법은 일시에 다량을 주입하는 방법과 펌프를 이용하여 장시간 일정량의 약물을 주입하는 방법이 있는데 체외에서 펌핑을 하는 경우와 체내 약제 탱크와 작은 펌프를 심어서 미량의 약제를 연속해서 주는 방법과 일정 간격마다 방출하는 기술이 있다. 이를 프로그램 투입 시스템이라 하고 그림 1-46과 같은 기기를 사용한다. 약제 방출은 정해진 처리방법에 따라 일정량을 방출하여도 되고, 펌프를 제어하여 적당량을 방출하여도 좋다.

㉗ 인슐린에 대해서는 혈중 당농도를 측정해서 결과에 따라 방출량을 기기가 스스로 제어하는 형태도 있다.

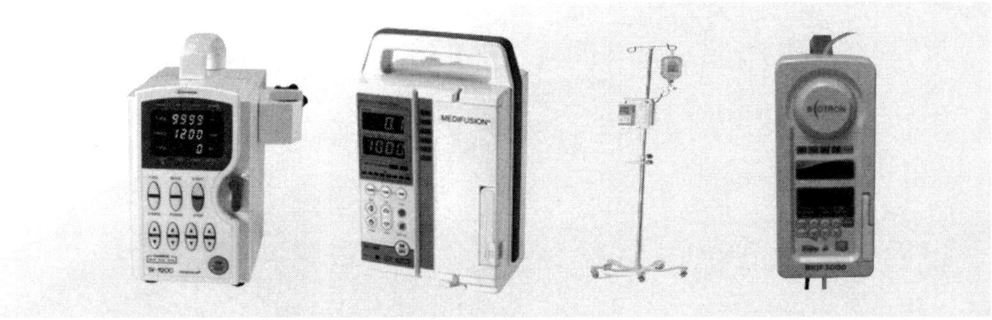

그림 1-46 • 수액 펌프

① 항암제 등의 약제는 적은 부위에 집중적으로 작용시키면 그 약효를 배가할 수 있다. 따라서 체내에 펌프를 삽입하여 사용하는데 약제를 보충하는 문제가 발생한다. 그림 1-47처럼 피부 가까이에 작은 탱크를 심어 두었다가 약제가 떨어지면 간단한 외과수술로 보충 또는 교환할 수 있도록 장착을 하게 된다.

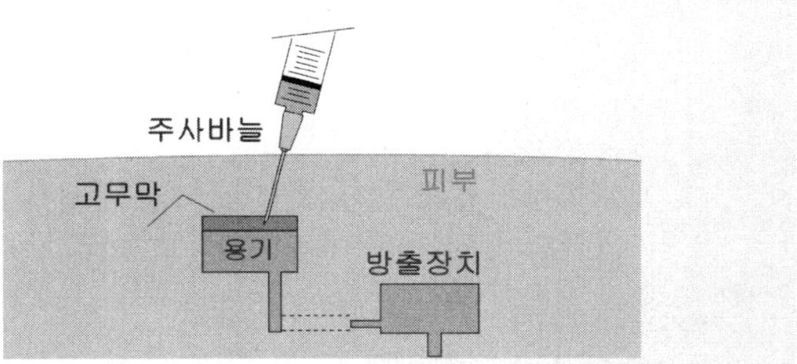

그림 1-47 • 약물의 주입

② 약제와 전자공학의 응용은 여러 가지 방법이 있는데, 아주 작은 기기를 우리 몸에 심어서 혈관을 압박하거나 개방하여 약제를 목적장소에 장시간 머물게 하며, 또는 순환량을 감소한 상태에서 가온하여 약제를 목적장소에 장시간 머물게 하거나, 순환량이 감소한 상태에서 가온하여 약제의 효과를 높이는 등의 방법이 응용 가능할 것이다.

㉮ 마이크로캡슐 기술과 물리 에너지를 조합하는 것이 있다.

Lesson

5 의공학의 미래와 전망

의학이 발전하기 위해서는 많은 공학적 기술이 새로 도입 개발되어야 한다. 전자공학과 재료, 소재를 바탕으로 한 기초공학의 진보와 컴퓨터 기술의 발전, 그리고 다른 분야에서의 성과는 미래의 의공학에 많은 영향을 줄 것이다. 특히 소형화를 넘어서 마이크로 단위의 크기를 가진 의료기기의 출현으로 체내에 삽입되어 진단, 치료가 동시에 가능한 기술이 보급될 것이다.

그림 1-48과 같이 환자와 병원관계, 병원과 공학과의 관계를 보면 알 수 있듯이 환자가 치료를 목적으로 병원을 찾게 되면 병원은 환자를 치료하기 위해 공학측에서 개발된 결과를 의학측에 넘겨서 그 성능을 확인하여 보고 추가적인 부분을 보완하여 환자의 치료를 돕는다.

이렇게 의학과 공학 간의 협조에 의하여 의용생체공학적인 발전을 이루기 위해서는 서로 상대방을 어느 정도 이해하고 있어야 한다. 또한 의학적 환경에 적합한 시스템을 개발하기 위해서는 공학적인 기술을 의학적 상황에 적용하여서 효과를 발휘할 수 있게 충분한 의학적 지식을 습득하고 있는 것이 바람직하다.

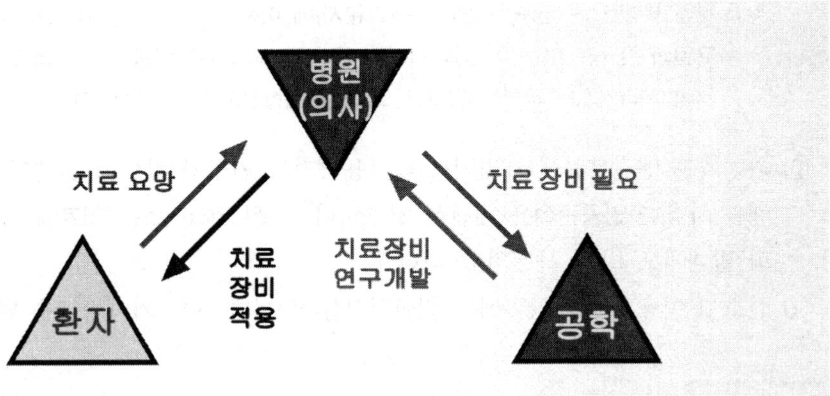

그림 1-48 • 의학과 공학의 협조관계

의공학의 미래의 관점에서 몇 가지 예를 살펴보면 전자공학과 재료, 소재를 바탕으로 한 기초공학의 진보와 컴퓨터 기술의 발전, 그리고 의료기기 분야에서의 발전은 미래의 의공학에 많은 영향을 줄 것이다.

결론적으로 의용생체공학의 발전을 위해서는 의학과 공학 간의 긴밀한 협동관계가 이루어져야 하며, 의학과 공학의 지식을 습득하여야 의공학이 발전할 수 있다.

01 | 신소재

의공학의 밝은 미래를 가져다 줄 중요한 핵심은 신소재의 개발과 응용이다.

① 소재를 일반적으로 **금속재료와 비금속재료**로 나눌 수 있는데 이 중 **비금속재료**는 **세라믹스**(무기질계)와 **고분자물질**(플라스틱계)로 나누어 분류된다. 또한 이러한 재료들의 장점들만을 모아 만든 **복합재료**도 있다. **경도나 강도 또는 내열성이나 비중** 등 소재의 **물리적인 특성을 강화시키는 초내열합금, 나일론합금, 초경합금** 등의 소재개발 외에도 특수한 목적을 위해 일반적인 기능들과 다른 기능을 갖는 **형상기억합금, 고흡수성 고분자, 전기를 통하는 플라스틱** 등의 소재를 만드는 분야가 대폭 늘어가고 있다.

② 미래산업의 핵심기술로 신소재는 중요하게 부각되고 있으며 이런 연구개발로 새롭게 탄생되고 또한 의료에서의 응용과 축적된 연구의 접목이 계속 검토되고 있다.

㉮-1 세라믹스는 알루미늄이나 탄화규소, 질화규소, 지르코니아(zirconia) 등이다.

㉮-2 기존의 흙을 주재료로 만든 도자기, 벽돌, 유리와 같은 세라믹스의 만남으로 경도가 예전에 비해서 월등히 증가된 뉴 세라믹스(파인 세라믹스)로 재탄생되었다.

㉮-3 파인 세라믹스는 금속과 플라스틱(고분자)에 이은 '제3의 산업소재'로서 각광을 받고 있으며 고열과 잘 녹슨다는 약점을 지니는 금속의 대체물로 활용될 것이라고 평가되고 있다. 이처럼 세라믹스는 극히 강인하고 또 생체 적합성이 있는 물질이다.

③ 최근에는 엔진부품에 **세라믹스**를 사용하려는 연구가 활발히 진행되고 있으며, 이 소재를 사용한 **인공관절**은 대단히 양호하다. **압전 세라믹스는 의료에 이용되고 있는 초음파 발생**에도 널리 사용되고 있다.

④ 신소재 이용의 또 다른 예는 **형상기억합금**[38]이다. 형상기억합금은 **일정한 온도**(변형온

---

38) 형상기억합금 : 형상기억 반응을 나타내는 합금(니켈+티타늄 : 니티놀). 우리나라에서는 1983년 한국과학기술원(KAIST)의 재료실험팀이 니켈-티타늄 50 : 50 비율의 합금에 처음으로 성공한 데 이어 1986년 4월에는 정밀금속재료연구팀이 의료용(치아교정용 와이어)의 형상기억합금 개발에 성공하였다.

도)에서 자기 모습을 기억해 놓으면 압력과 온도의 변화로 모양이 변했다가도 일정 온도(변형온도)만 되면 다시 제 모습을 찾는 금속이다. 형상기억합금을 가지고 골절수술에 사용하면 편리해지는데, 수술 후 온도를 변형온도까지 높여주면 본래의 기억된 형상을 갖추어 자연스럽게 골절부가 견고하게 고정된다.

⑤ 형상기억합금은 기억력 및 탄성효과도 우수하여 형상기억합금 성질을 이용하여 치열교정선에 사용하면 좋은 결과를 얻을 수 있다. 또 형상기억기능을 적절히 응용하여 인공수족을 만들어 인간의 수족을 대신할 수도 있어 수족으로 만들어질 가능성이 있다.

⑥ 다른 소재로는 녹는 금속이다. 골절 또는 뼈의 파손으로 장기간 지지 역할을 해주는 지지대를 몸에 삽입하는 경우가 많은데 뼈의 손상이 회복된 후 이 금속지지대를 제거해야 하는 불편함이 있다. 그러나 녹는 금속 소재를 사용한다면 일정 기간이 경과 후 체내에 흡수되어 체외로 배출되면서 제거수술이 필요 없게 되는 것이다.

02 | 로 봇

로봇은 산업용으로 주로 개발되고 발전되어 왔다. 그러나 의료계에도 로봇과 접목된 수술, 임상실험, 진단 등의 기술이 나오고 있다.

① 업무를 수행함에 있어 로봇을 이용하면 작업결과가 정확해지고 로봇은 사람이 일할 수 없는 열악한 환경에서도 작업할 수 있다. 또한 인건비에 대한 부담을 덜어주며 로봇은 우리 주변에서 여러 형태로 발전할 것이다.

② 오늘날 많은 자동분석기는 일종의 로봇이라 할 수 있고, 이후 자동분석기 종류의 장치는 더 많이 보급될 것이다.

③ 병원의 일반적인 업무를 볼 때 환자의 체위 변환, 체온 측정, 환자 침상 꾸리기, 환자 투약에 따른 약품 분배 또는 수술실에서 수술기구 주고받기 등의 여러 단순한 업무는 현재의 로봇공학기술이면 충분히 목적에 맞는 로봇으로 대체될 수 있을 것이다.

④ 실제로 로봇을 의료에 이용하기 위하여 그림 1-49와 같은 지체장애자의 손, 다리, 팔을 대신할 수 있는 지능형 로봇이 연구, 개발되고 있으며, 만들어진 인체 일부는 점차 실제의 인간 인체와 유사해지고 있다. 이는 전자공학의 발전으로 전반적인 전자 시스템의 크기가 점차 작아져 로봇을 이용해 미세한 인간의 신경을 흉내 낼 수 있는 단계에까지 발전하였기 때문이다.

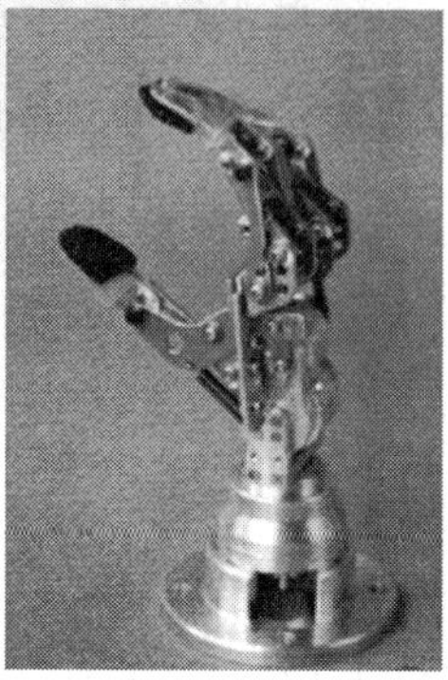
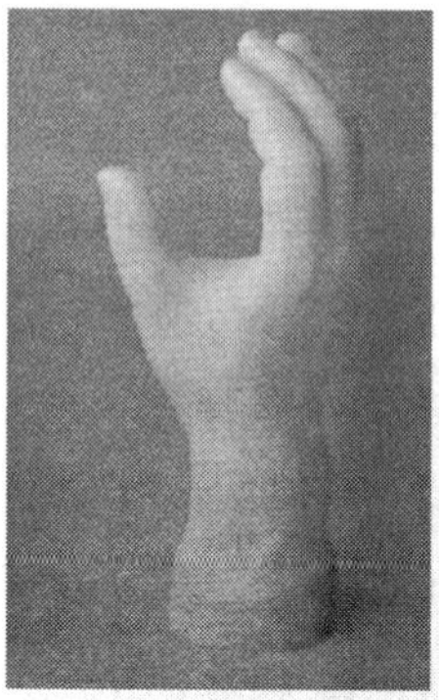

그림 1-49 • 로봇의 손

⑤ 남은 과제는 컴퓨터의 신호를 신경자극으로, 또는 그 반대로 전환해 내는 소프트웨어적인 기술이다. 또한 병원에서 환자를 돌보는 간호사 로봇, 수술용 로봇, 맹인을 위한 로봇 개 등도 연구되고 있다.

⑥ 최근에는 마이크로 로봇의 개발에 관심이 높아지고 있다. 의료에서 마이크로 로봇을 이용한다면, 체내에 투입하여 미소한 외과수술이나 눈에 보이지 않을 만큼 소량의 약물 투여 등에 활용될 수 있을 것이다.

03 | 나노 기술

나노 기술(nano technology : 나노 테크놀로지)이란 한마디로 '나노미터([nm], 10^{-9}[m]) 크기의 물질(나노 물질)들이 갖는 독특한 성질과 현상을 찾아내고 미세한 성질을 갖는 나노 물질을 정렬시키고 조합하여 매우 유용한 성질의 소재, 장치(device) 그리고 시스템을 생산하는 과학과 기술'을 통칭한다. 1[nm]는 일반적으로 원자 3~4개 크기의 물질을 원자 또는 분자 단위로 조작하는 만큼 이전의 기술로는 불가능했던 일들이 가능해진다고 할 수 있다.

① 최근에는 나노 기술과 바이오 기술의 접목을 시도하고 있는데 이와 같은 나노 기술과 생명공학기술의 융합 분야를 나노바이오공학(nanobio technology : 나노바이오 테크놀로지 또는 bionano technology : 바이오나노 테크놀로지) 분야라 한다. 초소형 반도체 개발 등 무생물을 다루는 나노 기술과 생명체를 다루는 바이오 기술이 만날 수 있는 이유는 연구 대상의 크기가 일치한다는 데 있다. 나노 기술의 길이 단위인 1[nm]는 머리카락 굵기의

10만분의 1 정도로 고성능 전자현미경을 동원해야 간신히 볼 수 있는 크기이다.

② 바이오 기술의 궁극적 연구 대상인 DNA, RNA, 단백질 등의 크기도 2~10[nm]에 그치고 있다. 따라서 바이오 기술이 생명체의 근본 구성단위인 DNA[39]나 RNA[40] 수준에서 연구를 진행하려면 나노 기술의 도입이 불가피한 것이다.

③ 나노바이오공학의 연구 분야는 크게 두 가지로 접근할 수 있다.

㉠ 생물학적 바이오 시스템에 나노 스케일의 도구를 이용하는 분야이다.

㉡ 새로운 나노 스케일의 제품을 개발하는 데 있어 생물학적 바이오 시스템을 이용하는 분야이다.

④ 나노바이오공학 분야를 관점에 따라 '나노바이오(nanobio-)' 또는 '바이오나노(bionano-)'가 있다. 어느 경우나 생물학적 연구를 위해 공학적 해법과 도구를 도입하고, 새로운 공학적 목표를 위해 생물학적 지식을 적용한다는 공통점이 있다.

㉮ 새로운 기능을 갖는 생체분자, 바이오센서, 세포 및 생체분자의 이머징 기술(emorging technology), 약물전달 및 치료용 소자, 재료, 입자 등 그 응용 분야는 다양하다. 이러한 나노바이오공학은 생명공학과 나노 기술의 발전에도 상호 보완적인 관계에 있다.

⑤ 나노 기술을 생체의학에 이용하려는 연구의 사례로 혈관 속을 돌아다니며 외과적 수술을 하거나 유전정보를 갖고 있는 DNA를 변형시키는 작업이 가능하다.

⑥ 의료 분야에서 나노 기술은 로봇을 이용한 수술뿐 아니라 특정 단백질 합성에 필요한 나노 입자, 감염 후 항체 형성 과정을 알려줄 바이오센서, 나노 탐침을 이용한 암과 심장병 진단, 순환계 질환에 대한 조기경보와 치료체계 구축 등을 단계적으로 실현시켜 줄 것으로 기대되고 있다.

⑦ 나노 기술을 접목함으로써 혈관 두께보다 작은 50[nm] 이하의 미세한 입자를 응용한 약물을 전달할 수도 있을 것으로 보인다. 뿐만 아니라 암과 알츠하이머[41] 등 불치의 병을 극복하는 전략으로 부상한 유전자 치료에도 나노 기술을 접목시킴으로써 가공할 만한 효과를 얻을 수 있다. 나노 입자는 핵산을 특정 세포로 전달할 수 있기 때문에 세포 내 특정 구획(세포질 혹은 핵)에만 전달하는 역할을 하게 될 것으로 예상되고 유전치료에 새로운 전기를 마련할 수 있을 것으로 전망되고 있다(그림 1-50).

39) DNA(Deoxyribo Nucleic Aid : 디옥시리보 뉴클릭 에이드) : 핵산의 일종으로 유전자의 본체이다.

40) RNA(Ribonucleic Acid : 라이보우뉴클릭 애시드) : D-리보스를 구성당으로 하는 핵산이다.

41) 알츠하이머(Alzheimer's disease : 알츠하이머스 디지즈 : 퇴행성 뇌질환) : 특징은 점진적인 기억 · 판단 · 언어 능력 등 지적인 기능의 감퇴와 일상생활능력 · 인격 · 행동양상의 장애이다. 미국 전 대통령이었던 R. 레이건이 이 병을 앓고 있다고 알려지면서 세인의 관심을 더욱 끌고 있다.

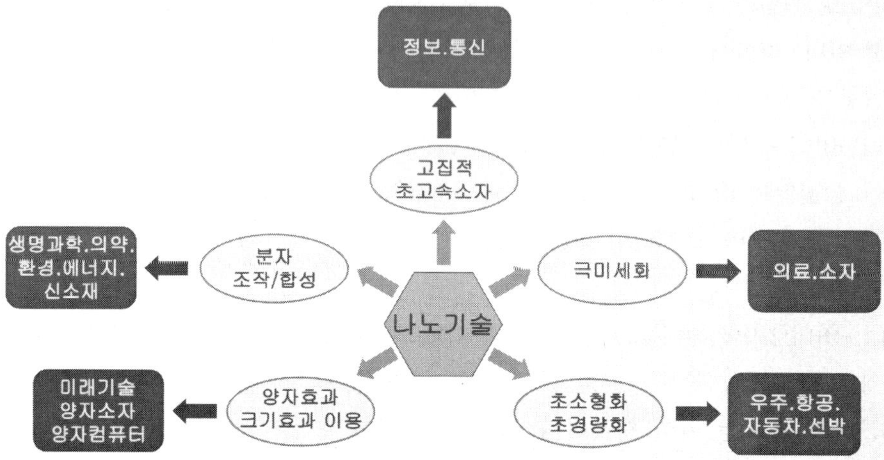

그림 1-50 ∙ 나노산업과 다른 산업과의 관계

⑧ 실현 가능성에 대해서는 과학자들 사이에서도 논쟁이 계속되고 있지만, 초소형 로봇의 필수부속품인 나노 동력장치와 프로펠러는 이미 성공적으로 만들어져 있어 초소형 로봇 개발은 상당한 진전이 이루어졌다고 할 수 있다. 또한 **인공관절, 인공팔 등 인공장기 개발**에도 적용되고 있어 인공장기를 저렴하게 제작하여 낡은 장기를 대체하는 의료기술이 발달하여 인류는 수명을 획기적으로 늘릴 수 있게 될 뿐만 아니라 무병장수의 천복을 누리게 될 것이 가능해질 것으로 예견되고 있다.

04 | 휴대폰과 의공학 발달

당뇨병으로 고생하는 환자들은 최근 건강관리를 위해 휴대폰을 구입했다. "전자파로 인해 건강을 해롭게 하는 휴대폰으로 무슨 건강관리냐"며 의아해하는 사람들도 있겠지만 요즘 기성세대는 건강관리의 중요 도구로 휴대폰을 사용하고 있다.

① 헬스케어(health care) 당뇨폰과 같은 휴대폰은 **혈당측정** 관리기능은 물론 **운동관리, 식이요법, 투약관리** 등 주치의 서비스까지 가능하다.

㉠ 환자가 병원에 가지 않고도 휴대폰 하나로 자신의 건강을 수시로 체크, 파악할 수 있다. 또한 혈당측정기와 만보계[calm]를 배터리 팩에 내장해 언제 어디서나

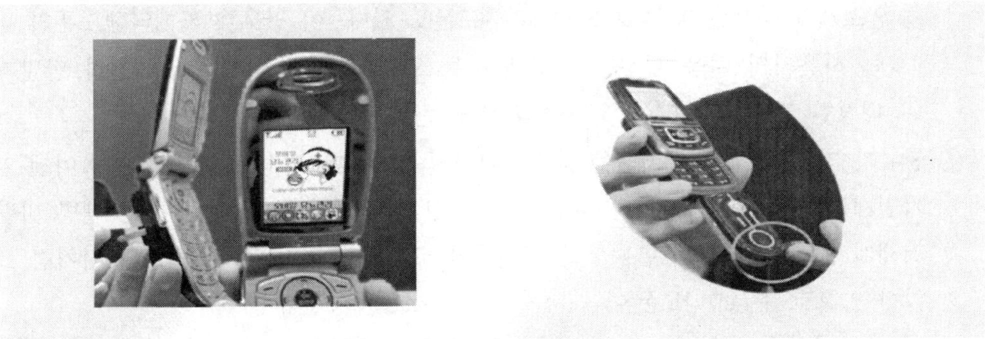

그림 1-51 • 당뇨핸드폰

간편하게 자신의 혈액을 채취, 혈당을 측정하고, 무선 데이터베이스(DB)를 이용해 효과적인 혈당 데이터 분석 및 관리가 가능하다.

㉡ 혈당측정 기능은 배터리 팩에 장착된 테스트 막대로 혈액을 채취하면 각종 혈액정보가 휴대폰에서 자동 인식되고 온라인 데이터베이스(DB)로 전송되며, 측정된 자료를 바탕으로 한 개인맞춤 서비스가 다시 피드백(feedback : 환류)되는 사용자 중심 서비스를 기본으로 제공한다.

② '당뇨핸드폰은 정보만 입력하고 결과를 보여주는 단순 정보제공 차원이 아닌 실질적인 모바일 헬스케어 서비스의 출발점'이며 '고령화 사회 진입, 웰빙(well-being) 추구 등 헬스케어에 대한 사회적인 관심이 고조되고 있는 상황에서 이 같은 웰빙 개념이 도입된 휴대폰은 더욱 봇물을 이룰 것'이다(그림 1-51).

③ 최근 휴대전화 단말기의 기술발전이 급속도로 빨라지면서 혈당은 물론 체온, 걸음 횟수까지 측정할 수 있는 삶의 질 향상을 위한 '웰빙핸드폰(well- being phone)'은 통신보다는 건강 부문에 초점이 맞추어지면서 정보통신기기가 아닌 '의료기기'로 공식 분류되는 단말기마저 등장하는 등 '휴대전화의 무한 진화'의 한 단면을 보여주고 있다. 휴대전화 단말기업계의 제품 차별화 전략과 삶의 질을 추구하는 최근의 생활상의 변화와 맞물려 건강으로 인한 웰빙 바람이 휴대폰 개발로 연결될 것이다.

㉠ 실제 당뇨핸드폰에 이어 체지방률을 검사할 수 있는 다이어트폰, 맥박 체크 센서를 통해 스트레스 정도를 사용자에게 알려주고 휴식을 취하라고 지시하는 스트레스폰도 나와 있다.

㉡ 다이어트핸드폰은 체지방 분석기를 탑재해 혈액을 채취하면 측정자의 체지방 지수를 표시해 자신에게 적합한 체지방을 유지할 수 있도록 도와준다.

㉢ 체온측정이 가능한 '헬스케어핸드폰'도 나왔다. 이러한 '헬스케어핸드폰'은 체온감지 센서가 장착되어 있어 사용자의 체온변화를 일목요연하게 볼 수 있다.

ⓔ 만보계가 장착된 30만 화소 카메라핸드폰도 있다. 이 만보계 카메라핸드폰의 원리는 사용자의 걸음 횟수를 측정해 주는 일반 만보계 센서를 휴대전화 단말기에 내장한 것으로 적당한 운동량 확보에 큰 도움이 될 것이다.

④ 인류가 지난 수천 년간 세균을 없애는 데 사용한 '은(銀)'이 나노 기술과 만나 이젠 일반 가전제품뿐만 아니라 핸드폰에도 대거 사용되기 시작했다. 특히 최근 웰빙 바람이 거세게 불고 있는 데다 은나노를 휴대폰에 코팅하기 위한 추가비용도 생각처럼 크지 않아 앞으로 '은(銀)나노폰'이 대세가 될 것으로 예상된다.

ⓐ 세균번식을 원천적으로 방지하고 살균 및 항균 기능을 가미한 '은(銀)나노 코팅[42)]' 휴대폰이 나왔다.

ⓑ 110만 화소 CCD[43)](Charge Coupled Devices : 차지 커플드 디바이시스 : 전자결합소자) 방식의 180[°] 회전 가능한 카메라핸드폰이 내장되어 있고, 최대 메모리가 100[MB]인 반자동 슬라이드폰이다. 항상 손에 쥐고 다녀야 하는 휴대폰은 다른 어떤 가전제품보다 깨끗해야 하기 때문에 비용이 얼마 소요되지 않는 은나노 기술을 적용하고 있다.

⑤ 수출되고 있는 CDMA 자바(JAVA)폰은 처음으로 은나노 항균기능을 적용했고, 국내에도 진동 스피커 채용의 소형 메가픽셀 슬라이드폰에 은나노를 이용한 항균기능을 적용하고 있다. 소형 슬라이드 카메라폰의 경우에는 아예 처음부터 은나노 항균기능을 적용하고 있다.

⑥ 휴대전화로 웰빙 관련 콘텐츠를 이용하는 모바일 웰빙에 대한 관심이 높아지면서 웰빙과 관련된 다양한 서비스를 선보이고 있다.

ⓐ 모기 퇴치기, 졸음탈출, 변비클리닉 등 웰빙 기능성 콘텐츠로 발전해 왔다.

ⓑ '웰빙 컬러링' 서비스를 통해 다이어트, 금연, 스트레스 해소, 피로회복, 집중력 향상, 숙면 등에 도움을 주는 치료용 음원 7가지를 음악과 함께 제공하고 있다.

ⓒ 음식 종합정보를 제공하는 '모바일 푸드 서비스'도 실시하고 있다. 일일 · 주간 · 월간으로 건강식단을 제공하고 인기스타가 직접 선정한 조리법을 영상으로 보여준다.

ⓔ 키와 체중을 입력하면 비만 정도와 운동량에 따른 칼로리[cal]량을 계산해 주는 다이어트 도우미 서비스도 제공한다.

⑦ 다채로운 웰빙 서비스로 '얼짱 프로젝트', '소화불량 도우미', '모바일 눈피로 회복기', '손가락 진동자극기', '숙취 해소기'뿐 아니라 멀티 팩 최면천국에서는 다이어트, 금연, 집중

---

42) 은나노 코팅 : 항균 및 살균 기능을 가진 은을 나노미터(10억분의 1[m]) 수준으로 입자화해 제품에 코팅한 것으로 세균차단, 항균, 탈취 등의 효과가 있는 것으로 알려진 대표적인 '웰빙 기능'이다.

43) CCD(Charge Coupled Devices : 차지 커플드 디바이시스) : 광(光)전환 반도체와 결합소자로 구성되어 있으며 빛에너지에 의하여 발생된 전하를 축적한 후 전송한다(전자결합소자).

도 향상, 스트레스 및 불면 해소 등과 심리치료에 도움을 주는 휴대전화 최면술 서비스가 제공되며, 또 '자연의 벨소리'에서는 각종 새소리와 매미, 귀뚜라미, 맹꽁이 등 150여 종의 벨소리를 들을 수도 있다.

⑧ 여성 전용 '뷰티마법사' 서비스는 헬스 · 뷰티 · 피부 세러피(therapy) 등 총 3개의 카테고리로 구성돼 스트레스를 줄이고 숙면을 유도해 다이어트나 변비, 여드름 등 여성들의 만성적인 고민을 덜어주기도 한다.

휴대폰의 다양한 서비스들은 정신없이 바쁘고 스트레스가 많은 현대인들이 손쉽게 이용할 수 있어 건강관리에 큰 도움이 될 것으로 기대된다.

05 | 생명체와 바이오칩

바이오칩은 생물의 효소, 단백질, 항체, DNA(Deoxyribo Nucleic Aid : 디옥시리보 뉴클릭 에이드), 미생물, 동식물 세포 및 기관 그리고 신경세포 같은 생체유기물과 반도체 같은 무기물을 조합하여 기존의 반도체칩 형태로 만든 혼성소자(hybrid device : 하이브리드 디바이스)이다.

① 바이오칩 기술은 보건의료 및 관련 산업에 지대한 영향력을 줄 뿐만 아니라 궁극적으로는 전자기술의 물리적 한계를 분자수준에서 극복할 수 있는 새로운 형태의 바이오칩 및 생물전자 소자의 개발로 이어질 전망이다.

㉠ 한 방울의 혈액만으로 모든 질병과 질환을 진찰하여 환자의 상태를 판단할 수는 없을까?

㉡ 컴퓨터와 연동하여 사용할 수 있는 바이오칩은 가능한 것일까?

② 현재까지 연구하여 개발된 바이오칩은 반도체칩처럼 컴퓨터에 장착하여 직접 사용할 수는 없다.

③ 생명공학 및 의료 분야 등에서는 바이오칩 운용기술이 아주 빠르게 퍼지고 있다.

1. 바이오칩의 종류

DNA칩, 단백질 칩 등 많은 종류의 바이오칩이 있다. 그림 1-52에서와 같이 생체물질에 따라 바이오센서(bio sensor), 세포 칩(cell chip), 뉴런 칩(neuron chip), 생체 삽입용 칩, 랩온어칩(lap-on-a-chip) 등으로 종류를 나눌 수 있다. 그러나 일반적으로 크게 나누어 마이크로어레이(micro-array)형과 마이크로 플루딕스(micro fluidics)형으로 구분한다.

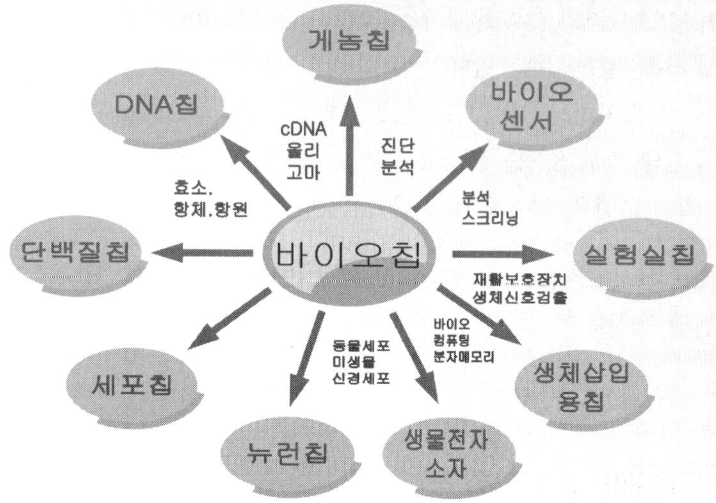

그림 1-52 ● 생체물질에 따른 전자소자(바이오칩) 종류

① 마이크로 어레이(micro-array)는 수천 혹은 수만 개 이상의 DNA나 단백질 등을 일정 간격으로 배열, 분석대상 물질을 처리해 그 결합 양상과 내용들을 분석하는 단백질 칩, 바이오칩, DNA칩이 대표적이다.

㉠ 단백질 칩은 대부분 생병(生病)현상이 단백질에서 일어나기 때문에 활용가치가 높다.

㉡ 효소, 항체, 수용체 등과 같은 필요한 단백질의 확보가 힘들고 변성되고 깨지기 쉬운 단백질의 특성 때문에 상용화는 DNA칩에 비해 뒤져 있다.

㉢ DNA칩은 특성 유전자(질병과 관련된)의 존재유무 확인, 단백질 칩은 항체·항원 반응검사 등에 주로 이용된다.

② 마이크로 플루딕스 칩(micro fluidics chip)은 랩온어칩(lap-on-a-chip)이라고 불리기도 하며 미량의 분석대상 물질을 흘려보내면서 칩에 집적된 각종 생물분자 혹은 센서와 반응하는 양상을 분석하는 것으로 최근 분석물질의 분리, 합성, 정량분석이 가능한 칩도 개발 중이다.

③ 그러나 학술적인 분류보다는 실제 상업적으로 응용되는 정도와 용도 차이에 따라 현재 상용화에 주류를 이루는 DNA칩과 랩온어칩, 단백질 칩 등 3종류로 구분할 수 있다.

2. 바이오센서

생체물질만이 갖는 분자 간의 선택적인 반응성을 이용하여 다양한 생리활성 물질의 농도를 신속하게 정량할 수 있는 센서이다. 이를 응용한 것이 혈액 내의 당의 양을 측정하는 당 센서이다.

① 바이오칩 개념이 가장 먼저 실용화된 것이 바이오센서[44]이다(그림 1-53 참조).

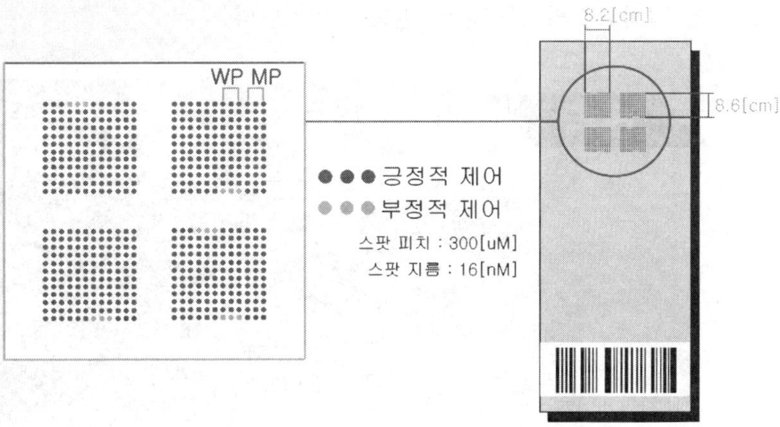

그림 1–53 • 바이오칩의 개념도

② 생명체 내에는 수백, 수천만 가지의 유기분자들이 서로 긴밀히 관련되어 작용하면서 여러 가지 생화학적 반응에 의해 정보전달, 변환 및 에너지가 이루어지고 있다.

③ 우리 몸 안에서 일어나는 현상을 이해하고, 활용하기 위해서는 생체반응을 정성적(quality : 퀄러티에 의한 방법) 또는 정량적(quantity : 퀀터티에 의한 방법)으로 측정해야 하는데 이러한 경우 바이오센서를 이용하면 된다.

④ 다른 센서와 달리 전기적 신호 변환기에 생체물질로 이루어진 생체분자 인식부위가 결합되어 있다.

⑤ 바이오센서의 메커니즘은 효소 등을 막 모양으로 고정시켜 이에 전극을 붙여 그 반응을 컴퓨터가 판독하도록 되어 있다.

⑥ 생체분자가 갖는 분자인식 기능에 착안해서 여기에 신호변환장치를 결합시켜 제작되며 최근 전극, 반도체, 광바이어스, 압전소자 등의 신호변환장치로 이용되고 있으며 면역센서에 있어서도 바이오센서와 마찬가지로 신호변환장치가 이용될 수 있다.

⑦ 생체막 내에 있는 산소가 소비되면서 과산화수소를 생성하게 되는데, 전극과 적절하게 결합시키게 되면 산소의 소비나 과산화수소의 생성 유무를 측정할 수 있고, 그 결과로 포도당 농도에 비례한 전기적 신호를 측정할 수 있게 된다.

⑧ 당뇨병환자의 경우 인슐린 주사를 맞아서 혈당치를 기준 이하로 떨어뜨려야 하는데, 이 때 필요한 것이 혈당 센서, 포도당 바이오센서이다.

44) 바이오센서 : 생물이 갖추고 있는 반응계를 이용하여 물질, 특히 유기화합물의 상태나 농도를 측정하는 측정기, 즉 생물이 가지고 있는 기능, 특히 효소나 미생물세포 등 생체촉매가 특정한 물질하고만 반응하는 성질을 가려내 이용하는 센서이다.

포도당 산화효소[45]는 포도당만을 선택적으로 식별해 반응하는 능력이 있다. 이 효소를 고분자와 함께 생체막으로 만들어 주면 생체막은 포도당을 흡수하여 그림 1-54에서처럼 포도당 산화효소의 산화환원 반응이 일어난다.

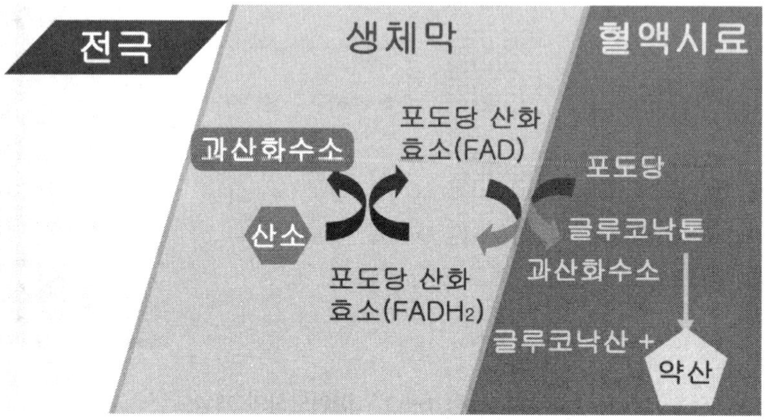

그림 1-54 • 혈당측정기로 활용되는 바이오센서의 구성

⑨ 생체물질만이 갖는 고도의 분자인식 기능을 활용한 예는 이 밖에도 여러 가지가 있다.

㉠ 식중독을 일으키는 세균으로 식품이 감염되었는지는 이들 세균에 특이적으로 결합하는 항체[46]나 DNA를 이용하여 알 수 있다.

㉡ 생체분자만으로는 전기적 신호를 유발할 수 없기 때문에 바이오센서를 만들기 위해서는 반드시 적절한 신호변환기를 조합하여야만 한다.

㉢ 바이오센서는 측정 방식에 따라 광학적, 전기화학적, 열적, 마지막으로 압전 바이오센서로 구분된다.

㉣ 광학적 방법이 가장 많이 사용되고 있다. 이유는 빛의 파장을 바꾸어가며 극소량의 생체물질을 측정할 수 있기 때문이다.

㊉ 항체와 항원[47]을 결합시킬 때 먼저 항원에 형광물질[48]을 표시하여 놓으면 레이저 광선을 조사할 때 항체와 결합된 항원의 양에 비례하는 형광신호를 측정할 수 있다.

---

45) 포도당 산화효소 : 포도당을 공기 속 산소로 산화시켜 D-글루콘산을 생성하는 반응용 촉매효소로서 글루코오스 옥시다아제라고도 한다. 포도당 산화에 따라 과산화수소가 생기는데, 살균력이 있으므로 항생물질로도 볼 수 있어 노타틴, 페나틴, 페니실린 B라고도 한다.

46) 항체 : 항원과 특이하게 반응하여 항원항체 반응을 나타내는 물질이다.

47) 항원 : 사람, 동물에서 항체형성을 자극하고 항체와 결합하는 고분자 콜로이드 물질. 1903년 L. 도이체가 항체 생성을 자극하고 그것과 반응하는 것이라는 의미의 안티소머토전(antisomatogen)을 줄여서 만든 말로 혈청학, 면역학을 중심으로 많이 사용한다.

48) 형광물질 : 빛을 받으면 가시광선을 방출하는 물질. 순물질, 부활물질, 활성체가 조금 포함된 불순물이 있다. 순물질 형광물질에는 무기물인 사마륨, 테르븀, 유로퓸, 가돌리늄, 디스프로슘 등의 희토류 원소의 염산염이나 황산염, 몰리브덴산 칼슘 등의 전이 원소 산염이 있다.

ⓜ 게다가 통신 모듈[49]과 포토다이오드[50]가 장착된 반도체칩 위에 미생물을 배양시키면 빛의 세기와 위치, 정화기능 여부, 오염도 등을 측정할 수 있어 환경오염 측정뿐만 아니라 군사용(화학전 : 화생방)으로도 유용하게 쓰일 수 있는 오염도 측정 센서가 된다.

ⓗ 이때 사용되는 미생물은 오염물질을 대사[51]하면서 청록색의 빛을 내거나 감소시키는 특성이 있다. 이는 반딧불이 빛을 내는 것과 같은 현상으로 미생물 내에 빛을 내는 유전자가 존재하기 때문이다.

3. DNA칩

인간의 유전자(유전형질의 결정에 작용하는 세포 내의 구조단위)는 약 3~4만 개로 추정하고 있다. 지금까지 약 30억 염기쌍에 달하는 인간 유전자 정보의 일정한 순서를 밝혀내고, 그 유전자 상호 간의 기능을 밝혀내려는 연구가 현재 진행 중이다.

① 각종 질병, 질환의 진단, 처방과 새로운 약품에 필요한 필수적인 정보를 얻을 수 있다. 이때 꼭 필요한 것이 바로 DNA칩[52]이다.

② 가장 간단한 형태는 가로, 세로 1[cm] 내외의 유리기판에 유전자 조각을 종류, 형태별로 수천 개씩 맞추어 놓은 형태이다. 이러한 이유로 DNA칩은 DNA 마이크로 어레이(micro array)라고도 불린다.

③ DNA 분자는 디옥시리보오스[53]라는 당과 염기와 인산으로 이루어진 뉴클레오티드[54]라

---

49) 모듈 : 복수의 전자부품이나 기계부품 등으로 조립된 특정 기능을 가진 조그만 장치이다.

50) 포토다이오드 : 광신호를 전기신호로 변환하기 위한 반도체 다이오드. 다이오드의 P-N접합을 역방향으로 바이어스해 두고 접합부에 빛을 닿게 하면, 발생한 전자와 양공이 접합부의 전기장을 따라서 이동하여 광전류가 흐르게 된다. 이때 빛의 강도에 거의 비례한 출력전압이 발생한다.

51) 대사 : 생체내에서 진행되는 물질의 분해, 합성과 관련한 화학변화의 총칭이다.

52) DNA칩 : 실리콘, 표면개질, 유리, 폴리프로필렌, 활성화 폴리아크릴 아마이드와 같은 고체표면에 염기서열을 알고 있는 8~25 염기 크기의 탐침 올리고뉴클레오티드를 적게는 천개, 많게는 백만 개까지 정해진 위치에 부착시켜 배열한 것이다. 이러한 DNA 칩에 분석하고자 하는 표적 DNA 절편을 결합시키면 DNA칩에 부착되어 있는 탐침들과 표적 DNA 절편의 염기서열의 상보성에 따라 서로 다른 혼성화 양성을 나타내는데, 이를 광학적인 방법이나 방사능 화학적 방법 등을 통해 관찰 해석함으로써 표적 DNA 염기서열 또는 유전자형을 분석하거나 시료 중의 특정 유전자 발현 양상을 분석할 수 있다. 즉 수백 가지 이상의 DNA를 유리나 실리콘 등의 기판 위에 바둑판 모양으로 배열하여 장착시켜 놓고, 전체 유전자의 상호반응을 동시에 판독할 수 있는 장치이다.

53) 디옥시리보오스 : DNA의 5탄당 성분. D-2-디옥시리보오스라고도 한다. 리보오스의 형태로 퓨린 및 피리미딘과 β-N-글리코시드 결합을 하여 디옥시리보뉴클레오티드가 되고, 이들이 서로 3과 5의 위치에 인산디에스테르 결합을 통해서 연결되어 폴리디옥시리보뉴클레오티드를 만든다. 핵산분해에 의해서 생기나, 순수한 것은 합성에 의해 얻을 수 있다.

54) 뉴클레오티드 : 뉴클레오시드의 당부분이 인산과 에스테르로 되어 있는 것이다.

고 하는 단위가 길게 연결된 이중 나선구조를 하고 있다. DNA를 구성하는 염기[55]는 아데닌(A), 시토신(C), 티민(T), 구아닌(G)이라 불리는 4종류로 되어 있는데, 2개의 사슬은 동일 염기 배열을 가지는 것이 아니라 아데닌(A)는 티민(T)와 구아닌(G)은 시토신(C)과 결합하는 성질이 있다. 따라서 "TACGAAGC"라는 DNA 조각을 실리콘이나 유리 등의 기판에 붙여 놓게 되면, 혈액 등 시료 중에 짝을 이룰 수 있는 나머지 조각, 즉 "ATGCTTCG"의 배열로 이루어진 DNA 조각만이 결합하게 된다. 이것을 상보적 결합(hybridization : 하이브리디제이션)이라 한다.

④ DNA 칩의 측정원리는 염기서열을 알고 있는 DNA 조각을 기판에 미리 장착시켜 놓고, 시료 중에 함유된 DNA와 상보적 결합이 일어나는가를 관찰하는 것이다. 가장 많이 사용되는 방법은 형광 측정법이다.

㉠ 염기서열을 알고 있는 DNA 조각 수백 종이 부착되어 있는 DNA칩 위에 정상 조직에서 추출한 DNA 시료와 환자의 조직에서 추출한 DNA 시료를 반응시켜 관찰해 보자.

㉡ 정상시료는 붉은색을 발하는 형광물질을 붙여 놓으면 DNA칩 표면은 그림 1-55와 같이 2가지 파장의 레이저를 가했을 때 초록색과 붉은색, 중간색인 노란색으로 빛나게 된다.

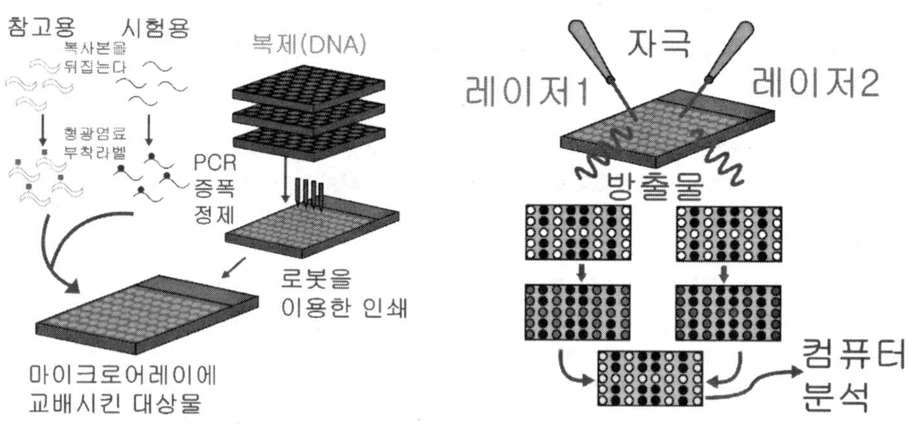

그림 1-55 ● DNA 분석과정

55) 염기(base : 베이스) : 일반적으로는 수용액 중에서 해리하여 수산이온 OH^-을 생성하고 산을 중화시켜 염을 만드는 물질이다.

⑤ 익스프레션 프로파일링 칩(expression profiling chip)은 DNA칩의 일종으로 반도체 소자 위에 유전자를 접속, RNA의 패턴을 분석한다. 현재 상용화된 DNA칩 중 50~60[%]를 차지하고 있으며 유전자의 발현현상을 관찰해 유전자 연구에 주로 쓰이고 있다.

⑥ 지노타이핑 칩(genotyping chip)은 올리고뉴클레오티드 칩(oligonucleotide chip)으로 불리며, 염기의 차이를 주로 관찰할 수 있는 칩이다. DNA칩 중 30[%] 정도를 차지하고 있으며 이 칩은 유전자의 차이를 관찰해 진단용으로 사용되고 있다.

⑦ 게놈칩(Genom chip)은 반도체 소자 위에 염색체 조각 등을 접속해 염색체의 패턴을 관찰할 수 있다. 연구 및 진단용으로 사용된다.

4. 단백질 칩

① 현재 상용화 연구를 위한 초기 단계에 있다.

② DNA칩(protein chip : 프로틴 칩)이 DNA 결합성질을 이용해 연구목적으로 하는 현상을 관찰하는 데 비해 이 칩은 항원, 항체의 반응을 이용해 진단 등을 하는 칩이다.

③ 결합 방식에 따라 효소와 기질 등을 이용한 칩이 생산될 전망이다.

④ 단백질 칩도 DNA칩과 구조가 비슷하다.

㉠ DNA 대신 특정 단백질과 반응할 수 있는 항체[56], 리간드[57], 리셉터[58], 탄수화물, 핵산 등이 유리기판 등에 고밀도로 부착되어 있는 형태이다.

㉡ 단백질 간의 상호결합 관계를 질량분석기나 형광등을 사용하여 신속하게 대량으로 분석 및 측정함으로써 생체 분자의 역할이나 기능을 밝혀내는 연구를 할 수 있다.

5. 립온어칩

① 일반적으로 단백질 칩이나 DNA칩이 반도체 소자에 물체 등을 삽입하기 위해 분리, 증폭, 정제 등 실험실습 과정을 사전에 거쳐야 되나 립온어칩(lap-on-a-chip)은 반도체 소자 위에 이 모든 과정을 진행한다.

② 미세기기 제작기술과 함께 소자 위에서 실험물질을 미세화시켜 흘리는 기술인 마이크로 플루딕스(미세유체역학) 기술이 요구된다. 아직은 본격적인 상용화 단계는 아니며 상품화 초기 형태의 제품은 일부 출시되어 있다.

---

56) 항체(抗體 : antibody : 안티바디) : 항원의 침입으로 혈청 안에 형성되는 물질. 그 항원에 대한 면역성을 생체에 준다. 면역체, 저항체하고도 한다.

57) 리간드(ligand) : 착물(錯物) 속에서 중심원자에 결합되어 있는 이온 또는 분자의 총칭이다.

58) 리셉터(수용기 : 受容器 : receptor) : 환경이나 개체 내에서 받은 자극을 그 개체가 취할 행동이나 생리적 변화에 영향을 주는 신경충격으로 전환시키는 특수 세포나 세포군이다.

6. 바이오칩의 전망

① 바이오칩은 분석수단뿐만 아니라 신약개발용, 생리활성 물질 스크리닝, 진단 등의 용도로 많이 사용되고 있으며, 점점 그 구조와 기능이 복잡해지고 있다.

㉮ 실험실 칩은 시료의 분석과정 및 모든 처리가 똑같은 칩 상에서 전부 이루어지도록 설계되었다.

㉠ 바이오칩 제작에서 생체물질을 소형 집적화시키고, 다량의 시료를 처리할 수 있도록 MEMS(Micro Electro Mechanical System : 마이크로 일렉트로 메커니컬 시스템)[59] 기술이 응용되어 접목되고 있다.

㉡ 실험실 칩은 시약과 생체시료의 양을 줄이고, 많은 시료를 한 번에 처리해서 전체적인 분석비용을 낮게 할 수 있는 이점이 있다.

② 반도체와 신경세포를 조합시킨 인공망막, 인공수족과 말초신경부위와의 조절 기능을 수행할 수 있는 생체이식용 칩 등 인체 내 이식이 가능한 칩에 대한 연구가 활발히 진행되고 있다.

㉠ 21세기의 사회와 문화는 눈부시게 발전된 정보통신기술과 생명공학이 서로 융합되는 복지사회가 실현될 것으로 예상되고 있다.

㉡ 디지털 개념과 DNA가 결합된 새로운 개념이 예측되고 있다.

㉢ 바이오칩 기술은 보건의료 및 관련 산업에 엄청난 영향력을 줄 것이다.

㉣ 전자기술의 물리적 한계를 분자수준에서 뛰어넘을 수 있는 새로운 형태의 생물소자 및 바이오칩의 연구와 개발로 이어질 전망이다.

7. 뇌 과학의 발전과 인간혁명

(1) 두뇌 정보의 처리와 인류 복지

인류의 복지증진은 과학기술 발전으로 향상되어 왔다. 18세기경 L. 폴과 J. 와이어트가 방적기[60] 발명으로 인하여 시작된 산업혁명은 자급자족에 의존하던 생활방식에서 저렴한 가격과 좋은 품질의 공산품을 사용하는 형태에 이르기까지 인류의 생활 방식을 크게 바꾸어 놓았다. 이것으로 인하여 대량생산이 가능해졌고 인간의 노동력을 크게 줄일 수 있었다.

---

59) MEMS : 육안으로 식별이 어려운 극히 소형의 기계, 주로 반도체 기술을 응용하여 만든다. 미소광학 및 극한소자를 이용하여 자기 및 광헤드와 같은 각종 정보기기 부품에 응용하며, 여러 종류의 마이크로 유체제어 기술을 이용하여 생명 · 의학 분야와 반도체 제조공정 등에도 응용한다. 마이크로 머신은 그 역할에 따라서 감지소자의 기능을 하는 마이크로 센서, 구동장치인 마이크로 액추에이터 및 기타 에너지의 전달역할을 하는 미니어처 기계 등으로 나눌 수 있다.

60) 방적기 : 면화 · 양모 · 삼 · 고치 등의 섬유를 가공하여 실로 만드는 기계이다.

① 산업혁명은 증기기관의 발명으로 많은 양의 일을 기계사용으로 빠른 시간 내에 처리함으로써 인간의 물리적 능력을 뛰어넘었다.

② 반면 20세기 후반의 컴퓨터 혁명은 인간의 저장능력, 계산능력의 극복에 기반을 두고 있다. 그림 1-56은 산업혁명의 기초가 되었던 방적기이다.

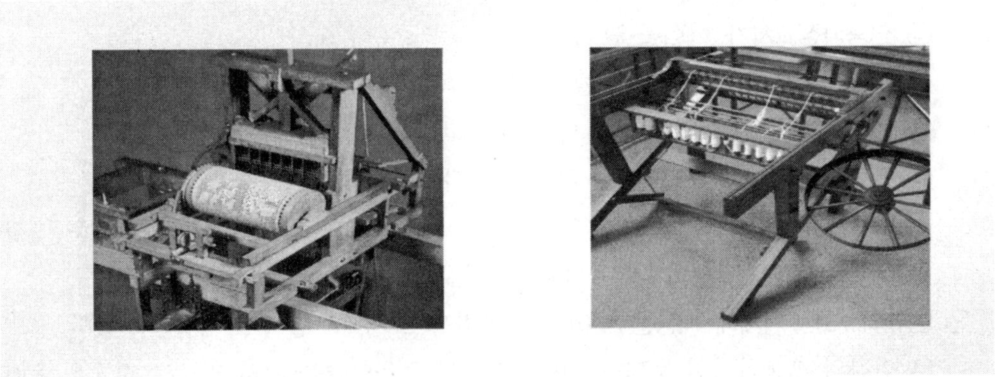

그림 1–56 ◉ 최초의 자동방적기 제니방적기

③ 인간사회의 금융, 과학, 경영, 교육 등 모든 부분에 컴퓨터가 적용되고 있으며, 하루라도 컴퓨터가 없이는 생활이 안될 정도로 많은 부분을 차지하고 있다. 컴퓨터의 사용빈도가 높아짐으로써 많은 발전을 하였으나 그것에 따른 문제점이 나타나기 시작했다.

④ 컴퓨터를 사용하기 위해서는 컴퓨터가 이해할 수 있는 낮은 수준의 언어(기계어), 즉 컴퓨터 언어가 필요한데, 이 기계어는 하드웨어에 대한 정확한 이해가 필요하며 에러 발생률이 높고 프로그램 작성이 어려운 특성을 가졌기 때문에 컴퓨터 전문지식과 많은 프로그램 개발을 위한 노력이 필요하였다. 이것을 '제1차 컴퓨터 위기'라고 하며, 1980년 일본에서는 이를 극복하기 위한 방안으로 '제5세대 컴퓨터'[61] 연구를 시작하였다. 그럼으로써 프로그램은 매우 쉬워졌으나, 1990년에 이르러 중요한 것은 프로그램이 아니라 프로그램의 기반이 되는 알고리즘이라는 사실을 알게 되었다.

⑤ 인간의 귀에 해당하는 음성인식, 눈에 해당하는 영상인식, 스스로 생각하고 판단하는 뇌의 기능인지 및 추론, 팔다리를 움직이는 행동기능이 어떻게 가능한지조차 모르고 있었던 것이 '제2차 컴퓨터 위기'라고 한다. 이러한 것은 인간의 일을 기계가 대신하기 위해서 반드시 필요한 기능이다.

⑥ 오늘날 진행되고 있는 '제3의 혁명'은 인간의 저장·연산능력·물리적 능력을 극복하기보다는 기계에 의한 인간의 지적 능력을 대신함으로써 자유롭고자 하는 데 그 목적이 있다.

61) 제5세대 컴퓨터 : 초고밀도 집적회로 기억소자를 사용하고 10^{-15}이라는 처리속도를 가진다.

㊀ 인간만이 할 수 있는 음성인식, 영상인식, 추론 등의 일부를 기계에게 의존하고 인간은 보다 창조적인 일에 집중할 수 있도록 하는 것이다.

⑦ 앞으로는 인간기능 시스템이 인공시각, 청각 및 촉각장치 등으로부터 인식되는 정보를 처리하여 판단하고 추론하여 행동하고, 말하고, 복잡한 작업을 수행할 것이다.

㉠ 집에서는 인공가정부가 식사를 준비한다.

㉡ 인공가정교사가 아이들을 가르친다.

㉢ 인공간호사가 노인과 병자를 돌본다.

㉣ 인공비서가 운전하는 차를 타고 출·퇴근을 같이 한다.

㉤ 인공기계의 도움으로 일을 처리하는 사회가 된다.

인간기능 시스템의 발전으로 남는 시간을 보다 창조적이고 인간다운 생활을 위해 활용하는 것이 뇌 과학도가 보는 앞으로의 미래상이다.

⑧ 컴퓨터 또는 기계에 지능을 부여하는 방법을 크게 두 종류로 나눌 수 있다.

㉠ 인간의 생물학적인 두뇌작용을 모방하여 적응학습을 거쳐 스스로 지능을 축적해 가는 신경회로망 기법이 있다.

㉡ 지능을 법칙으로 표현하여 논리구조로 프로그램하는 인공지능 기법이 있다. 언어를 배우는 과정의 예로는 문법이라는 법칙에 의해 배우는 인공지능 기법에 비해 신경회로망 기법은 반복해서 문장을 듣고 보게 함으로써 언어를 배우게 된다.

㊀ 'NET Talk(네트 토크)'라는 신경회로망은 어린이가 말을 배우는 것과 유사한 과정을 거쳐 책을 읽도록 학습되었다.

⑨ 신경회로망은 인공지능에 비해 비교적 단순한 학습법칙을 정의함으로써 주위환경으로부터 스스로 지식을 축적하는 것인데 비해, 인공지능은 실행하고자 하는 지능에 따라 구체적인 법칙을 추출해 내야 하는 어려움이 있다. 실제생활에서 나타날 모든 상황을 고려하기는 매우 어려운데, 법칙에 의한 경우에서는 예상할 수 없는 상황에 적절한 대치를 할 수 없으나, 뇌 정보처리 메커니즘의 모방을 통한 신경회로망의 경우에는 스스로 배워가면서 미지의 상황에도 적절하게 대처할 수 있다.

(2) 뇌 과학의 범위

뇌 과학(brain science : 브레인 사이언스)의 연구목표는 인간 뇌의 정보처리 능력을 이해하고 이를 사용하여 인공지능형 기계를 구현하는 데 있다. 즉 인간의 뇌 기능을 후각, 촉각, 미각, 시각, 청각의 5감각으로부터 정보를 입수하여 추론하고 판단하여 행동하는 것으로 보고 5감각 중 정보량이 많은 시각과 청각 모듈, 판단추론 모듈, 행동 모듈의 4가지 모듈로 나누어 구성할 수 있다. 물론 각 모듈 사이의 경계가 분명하지는 않으며 그림 1-57과 같이 구성하였다.

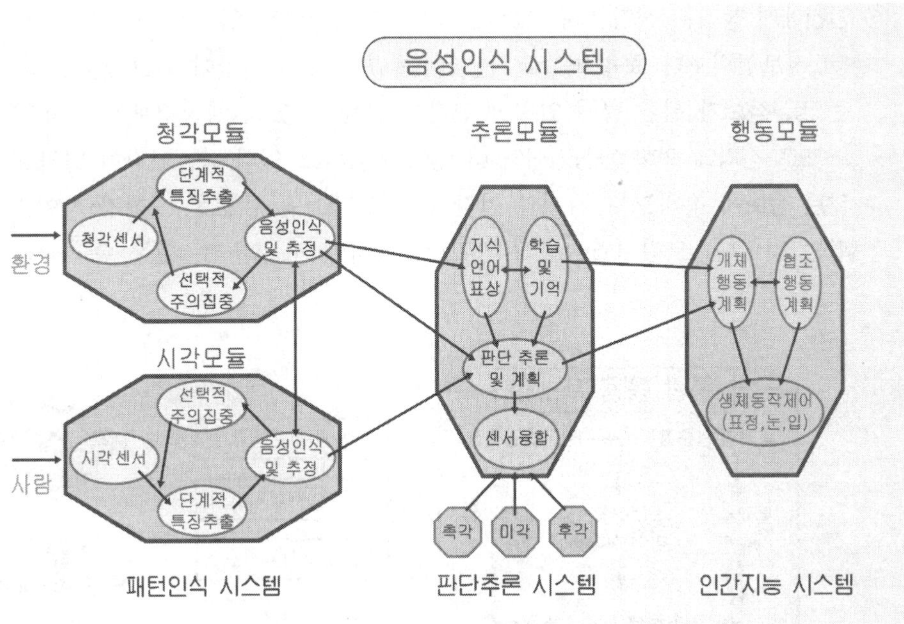

그림 1-57 • 뇌 과학 연구의 분야

① 공자는 "예가 아니면 보지 말고(非禮勿視 : 비예물시), 예가 아니면 듣지 말며(非禮勿聽 : 비예물청), 예가 아니면 말하지 말고(非禮勿言 : 비예물언), 예가 아니면 움직이지 마라(非禮勿動 : 비예물동)"고 하였다. 이것은 뇌의 기능이 위의 4가지로 구성됨을 반어적으로 설명한 것이다. 그림 1-57은 공자의 4가지 뇌 기능은 '추론'이 '말'로 바뀐 것 외에는 같다.

② 인간의 말은 겉으로 표현되는 현상이지만 내면에서의 추론과정을 거친 결과물로 생각할 수 있다. 인간과 같은 청각 · 시각 행동 및 추론 기능을 갖는 지능형 기계를 개발하여 단순한 인간기능을 수행하게 함으로써, 인간 모두가 창의적이고 인간다운 기능에 몰두할 수 있게 하는 것이 뇌 과학연구의 중요한 목표이다.

③ 인간의 시각은 가장 많은 정보를 얻는 부분으로 정지영상 및 활동영상으로부터 특정한 규칙을 추출하여 인식하고, 필요한 경우에는 패턴 추적까지 수행하게 된다. 기존의 패턴 인식 체제는 패턴의 방향, 위치, 크기, 조명 등에 민감하여 현재에서는 응용이 제한되어 있으나 인간은 이를 매우 잘 수행하므로, 뇌 정보처리 메커니즘을 사용한 신경회로망의 중요 연구 분야가 되고 있다.

④ 인쇄체 문자인식은 이미 널리 상용화되었고, 필기체 인식도 PDA 등 특수기기에서 사용되고 있다. 하지만 복잡한 배경 아래에서 작은 목표물을 인식하고 추적하는 연구는 아직 실험실에서만 연구하고 있는 실정이다.

⑤ 인간에게 청각은 시각 다음으로 제2의 정보체제로서 입력장치에 의한(키보드, 마우스 등) 정보입력보다 효율적으로 사용할 수 있는 좋은 대안이 되고 있다. 시각이 차지하는 영상정보가 훨씬 많이 있지만 인간이 얻을 수 있는 영상정보는 극히 제한되어 있으므로 청각에 의한 음성인식이 더 많이 활용되고 있다. 즉 인간이 말하고 듣는 것은 같은 정보에 속하므로 기계와 인간이 서로 정보를 주고받는 가장 자연스런 방식이 되는 것이다. 그림 1-58은 시각정보를 통하여 사용할 수 있는 응용 시스템이다.

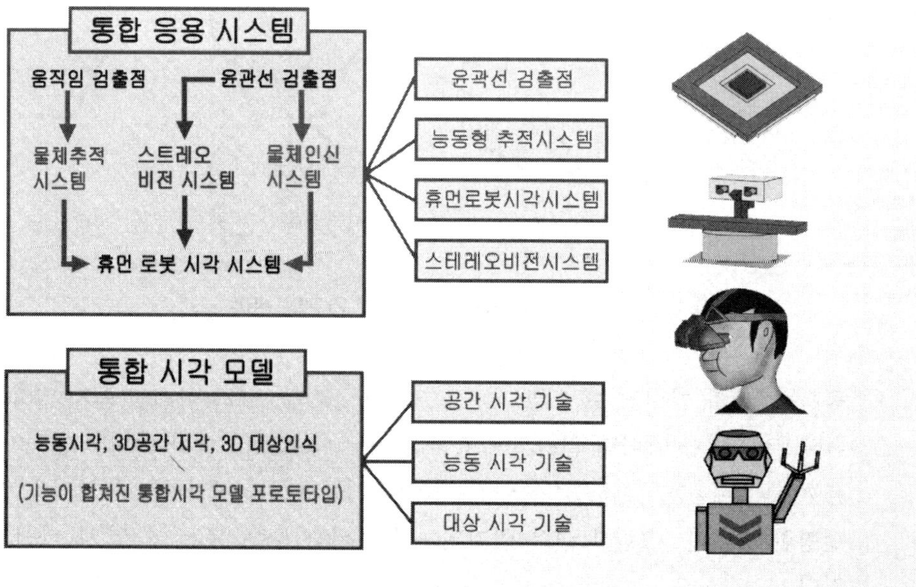

그림 1-58 • 시각정보를 통한 응용 시스템

⑥ 사람에 따라 상황에 따라 많은 변화성이 갖는 음성은 이러한 변화를 해결할 수 있는 일반화 특성이 매우 중요하다. 조용한 환경에서 단어별로 떨어뜨려 말하는 단독 단어의 인식은 사용되고 있으며 제한된 문제 영역에서의 연속 음성인식은 상용화를 위한 연구단계에 머물러 있다. 그러나 생활 속에서의 잡음처럼 무제한 연속 음성인식은 아직 실험실을 떠나지 못하고 있는 현실이다.

⑦ 뇌 정보처리 메커니즘에 기반을 두고 있는 청각 모델을 통한 특징 추출, 일반화 성능이 앞선 신경회로망 모델, 다중채널을 사용한 잡음 제거기술 등은 음성인식의 실용화의 기술을 앞당길 것이다.

㉠ 시청각 시스템으로부터 입력되는 정보는 뇌에서 최종 신호처리되는데, 추론과 판단 기능으로 볼 수 있다. 그림 1-59는 시각을 통하여 얻을 수 있는 정보를 처리하는 과정이다.

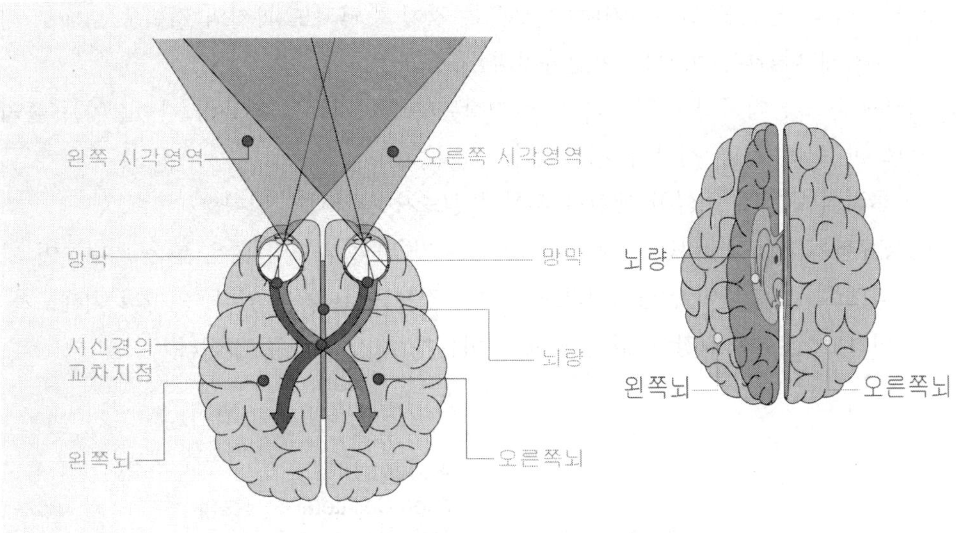

그림 1-59 ◦ 시각정보 처리과정

ⓛ 학습된 정보로부터 새로운 정보를 예측하는 기능은 추론으로 볼 수 있으며 신경회로망의 일반화 기능이 이에 해당한다.

⑧ 현재까지의 기능은 주로 이미 배운 자료에 의한 판단수준을 크게 벗어나지 못하고 있으나, 인지과학의 발달과 함께 사람의 창조성, 감정, 사고 등의 메커니즘이 밝혀지면 인간과 비슷한 기능을 하는 인공두뇌의 기능이 실현될 수 있을 것으로 생각된다. 추론과 판단을 거친 뇌는 입과 팔다리를 움직이는 제어기능을 수행한다.

⑨ 제어대상인 몸은 성장에 따라 시스템 특성이 변하므로, 시스템에 대한 특징을 모르고도 학습에 의해 제어가 이루어져야 한다. 인간의 몸과 같은 복잡한 로봇의 제어영역 등에서는 뇌 과학에 기반을 두고 있어 신경회로망이 매우 유리하다.

⑩ 의료 분야에서는 환자의 상태를 검진하여 병의 유무 및 종류를 판단하는 진단 보조 시스템이 시도되고 있으며, 근전위, 심전도, 뇌파 등의 시간함수 신호와, 자기공명단층 촬영이나, X-선 등의 영상신호에 대한 신경회로망의 인식기능을 이용하고 있다. 또한 신경회로망은 이자율, 환율, 주가와 같은 경제자료와, 날씨와 같은 기상자료 예측에도 널리 사용된다.

(3) 신경회로망의 특징

인간 두뇌의 신호처리 메커니즘을 인용한 신경회로망은 다음과 같은 중요한 특징을 가지고 있다.

① 적응학습을 중요한 특징으로 한 신경회로망, 즉 반복되는 일상생활에서 스스로 배움으

로써 자신의 능력을 발전시키며, 새로운 환경에 부딪쳐도 과거의 경험을 토대로 적절히 대처해 나간다. 이것은 어린아이의 성장과 비교될 수 있다.

② 기억된 정보가 이곳저곳 위치에 분산 저장된다. 즉 기존의 컴퓨터 기억장치는 물리적으로 한 위치에 한 정보가 저장된다.

㉠ 물리적 위치에 이상이 생기면 저장된 정보가 사라지게 된다.

㉡ 인간의 뇌에 저장되는 정보는 1개의 정보가 뇌의 비교적 넓은 부분에 나누어 기록되므로, 한 부분이 손상되더라도 기억된 정보를 읽을 수 있다. 인간의 뇌세포가 죽어가도 생활에 지장이 없는 중요한 이유가 여기에 있는 것이다.

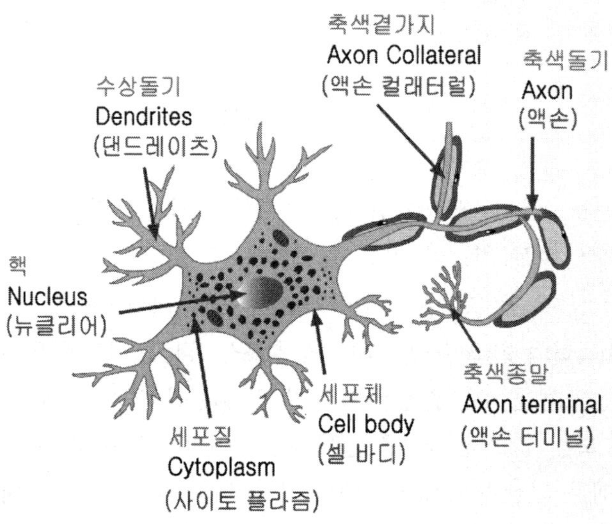

그림 1-60 ● 단위 뇌세포의 개괄적 구조

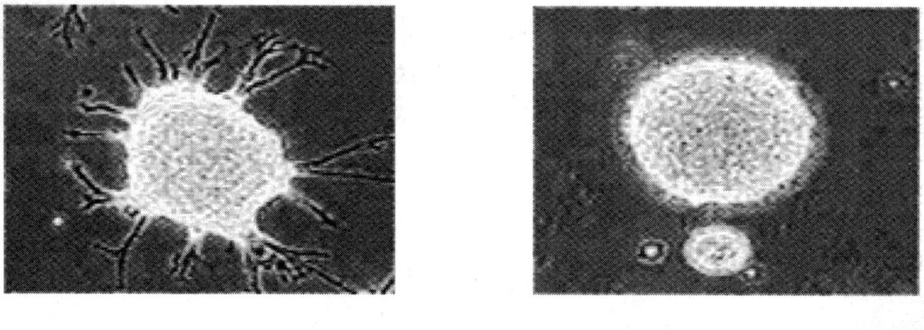

그림 1-61 ● 뇌세포

③ 그림 1-60과 그림 1-61처럼 비교적 간단하며, 저속도의 신경세포가 병렬처리를 함으로써 매우 복잡한 일을 실시간 처리할 수 있다.

㉠ 인간의 뇌 속에는 100억 개 이상의 총 신경 연결 시냅스(synapse)[62]가 있다.

㉡ 인간의 두뇌는 100억 개가 넘는 뇌세포들로 이루어진다.

㉢ 각 시냅스들은 약 1,000~10,000개의 다른 뇌세포와 연결되어 있다.

㉣ 이들 시냅스가 0.01초에 한 번씩 곱셈을 하여 인간의 뇌는 1초당 약 1경 번의 곱셈을 하는 것에 해당된다.

㉤ 이전의 컴퓨터가 초당 억 단위의 곱셈을 하고 대규모 병렬 컴퓨터가 1조 번의 곱셈을 목표로 하고 있는 것을 생각하면 인공두뇌의 실현을 위한 전용 칩의 필요성이 더욱 중요하다 하겠다.

(4) 인공두뇌의 미래

두뇌연구의 최종적인 목적은 인간의 뇌 기능을 수행하는 인공두뇌를 개발하는 것이다. 그림 1-62에서 보면 인간과 같은 레벨의 인공두뇌를 개발하는 것은 불가능할 것이다. 그러나 인간에 상당히 못 미치는 기능이 제한된 활동 영역에서는 인간에게 큰 도움이 될 수 있다. 물론, 인간수준에 가까울수록 효과는 더욱 높다.

① 인공두뇌 : 시청각에 포함되는 인공시각 패턴 인식과 음성인식 기능과 제어 · 추론 기능이 중심을 이룬다. 즉 인공두뇌는 신경회로망 연구를 종합한 종착점이 되는 것이다. 음성합성 연구도 기능과 기술이 많이 발전되고 종합의료의 발전을 가져왔다.

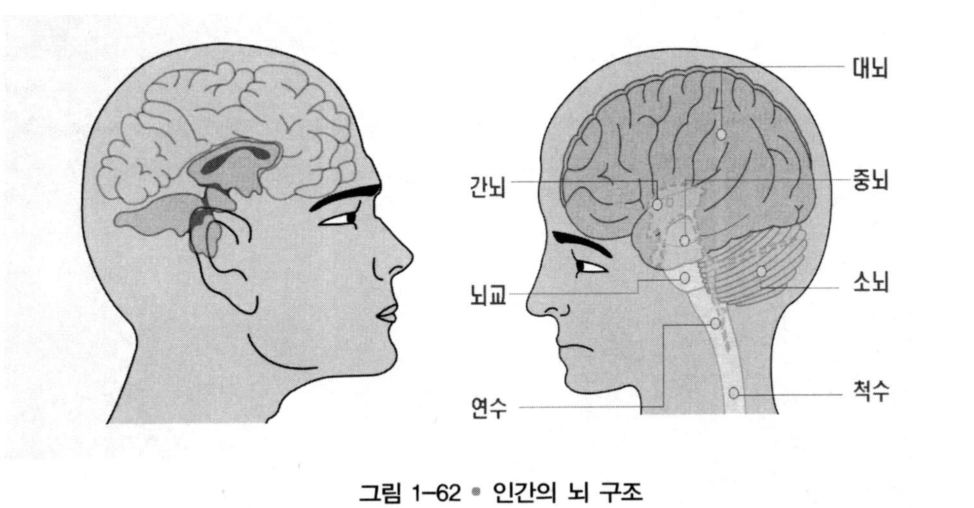

그림 1-62 ● 인간의 뇌 구조

62) 시냅스 : 한 뉴런의 축색돌기 말단과 다음 뉴런의 수상돌기 사이의 연접 부위이다.

② 인류는 산업사회가 시작된 이래 두 번의 혁명기를 맞았다. 지난 18세기 증기기관과 방적기계의 발명을 계기로 촉발된 산업혁명, 이것은 인간의 육체적 한계를 극복하는 첫 번째 기계혁명을 가져왔다. 두 번째는 20세기 중반 이후 인간의 계산과 기억능력을 대신하는 컴퓨터의 출현에 의한 정보기술 혁명이다. 새로운 밀레니엄을 맞이하게 된 인류는 이제 세 번째, 인공두뇌(artificial brain : 아티피셜 브레인) 연구에 사활을 걸고 있다.

③ 정보기술 혁명기에 컴퓨터는 인류에게 좀 더 나은 삶을 제공했으나, 아직 인간과 친밀하게 일할 수 있을 만큼 지적이지 못하다. 현재의 컴퓨터는 인간이 프로그래밍한 것만을 수행하고 매번 사람이 명령하고 입력해야만 행동할 수 있기 때문이다.

④ 인간을 닮은 컴퓨터를 만들기 위한 인류의 제3의 혁명에 대한 꿈은 바로 여기서부터 출발했다. 인간의 전유물이었던 자율성과 창조성에 도전하는 생물체에 버금가는 인공두뇌를 만들자는 것이다. 인공두뇌 연구에 대해 인문, 종교계는 신의 영역에 도전하는 것이라 말을 하지만 과학기술계는 '인류의 끝없는 탐구정신으로 마지막 남은 미지의 세계에 대한 도전'으로 생각하며 강한 의욕을 보이고 있다. 인간이 인간지능 시스템을 동료로 대하면 인간지능 시스템도 인간을 동료로 받아들일 것이다.

Lesson

6 의공(산업)기사직무

'의공(산업)기사'는 의료기기에 대한 유지, 보수, 관리 업무(고장수리, 예방정비, 안전점검) 및 신규 도입기기에 대한 사양검토, 설치, 시운전 및 설치가동 후부터 폐기시까지의 성능 관리와 사용자 교육 등의 업무를 수행하며 사용자와 의료기기에 관련된 기술적 내용을 협의검토, 개발하여 기기 기술에 대한 임상지원 등의 업무를 수행함으로써 사용자가 환자의 진료를 원활하게 할 수 있도록 기기의 도입에서 폐기에 이르는 전 과정의 업무를 수행하는 직무이다(해부학, 생리학 등의 기초의학, 기계 · 전기 · 전자공학뿐 아니라 의료기기에 관한 폭넓은 지식 등 바탕이 필요하다).

01 | 의료기기 관리의 세부사항

1. 의료기기의 선정

기기의 선정을 위해서 사용자가 필요로 하는 성능상, 기능상의 요구를 가능한 한 자세히 제시하면 이를 근거로 공급업체 선정을 위한 많은 정보를 취하여 가능한 기기를 공급할 수 있도록 기초자료를 제공한다. 그리고 전원용량, 의료기기의 공유면적, 사용온도, 습도, 접지, 급수, 배수 등의 주변여건을 고려하고 판단하여 의료기기의 구입에 도움을 줄 수 있는 업무를 한다.

2. 의료기기의 검수 및 설치

계약된 의료기기의 계약서류와 실제 납품된 제품이 상이한지, 안한지(OPTION[63] : 옵션)를 사용자와 공급자(대리점)가 같이 확인하고 설치가 완료된 기기에 관하여 검수를 실시하며 검수가 마무리된 의료기기는 의료기기별 장비이력 카드를 작성하여 비치, 관리한다.

3. 의료기기의 사용에 관한 교육, 훈련

설치가 완료된 의료기기나 각 부서에서 사용 중인 의료기기의 사용법 및 비상시 응급조치에 관한 교육을 실시한다.

4. 의료기기의 안정성 점검(예방정비)

방사선을 사용하는 기기가 환자와 사용자에게 안전성(방사선 누출)을 유지할 수 있도록 항상 점검한다. 환자감시장치, 전기수술기 등의 의료기기에서 발생할 수도 있는 전기적인 충격(macroshock or microshock : 매크로쇼크 오어 마이크로쇼크)이 환자에게 가해지지 않도록 항상 점검함으로써 인체에 미칠 수 있는 피해를 최소화하기 위한 예방정비를 실시한다.

5. 의료기기의 보수유지

의료기기가 항상 최상의 상태를 유지할 수 있도록 예방정비를 하며, 고장발생시 신속히 수리하여 정확하고 안전한 진단과 치료를 가능하게 한다. 예방정비가 잘된 의료기기라 할지라도 고장이 발생할 수 있다. 고장수리시에 최소한의 시간에 수리를 하기 위해서는 수리용 예비부품을 확보해 두어야 하고, 만일 손상된 부품을 구하기 어려울 때에는 동일 성능의 대체품의 가능성을 검토한다. 고장난 부위의 PCB는 컴포넌트(COMPONENT) 단위로 수리를 하면 수리비를 대폭 절감할 수 있다. 또한 사용자의 미숙으로 발생할 수 있는 고장 아닌 고장을 발견할 경우 사용자에게 사용법에 관한 교육을 하여 정확한 사용이 되도록 한다.

6. 의료기기의 폐기 권고

임상적 · 기술적 낙후 및 수리용 부품 조달 불가, 진료의 신뢰성이 떨어지는 기기 등은 폐기하도록 권고한다.

63) 옵션 : 액세서리 및 기능상 특성이다.

제2장
의학용어

1. 의학용어의 기본구조
2. 골격계
3. 신경계
4. 소화기계
5. 호흡기계
6. 순환기계
7. 혈액 및 림프계
8. 내분비계
9. 비뇨기계
10. 여성생식기계
11. 남성생식기계
12. 피부 및 피부 부속기
13. 눈
14. 귀
15. 의학용어 약호

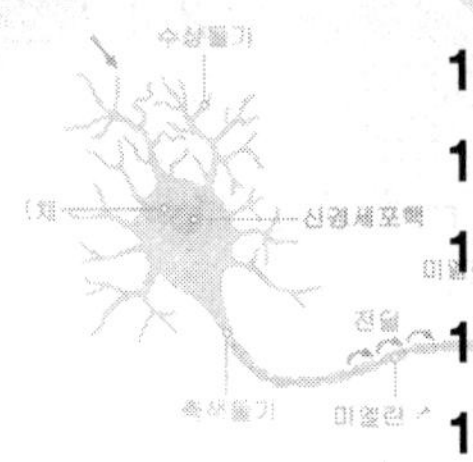

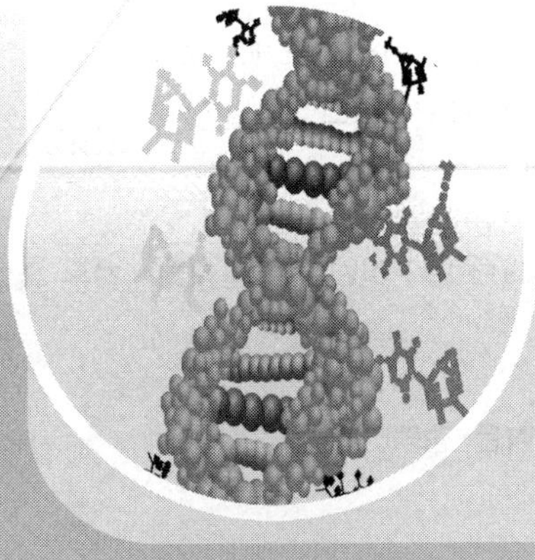

Lesson

1 의학용어의 기본구조

01 | 의학용어의 기본구조

① 어근(Root : 루트) : 용어의 뿌리
② 접두사(Prefix : 프리픽스) : 용어의 시작부위
③ 접미사(Suffix : 서픽스) : 용어의 끝부위
④ 결합형 모음자(Combining vowel : 컴바이닝 바월) : 어근과 접미사 또는 어근과 어근을 연결해 주는 모음(보통 'o')
⑤ 결합형태(Combining form : 컴바이닝 폼) : 어근과 결합형 모음 형성자

02 | 접미어

① -ia(-리아) : 상태(condition : 컨디션, state : 스테이트 상태)
　예 leukem ia(류케미아 : 백혈병)

② -y(-이) : 상태, 과정(condition or process of : 컨디션 오어 프로세스 오브)
　예 nephro-pathy(네프로페시 : 신장병), an-encephaly(언인셉팔리 : 무뇌증)

③ -ole(-이올) : 작은, 소형(small : 스몰)의
　예 arteri-ole(아티리올 : 소동맥) : tiny-arterial branch(타이니 아티리얼 브랜치 : 작은 동맥가지)

④ -ule(-뉼) : 작은, 소형의
　예 ven-ule(베뉼 : 소정맥), small vein(스몰 베인 : 작은 정맥)

⑤ -or(-얼) : ~하는 사람

예) chiropract or(카이로프랙터 : 지압사)

⑥ -er(-러) : ~하는 사람

예) radiograph(라디오그래프 : 방사선 사진) → radio-graph-er(라디오그래퍼 : 방사선사)

⑦ -ist(-이스트) : ~을 전문으로 하는 사람

예) nephro-log-ist(네프롤로지스트 : 신장 전문의)

⑧ -um(-엄), -ium(-리엄) : 구조, 조직

예) pericard-ium(페리카디엄 : 심낭)

⑨ -algia(-알지아) : 아픔(pain : 페인), 아플(통 : 痛)

예) arthr-algia(아스랄지아 : 관절통)

⑩ -blast(-블래스트) : 무숙한 배자의 새싹, 종자, 발생(germ or bud : 점 오어 버드)

예) osteo-blast(오스티어블래스트 : 골아세포), bone-forming cells(본-퍼밍 셀스 : 뼈로 형성된 세포), bone cell that helps form bone tissue(본 셀 댓 헬프스 폼 본 티슈 : 뼈조직으로 형성된 뼈세포), erythro-blasts[에리스로 블래스트스 : 적아구(erythro=red : 에리스로=레드)]

⑪ -cele(-셀) : 탈장, 허니아(tumor : 튜머, hernia : 헤르니아, swelling : 스웰링)

예) recto-cele[렉토셀 : 직장(rectum : 렉텀)탈장], cysto cele(시스토셀) 방광류

⑫ -centesis(-센티시스) : 천자(구멍뚫기)=puncture(펑크처)

예) amnio-centesis(앰니오 센티시스 : 양막천자), thoraco centesis(토랙 센티시스 : 흉막천자)

⑬ -coccus(-코쿠스) : 균

예) staphylo[=grape(그레이프 : 포도)] coccus(스타필로코쿠스 : 포도상구균)

⑭ -crine(-크린) : 분리/분비하는 것(to secrete : 투 시크리트)

예) endo(≒in) crine(엔도크라인 : 내분비), endo(≒in) scope(=see)(내시경, 엔도스고피)

⑮ -cyte(-사이트) : 세포 cell

예) erythro(≒red) cyte(에리스로사이트 : 적혈구), leuko(=white) cyte(=cell) 백혈구(뉴코사이트)

⑯ -drome(-드롬) : 달리는 것

예) syn-drome(신드롬 : 증후군)

⑰ -dynia(-디니아), -algia(-알지아) : 아픔, 동통(pain : 페인)

예) gastro[=stomach(스터먹 : 위)] dynia(가스트로디니아 : 위통), neur algia(뉴로 알지마 : 신

경통) my[=muscle(머슬 : 근육)] algia(마이 알지마 : 근육통)

⑱ -tomy(-터미) : 절개, 절단(incision section : 인시즌 섹션), dichotomy(다이코터미 : 분열), tonsillectomy(톤설렉터미 : 편도선절제술)

⑲ -ectomy(-엑터미) : 절제, 잘라서 도려내다, excision(엑시전)

㉮ laryng-ectomy(라링엑토미 : 후두절제술) gastro-ectomy(가스트로액토미 : 위절제술)

⑳ -emia(-에미아) : 혈액의 상태(blood condition : 블러드 컨디션)

㉮ an(not, 부정) emia(아네미아 : 빈혈), leuk-emia(루케미아 : 백혈병)

㉑ -fusion(-퓨전) : 용해, 융합, 통합

㉮ trans(≒cross : 교차하다) fusion(트랜스퓨전 : 수혈)

㉒ -genesis(-제너시스) : 산출, 형성

㉮ onco-genesis(온코제네시스 : 종양형성)

㉓ -gram(-그램) : 기록

㉮ electro(=전기) cardio[=heart(하트 : 심장)] gram(일렉트로 카디오 그램 : 심전도)

㉔ -graph(-그래프) : 기록계(instrument for recording : 인스트러먼트 포 레코딩) 기록하는 도구

㉮ electro-cardio-graph(일렉트로 카디오 그래프 : 뇌파계)

㉕ -graphy(-그래피) : 기록방법(method for recording : 메서드 포 레코딩), 기록하는 방법

㉮ electro-cardio-graphy(일렉트로 카디오 그래피 : 심전도기록법)

㉖ -itis(-이티스) : 염증

㉮ nephr[≒kidney(키드니 : 신장)] itis(네프라이티스 : 신장염)

㉗ -logy(-로지) : 학문 연구(study : 스터디)

㉮ ophthalmo[=eye(아이 : 눈)] logy(오프탈모로지 : 안과학), histo[=tissue(티슈 : 세포)] logy (히스토로지 : 조직학)

㉘ -lysis(-라리시스) : 분해, 파괴 destruction(데스트럭션), separation(세퍼레이션) 용해, 분해

㉮ hemo lysis(헤모라이시스 : 용혈)

㉙ -megaly(-메갈리) : 거대, enlargement(엔라지먼트 : 거대증)

㉮ acro-megaly(아크로메갈리 : 말단거대증), cardio-megaly(카디오메갈리 : 심장거대) extremity or topmost(익스트레머티 오어 탑모스트 : 끝, 선단)

㉚ -meter(-미터) : 계측하는 것(instrument for measuring : 인스트러먼트 포 메저링 : 측정하는 도구)

㉮ hemo[=blood(블러드 : 피)] meter(헤모미터 : 혈액계측)

㉛ -oma(-오마) : 종양, 부종(tumor : 튜머, swelling : 스웰링)

㉮ hepat[=liver(리버 : 간)] oma(헤파토마 : 간종양), aden oma(아데노마 : 선종)

㉜ -opsy(-옵시) : 보는 것, 조직검사법(vision : 비전)

㉮ aut-opsy(오톱시 : 부검) bio(=生) psy(바이옵시 : 생검)

㉝ -osis(-오시스) : 상태, (병적)상태, morbid process(모비드 프로세스 : 병적인 과정)

㉮ necr[=death(데스 : 죽음)] osis(네크로시스 : 괴사)

㉞ -partum(-파텀) : 출생 분만, 출산(birth : 버스, labor : 레이버)

㉮ ante-partum(앤티파텀 : 분만 전), post-partum(포스트파텀 : 분만 후의)

㉟ -pathy(-패시) : 병(disease : 디지즈)

㉮ cardio[=heart(하트 : 심장)] pathy(카디오패시 : 심장병)

㊱ -penia(-피니아) : 결핍

㉮ erythro(=RBC : 적혈구) penia(에리스로피니아 : 적혈구결핍)

㊲ -pexy(-펙시) : 고정술, Fixation(픽세이션 : 고정)

㉮ nephro[=Kidney(키드니 : 신장)] pexy(네프로펙시 : 신장고정술)

㊳ -phobia(-포비아) : 공포증(fear : 피어)

㉮ hydro[=water(워터 : 물)] phobia(하이드로포비아 : 공수병, 광견병), claustro- phobia(크라우스토 포비아 : (밀폐)협소증후군)

㊴ -physis(-파시스) : 성장하는 것

㉮ hypo physis(하이포퍼시스 : 뇌하수체) [=beneath(비니스 : 아래), under(언더 : 아래)]

㊵ -plasia(-플라지아), -plasm(플래즘) : 발생, 형성(formation : 포메이션)

㉮ chondro-plasia(콘드로플라지아 : 연골 발생), neo-plasm(네오플라즘 : 신생물)

㊶ -plasty(-플래스티) : 외과적 수복, 형성술, 성형술[surgical repair(서지컬 리페어), shaping(샤핑)]

㉮ thoraco plasty(소라코플라스티 : 흉곽형성술), rhino[=nose(노즈 : 코)] plasty(리노플래스티 : 코성형술) [=chest(체스트 : 가슴)]

㊷ -pnea(-피니아) : 호흡(breathe : 브리드)

예) a(-not : 부정) pnea(애프니어 : 무호흡), hyper-pnea(하이퍼피니아 : 과호흡)[=over beyond above(오버 비욘드 어버브)]

㊸ -poiesis(-포이에시스) : 형성(formation : 포메이션)

예) hemato[=blood(블러드 : 피)] poiesis(헤마토포이에시스 : 혈액생성)

㊹ -ptosis(-프토시스) : 낙하, 하수(downward displacement : 다운워드 디스플레이스먼트)

예) viscero ptosis(비세롭토시스 : 내장하수), gastro[=stomach(스터먹 : 위)] ptosis(가스드로프토시스 : 위하수)

㊺ -sclerosis(=스클레로시스) : 경화, hardening(하드닝 : 경화)

예) arterio[=artery(아터리 : 동맥)] sclerosis(아터리오스클레로시스 : 동맥경화)

㊻ -scope(-스코프) : 검사기계

예) endo[=in(인 : 안에)] scope[=see(시 : 보다)] (엔도스코프 : 내시경)

㊼ -stasis(-스태시스) : 정지, 조절(stop : 스톱)(make stand : 메이커 스탠드)

예) hemo(=blood)stasis[헤모(=블러드)스타시스 : 지혈]

㊽ -stomy(-스터미) : 새로운 개구부 형성, 누공술, 문합술(artificial opening : 아터피셜 오프닝 : 인공적으로 여는 것)

예) colo(colon : 콜론 : 대장) stomy(콜로스터미 : 대장개구술)

㊾ -therapy(-세러피) : 요법

예) hydro[=water(워터 : 물)] therapy(하이드로세러피 : 수치료법)

㊿ -tome(-톰) : 자르는 기계(instrument for cutting : 인스트러먼트 포 커팅)

예) osteo[=bone(본 : 뼈)] tome(오스테오톰 : 뼈를 자르는 기구)

51 -tomy(-터미) : 절개, 절단(incision : 인시즌)

예) laparo-tomy(래퍼로터미 : 개복술), Ana-tomy(애너토미 : 해부학) [=abdominal wall(어브도미널 월 : 복벽)] [=abdomen(어브도먼 : 복부)] 腹배(복)

52 -trophy(-트로피) : 영양상태, 형성

예) hyper(=위에)trophy(하이퍼트로피 : 과발육)

53 -clysis(-클라이시스) : 물을 붓다, 씻다(관장, 세정) irrigation(이러게이션 : 관개, 물을 댐)

예) entero(=장)clysis(엔테로클라이시스 : 관장)

(54) -ectasis(-엑토시스), -ectasia(-엑토시아) : 확장, 확장증(expansion : 익스팬션) recto[= rectum(렉튬 : 직장)] clysis(렉터클라이시스 : 직장 관장)

예 angi[=vessel(베슬 : 혈관)] ectasis(안지엑타시스 : 혈관확장)

(55) -emesis(-에메시스) : 구토(vomitting : 보미정)

예 hemat[=Blood(블러드 : 피)] emesis(헤마테메시스 : 토혈)

(56) -pepsia(-펩시아) : 소화(digest : 디제스트)

예 dys-pepsia(디스펩시아 : 소화불량), dys-pnea(디스피니아 : 호흡곤란) (bad : 배드 : 나쁜) (difficult : 디피컬트 : 어려운)

(57) -phagia(-파지아) : 먹다, 마시다(eat : 이트)

예 poly(=다수 많은)phagia(폴리파지아 : 대식증)

(58) -ptysis(-파이티스) : 토하다

예 hemo[=blood(블러드 : 피)] ptysis(헤모타이시스 : 객혈)

(59) -rrhiagia(-라지아), rrhage : 출혈, 누출

예 hemo[=blood(블러드 : 피)] rrhage(헤모라지아 : 출혈)

(60) -rrhaphy(-로라피) : 봉합, 봉합술(suture : 수처)

예 gastro[=stomach(스터먹 : 위)] rrhaphy(가스트로라피 : 위 봉합술)

(61) -rrhea(-리아) : 유출, 배출, 누출(flow : 플로, discharge : 디스차지)

예 rhino[=nose(노즈 : 코)] rrhea(리노리아 : 콧물)

(62) -rrhexis(-렉시아) : 파열(rupture : 럽처)

예 entero[=intestine(인테스틴 : 장)] rrhexis(엔테로렉시스 : 장파열)

(63) -spasm(-스패즘) : 무의식중의 근수축

예 pyloro(=유문)spasm(파일로로스파슴 : 유문 경련)

(64) -stalsis(-스탈리스) : 수축

예 peri(=연동)stalsis(페리스탈시스 : 연동운동)

(65) -stenosis(-스텐노시스) : 좁혀지다, 협착(narrowing : 내로잉 : 협착증)

예 pyloric[=pylors(파이오릭스 : 유문)] stenosis(파일로릭 스테노시스 : 유문 협착)

(66) -tresia(-트레지아) : 개구부

예 esophageal(=식도)a(-not : 부정)tresia(이소퍼지얼 아트레지아 : 식도폐쇄)

제 2 장

03 | 접두어

① a-(어-), an-(언-) : 없다, 없이 ~이 없는, without, not

㉮ an-oxia(애녹시아 : 무산소증), a-pnea(애프니어 : 무호흡)

② ab-(애-, 어브-) : (away from : 어웨이 프롬 : ~에서 밖으로) : ~에서 떨어져서, ~에서 밖으로

㉮ ab-duction(앱덕션 : 외전), ab-normal(=정상)(애브노멀 : 비정상의)

③ ad-(어드-) : ~향해서, ~에서 안으로(into : 인투)

㉮ ad-duction(어덕션 : 내전), ad-hesion(애드히전 : 유착)

④ ana-(아나-) : 위쪽으로

㉮ ana-bolism(아나볼리즘 : 동화작용)

⑤ ante-(안테-) : 앞의, ~의 앞에

㉮ ante-partum(=분만)(안트파텀 : 분만 전)

⑥ anti-(안티-) : ~에 반대하여, 반대

㉮ anti-gen(안티젠 : 항원), anti-toxin(안티톡신 : 항독소)

⑦ auto-(오토-) : 그 자신, 자기

㉮ auto-genous(오토제너스 : 자생의), auto-graphy(오토그래피 : 자서전)

⑧ bi-(bi-, di-, diplo-) : 두 개의, 2(two : 투)

㉮ bi-lateral(=측면)(바일래터럴 : 양측의), dipl-opia(디플로피아 : 복시 : 겹치게 보이는 것 : 두 개로 보이는 것)

⑨ brady-(브래디-) : 늦은, 느린(slow : 슬로)

㉮ brady-cardia(브래디카디어 : 서맥)

⑩ cata-(카타-) : 아래의, 다운(down)

㉮ cata-bolism(카타볼리즘 : 이화작용)

⑪ con-(콘-) : ~같이, ~와 더불어, 함께, 공존(共存) with(위드) together(투게더)

㉮ con-genital(=선천성의)a(-not)nomaly(=정상 : normal : 노멀) (콘제니탈 어노멀리 : 선천성 기형)

⑫ contra-(콘트라-), counter-(카운터-) : ~에 반대하여(against : 어게인스트, opposite : 오퍼짓), 역(逆), 반대

㉮ contra-lateral(=측면)(콘트라래터럴 : 반대 측의), contra-indication(=지시)(콘트라 인디케이션 : 금기)

⑬ de-(디-) : 아래의, 부족한, ~아래로, ~보다 적게 된

㉮ de-hydration(=물)(디하이드레이션 : 탈수), de-calcification(디칼시피케이션 : 탈회 : 칼슘이나 석회물질을 빼는 것)

⑭ dia-(다이아-) : ~을 통해서(through : 스루-)

㉮ dia-gnosis(다이아그노시스 : 진단)

⑮ dys-(디스-) : 병적인, 곤란한, bad(배드 : 나쁜), difficult(디피컬트 : 어려운)

㉮ dys-pnea(디스프니아 : 호흡곤란)

⑯ ec-(엑-), ecto-(엑토-) : 밖으로

㉮ ecto-derm(=피부)(엑토덤 : 외배엽)

⑰ en-(엔-), endo-(엔도-) : 안의

㉮ endo-derm(엔도덤 : 내배엽)

⑱ epi-(에피-) : ~의 위에, 위의, 보다 위에, ~위(above : 어버브, on : 온)

㉮ epi-thelium(에피텔리움 : 포피), epi-gastric(에피개스트릭 : 상복부의)

⑲ eu-(유-) : 건전한 좋은, 좋은, 쉬운, 정상

㉮ eu-pnea(유니아 : 정상호흡)

⑳ ex-(엑-) : 밖으로, ~로부터 떨어져서

㉮ ex-ophthalmic(=eye : 눈)(엑소프탈믹 : 안구돌출증), ex-odus(엑소더스 : 대탈출 : 나가기)

㉑ hemi-(헤미-) : 절반의

㉮ hemi-gloss(=혀의)ectomy(헤미글로스엑터미 : 반설절제술)

㉒ hyper-(하이퍼-) : 과도한, ~을 넘어서

㉮ hyper-plasia(=형성)(하이퍼플라지아 : 과형성)

㉓ hypo-(하이포-) : 불충분한, 아래의, under(언더 : ~보다 아래의)

㉮ hypo-dermic(=deimal : 데말 : 피부)(하이포더믹 : 피하)

제 2 장

㉔ in-(인-) : 없다, ~이 아닌

㉥ in-somnia(인섬니아 : 불면증)

㉕ in-(인-) : 안으로, ~안에, 안(inner : 이너, into : 인투)

㉥ in-cision(인시전 : 절개)

㉖ infra-(인프라-) : 아래의, 열등한

㉥ infra-cardiac(=heart : 하트 : 심장)(인프라카디애크 : 심장 아래의)

㉗ inter-(인터-) : 사이의

㉥ inter-costal(=늑골)(인터코스탈 : 늑간)

㉘ intra-(인트라-) : 안의

㉥ intra-venous(=vein : 베인 : 정맥)(IV(약칭) : 인트라비너스 : 정맥혈내의)

㉙ macro-(매크로-) : 큰, 긴(large : 라지, long : 롱)

㉥ macro-cephalic(=brain : 브레인 : 머리)(매크로세팔릭 : 대두)

㉚ mal-(말-) : 병적인, 나쁜, 비정상(abnormal : 애브노멀, bad : 배드)

㉥ mal-ignant(말리그넌트 : 악성)

㉛ meso-(메소-) : 중간의

㉥ meso(=middle : 미들 : 중간의)derm(메소덤 : 중배엽)

㉜ meta-(메타-) : ~을 넘어서, 사이의

㉥ meta-morphosis(메타몰포시스 : 변태)

㉝ micro-(마이크로-) : 작은, small(스몰)

㉥ micro-scope(=see : 시 : 보다)(마이크로스코프 : 현미경), micro-surgery(마이크로 서지리 : 현미경외과〈수술〉)

㉞ pan-(팬-) : 모든

㉥ pan-cyto(=cyte : 세포)penia(=감소)(팬사이토페니아 : 혈구감소증)

㉟ para-(파라-) : 가까이, ~의 곁에

㉥ para-thyroid(=갑상선)(패러 사이로이드 : 부갑상선)

㊱ per-(퍼르-) : ~을 통하여

㉥ per-cutaneous(퍼큐테이니어스 : 피부를 통하여)

㊲ peri-(페리-) : 주위의

㉮ peri-cardium(=heart : 하트 : 심장)(페리카디엄 : 심낭)

㊳ polio-(폴리오-) : 뇌 또는 척수의 회백질(gray : 그레이)

㉮ polio-myelitis(폴리오마이엘라이티스 : 회백수염, 소아마비)

㊴ poly-(폴리-) : 많은, 다수 많은(many : 매니, much : 머치)

㉮ poly-neuritis 폴리뉴어라이티스 : 다(多)신경염

㊵ post-(포스트-) : 뒤의, ~한 후의, after(시간장소의 뒤)

㉮ post-natal(포스트나탈 : 출생 후), post partum(포스트패텀 : 분만 후의)

㊶ sub-(서브-) : 아래의, under(언더 : ~보다 아래의)

㉮ sub-costal(서브코스탈 : 늑골 아래의), sub zero(섭지로우 : 영도 이하의)

㊷ supra-(슈프라-) : 보다 위의, 위(above : 어버브, on : 온)

㉮ supra-thoracic(수프라쏘라식 : 흉곽 위)

㊸ syn-(신-), sym-(심-) : ~와 함께, 더불어

㉮ syn-thesis(신세시스 : 합성)

㊹ tachy-(태치-) : 급속한, 빠른(rapid : 래피드)

㉮ tachy-cardia(태키카디어 : 빈맥)

㊺ trans-(트랜스-) : ~을 통하여, ~를 지나서

㉮ trans-fusion(트랜스퓨전 : 수혈), trans-position(트랜스 포지션 : 전위)

㊻ ultra-(울트라-) : ~을 넘어서, 과다한

㉮ ultra sono(=음 : 音)graphy(울트라서노그래피 : 초음파술)

제 2 장

Lesson

2 골격계

01 | 골격계의 해부학적 용어

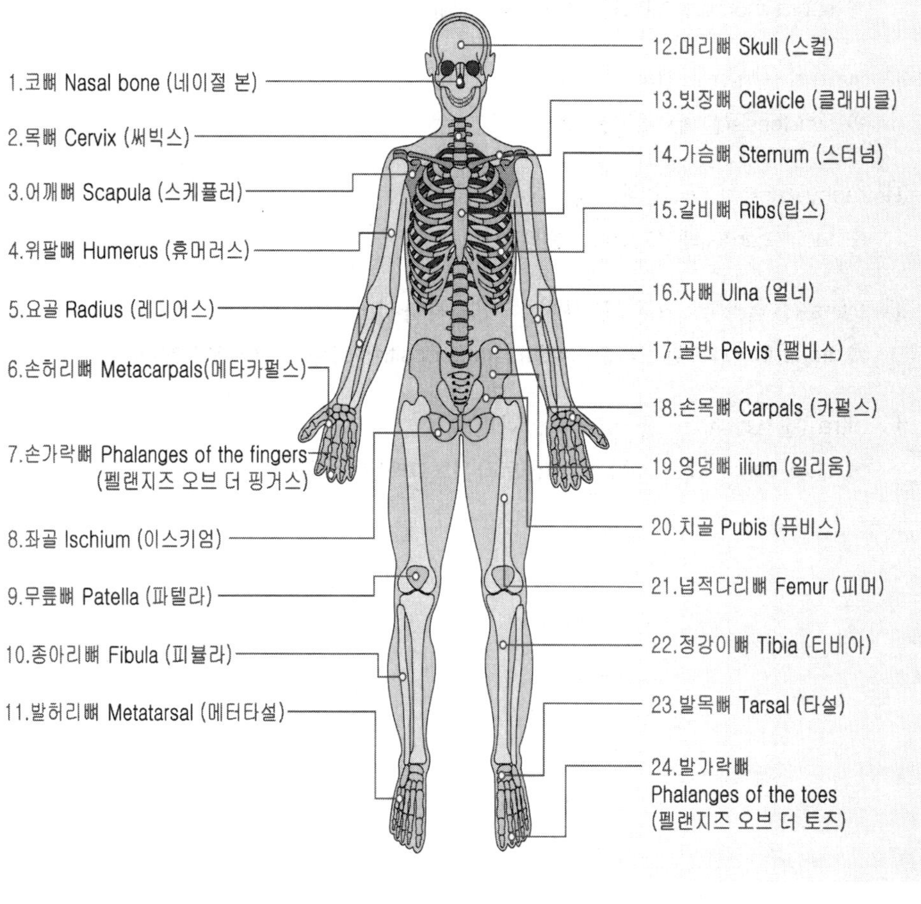

그림 2-1 • 전체 골격계(skeletal system : 스켈러틀 시스템) 용어

1. 코뼈(Nasal bone : 네이절 본) : 코를 이룬 뼈, 비골이라 한다.
2. 목뼈(Cervix : 써빅스) : 경부이다.
3. 어깨뼈(Scapula : 스케풀러, =견갑골) : (shoulder bone : 숄더 본) 어깨뼈이다.
4. 위팔뼈(Humerus : 휴머러스, =상완골) : 상박골(upper arm bone : 어퍼 암 본) 위팔의 뼈이다.
5. 요골(Radius : 레디어스, =노뼈) : lateral lower arm bone(래터럴 로어 암 본) : 아래팔의 측면 위치뼈이다.
6. 손허리뼈(Metacarpals : 메타카펄스, =손바닥뼈) : (five radiating bones to the fingers : 파이브 레디에이팅 본즈 투 더 핑거스) : 다섯 개의 방사 모양의 손가락이다.
7. 손가락뼈(Phalanges of the fingers : 펠랜지즈 오브 더 핑거스) : (finger bones : 핑거본즈) : 손가락 5개의 뼈이다.
8. 좌골(Ischium : 이스키엄) : 관골 중에 하나로 뒤쪽에 있는 부분이다.
9. 무릎뼈(Patella : 파텔라, =슬개골) : 무릎덮개 : 작고 평평한 뼈(대퇴골과 경골 사이에 위치해 있다.)
10. 비골(Fibula : 피뷸라, =종아리뼈) : 아래다리의 두 개 중 작은 뼈이다.
11. 발바닥뼈(Metatarsal : 메터타설, =발허리뼈) : 다섯 개의 중간 발가락뼈이다.
12. 머리뼈(Skull : 스컬) : 뇌를 수용하고 있는 두개강을 둘러싸고 있는 뼈이다.
13. 쇄골(Clavicle : 클래비클, =빗장뼈) : (collar bone : 칼라 본) 깃(날개)뼈이다.
14. 흉골(Sternum : 스터넘, =복장뼈) : (breast bone : 브레스트 본) 가슴뼈이다.
15. 늑골(Ribs : 립스, =갈비뼈) : 뒤로는 척추, 앞으로 흉골이 부착되어 있으며, 12쌍으로 구성되어 있다.
16. 척골(Ulna : 얼너, =자뼈) : (medial lower arm bone : 미디엄 로어 암 본) 아래팔의 측면 위치뼈이다.
17. 골반(Pelvic : 펠비스) : 좌우 두 개의 관골(=hip bones : 힙본)과 후방에서 천골 미골(coccyx : 콕식스 : 미저골, 미골)에 의해 원형의 골반이 형성. girdle(펠빅 거들) : 골반대(다리 이음뼈)이다.
18. 손목뼈(Carpals : 카펄스) : (wrist bone : 리스트 본)
19. 장골(ilium : 일리움, =엉덩뼈) : 관골 중에 하나 골반에서 가장 높은 위치에 있다.
20. 치골(pubis : 퓨비스) : 관골 중에 하나로 앞쪽에 있는 부분이다.
21. 넙적다리뼈(Femur : 피머, =대퇴골) : 허벅지뼈이다.
22. 정강이뼈(Tibia : 티비아, =경골) : 아래다리의 두 개 중 가장 큰 뼈이다.
23. 발목뼈(Tarsal : 타설, 복사뼈(거골)) : 7개의 작은 뼈이다.
24. 발가락뼈(Phalanges of the toes : 펠랜지즈 오브 더 토즈) : 다섯 개 발가락이다.

02 | 뼈의 위치적 분류

1. 두개골(머리뼈, Skull)

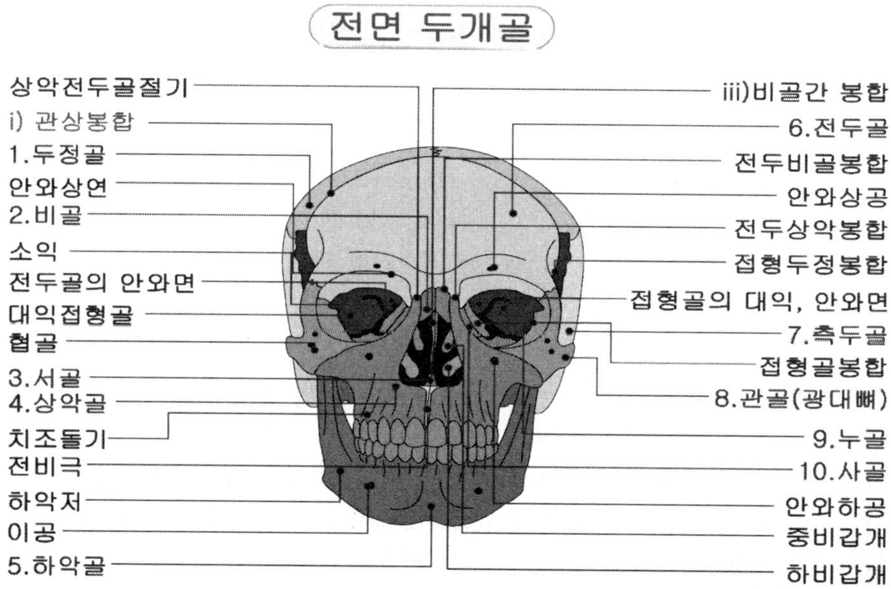

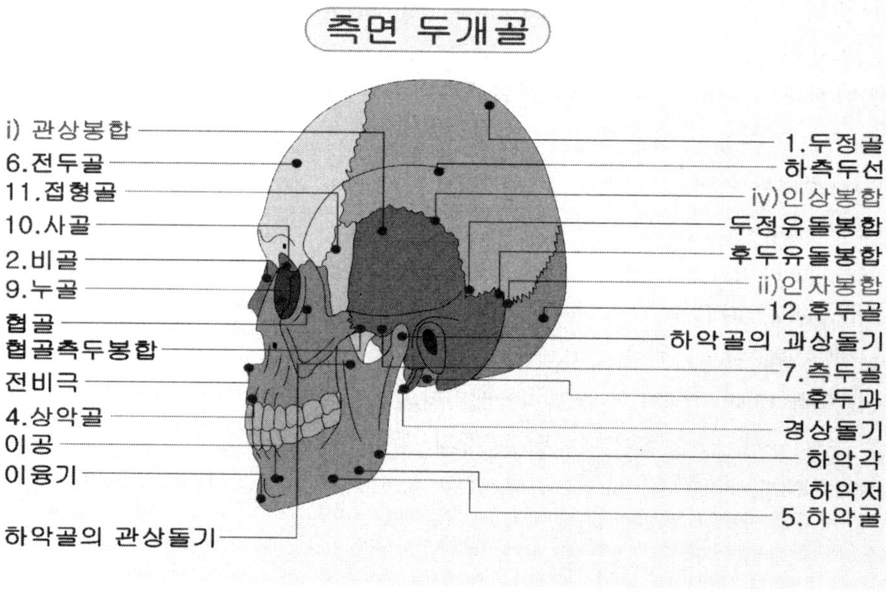

그림 2-2 • 전면 · 측면 두개골 용어

1. 두정골(parietal bone : 퍼라이어틀 본, =마루뼈) : 두 개의 두정골을 구성한다.
2. 비골(Nasal bone : 네이절 본, =코뼈) : 코의 골격을 이룬다.
3. 서골(Vomer : 보머, =보습뼈) : 비중격(코의 가운데 막고 있는 막)의 후하부를 이룬다.
4. 상악골(Maxillary bones : 맥실러리 본, =위턱뼈) : 위턱뼈이다.
5. 하악골(Mandibular bone : 맨디불라 본, =아래턱뼈) : 아래턱뼈이다.
6. 전두골(Frontal bone : 프론탈 본, =이마뼈) : 이마를 이루고 안와(눈구멍)와 비강벽의 일부를 형성한다.
7. 측두골(Temporal bone : 템포랄 본, =관자뼈) : 두개의 측두골 구성한다.
8. 관골(Zygomatic bones : 지고매틱 본, =광대뼈) : 빰의 튀어나온 부분이다.
9. 누골(Iacrimal bones : 라크리멀 본, =눈물뼈) : 안와의 내벽전방에 위치하고 누낭이 있다.
10. 사골(Ethmoid bone : 에스모이드 본, =벌집뼈) : 비강의 지붕 및 비중격의 윗부분을 이룬다.
11. 접형골(Sphenoid bone : 스피노이드 본, =나비뼈) : 나비(박쥐) 모양으로, 그 속에 접형골통이 있다.
12. 후두골(Occipital bone : 옥시퍼들 본, =뒤통수뼈) : 두 개의 후부의 저부에 위치하며 척수가 지나는 대 후두공에 위치해 있다.

※ 4종류의 봉합 --------

i) 관상봉합(coronal suture : 코로널 수처) : 두정과 전두골 사이 봉합이다.
ii) 인자(람다)봉합(lambdoidal suture : 람다이달 수처) : 두정과 후두골 사이의 人(람다)자형의 봉합이다.
iii) 시상봉합(sagittal suture : 새저틀 수처, =비골간 봉합) : 두정과 두정 사이 봉합이다.
iv) 인상봉합(sutura squamosa : 수처 스퀴모사) : 두정과 측두골 사이 봉합이다.

제 2 장

2. 척 추

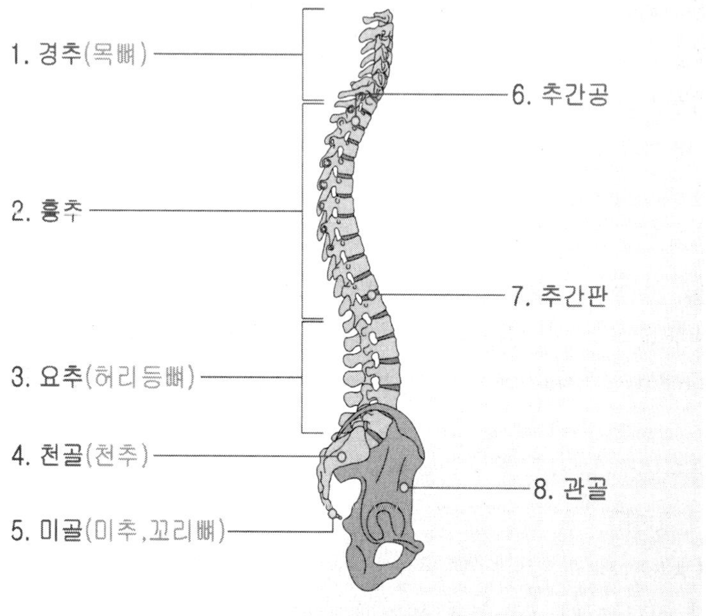

그림 2-3 ● 척추 용어

1. 경추(Cervical vertebrae : 서비컬 버터브라, =목뼈) : C1~C7 : 7개로 구성되어 있다.
2. 흉추(Thoracic vertebrae : 소라식 버터브라, =등뼈) : T1~T12 : 12개로 구성(늑골과 연결된다)되어 있다.
3. 요추(lumbar vertebrae : 룸바 버터브라, =허리뼈) : L1~L5 : 5개로 구성(다른 추골에 비해 가장 크고 무겁다)되어 있다.
4. 천골(Sacrum : 새크럼, =엉치뼈) : 5개의 척추가 융합한 것. 골반의 후벽을 이룬다.
5. 미골(Coccyx : 콕식스, =꼬리뼈) : tailbone(테일본)
6. 추간공(Intervertebral foramination : 인터버터브럴 포라미비션) : 척추 사이에 있는 구멍이다.
7. 추간판(Intervertebral cartilaginous disk : 인터버터브럴 카틸러지너스 디스크) : 척주골 사이 연골원판 — 척주골 사이에 있는 연골조직으로 충격을 흡수한다.
8. 관골절구(Acetabulum : 애서태뷸럼, =볼기뼈) : 골반뼈에 있는 원형의 절구, 관골구를 말한다.

3. 사지골격

(1) 견갑대와 상지골

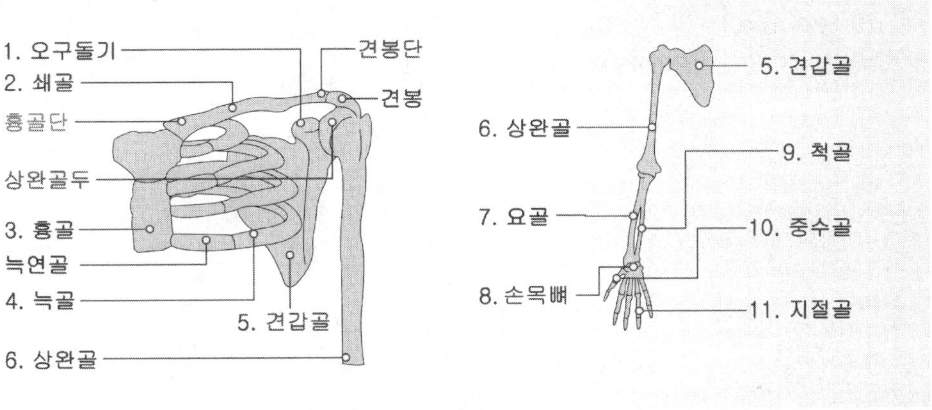

그림 2-4 ● 견갑대와 상지골

1. **오구돌기**(coracoid : 코라코이드) : 관절와 상단과 견갑절흔 사이에서 전외방으로 구부러진 돌기로 상완이두근 단두, 오훼완근의 부착부이다.
2. **쇄골**(clavicle : 클래비클, =빗장뼈) : 인체에서 가장 먼저 골화가 시작되는 장골로 흉골과 견갑골 사이를 연결한다.
3. **흉골**(sternum : 스터넘) : 흉골은 흉골병, 흉골체, 검상돌기의 3부분으로 이루어져 있고, 검상돌기는 흉골 말단으로 응급처치나 심폐소생술에 의한 구급법에 자주 사용되는 곳이다.
4. **늑골**(ribs : 립스, =갈비뼈) : 흉곽의 전방 외측에 위치하며 흉골, 척추와 함께 비축성 관절을 말한다.
5. **견갑골**(scapula : 스케퓰러, =어깨뼈) : 삼각형모양으로 약 9~10[cm]의 얇은 편평골이다.
6. **상완골**(humerus : 휴머러스) : 위팔을 이루는 뼈. 상하단은 반구형으로 부풀어 있으며, 위는 어깨뼈에, 아래는 자뼈, 요골에 이어진다.
7. **요골**(radius : 레디어스) : 두상골을 제외한 근위 수근골과 연결되며 하단이 상단보다 2배 정도 크다.
8. **손목뼈**(carpal : 카펄) : 손목을 이루는 여덟 개의 작은 뼈이다.
9. **척골**(ulnar : 유널) : 팔꿈치에서 팔목까지의 전완을 이루는 2개의 뼈 가운데 안쪽에 있는 뼈이다.
10. **중수골**(metacarpals : 메타카펄스) : 손바닥뼈로 원위 수근골과 손가락을 연결한다.
11. **지절골**(phalanges : 펠랜지즈) : 손가락뼈들이 각자 가지고 있는 뼈로 근위, 가운데, 원위로 명명한다.

(2) 손의 뼈

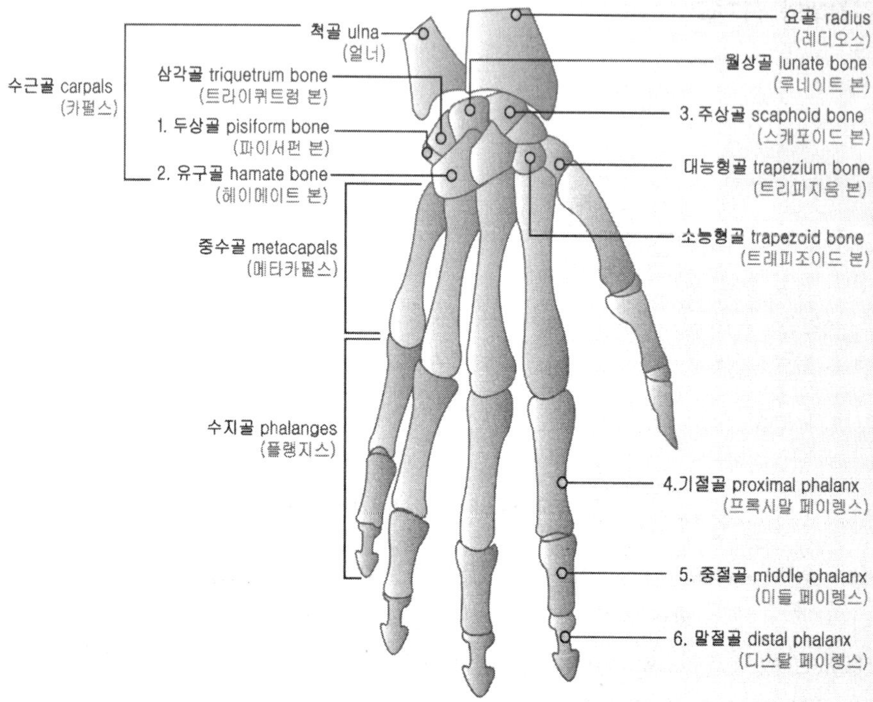

그림 2-5 • 손의 뼈

① **근위수근골**(Proximal carpal row : 프록시말 카펄 로우, =손목뼈) : 주상골, 월상골, 삼각골, 두상골이다.

② **원위수근골**(Distal carpal row : 디스탈 카펄 로우) : 손바닥뼈와 연결. 대능형골, 소능형골, 유두골, 유구골이다.

1. **두상골**(Pisiform : 파이서펀, =콩알뼈) : 손의 연한 근육조직 중앙부의 소지구 돌기의 기본 점에서 발견된다.
2. **유구골**(Hamate : 헤이메이트) : 갈고리뼈라고도 하고 돌출되어 있어 두상골의 원위와 후방에 위치해 있다.
3. **주상골**(Scaphoid : 스캐포이드, =손목뼈) : 수근 근위 층 후방에 위치해 있다.
4. **기절골**(Proximal phalanx : 프록시말 페이렝스) : 첫마디뼈이다.
5. **중간골**(Middle phalanx : 미들 페이렝스) : 중간마디뼈이다.
6. **말절골**(Distal phalanx : 디스탈 페이렝스) : 끝마디뼈이다.

(3) 하지골

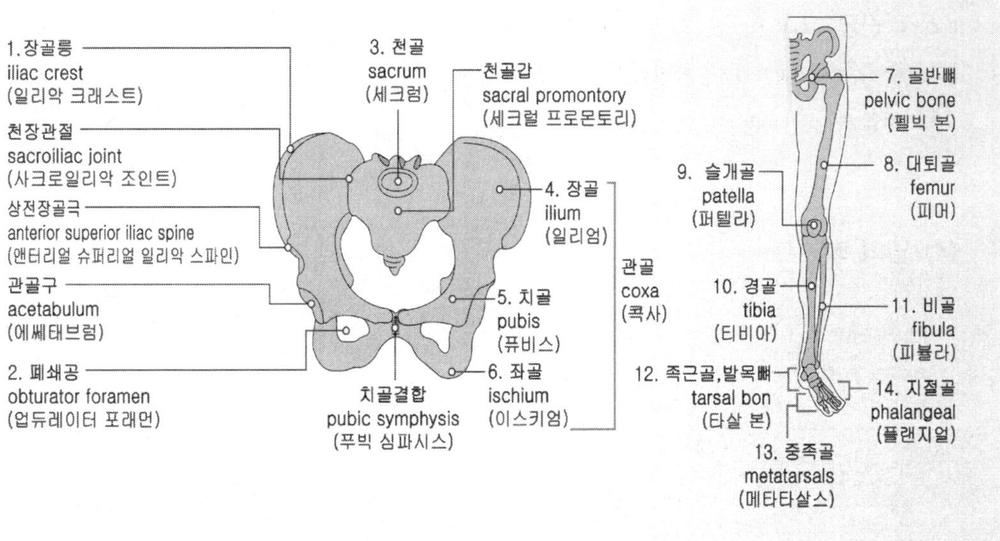

그림 2-6 • 골반뼈와 하지대

1. **장골릉**(iliac crest : 일리악 크래스트, =엉덩이뼈릉선) : 엉덩이의 윗 테두리를 두르고 있는 뼈이다.
2. **폐쇄공**(obturator foramen : 업듀레이터 포래먼) : 골반에 뚫린 큰 구멍이다. 좌골과 치골 사이에 있는 혈관과 신경의 통로이며, 섬유성 폐쇄막에 의하여 부분적으로 막혀 있다.
3. **천골**(sacrum : 세크럼) : 선골(仙骨)이라고도 하며, 5개의 천추(薦椎)가 융합해서 이루어진 것으로 척주를 구성하는 척추 중에서 가장 크다.
4. **장골**(ilium : 일리엄) : 엉치등뼈의 두 끝과 궁둥이뼈의 뒤쪽 위에 위치해 있으며, 부채 모양으로 퍼진 편평한 뼈이다.
5. **치골**(pubis : 퓨비스) : 좌골의 앞쪽에서 골반을 에워싸고 있는 뼈이다.
6. **좌골**(ischium : 이스키엄) : 궁둥뼈라고도 하며 장골(腸骨)의 아래쪽으로 이어져 있다.
7. **골반뼈**(pelvic bone : 펠빅 본)
8. **대퇴골**(femur : 피머)
9. **슬개골**(patella : 퍼텔라) : 직경 약 5[cm]의 삼각형 종자뼈로서 무릎힘줄로 둘러싸여 있으며, 무릎관절을 보호하는 역할을 한다.
10. **경골**(tibia : 티비아) : 하지를 이루는 뼈이다. 길이 30~33[cm]의 관 모양의 뼈이며, 인체골격 중에서 골반뼈 다음으로 크다. 상단은 굵고 좌우로 퍼져 있으며, 약간 오목한 상관절면은 골반뼈의 하단면과 함께 무릎관절을 구성한다.

11. 비골(fibula : 피뷸라) : 무릎 아래 마디의 바깥쪽에 있는 뼈이며, 정강뼈와 병행하고 있는 아래다리뼈의 하나이다.
12. 족근골(tarsal bone : 타살 본) : 발목뼈
13. 중족골(metatarsals : 메타타살스) : 발허리뼈
14. 지절골(phalangeal : 플랜지얼)

(4) 발의 뼈

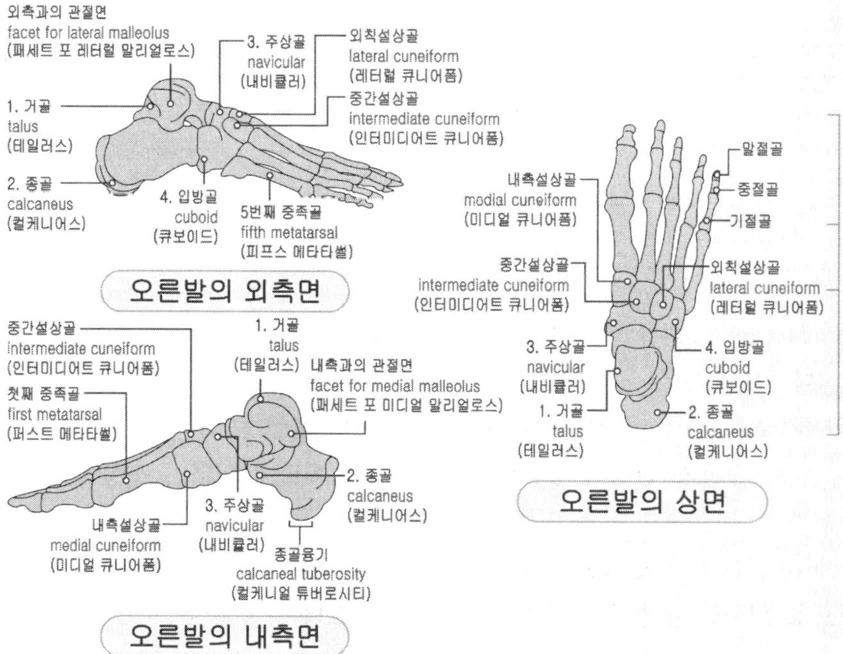

그림 2-7 • 발의 뼈

1. 거골(talus : 테일러스, =목말뼈) : 경골과 종골 사이에 위치해 있다.
2. 종골(calcaneus : 컬케니어스) : 발의 족근골 중 가장 큰 뼈로 발의 뒤꿈치를 형성, 거골과 결합하여 거골하관절을 이룬다.
3. 주상골(navicular bone : 내비큘러 본) : 발의 내측에서 거골과 결합된다.
4. 입방골(cuboid bone : 큐보이드 본) : 종골과 관절을 이룬다.
5. 설상골(cuneiform bone : 큐니어폼 본) : 근위에서는 주상골, 입방골과 연결되고, 원위에는 가운데 4개의 발가락과 이어진다.

Lesson

3 신경계

01 | 신경원의 구조

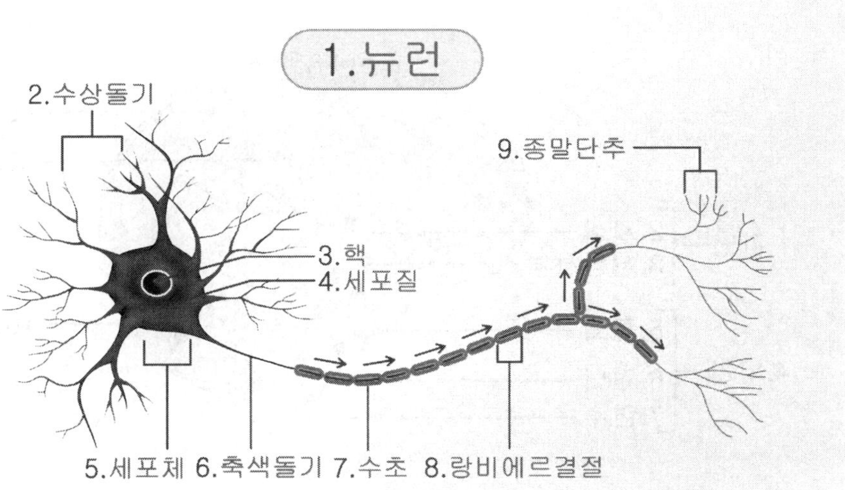

그림 2-8 ● 신경의 구조

1. **신경원**(neuron : 뉴런, =신경세포) : 축색과 가지 돌기로 형성되어 다발을 이루고 있는 세포이다.(신경계의 구조적 단위인 동시에 자극에 반응해 다른 조직에 흥분을 전달하는 전도성을 지닌 기능)
2. **수상돌기**(dendrites : 덴드라이츠, =가지돌기) : 신경세포의 현미경적 섬유, 신경 임펄스를 받아들이는 가지들이다. 뉴런에 도달된 자극을 받아들이는 첫 부분으로 흥분을 세포체(몸)에 이르게 한다.
3. **핵**(nucleus : 뉴클레어스) : 염색체를 포함한 유전정보 발현에 관여하는 세포 내 기관이다.

4. 세포질(cytoplasm : 사이토플라즘) : 세포체를 구성하는 원형질 가운데 핵질 이외의 부분이다.
5. 세포체(soma : 소마) : 핵을 둘러싼 세포체를 말한다.
6. 축색(axon : 액손) : 신경세포의 돌기로서 임펄스를 보내는 현미경적 섬유이다.(자극을 끝의 종말 섬유로 보내 이를 통해 다른 신경원과 접촉을 이룬다.)
7. 수초(myelin sheath : 마이얼런 시스) : 신경 축색을 둘러싸고 있는 피막이다.
8. 랑비에르 결절(nodes of Ranvior : 노드 오브 랑비에르) : 랑비에르 명칭의 결절 부위이다.
9. 종말 단추(terminal button : 터미널 버튼) : 충격을 전달하는 곳, 자극전달물질을 분비한다.

02 | 뇌

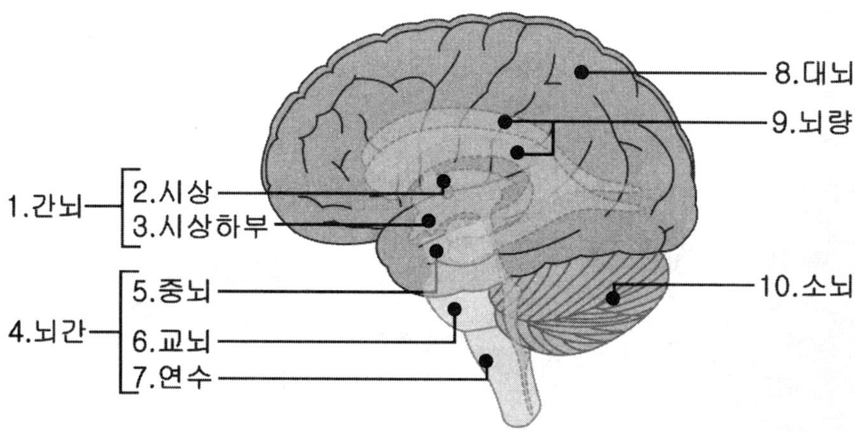

그림 2-9 • 뇌의 여러 부위

1. 간뇌(diencephalon : 다이엔셉 퍼런) : 대뇌와 소뇌 사이에 있는 부분으로 버섯의 각처럼 생긴 종뇌를 떠받치고 있는 부분이다.
2. 시상(thalamus : 샐러머스) : 뇌의 제3뇌실 측벽의 대부분을 이루는 1쌍의 커다란 알 모양의 기관이며, 뇌의 5개 부분 중 하나인 간뇌의 주요구조이다. 시상은 뇌간과 전뇌 사이에 위치하고 송과선을 포함하는 시상상부와 자율신경과 연결된 시상하부에 연결되어 있다.
3. 시상하부(hypothalamus : 하이퍼샐러머스) : 제3뇌실의 바닥을 이루며 시상의 밑에 있는

뇌의 영역이다. 자율신경계의 여러 가지 기능을 조절하는 중추가 있고 그 아래에 있는 뇌하수체와 복잡하게 상호작용을 하기 때문에 내분비계와 관련되어 있다.

4. 뇌간(brain stem : 브레인 스템) : 연수, 교 및 중뇌로 구성된다.(뇌간은 척수와 상위의 뇌중추를 연결시키는 중요한 감각 및 운동섬유가 지나가는 뇌의 축과 같은 부분으로 연수, 교, 중뇌로 나눈다.)
5. 중뇌(midbrain : 미드브레인) : 뇌의 일부로 대뇌 아래에 좁게 자리한 부분이다. 대뇌와 다른 부분을 연락하며 안구운동, 동공조절, 체위반사 등을 맡아보는 신경중추이다.
6. 뇌교[橋](pons : 폰즈, =다리(bridge : 브리지)) : 척수의 신경로가 교차하는 뇌의 부분이다.(연수와 소뇌, 중뇌 사이에 위치한 뇌간의 일부)
7. 연수(medulla : 머덜러) : 척수 바로 위의 뇌부분. 호흡, 심장박동을 조절한다.(원추 모양으로 생명유지에 기본되는 호흡, 심장, 혈관운동, 연하 및 구토를 취급하는 중추가 있다.)
8. 대뇌(cerebrum : 세러브럼) : 뇌의 최대 부분. 수의근 운동, 시각, 언어, 미각, 청각, 사고 및 기억 등 여러 기능을 관장한다(뇌의 가장 많은 부분을 차지한다).
9. 뇌량(corpus callosum : 코퍼스 칼로섬) : 반구산 사이의 정보교환을 촉진하는 기관이다.
10. 소뇌(cerebellum : 세러벨럼) : 근육운동의 협조와 평형을 유지한다.(소뇌는 연수와 교의 뒷부분 위치, 평형유지, 근육상태의 조절 및 수의근 운동의 조정과 관계가 있다.)

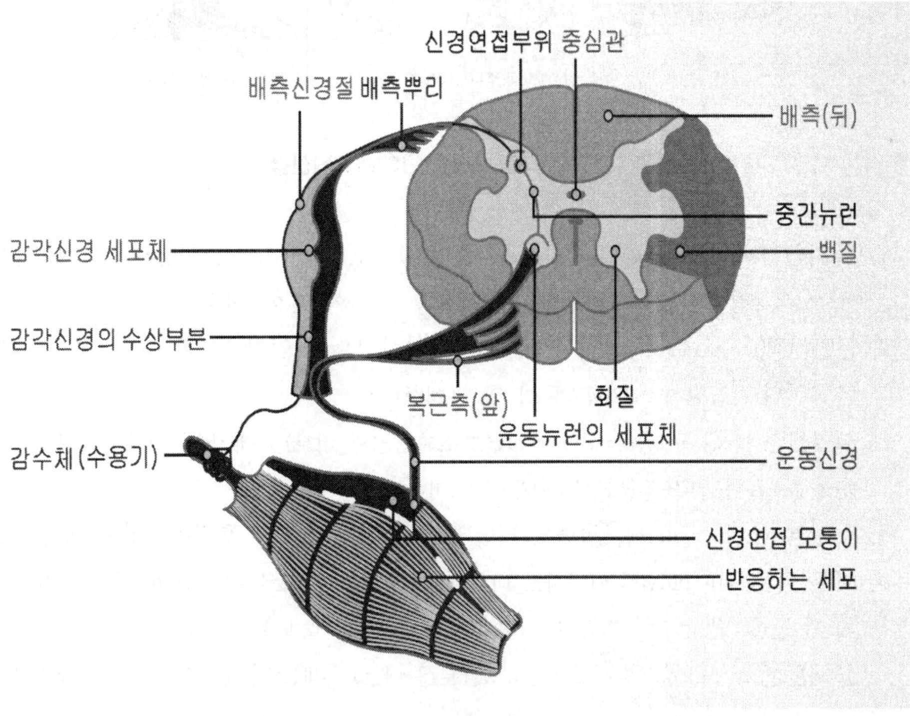

그림 2-10 • 신경계 구성도

03 | 12쌍의 뇌신경

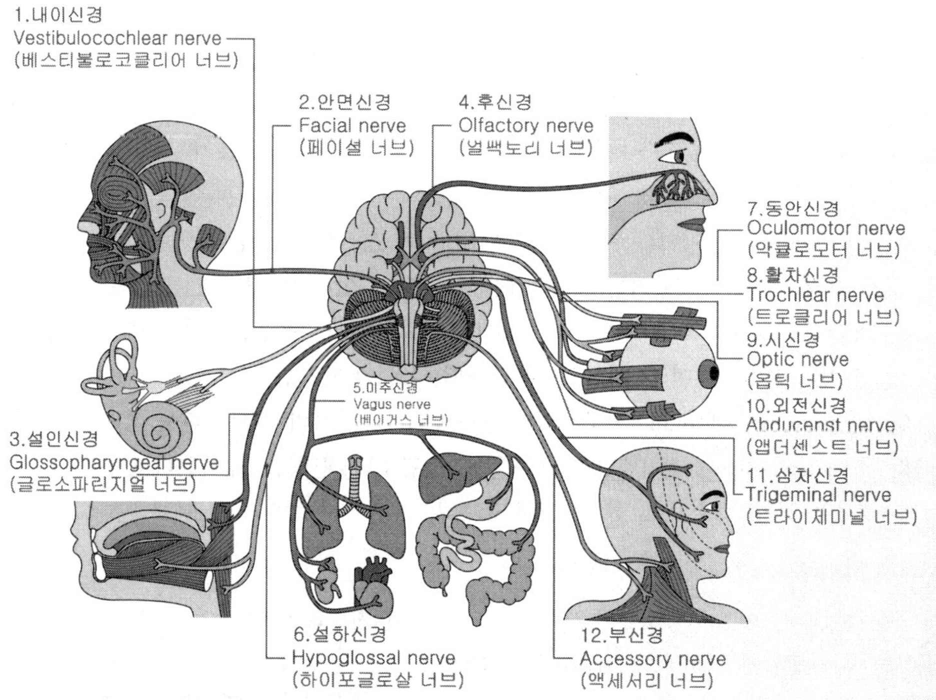

그림 2-11 ● 12개의 뇌신경

1. **내이신경**(vestibulocochlear nerve : 베스티불로코클리어 너브, =청신경) : 제8뇌신경으로 청각 및 평형감각을 담당한다(감각신경 : 내이의 전정과와우).
2. **안면신경**(facial nerve : 페이셜 너브) : 제7뇌신경으로 얼굴 및 두피의 운동과 미각 등을 담당한다(혼합신경 : 표정근과 혀 및 타액선).
3. **설인신경**(glossopharyngeal nerve:글로소파린지얼 너브) : 제9뇌신경으로 혀, 목감각, 목운동을 담당한다(혼합신경 : 안두근과 이하선).
4. **후신경**(olfactory nerve : 얼팩토리 너브) : 제1뇌신경으로 후각을 담당한다(감각신경).
5. **미주신경**(vagus nerve : 베이거스 너브) : 제10뇌신경으로 목, 성대, 흉부, 복부 및 내장의 운동을 담당한다(혼합신경 : 입 · 후두근과 흉 · 복부의 내장).
6. **설하신경**(hypoglossal nerve : 하이포글로살 너브) : 제12뇌신경으로 혀의 운동을 담당한다(운동신경 : 혀의 근육).
7. **동안신경**(oculomotor nerve : 악큘로모터 너브) : 제3뇌신경으로 안구의 운동을 담당한다

(운동신경 : 안구의 상 · 하 내측직근, 하사근).

8. **활차신경**(trochlear nerve : 트로클리어 너브) : 제4뇌신경으로 안구의 운동을 담당한다.
9. **시신경**(optic nerve : 옵틱 너브) : 제2뇌신경으로 시각을 담당한다(감각신경). 분포부위, 안구망막
10. **외전신경**(abducens nerve : 앱더센스 너브) : 제6뇌신경으로 안구운동을 담당한다(운동성 : 안구의 외측 직근).
11. **삼차신경**(tri(three) geminal nerve : 트라이 제미널 너브, =혼합신경) : 제5뇌신경으로 얼굴, 두피, 미각, 씹기 등을 관장한다.
12. **부신경**(accessory nerve : 액세서리 너브) : 제11뇌신경으로 목 · 등 운동을 담당한다(운동신경 : 승모근, 흉쇄유돌근).

04 | 척 수

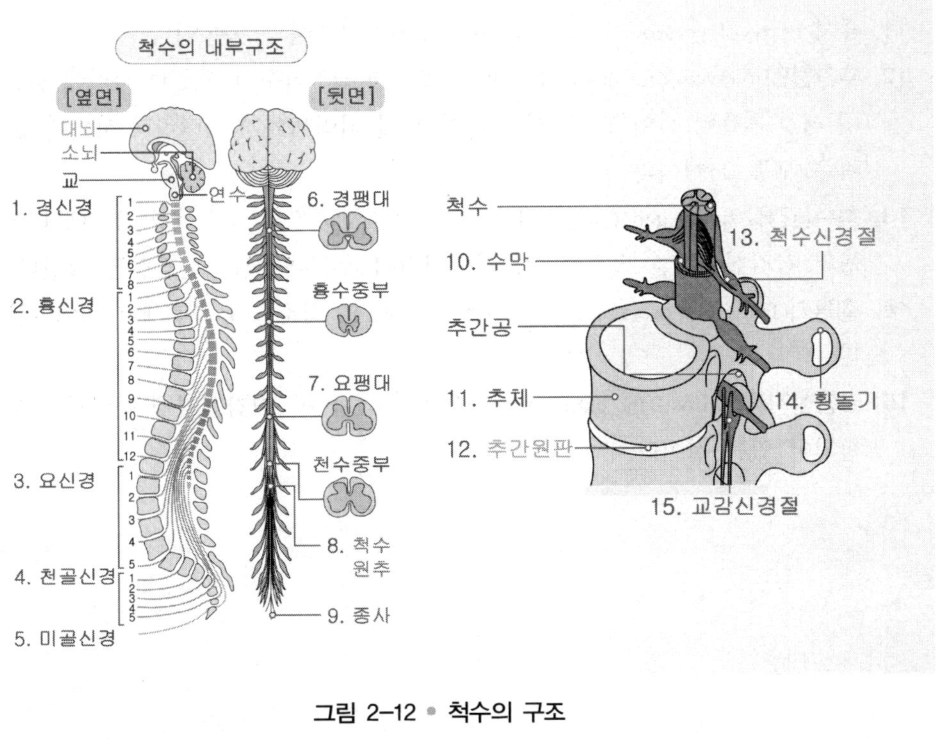

그림 2-12 • 척수의 구조

1. **경척수신경**(Cervical spinal nerve : 써비컬 스파이날 너브) : 첫째 경추에서 여덟째 경추이다.

2. 흉척수신경(Thoracic spinal nerve : 또라식 스파이날 너브) : 첫째 흉추에서 열두번째 흉추이다.
3. 요신경총(Lumbar plexus : 럼버 플랙서스) : 열두번째 흉추에서 네번째 요추이다.
4. 천골신경총(Sacral plexus : 세이크럴 플랙서스) : 다섯째 요추에서 넷째천추이다.
5. 미골신경(Coccygeal nerves : 칵시지얼 너버스) : 첫째 미추이다.
6. 경평대(Cervical enlargement : 써비컬 인라지먼트) : 다른 부위에 비해 팽대되어 있어 척수의 가장 두꺼운 부분이며 장경이 13~14[mm], 단경은 9[mm] 정도이다. 팔에 분포하는 신경 다발인 완신경얼기(brachial plexus 브리키얼 플랙서스)가 나온다.
7. 요평대(Lumbar enlargement : 럼버 인라지먼트) : 경평대 다음으로 두꺼운 부분으로 장경이 12[mm], 단경은 8.5[mm] 정도이다. 다리에 분포하는 신경 다발인 요수천수신경얼기(lumbosacral plexus : 럼버세이크럴 플랙서스)가 나온다.
8. 척수원추(Conus medullaris : 커너스 메듀러리스) : L1-L2척추 부위의 높이에서 원뿔형으로 좁아지면서 척수가 끝나는 부분을 말한다.
9. 종사(Filum terminale : 파일럼 터미널) : 척수원추의 끝부분으로 섬유성 결합조직이 미골까지 연장되어 있다.
10. 수막(meninges : 메닌지스) : 뇌와 척수를 감싸고 있는 막이다.
11. 추체(Body of vertebra : 보디 오브 버티브러) : 척추뼈의 몸통이다.
12. 추간원판(intervertebral discs : 인터버테브럴 디스크) : 척수의 척추뼈 사이에 있는 원반처럼 생긴 척추뼈 사이조직. 제2목뼈 이하 제5허리뼈와 엉치뼈바닥 사이에 있으며, 사람은 보통 23개이다.
13. 척수신경절(spinal ganglion : 스파이널 갱그리언) : 31쌍의 척수신경 각각에 대응하여 31쌍의 감각신경절을 말하며, 각 척수신경의 후근에 있는 신경절을 말한다.
14. 횡돌기(Transvers process : 트랜스버스 프로세스) : 척추골의 측면에서 튀어나온 돌기이다.
15. 교감신경절(Sympathetic ganglion : 심퍼떼틱 갱그리언) : 교감신경계 뉴런의 세포체가 집합되어 있는 절이다.

Lesson

4 소화기계

01 | 소화기계 해부학적 용어

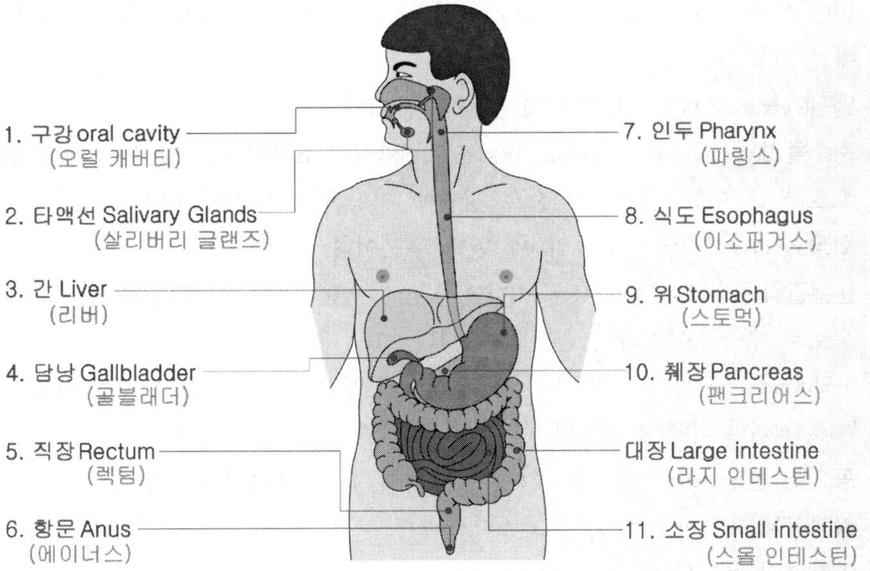

그림 2-13 • 소화기계 구조

1. **구강**(oral cavity : 오럴 캐버티) : 소화관의 맨 처음 부위로 입술에서 입부위로 넘어가는 부위이다.
2. **타액선**(salivary glands : 살리버리 글랜즈) : 다른 말로 침샘이라고 하며 음식물을 처음에 분비한다.

3. 간(liver : 리버) : 복부 우상부에 위치하며, 담즙(쓸개즙)을 생산, 담즙은 십이지장으로 분비한다.
4. 담낭(gallbladder : 골블래더) : 간에서 만들어진 담즙을 저장하고 농축하는 저장소이다.
5. 직장(rectum : 렉텀) : 대장의 끝부분이다.
6. 항문(anus : 에이너스) : 인체 밖으로 난 직장의 개구부이다.
7. 인두(pharynx : 파링스) : 음식물은 식도로 공기는 후두로 이동하는 통로이다.
8. 식두(esophagus : 이소퍼거스) : 인두로부터 위까지 음식물을 운반하는 관이다.
9. 위(stomach : 스토먹) : 위는 식도로부터 음식물을 받아 음식물에 기계적 · 화학적 작용을 가하는 곳이다.
10. 췌장(pancreas : 팬크리어스) : 십이지장으로 췌장액을 분비하는 분비샘이다.
11. small intestine(스몰 인테스턴) : 소장 13, 17, 23번을 포함한다.
12. 유문괄약근(pyloric sphincter : 파이로릭 스핑터, =유문조임근) : 위와 십이지장 결합부분의 통로로 수축 · 이완하는 근육이다.
13. 십이지장(duodenum : 듀오데넘) : 소장의 첫 번째 부분을 말한다.
14. 상행결장(ascending colon : 어센딩 콜론, =오름결장) : 맹장으로부터 위쪽으로 향하는 부분이다.
15. 맹장(cecum : 시컴) : 대장의 첫 번째 부분이다.
16. 충수돌기(vermiform appendix : 버머폼 어펜딕스) : 소화기능은 없고, 맹장에 벌레 모양으로 달려 있는 림프 조직으로 감염에 저항하는 기능이 있다.
17. 회장(ileum : 일리엄) : 소장의 세 번째 부분이다.
18. 분문괄약근(cardiac sphincter : 카디악 스핑터, =분문조임근) : 식도와 위의 결합부분의 통로로 수축 · 이완하는 근육의 환이다.
19. 바닥(fundus : 펀더스, =기전부) : 위의 팽창된 부분으로 본문보다 높은 위의 부분이다.
20. body(바디) : 위체(몸 가운데)이다.
21. 동, 실, 강(antrum : 앤트럼) : 위체 아래에서 유문 사이에 위치한다.
22. 횡행결장(transverse colon : 트랜스버스 콜론, =가로결장) : 오름결장에서부터 수평으로 향하는 부분이다.
23. 공장(jejunum : 지주넘) : 소장의 두 번째 부분이다.
24. 하행결장(descending colon : 디센딩 콜론, =내림결장) : 가로결장으로부터 아래쪽으로 내려오는 부분이다.
25. S자 결장(sigmoid colon : 시그모이드 콜론, =S상 결장) : 결장의 끝으로 S자 모양으로 되어 있는 부분이다.

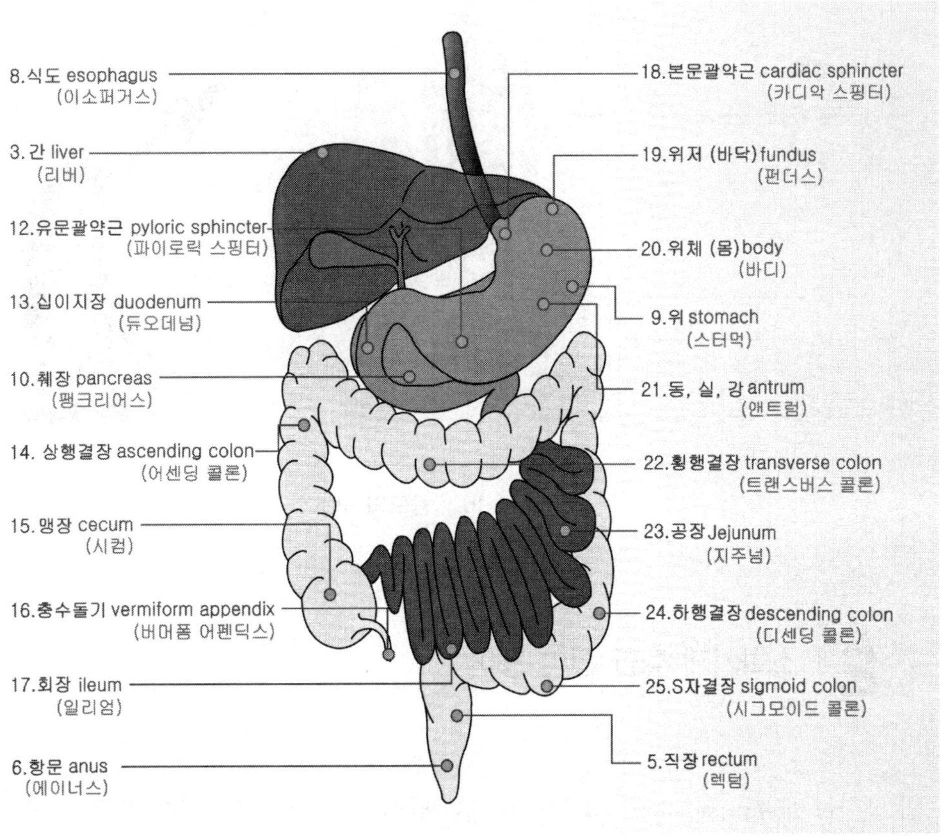

그림 2-14 • 소화기계 상세도

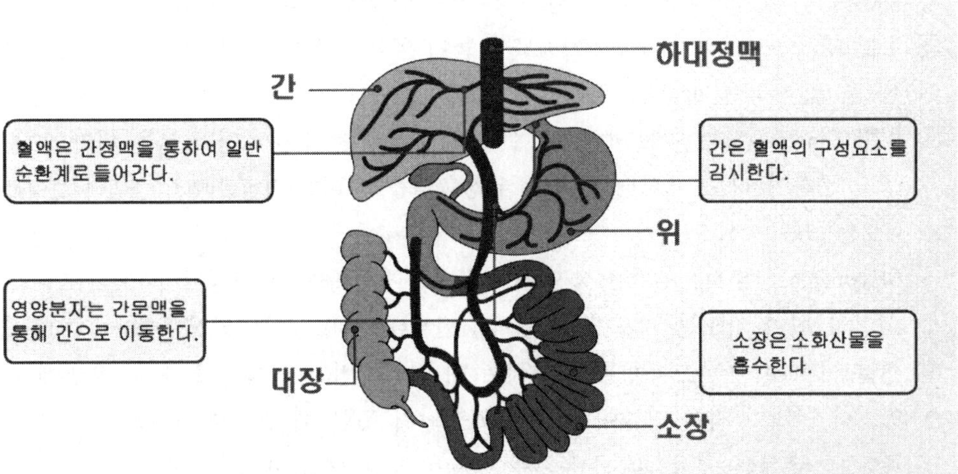

그림 2-15 • 간문맥계

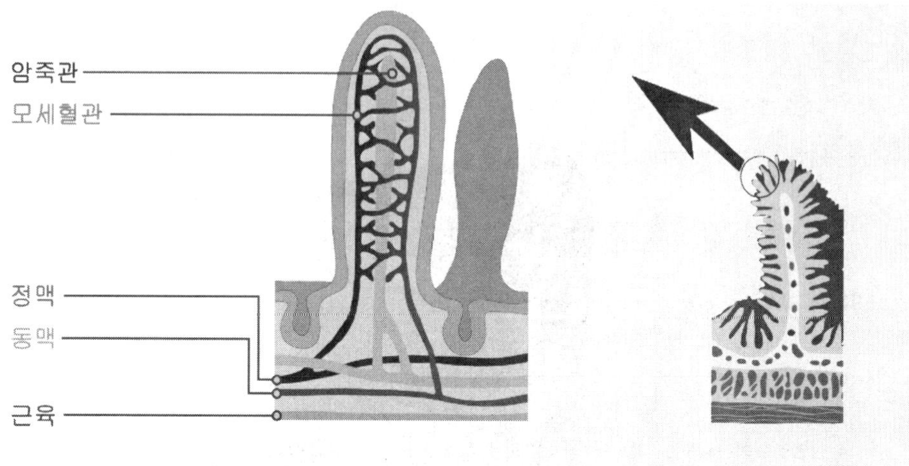

그림 2-16 • 융모의 구조

02 | 소화기계 질환 관련 용어

① **소화성 궤양**(peptic ulcer : 펩틱 얼서) : 술, 담배, 자극성 음식 등의 원인으로 위산이 과다하게 분비되어 위나 십이지장의 점막에서 근육층까지 발생되는 궤양이다(위액에 노출된 위, 십이지장 등 위장관계 부위의 점막에 궤양이 생긴 형태).

② **위**(gastro) **장**(intestinal) bleeding(개스트로인테스터널 블리딩) : 위장출혈

③ **토혈**(hematemesis : 헤마테메시스) : 토한 물에 혈액이 섞이는 것으로 상부 위장출혈에서 볼 수 있다(피를 토하는 것).

④ **혈변**(hematochezia : 헤마토케지아) : 선혈이 대변에 묻어 나오거나 붉은 피가 그대로 항문을 통하여 나오는 상태로 하부 위장출혈을 의미한다(혈변배설－대변에 혈액이 섞여 나오는 것).

⑤ **하혈**(melena : 멜레나, ＝혈변, 흑색변) : 대변 속에서 혈액이 변성되어 타르 모양의 검은 색깔의 변이 나오는 것을 말하며(피를 함유한 대변), 상부 위장출혈을 의미한다.

⑥ **황달**(jaundice : 존디스) : 황달은 간세포 내 빌리루빈의 생성과 흡수 및 운반에 장애가 있거나 담관이 막혀 담즙이 장관에 배출되지 못할 때 발생한다(혈액 중에 빌리루빈이 과잉으로 존재함으로써 피부와 눈 흰자위 등이 노란색으로 변하는 것).

⑦ **간염**(hepatitis : 헤퍼타이티스) : 간염은 바이러스와 독성물질 등에 의해 간이 손상되거나 간세포에 생긴 염증반응을 말한다(간의 염증을 일으키는 것).

⑧ 지방간(fatty liver : 패티 리버) : 술, 과식, 비만, 당뇨병이나 약물 등 여러 원인에 의하여 간세포에 지방이 과다 축적되어 제 기능을 못하는 상태이다(간에 지방성분으로 구성되는 것).

⑨ 간경화증(liver cirrhosis : 리버 시로시스, =간경변증) : 간염, 음주, 영양실조 등이 심해지면 간세포가 파괴, 회복을 거듭하여 결국 간조직의 전체가 딱딱하게 되는 상태를 말한다(간세포의 퇴행성 만성질환 원인은 알코올 중독).

⑩ anorexia(애노렉시아) : 식욕부진, 식욕상실

⑪ duodenal perforation(듀아드널 퍼포레이션) : 십이지장 천공

⑫ calculus(캘큘러스) : 결석(담석, 신장결석, 요도결석에 붙음)

⑬ esophageal varices(이소퍼지얼 버라이시스) : 식도 정맥류

⑭ 이질(dysentery : 디선테리) : 결장에 염증, 장애가 있어 점액성 혈변이 검출되는 것이다.

⑮ 담석(gallstones : 갤스톤) : 담낭통로에 돌이 생기는 것이다.

⑯ 충치(dental caries : 덴틀 카리에스) : 균이 이(치아)에 부식된 상태이다.

Lesson

5 호흡기계

01 | 호흡기계의 해부학적 용어

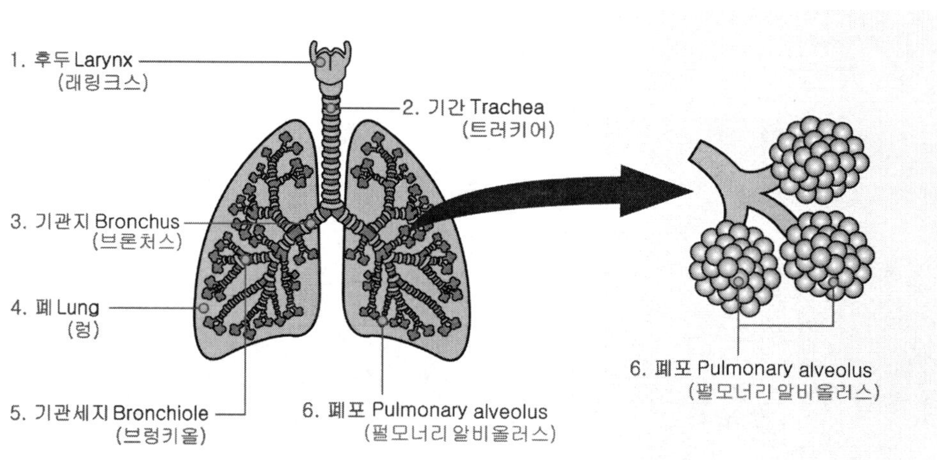

그림 2-17 • 호흡기계(respiratory system : 리스파이러터리 시스템)의 구조

1. **후두**(larynx : 래링크스, =발성에 관여하는 부위) : 인두에서 기도로 공기가 들어가고 나가고 하는 기관이다.
2. **기관**(trachea : 트러키어) : 후두에서 기관지까지 탄력섬유세포와 부드러운 근육으로 펼쳐져 있는 것이다.
3. **기관지**(bronchus : 브론처스) : 기관이 두 부분으로 나눠지는 부위이다.
4. **허파**(lung : 렁, =폐) : 좌폐(2엽) 우폐(3엽)으로 구성 – 가스 교환 O_2와 CO_2의 교환이다.
5. **세기관지**(bronchiole : 브렁키올) : 기관지에 가장 작은 가지이다.
6. **폐포**(pulmonary alveolus : 펄모너리 알비올러스) : 폐의 공기주머니들(복수)형태이다.

02 | 코 : 공기는 코를 통하여 콧구멍으로 들어가는 것

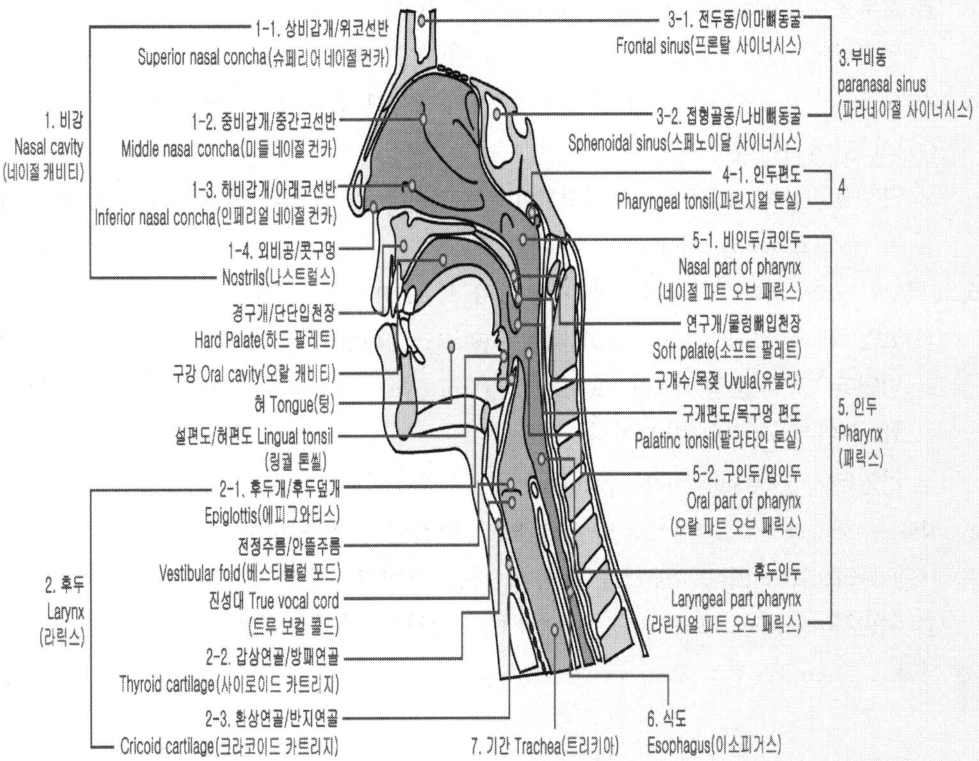

그림 2-18 ◦ 외비와 상기도

1. **비강**(nasal cavity : 네이절 캐비티, =코에 차지하는 빈 공간) : 외부에서 인두로 연결되는 부분으로 점막구성 섬모가 있어 이물질을 걸러내고 비강은 비중격에 의해 좌우로 나뉜다.
   ① **상비갑개, 위코선반**(Superior nasal concha : 슈페리어 네이절 컨카)
   ② **중비갑개, 중간코선반**(Middle nasal concha : 미들 네이절 컨카)
   ③ **하비갑개, 아래코선반**(Inferior nasal concha : 인페리어 네이절 컨카)
   ④ **외비공, 콧구멍**(Nostrils : 나스트럴스)
2. **후두**(larynx : 라릭스) : 발성에 관여하는 부분(성대)이다.
   ① **후두덮개**(epiglottis : 에피그와티스) : 연하(음식물을 삼킬 때)작용할 때 후두입구에 닫히는 덮개이다.

② 갑상연골(thyroid cartilage : 사이로이드 카트리지)

③ 환상연골(cricoid cartilage : 크라코이드 카트리지)

3. 부비동(para : 부 : 副 : 이외, nasal sinuses : 파라네이절 사이너시스) : 비강 주위의 두개골 안에 공기를 함유한 공간이다.

① 전두동, 이마뼈동굴(Frontal sinus : 프론탈 사이너스)

② 접형골동, 나비뼈동굴(Sphenoidal sinus : 스페노이달 사이너스)

4. 편도(tonsils : 톤실스) : 인두의 양측에 있는 계란형의 림프 조직, 인두에 있는 두 림프 조직의 덩어리이다.

① 인두편도(Pharyngeal tonsil : 파린지얼 톤실) : 비강과 인두의 뒤쪽에 위치해 있는 림프 조직(adenoids : 아데노이즈)이다.

5. 인두(Pharynx : 파라릭스) : 음식물과 공기의 통로이다.

① 코인두(naso : 노즈, =nose(코)) 비인두(pharynx : 네이서패릭스) : 인두의 첫 부분이다.

② 입인두, 인두 중앙부(oro(oral : 오럴, 입) pharynx : 오로파라릭스)) : 연구개와 인두구개 상단부 사이의 부분이다.

③ 하인두(hypo(=sub, 아래), pharynx : 하이포패릭스))

6. 식도(esophagus : 이소피거스) : 입에서 위로 연결되는 호스이다.

7. 기관(trachea : 트리키아) : 공기를 통하게 하는 관이다.

① 기관지(bronchus : 브롱커스, =단수형태) : 기관의 가지이다.

8. 성대(vocal cords : 보컬 코드)

03 | 흉막과 흉막강

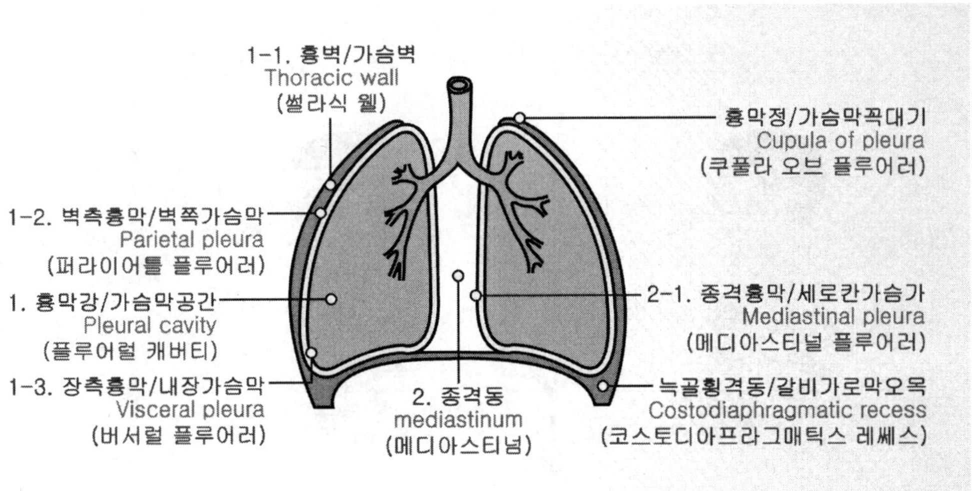

그림 2-19 • 흉막과 흉막강

1. 흉막강(pleural cavity : 플루어럴 캐버티, =늑막강) : 두 층의 흉막 사이의 공간이다.

① 흉벽 가슴벽(thoracic wall : 썰라식 웰)

② 벽쪽 흉막(parietal pleura : 퍼라이어틀 플루어러, =폐의 흉막 바깥층) : 흉막의 외층막으로 흉벽에 밀착되어 있다.

③ 장쪽 흉막(visceral pleura : 버서럴 플루어러, =폐의 흉막 안쪽 층) : 내측의 흉막으로 폐조직에 밀착되어 있다.

2. 종격동(mediastinum : 메디아스티넘) : 흉강 내에서 폐와 폐 사이. 이 부위에 심장, 대동맥, 식도, 기관지가 위치해 있다.

① 종격흉막, 세로칸가슴막(mediastinal pleura : 메디아스티널 플루어러)

04 | 흡기와 호기

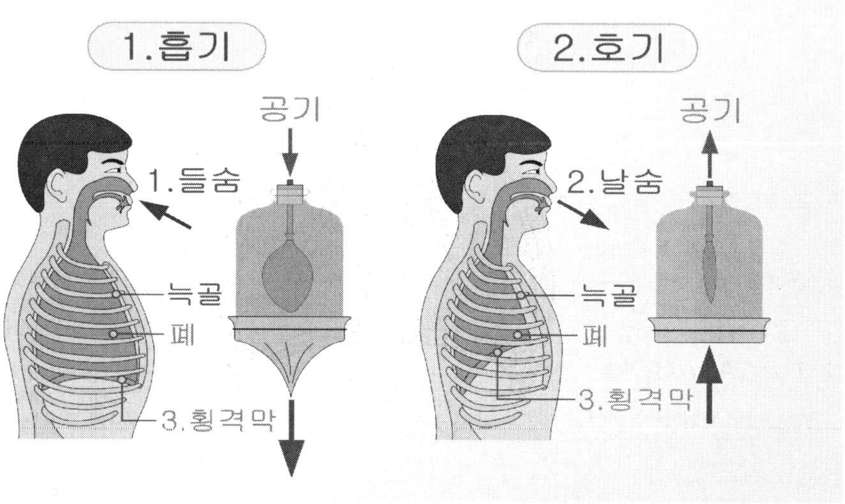

그림 2-20 • 호흡시 횡격막의 변화

1. **흡입**(inhalation : 인헐레이션, =숨을 마심) : 외부의 공기를 폐 안으로 들여오는 것이다.
2. **호기**(exhalation : 엑스헐레이션, =숨을 내쉼) : 폐에서 공기를 외부로 배출하는 것(숨을 토해내기)이다.
3. **횡격막**(diaphragm : 다이어프램) : 흉강과 복강을 나누는 구조물 : 가슴과 복부의 분리되는 근육막이다.

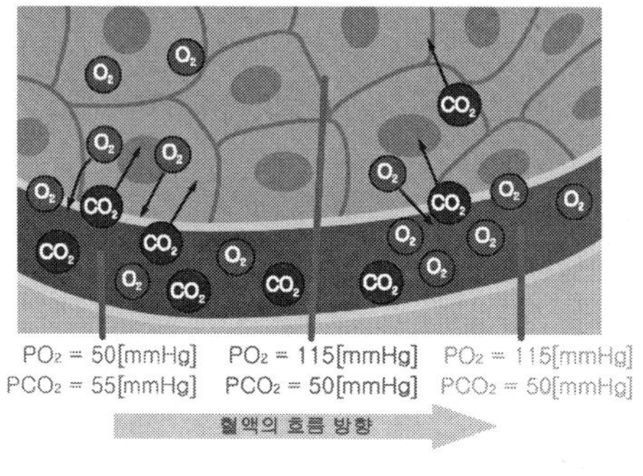

그림 2-21 • 폐에서의 기체교환

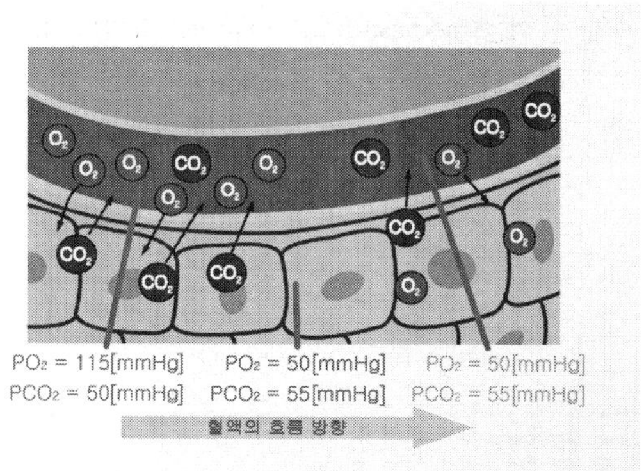

그림 2-22 • 조직에서의 가스 교환

Lesson

6 순환기계

01 | 순환기계의 해부학적 용어

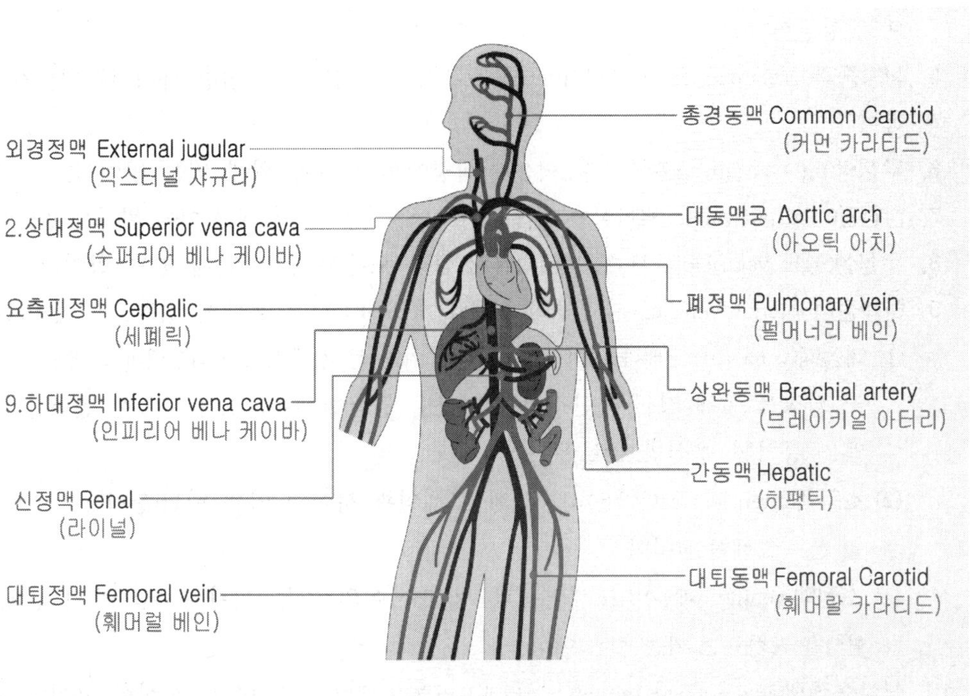

그림 2-23 ∘ 순환기계(circulatory system : 서큘러토리 시스템, =혈관계)

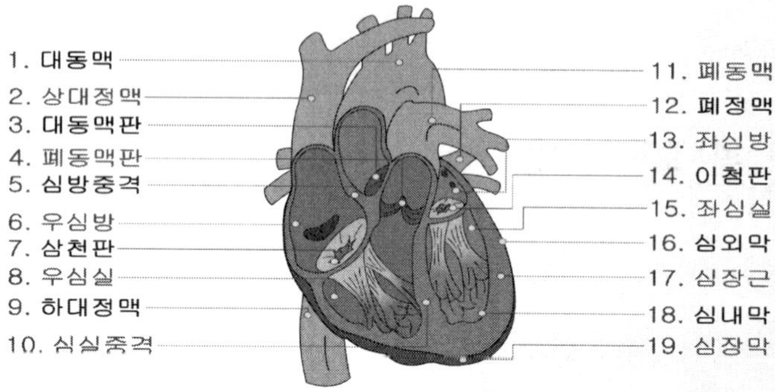

그림 2-24 ● 심장의 구조

1. **대동맥**(aorta : 에이오터) : 인체(몸)에서 가장 큰 동맥(피를 몸으로 보냄)이다.
2. **상대정맥**(superior vena cava : 슈퍼리어 베나 케이바) : 피가 몸에서 심장으로 들어간다.
3. **대동맥판**(aortic valve : 에이오틱 밸브) : 심장에서 대동맥 뒤로 탈출할 때 혈액역류를 방지하는 반월판이다.
4. **폐동맥 판**(pulmonary valve : 펄머너리 밸브) : 폐로 가는 혈액의 역류를 막는 판. 반월판으로 형성한다.
5. **심방중격**(interatrial septum : 인터아트리얼 셉텀) : 우심방과 좌심방 사이 위치한 가운데 막이다.
6. **우심방**(right atrium : 라이트 아트리윰) : 심장에서 오른쪽 위에 있는 방이다.
7. **삼첨판**(tricuspid valve : 트라이커스피드 밸브) : 우심방과 우심실 사이에 위치한 판막이다.
8. **우심실**(right ventricle : 라이트 벤트리클) : 심장 오른쪽 낮은 곳에 있는 방이다.
9. **하대정맥**(inferior vena cava : 인피리어 베나 케이바) : 피가 몸에서 심장으로 들어간다.
   ① **대정맥**(vena cava : 베나 케이바) : (몸에서 가장 큰 정맥으로 상대정맥과 하대정맥 포함)
   – 심장을 통해 전신에 산소와 영양분을 공급한 후 산소가 부족한 혈액은 대정맥을 통하여 우심방으로 온다.
   ② **소동맥**(arteriole : 아티리올) : 동맥과 모세혈관 사이의 가는 혈관(동맥으로부터 혈액을 받는 모세혈관)이다.
   ③ **소정맥**(venule : 베뉼) : 모세혈관과 정맥 사이의 가는 혈관(모세혈관에서 정맥으로 혈액을 모아주는 가는 혈관)이다.
10. **심실중격**(interventricular septum : 인터벤트리큘러 셉텀) : 우심실과 좌심실 사이에 위치한 가운데 막이다.
11. **폐동맥**(pulmonary artery : 펄머너리 아터리) : 심장에서 나온 혈액이 폐로 들어가는 혈과 체순환을 마친 혈액이므로 실질적으로는 정맥혈이다.
12. **폐정맥**(pulmonary vein : 펄머너리 베인) : 폐에서 가스 교환이 이루어진 깨끗한 동맥피를

심장으로 보내주는 좌우 한쌍의 혈관(산소가 풍부한 혈액인 동맥혈을 좌심실로 이동)이다.

13. 좌심방(left atrium : 레프트 아트리움) : 심장 왼쪽 위에 위치에 있는 방이다.
14. 승모판(mitral valve : 마이트럴 밸브, =이첨판) : 심장의 좌심방과 좌심실 사이에 있는 판막(심장에서 좌심방과 좌심실 사이의 밸브)이다.
15. 좌심실(left ventricle : 레프트 벤트리클) : 심장에서 왼쪽 아래 부분에 위치하였으며 심장방에서 가장 큰 방이다.
16. 심외막(epicardium : 에피카디엄) : 심장 외부의 선의 외막이다.
17. 심장근(myocardium : 마이어카디엄) : 심장벽의 근육층이다.
18. 심내막(endocardium : 엔도카디엄) : 심장 안에 있는 선의 내막이다.
19. 심막(pericardium : 페러카디엄) : 심장을 둘러싼 주머니 형태의 막이다.

제 2 장

02 | 순환생리 관련 혈관의 구조

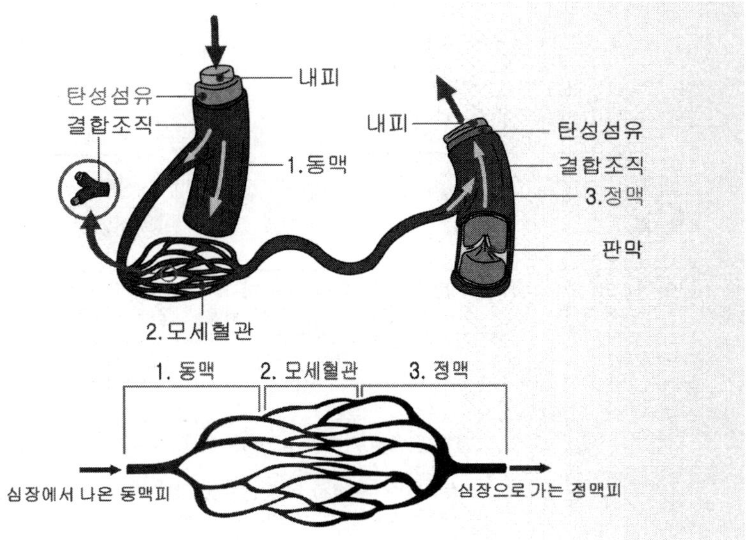

그림 2-25 • 혈관의 구조

1. 동맥(artery : 아터리) : 혈액을 심장으로부터 인체 각 부위에 운반하는 혈관(산소를 함유한 혈관, 심장에서부터 가는 동맥으로 혈액을 공급하는 혈관)이다.
2. 모세혈관(capillary : 커필러리) : 조직세포를 둘러싼 제일 작은 혈관(미세한 동맥과 미세한 정맥 사이를 연결하는 작은 혈관)이다.
3. 정맥(vein : 베인) : 벽이 얇은 혈관으로, 노폐물을 포함하고 탈산소화된 혈액을 심장으로 운반한다(미세한 정맥으로부터 심장에 혈액을 공급하는 혈관).

Lesson

7 혈액 및 림프계

01 | 혈액계 관련 용어

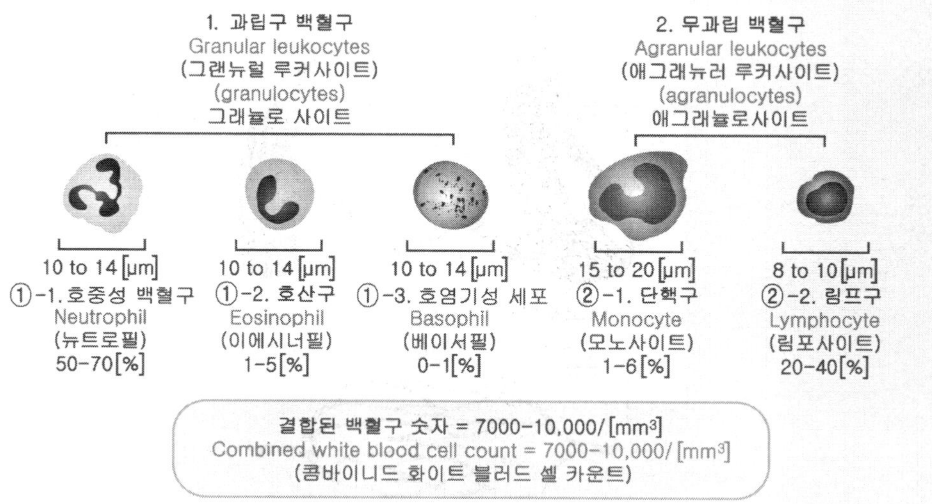

그림 2-26 ◦ 혈액의 고형성분

1. **백혈구**(leukocyte : 루커사이트) : 헤모글로빈을 가지지 않는 유핵혈구로 세포 내 과립 유무와 그 염색성에 따라 과립 백혈구(호중구, 호산구, 호염기구)와 무과립 백혈구(림프구, 단구)로 구분한다.
   ① **과립구**(granulocyte : 그래뉼로사이트) : 세포질 내부에 과립을 가지는 백혈구(호산구, 호중구, 호염기구), 골수에서 생성, 세포질 내 과립을 포함하는 백혈구이다.
   ①-1 **호중성 백혈구**(neutrophil : 뉴트로필) : 골수 속에서 형성되는 백혈구이며, 그 내부

에 중성 염색성 과립을 포함한다(세균을 탐식하고 살균하는 백혈구, 급성염증(급성충수염) 시 올라간다.)

①-2 **호산구**(eosinophil : 이에시너필) : 산성 색소에 친화성을 가진 붉은 과립을 가진 백혈구이다(식균능력을 지니고 있으며 기생충감염, 알러지성 질환 등이 있으면 생체 내 증가한다).

①-3 **호염기성 세포**(basophil : 베이서필) : 백혈구의 일종으로, 세포질 내에 염기성 색소에 친화성을 가지고 있어 보라색으로 염색되는 큰 과립을 포함한다(과립구가 검게 염색되고 염증조직에 항응고 물질을 내보낸다).

제 2 장

2. agranulocytes(애그래뉼로사이트) **무과립구**

②-1 **단핵구**(monocyte : 모노사이트, =단핵세포) : 림프 조직에 존재하는 백혈구, 하나의 큰 핵을 가지고 있다. 백혈구의 한 종류로 만성염증질환시 증가된다.

②-2 **림프구**(lymphocyte : 림포사이트) : 림프조직. 비장, 림프절, 흉선 때로는 골수 속에 있는 백혈구, 백혈구의 일종이고 면역기능을 담당한다. 림피구는 T림프구(세포성 면역)와 B림프구(체액성 면역)가 있다.

3. **적혈구**(Erythrocyte : 에리스로사이트) : 중앙이 오목한 원판 모양이고 핵이 없으며 혈액 1[mm^3] 속에 성인남자 약 500만 개, 여자 약 450만 개이다. 평균수명은 120일 정도이고 조혈은 골수에서 만들어지며 노화된 적혈구는 비장이나 간에 있는 대식세포에 의해 파괴된다.

① **혈색소**(hemoglobin : 헤모글로빈) : 적혈구 속에 있는 혈액 단백질이며, 이것에 의해서 적혈구는 산소와 이산화탄소를 운반한다(단백질 globulin(글로불린)과 색소 heme(헴)이 결합된 것으로 혈액의 선홍색을 띠게 된다).

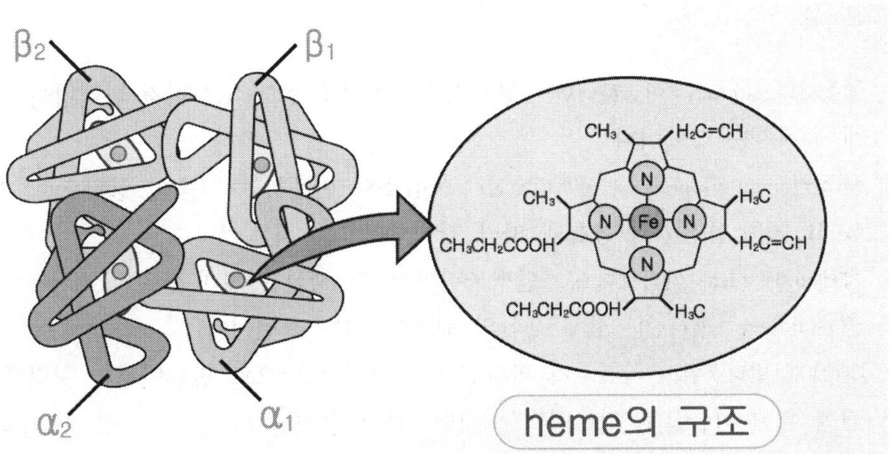

그림 2-27 ◾ 헤모글로빈의 구조

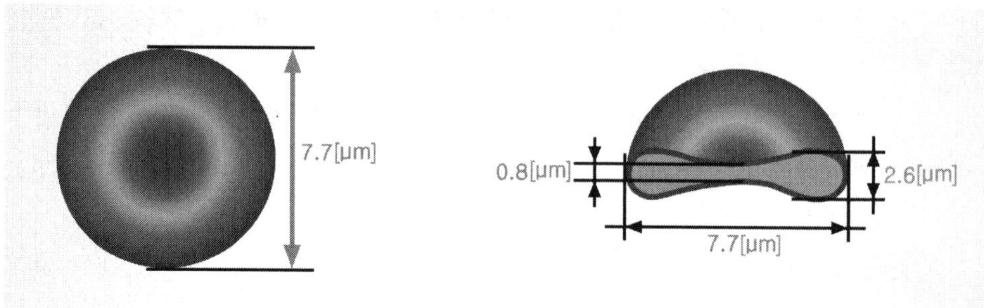

그림 2-28 ● 적혈구의 구조

4. **혈장**(plasma : 플라스마) : 혈액의 액체성분, 혈액의 세포(혈구)성분 없이 액체성분만 남은 성분이다.
   ① **알부민**(albumin : 알부민) : 혈장 내에서 볼 수 있는 단백질로, 혈장 삼투압의 유지와 전해질 등의 운반에 관여한다.
   ② **혈구소**(globulin : 글로불린) : 혈장단백의 일종이며, 전기영동법으로 알파, 베타, 감마의 세 가지 형으로 분류한다(단순 단백질군).
   ③ **섬유소원**(fibrinogen : 파이브리젠) = (섬유소를 생성하는 원인물질) : 혈액의 응고과정에 관여하는 혈장단백질이다.
5. **혈소판**(platelet : 플레이트리트) : 골수에 있는 흐르는 피 속에 들어간 고형성 분혈구, 정상일 때 혈액 1[mm^3]당 20만~40만 개 존재하며 평균수명 7~8일이다.

02 | 혈액의 응고

1. **응집소**(agglutinin : 어글루터닌) : 항A 응집소와 항B 응집소는 각각 혈액형이 다른 사람에 존재하는 항체이다.
2. **응집원**(agglutinogens : 어글루티노진) : 응집소와 반응하는 일종의 항원으로, 혈액형 A 및 B 등은 응집원의 종류에 따라 감별한다.
3. **항체**(antibodies : 안티보디스) : 단백물질이며, 그 생산은 체내 항원의 존재로 촉발된다.
4. **항원**(antigen : 앤티전) : 항체 생산의 원인이 되는 물질이다.
5. bilirubin(빌리루빈) : 적혈구가 파괴될 때 헤모글로빈으로 만들어지는 황갈색의 색소, 간에 의해 담즙으로 만들어져서 대변으로 배출한다.

03 | 혈액의 생성

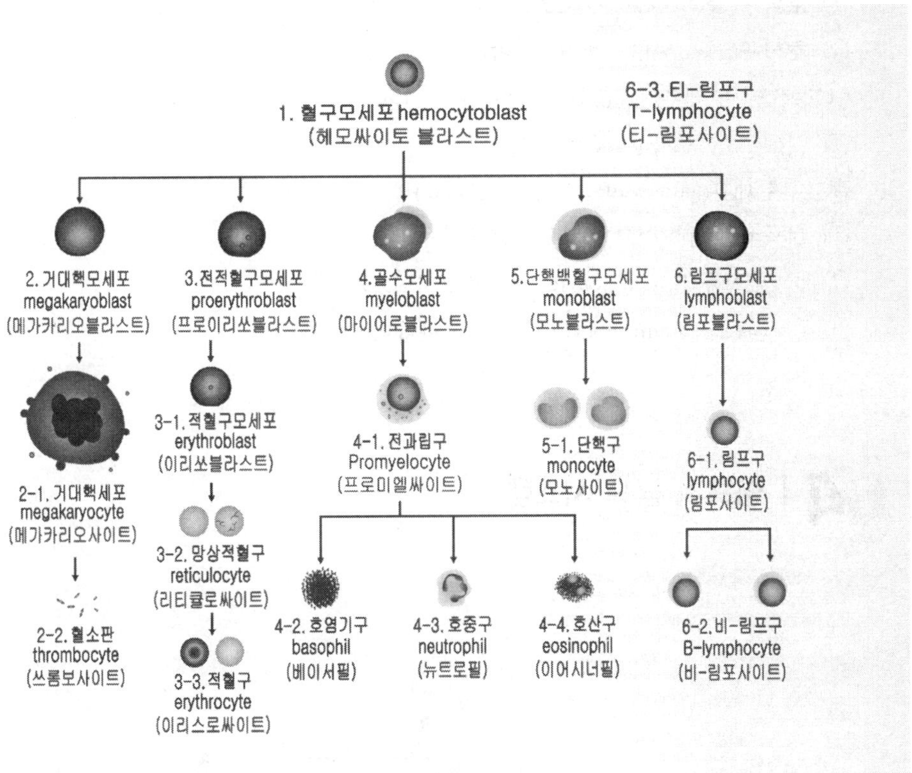

그림 2-29 • 혈액 생성의 모식도

1. **혈구모세포**(hemocytoblast : 헤모싸이토블라스트)
   ① stem cell(스템 셀) : 줄기세포 – 골수 속에 있는 세포이며, 이 세포로부터 여러 종류의 다른 형의 혈구가 생성된다(가장 할아버지(시조)가 되는 세포).
2. **거대핵모세포**(megakaryoblast : 메가카리오블라스트)
   ① **거대핵세포**(megakaryocyte : 메가카리오사이트) = (다형핵 거대 세포) : 골수 속에 있는 미성숙한 혈소판 전구체(혈소판을 만들기 바로 전에 세포)
   ② **혈소판**(thrombocyte : 쓰롬보 사이트) : Blood platelet(블러드 플래트레트)
3. **전적혈구모세포**(proerythroblast : 프로이리쏘블라스트)
   ① **적혈구모세포**(erythroblast : 이리쏘블라스트)
   ② **망상적혈구**(reticulocyte : 리티큘로싸이트)
   ③ **적혈구**(erythrocyte : 이리스로싸이트)

4. 골수모세포(myeloblast : 마이어로블라스트)
   ① 전과립구(promyelo cyte : 프로미엘싸이트)
   ② 호염기구(basophi : 베이서필)
   ③ 호중구(neutrophil : 뉴트로필)
   ④ 호산구(eosinophil : 이어시너필)
5. 단핵백혈구모세포(monoblast : 모노블라스트)
   ① 단핵구(monocyte : 모노사이트)
6. 림프구모세포(lymphoblast : 림포블라스트)
   ① 림프구(lymphocyte : 림포사이트)
   ② B－림프구(B-lymphocyte : 비－림포사이트)
   ③ T－림프구(T-lymphocyte : 티－림포사이트)

04 | 림프계 림프 시스템

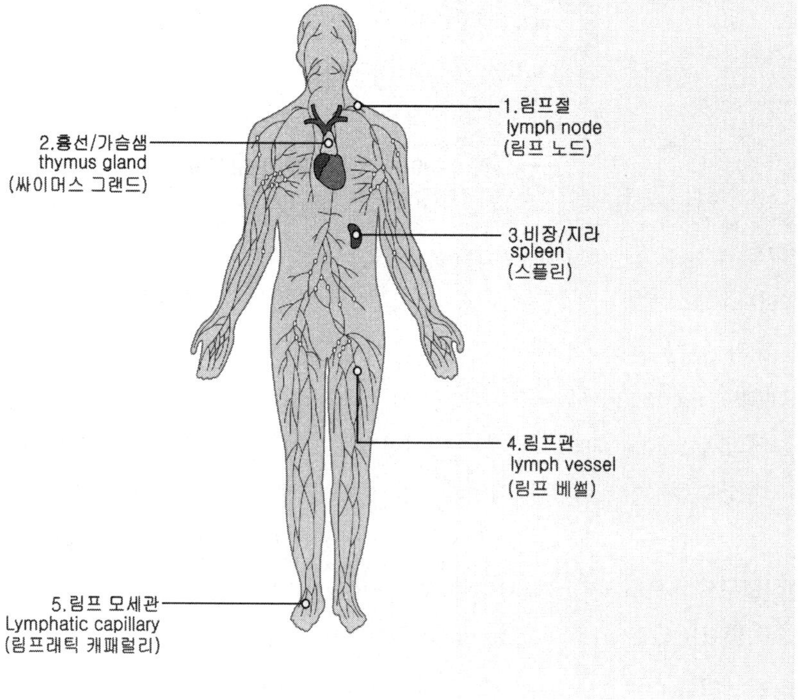

그림 2-30 • 림프계

1. **림프절**(lymph node : 림프 노드) : 림프관을 따라 위치하는 매우 분화된 림프성 기관이다(림프 혈관을 따라 캡슐로 둘러싸인 림프 조직).
2. **흉선**(thymus gland : 싸이머스 그랜드) : T 세포를 생성하고 면역반응에 중요한 역할을 하는 종격 내에 있는 기관이다. 종격동의 전상부에 위치된 림프 장기이며, 세포매개성 면역기능 발달과 성숙에 필요한 장기이다.
3. **비장 / 지라**(spleen : 스플린) : 혈액의 저장, 파괴 및 생성하는 위장에 인접한 기관이다. 인체에서 가장 큰 림프 기관. 적혈구를 파괴하여 혈색소를 유리시키고 혈색소는 간에서 빌리루빈으로 전환시킨다.
4. **림프관**(lymph vessel : 림프 베썰) : 림프액을 운반하며, 최종적으로 흉부에서 정맥으로 유입시킨다(체내를 통해 림프로 운반되는 것이다).
5. **림프모세관**(lymphatic capillary : 림프래틱 캐패럴리) : 가장 가는 림프관이다.

제 2 장

05 | 혈액성분과 백혈구

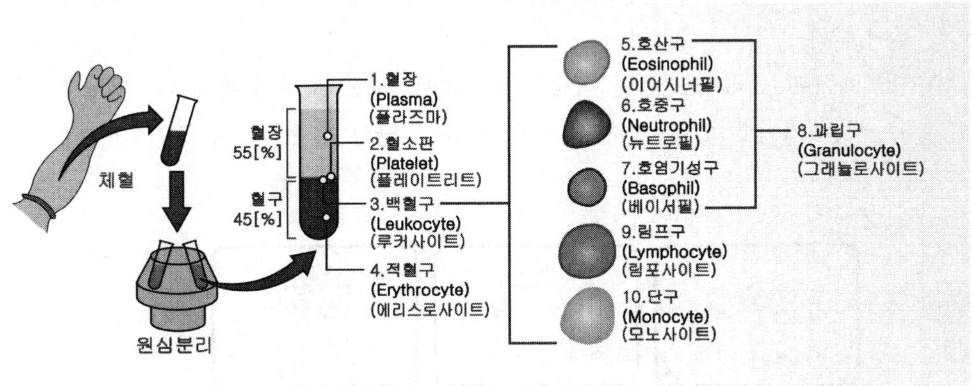

그림 2-31 • 혈액성분과 백혈구의 종류

1. **혈장**(plasma : 플라즈마) : 혈액의 액체성분, 혈액의 세포(혈구)성분 없이 액체성분만 남은 성분이다.
2. **혈소판**(platelet : 플레이트리트) : 골수에 있는 흐르는 피 속에 들어간 고형성 분혈구, 정상일 때 혈액 1[mm^3]당 20만~40만 개 존재하며 평균수명 7~8일이다.
3. **백혈구**(leukocyte : 루커사이트) : 헤모글로빈을 가지지 않는 유핵혈구로 세포 내 과립 유무와 그 염색성에 따라 과립 백혈구(호중구, 호산구, 호염기구)와 무과립 백혈구(림프

구, 단구)로 구분한다.

4. **적혈구**(Erythrocyte : 에리스로사이트) : 중앙이 오목한 원판 모양이고 핵이 없으며 혈액 1[mm^3] 속에 성인남자 약 500만 개, 여자 약 450만 개이다. 평균수명은 120일 정도이고 조혈은 골수에서 만들어지며 노화된 적혈구는 비장이나 간에 있는 대식세포에 의해 파괴된다.
5. **호산구**(eosinophil : 이어시너필) : 산성 색소에 친화성을 가진 붉은 과립을 가진 백혈구(식균능력을 지니고 있으며 기생충감염, 알러지성 질환 등이 있으면 생체 내 증가)이다.
6. **호중성 백혈구**(neutrophil : 뉴트로필) : 골수 속에서 형성되는 백혈구이며, 그 내부에 중성 염색성 과립을 포함한다(세균을 탐식하고 살균하는 백혈구, 급성염증(급성충수염)시 올라감).
7. **호염기성구**(basophil : 베이서필) : 백혈구의 일종으로, 세포질 내에 염기성 색소에 친화성을 가지고 있어 보라색으로 염색되는 큰 과립을 포함한다(과립구가 검게 염색되고 염증조직에 항응고 물질을 내보낸다).
8. **과립구**(granulocyte : 그래뉼로사이트) : 세포질 내부에 과립을 가지는 백혈구(호산구, 호중구, 호염기구), 골수에서 생성, 세포질 내 과립을 포함하는 백혈구이다.
9. **림프구**(lymphocyte : 림포사이트) : 림프조직. 비장, 림프절, 흉선 때로는 골수 속에 있는 백혈구, 백혈구의 일종이고 면역기능담당. T림프구(세포성 면역), B림프구(체액성 면역)이다.
10. **단핵백혈구**(monocyte : 모노사이트)=(단핵세포) : 림프 조직에 존재하는 백혈구, 하나의 큰 핵을 가지고 있다. 백혈구의 한 종류로 만성 염증질환시 증가된다.

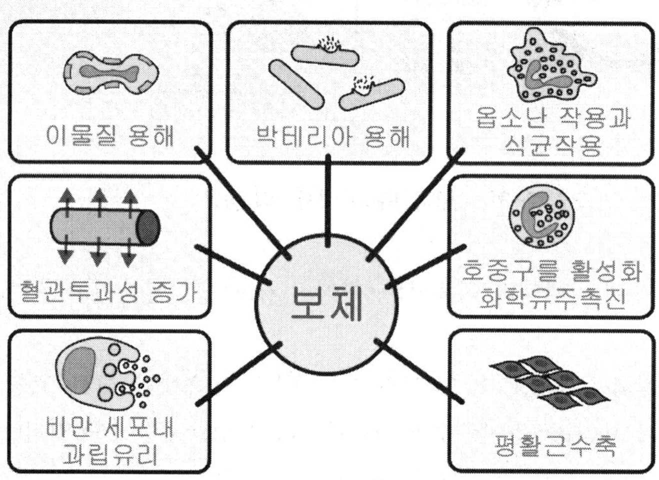

그림 2-32 ● 보체의 역할

형태	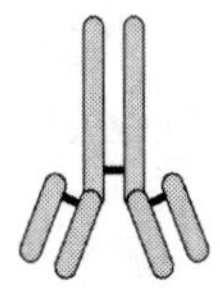	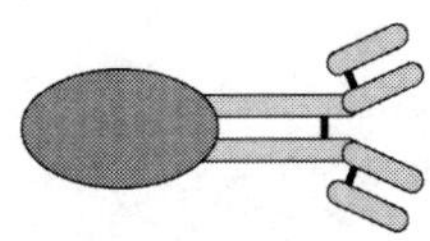	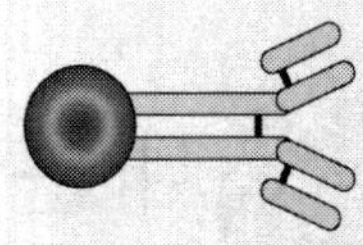
발생	체액과 혈장	외분비선	대부분 B 임파구 표면
형태	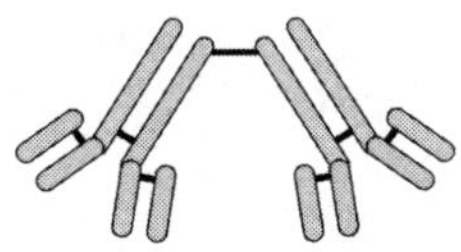		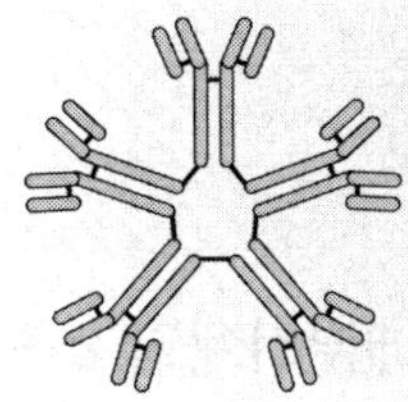
발생	외분비선		혈장

그림 2-33 • 혈액 및 림프계 모양

06 | 혈액 및 림프계 검사 및 처치 관련 용어

① osteometry(오스테오메트리) : 골수압력측정

② **골수생검**(bone marrow(needle) biopsy : 본 매로 니들 바이옵시)) : 골수를 빼기 위한 침생검이다. 바늘(needle : 니들)을 골수강 내에 넣어 골수를 흡입하여 골수혈액을 슬라이드에 도말하여 현미경으로 검사하는 것이다.

③ neck and axillary lymph nodes, excisional biopsy(넥 앤드 액설레리 림프 노드 엑시저널 바이옵시) : 경부 및 액와부 림프절 절제 생검

④ blood viscosity test(블러드 비스코서티 테스트) : 혈액점도검사

⑤ **응고시간**(coagulation time : 코애귤레이션 타임) : 혈액을 채취한 후 응고되기까지의 시간

⑥ **교차시험**(cross matching : 크로스 매칭) : 수혈자가 공혈자로부터 수혈을 받기 전에 적혈구 항원 · 항체 반응으로 용혈이 일어나는지 검사하는 방법이다. 주시험(환자혈청과 공혈자의 혈구), 부시험(공혈자혈청과 환자혈구)으로 시험관병에 섞어서 응집, 용혈반응이 일어나는 여부를 관찰한다.

Lesson

8 내분비계

01 | 내분비계의 해부 관련 용어

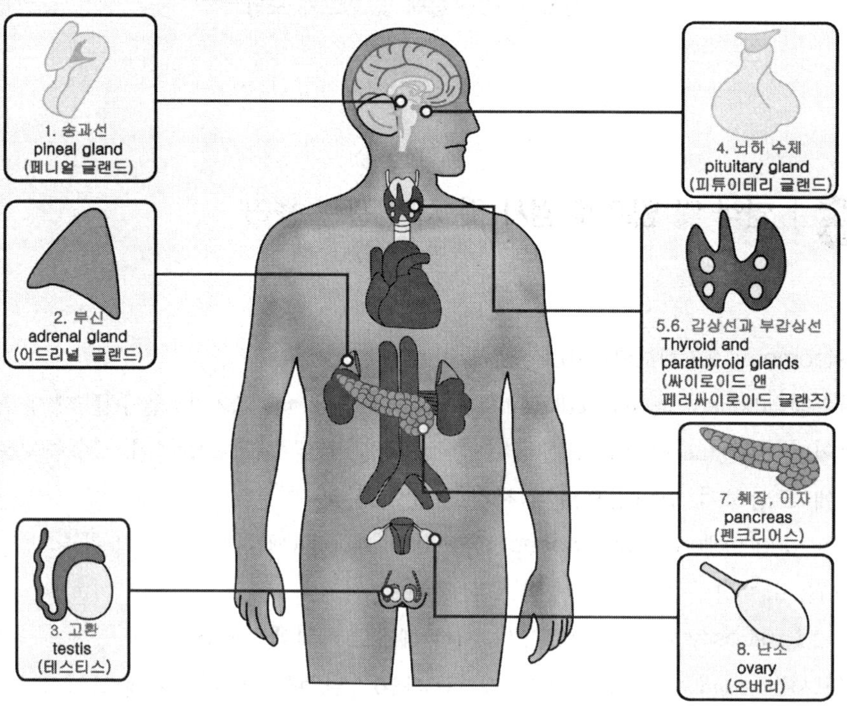

그림 2-34 • 내분비계(endocrine system : 엔도크린 시스템)

인체의 항상성 유지와 생식, 발생에 중요한 역할을 하는 호르몬(hormones)1[1]을 생산, 분비하는 선과 조직들의 모임을 말한다.

1) 호르몬(hormones) : 관이 없는 선에서 생산되어 혈류에 의해 생체의 다른 부위로 운반되는 화학물질

1. **송과선**(pineal gland : 페니얼 글랜드) : 멜라토닌을 분비, 송과선의 소나무열매 모양의 겉 모양을 하고 있으며 세로토닌과 멜라토닌 등을 함유하고, 그중 멜라토닌은 생식선자극 호르몬 방출을 억제하고 피부의 색깔을 희게 한다. 또는 송과선이 파괴되면 성적 조숙과 생식선비대가 나타난다.
2. **부신**(adrenal gland : 어드리널 글랜드) : adrenal gland(어드리널 글랜드)와 같은 뜻으로, 좌우 신장의 각 상단에 위치한 내분비 기관. 생명유지에 매우 중요한 내분비기관이다.
   ① **부신수질**(adrenal medulla : 어드리널 메듈라) : 부신의 내측부. 이 부위에서 에피네프린과 노르에피네프린이 생성된다.
   ② **부신피질**(adrenal cortex : 어드리널 콜텍스) : 부신의 바깥층. 이 부위에서 당질코르티코이드, 전해질 코르티코이드, 안드로젠 등의 호르몬이 분비된다.
3. **고환**(testis : 테스티스) : 남성의 음낭 내 양측에 위치하며 testosterone(테스토스테론)을 분비한다.
4. **뇌하수체**(pituitary gland : 피튜이테리 글랜드) : 뇌 기저부에 있는 내분비선, 뇌하수체는 접형골 내에 위치하며 전엽 · 후엽으로 나눌 수 있고 시상하부로부터 화학물질의 조절을 받는다.
   ① **뇌하수체 전엽**(adenohypophysis : 아데노하이포퍼시스)
   ② **뇌하수체 후엽**(neurohypophysis : 뉴로하이포퍼시스)

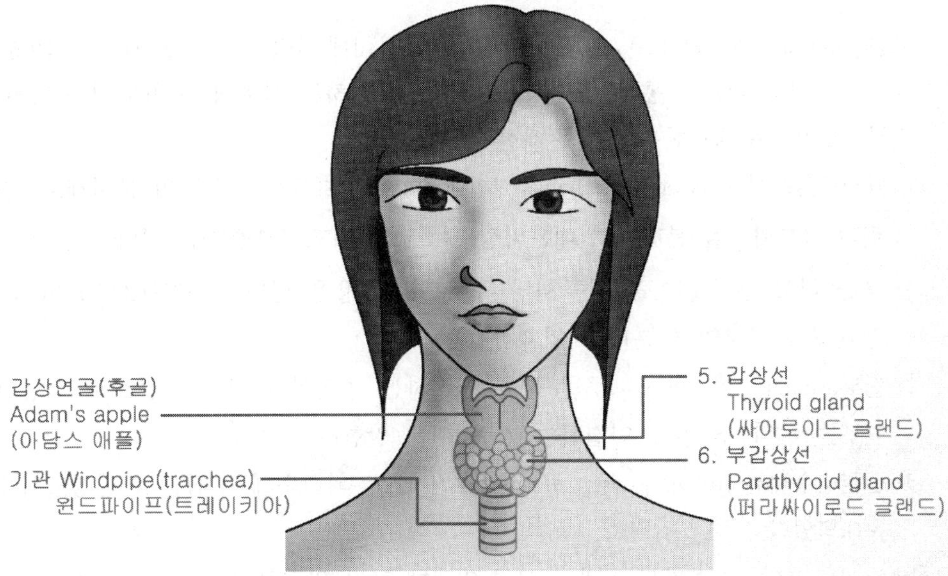

그림 2-35 • 기관지

5. **갑상선**(thyroid gland : 싸이로이드 글랜드) : 갑상선은 인두 바로 밑에 양옆에 존재한다. 티록신, 트리요오드티로닌, 칼시토닌의 세 가지 호르몬이 생성된다.
6. **부갑상선**(parathyroid gland : 퍼러싸이로이드 글랜드) : 하나의 갑상선(양쪽에 2개)의 위, 아래 부위에 존재하기 때문에 우리 몸에는 전체 4개의 부갑상선이 존재하며. 부갑상선은 파라트로몬을 생성한다.

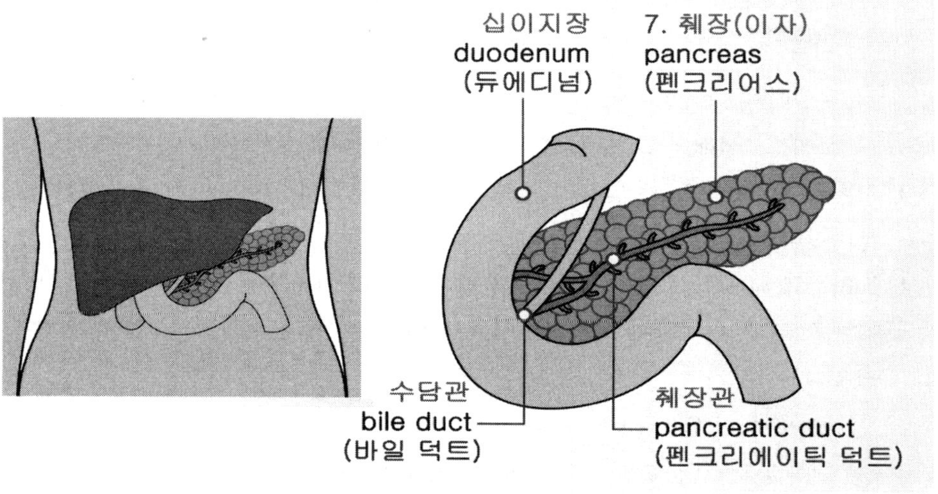

그림 2-36 • 췌 장

7. **췌장**(pancreas : 펜크리어스) : 십이지장과 지라 사이에 수평으로 가로지르는 선(線)으로, 그 중앙을 췌관이 통하고 있다. 이자액을 분비하는 선조직 사이에 섬 모양의 특수한 조직인 랑게르한스섬이 존재한다.
   ① **랑게르한스섬**(islets of Langerhans : 아일렛 오브 랑게르한스) : 췌장의 분비세포. 인슐린과 글루카곤을 분비하며 내분비성 세포로 α세포(글루카곤)는 혈당을 높이는 작용을 하고 β세포(인슐린)는 혈당을 낮추는 작용을 한다. δ세포(소마코스타틴)는 인슐린과 글루카콘 분비를 억제한다.
   ② **협부**(isthmus : 이스머스) : 두 부분을 연결하는 조직이 좁아진 부분으로 갑상선의 협부는 선의 두 엽을 연결하는 가는 띠를 말한다.
   ③ **신경하수체**(neurohypophysis : 뉴로하이포퍼시스) : 뇌하수체 후엽으로 신경조직에서 유래되었다.
8. **난소**(ovary : 오버리) : 여성 골반의 자궁 양측에 각각 위치하며 estrogen(에스트로젠)과 progesterone(프로제스트론)을 분비한다.

9. 내분비선[2](endocrine glands : 엔도크라인 글랜즈) : 소화기계, 호흡기계, 비뇨생식기계, 신경계 등 여러 기관계에 부속하여 있는 내분비조직이다.

10. 외분비선[3](exocrine glands : 엑서크라인 글랜즈) : 관을 통하여 물질을 생체표면에 분비하는 선이다.

11. 시상하부(hypothalamus : 하이퍼샐러머스) : 뇌하수체에 밀접해 있는 바깥 부위, 간뇌의 일부, 영역으로 뇌하수체를 자극하여 뇌하수체 호르몬의 분비를 촉진한다. 자율신경계의 최고 중추이며 몸의 자율기능, 내분비기능 및 생명유지에 관여하는 매우 중요한 부분이고 감정행동에 관여하며 체온조절, 수분대사, 탄수화물, 지방대사 등 신경핵의 기능 중추가 있다.

12. 흉선(thymus gland : 사이머스 글랜드, =가슴선) : 종격에 있는 도관이 없는 선, 생체의 면역반응에 관여하며 성인이 되면서 위축된다.

제 2 장

02 | 내분비계의 호르몬 관련 용어

1. 시상하부

① releasing hormone(릴리징 호르몬) : 분비(유리) 호르몬 – 호르몬 분비를 조절한다.

② oxytocin(옥시토신) : 옥시토신 – 출산 시 자궁근을 수축시켜 진통을 일으키고 젖의 분비를 촉진시켜 수유를 준비하게 한다.

2. 뇌하수체 전엽

① 성장 호르몬(Growth Hormone ; GH : 그로스 호르몬) : somatotropin(서매터트로핀) 14개의 아미노산으로 이루어진 호르몬으로 성장 호르몬뿐만 아니라 뇌하수체로부터의 갑상선자극 호르몬의 분비를 억제하며 나아가 인슐린, 글루카곤, 기스트린 등 췌장이나 소화관으로부터의 호르몬 분비를 억제하는 작용도 한다.

② 갑상선자극 호르몬(Thyroid-Stimulating Hormone ; TSH : 사이로이드-스티뮬레이팅 호르몬) : 갑상선을 자극하여 호르몬 분비를 촉진시킨다.

③ 부신피질자극 호르몬(Adrenocorticotropic Hormone ; ACTH : 아드레노코티코트로픽 호르몬, =corticotropin : 코티코트로핀) 부신피질을 자극하여 호르몬 분비를 촉진시킨다.

---

2) 내분비선 : 분비관 없이 혈액 속으로 호르몬을 직접 분비하는 선(종류 : 갑상선, 부갑상선, 부신, 췌장, 뇌하수체, 난소, 고환, 송과선, 흉선)이다.

3) 외분비선 : 화학적 물질을 분비하는 도관이 있는 선(종류 : 한선, 유선, 타액선, 누선)이다.

Lesson

9 비뇨기계

01 | 비뇨기계 해부 관련 용어

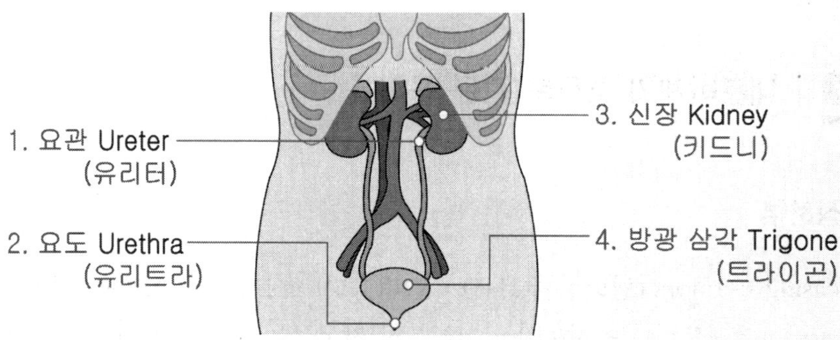

그림 2-37 ● 비뇨기계(urinary system : 유어러네리 시스템)

1. **요관**(ureter : 유리터) : 양측 신장에서 방광까지 오줌을 나르는 두 가닥의 관. 신장에서 형성된 요를 방광으로 내려 보내는 일을 하는 것이다.
2. **요도**(urethra : 유리트라) : 방광에서 체외로 연결된 관. 방광의 요를 체외로 배설하는 관이다. 남성은 약 20[cm], 여성 3~5[cm]로 남성이 길다.
3. **신장**(kidney : 키드니) : 비뇨기계의 주체를 이루고 있는 성인 주먹 크기의 강낭콩 모양의 실질기관이며, 후복막에 유착되어 있는 후복막 기관이다. 소변을 형성하는 기관으로 인체의 수분과 염분, 전해질 균형을 담당하는 핵심적 장기이다. 양쪽 요추부위에 위치하는 두 개의 구조이며 혈액을 여과하고 불순물을 분배하여 소변을 형성하는 것이다.
4. **방광 삼각**(trigone : 트라이곤) : 요관이 방광으로 유입되고 요도가 지시하는 방광의 기저부이다. 방광 내에 두 개의 요관과 요도가 형성하는 삼각형 모양의 공간이다.

02 | 신 장

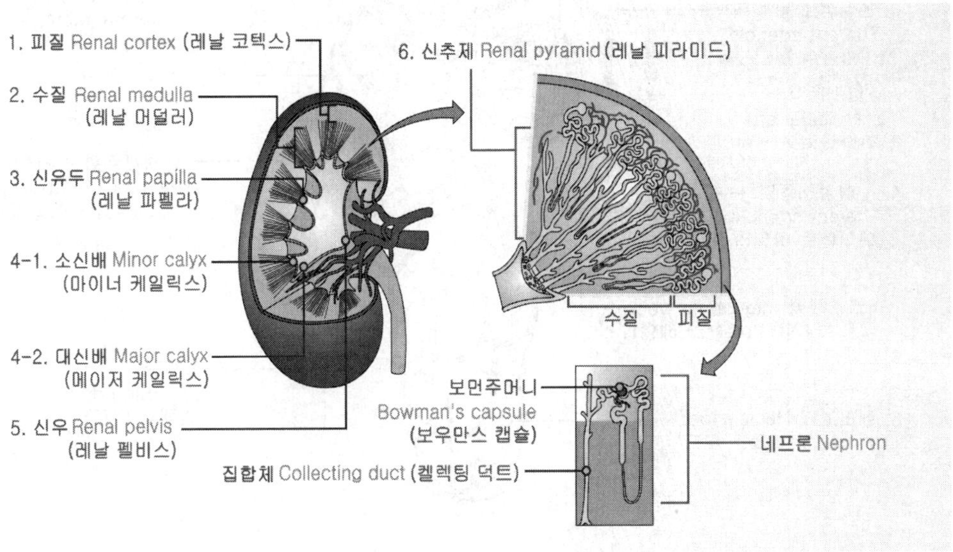

그림 2-38 • 신장의 기본구조

1. **신장피질**(Renal cortex : 레날 코텍스) = (신장의 바깥쪽 부위) : 바깥층, 표층. 신장 피질의 단면을 육안으로 보면, 신소체, 신세뇨관, 혈관 등이 풍부하기 때문에 어두운 갈색 과립상으로 보인다.
2. **신장수질**(Renal medulla : 레날 머덜러) : 내층. 신장피질의 단면을 육안으로 보면 담홍색을 띠고 부챗살 모양으로 보이는데, 이는 집합 세뇨관이 신우를 향해 달리고 있기 때문이다.
3. **신유두**(Renal papillae : 레날 파펠라) : 신소체와 신세뇨관으로 구성되는데, 신세뇨관은 다시 원 · 근위 세뇨관, 헨리고리의 상행각과 하행각, 집합 세뇨관으로 구성된다.
4. **신배**(Remal calyx : 레날 케일릭스) : 컵 모양으로 생긴 신우의 집합부위. 신원으로부터 신장깔대기까지 요를 이동시키는 관의 계통이다.
   4-① Minor calyx(마이너 케일릭스)가 있다.
   4-② Major calyx(메이저 케일릭스)
5. **신우**(renal pelvis : 레날 펠비스) : 신배가 모여서 형성되는 공간으로 요관으로 연결되며, 신장의 안쪽(내측) 부위이다.
6. **신추제**(renal pyramids : 레날 피라미드) : 수질에 존재하는 8~15개 정도의 피라미드 모양의 구조물이다.

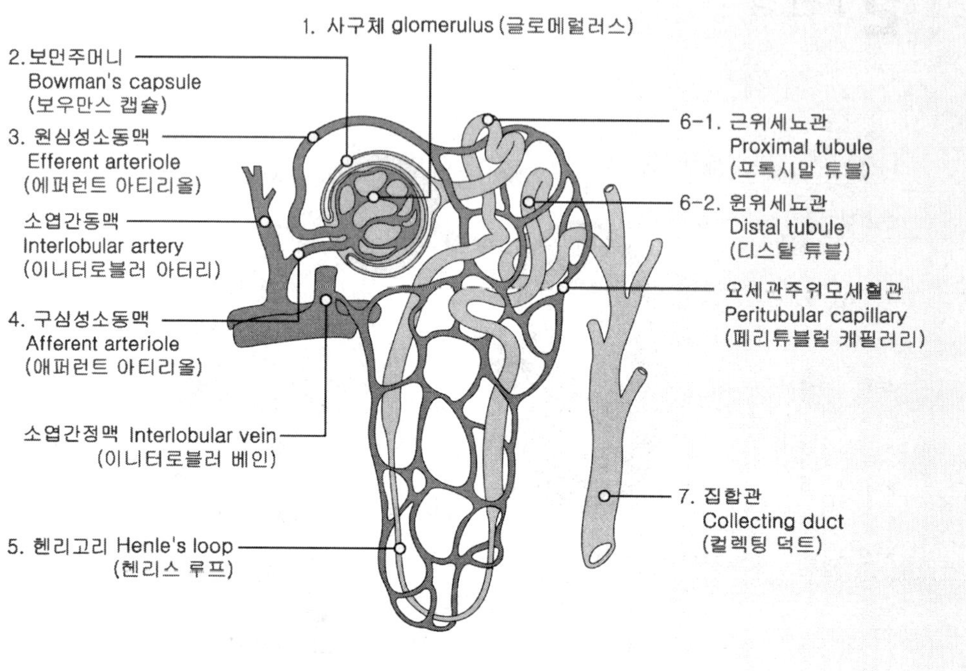

그림 2-39 ● 신장의 상세구조

1. **사구체**(glomerulus : 글로메럴러스) : 실꾸러미처럼 뭉쳐져 있는 소동맥의 덩어리로 여과가 일어나는 부위이며, 모세혈관의 집합체이다(신원상부에 위치하고 작은 공모양).
2. **보먼주머니**(Bowman's capsule : 보우만스 캡슐) : 사구체를 싸고 있는 주머니 모양의 구조물로서 뒤에 이어지는 신장세뇨관의 시작부위이다.
3. **원심성 소동맥**(efferent arteriole : 에퍼런트 아티리올, =수입 소동맥) : 사구체에서 나가는 소동맥이다.
4. **구심성 소동맥**(afferent arteriole : 애퍼런트 아티리올, =수입 소동맥) : 사구체로 들어오는 소동맥이다.
5. **헨리고리**(Henle's loop : 헨리스 루프) : 원위 세뇨관과 근위 세뇨관 사이의 세뇨관으로 신장의 수질부를 향해 달리는 하행각과 신장의 피질부를 향해 달리는 상행각으로 구성되며, U자 모양을 하고 있어 염소에 의한 삼투압차가 발생하고, 이러한 삼투압차는 요농축에 중요한 역할을 한다.
6. **소관, 세관**(tubule : 튜뷸) : tube(튜브)보다 가는 관

   ① **근위 세뇨관**(proximal tubule : 프록시말 튜블)

   ② **원위 세뇨관**(distal tubule : 디스탈 튜블)

7. **집합관**(collecting duct : 컬렉팅 덕트)

① **네프론, 신장단위**(nephron : 네프론) : 신장의 구조적 · 기능적 단위로 사람의 신장은 약 100만 개의 네프론으로 구성되어 있다. 신장의 가장 작은 기능단위이며, 신장 세포와 모세혈관을 포함하여 요를 형성한다.

② **신소체**(renal corpuscle : 레날 코퍼슬) : 사구체와 보먼주머니로 구성되는 구조물로 이를 통하여 여과작용발생＝말피기 소체(Malpighian corpuscle : 말피기안 코퍼슬)

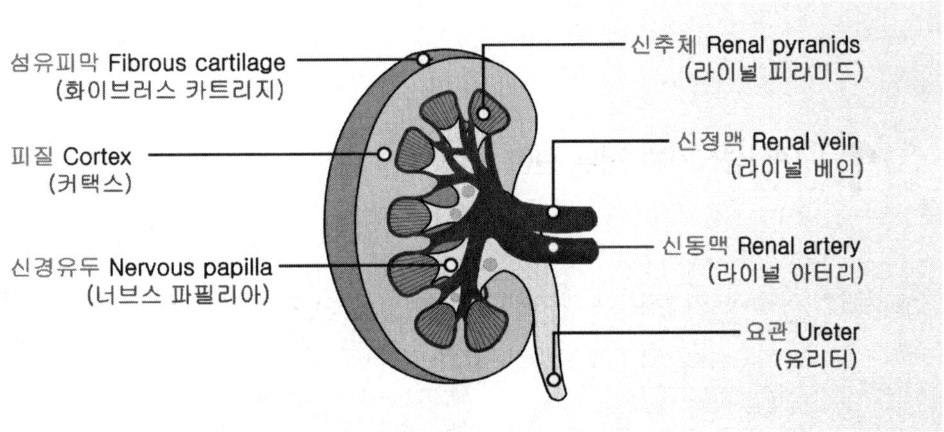

그림 2-40 • 신장의 구조

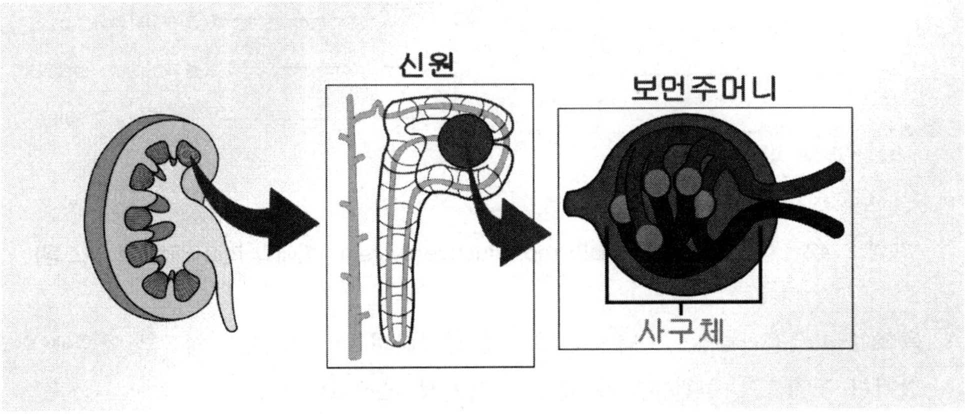

그림 2-41 • 신단위(nephron)의 구조

Lesson

10 여성생식기계

01 | 여성생식기계 해부 관련 용어

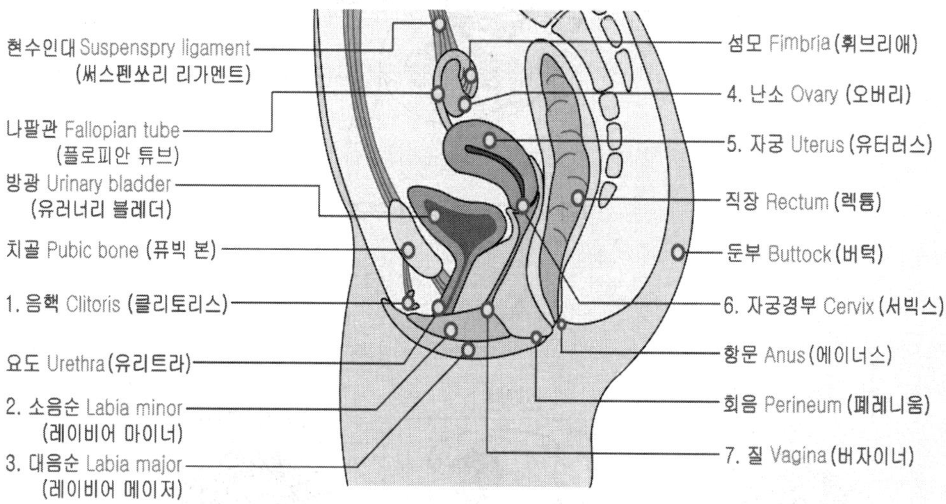

그림 2-42 • 여성생식기계(female reproductive system : 피메일 리프러덕티브 시스템)

1. **음핵**(clitoris : 클리토리스) : 남성의 음경에 해당하며 여성의 요도 개구부 앞쪽에 위치한 발기성 조직으로 혈관분포가 풍부한 발기성 조직이다.
2. **소음순**(labia minor : 레이비어 마이너) : 대음순의 안쪽에 위치한 두 쪽의 작은 주름. 대음순과 습한 피부 사이에 두 개의 주름이 작은 것으로 덮여 있다.
3. **대음순**(labia major : 레이비어 메이저) : 발생학적으로 남성의 음낭에 해당하며, 앞뒤로 연장된 두 개의 긴 피부주름, 피부 최외층에 지방이 많고 발기성의 피부로 2개의 주름이 덮여 있다.

4. 난소(ovary : 오버리) : 폐경기까지 주기적으로 난자를 성숙시켜 배출하고 여성의 2차성징 발현, 임신의 준비와 유지를 위한 호르몬 등을 분비하는 여성 생식선이다(수정에 관여하는 난자를 생성 · 방출하는 생식선).
5. 자궁(uterus : 유터러스) : 골반강 안의 표주박처럼 생긴 근육조직으로 여기서 태아가 발육한다. 여성의 내성기로서 소골반강의 거의 중앙에 있는 전후로 약간 편평한 달걀크기의 장기, 수정란이 착상하여 발육하는 장소(womb : 움)이다.
6. 자궁경부(cervix : 서빅스, =자궁목 부위) : 자궁의 질 측 입구, 세포 모양 변화에 의한 이형성증이 다발하고 자궁경부암이 발전되는 부위이다.
7. 질(vagina : 버자이너) : 자궁경부와 이어져 있는 교접기관인 동시에 산도를 이루는 확장성이 큰 막성 기관으로 여성의 내성기의 일부로 자궁경부 질부에 이어지는 관으로 된 형태의 기관이다.

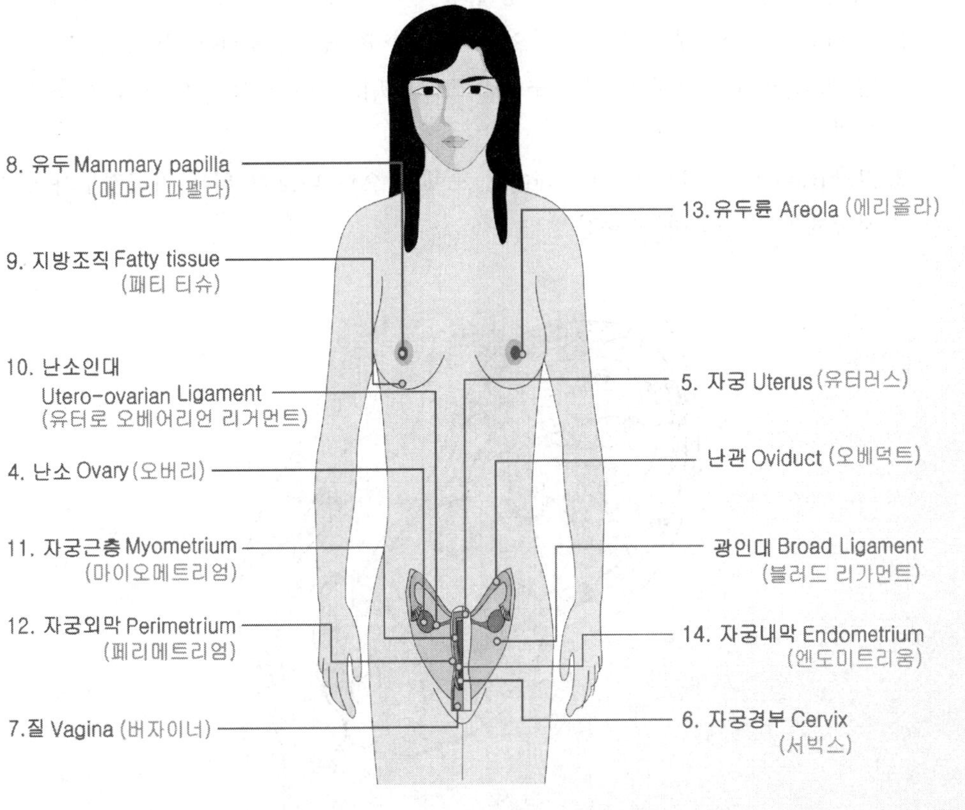

그림 2-43 • 여성생식기

8. 유두(mammary papilla : 매머리 파펠라) : 유방이 외부로 튀어나온 부위. 모든 포유류의 젖샘 개구부에 있는 돌기이다.
9. 지방조직(fatty tissue : 패티 티슈) : 유방의 모양을 유지하고, 모유의 온도를 유지하는 기능을 하는 지방세포로 구성된 조직이다.
10. 자궁 난소인대(utero-ovarian ligament : 유터로-오베어리언 리거먼트) : 난소를 복강벽과 자궁에 부착시키는 인대이다.
11. 자궁근층(myometrium : 마이오메트리엄) : 자궁을 구성하는 근육부위로 자궁의 근육층이다.
12. 자궁외막(perimetrium : 페리메트리엄) : 자궁의 가장 바깥을 싸는 전형적인 장막으로 생긴 결합성 조직으로 구성되어 있으며 자궁의 최외층이다.
13. 유두륜(areola : 아리올라) : 유두 주위의 짙게 착색된 부위이다.
14. 자궁내막(endometrium : 엔도미트리엄) : 자궁의 가장 안쪽 층으로 난소에서 분비되는 호르몬의 영향을 받아 수정란의 착상을 준비하고, 수정이 이루어지지 않으면 기저층을 제외한 나머지 부분이 주기적으로 탈락된다(자궁 안 주위에 점액성막).
   ① 임신(pregnancy : 프레그넌시) : 수태라고도 하며, 태아가 자궁 안에서 자라는 상태이다.
   ② 분만(parturition : 파튜어리션) : 태아가 모체 밖으로 나오기 위해 자궁경부가 열리고 자궁체부가 수축하는 과정

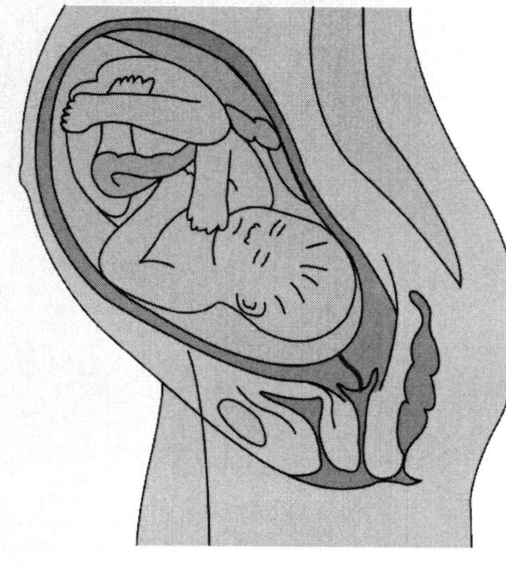

그림 2-44 • 태 아

③ **월경**(menstruation : 멘스트루에이션) : 자궁내층의 주기적인 탈락현상으로 발생되는 출혈(약 28일 주기)

㉠ 월경기(1~5일) : 출혈시기, 자궁내막 중 치밀층과 해면층의 탈락시기이다.

㉡ 증식기(6~14일) : 자궁내막의 증식기, 일명 여포기이다.

㉢ 분비기(15~26일) : 일명 임신전기, 배란시기, 기초체온 상승시기이다.

㉣ 월경전기(27~28일) : 자궁내막의 국소적 빈혈 초래시기이다.

④ **배란**(ovulation : 오불레이션) : 난소에서 성숙한 난자가 난소 밖으로 방출되는 것이다.

⑤ **초경**(menarche : 미나키) : 첫 월경(월경의 처음). 대체로 12~13세경 시작한다.

⑥ **폐경**(menopause : 메너포즈, =갱년기) : 여성의 생식선이 작용을 멈추어, 임신이 불가능해지는 시기(월경이 멈추는 것으로 대체로 45~50세 폐경이 된다)이다.

⑦ **태반**(placenta : 플러센터) : 임신 중 착상한 수정란과 모체의 자궁내막에 의해 발달하는 혈관이 풍부한 기관이다.

⑧ **피임**(contraception : 콘트러셉션) : 수정을 교란하여 임신을 방지하는 방법이며, 수태조절을 위해 임신을 자발적(스스로)으로 방지하는 것이다.

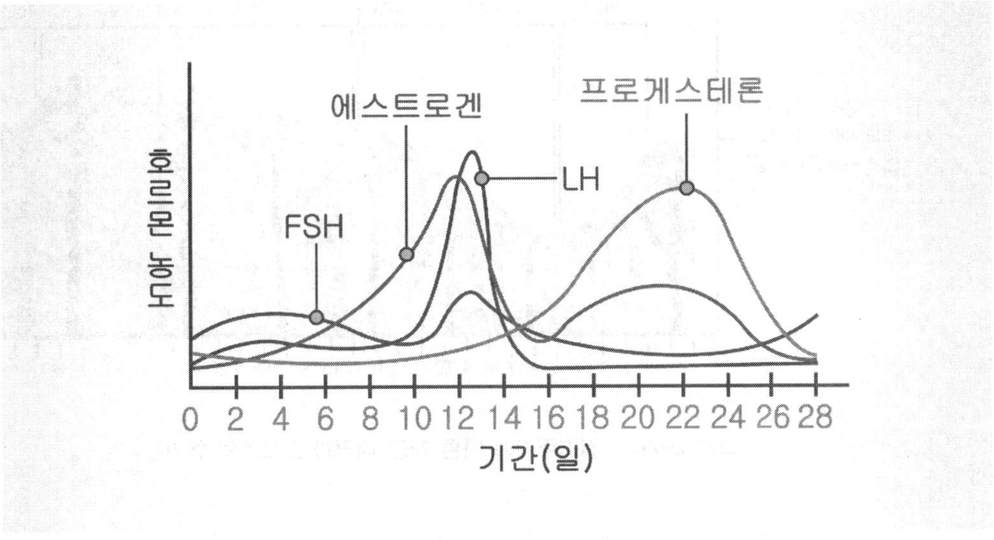

그림 2-45 ● 월경주기에 따른 호르몬의 농도변화 그래프

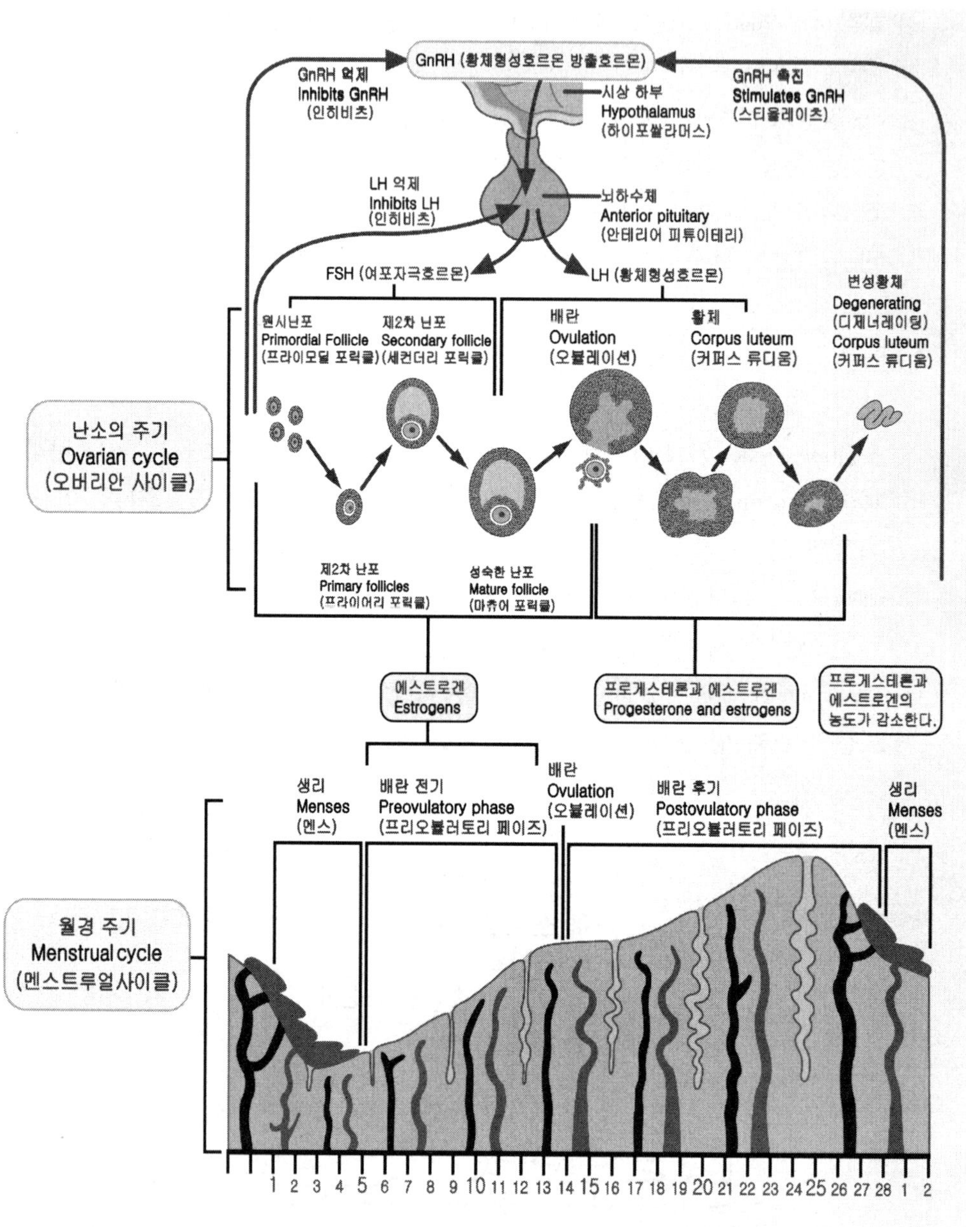

그림 2-46 • 월경주기에 따른 자궁 내막과 호르몬의 변화

Lesson

11 남성생식기계

01 | 남성생식기계 해부 관련 용어

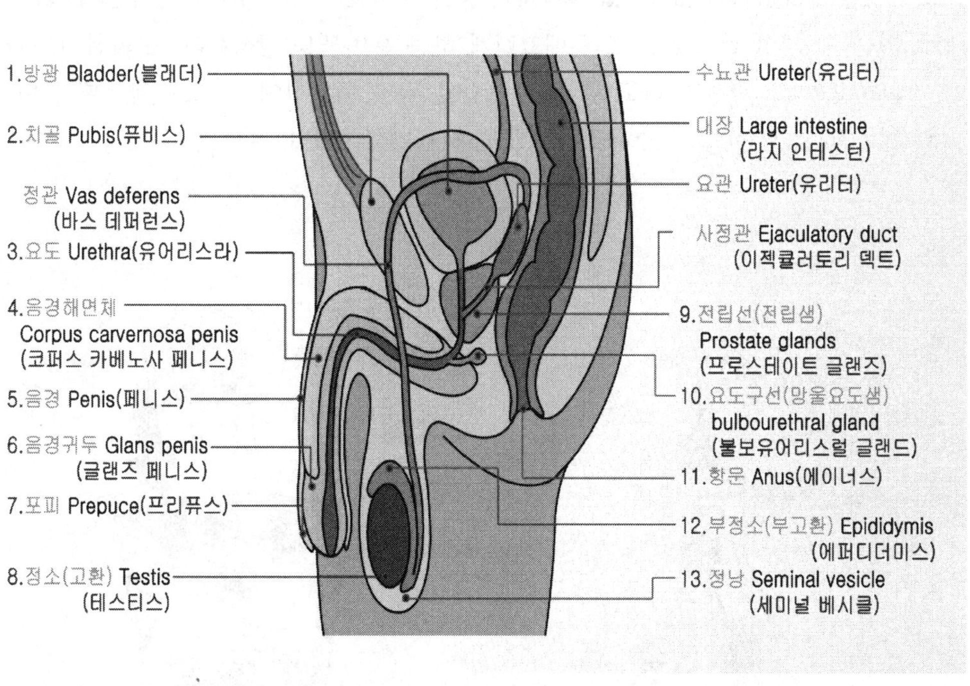

그림 2-47 ● 남성생식기계(male reproductive system : 메일 리프로덕티브 시스템)

1. **방광**(bladder : 블래더) : 신장에서 보내지는 오줌을 일시적으로 저장하는 역할을 하는 주머니 모양의 장기이다.
2. **치골**(pubis : 퓨비스) : 한자어로 부끄러운 데 있는 뼈로 불리지만 골반 전하부에 있는 좌우 1쌍의 뼈이다.

3. 요도(urethra : 유어리스라) : 방광에 고인 요를 체외로 배출하는 관으로 남성의 요도는 여성에 비해 길다.
4. 음경해면체(corpus carvernosa penis : 코퍼스 카베노사 페니스) : 음경이나 음핵의 발기조직으로 주변은 탄성섬유를 함유한 교원섬유 성막으로 둘러싸여 있다.
5. 음경(penis : 페니스) : 체내수정을 하는 동물로서 암컷의 체내에 정자를 보내는 남성교미기관이다.
6. 음경귀두(glans penis : 글랜즈 페니스) : 음경의 민감한 끝부분이다.
7. 포피(prepuce : 프리퓨스) : 음경귀두를 싸고 있는 부분이다.
8. 고환(testis : 테스티스) : 남성의 생식선. 정자와 남성 호르몬(testosterone : 테스토스테론)을 생성. 쌍으로 구성된 남성생식선이다.
9. 전립선(prostate glands : 프로스테이트 글랜즈) : 남성생식기의 부속샘의 하나, 모양과 크기는 밤알과 비슷하다.
10. 요도구선(bulbourethral gland : 불보유어리스럴 글랜드) = (쿠퍼샘) : 남성의 요도 가까이에 있는 두 개의 선으로 요도를 매끄럽게 하는 분비물을 생성한다. 쿠퍼선 (Cowper's gland(쿠퍼스 글랜드))라고 불리며 전립선 밑에 위치하여 요도로 액체를 분비한다.
11. 항문(anus : 에이너스) : 소화관 맨 끝부분의 배설구이다.

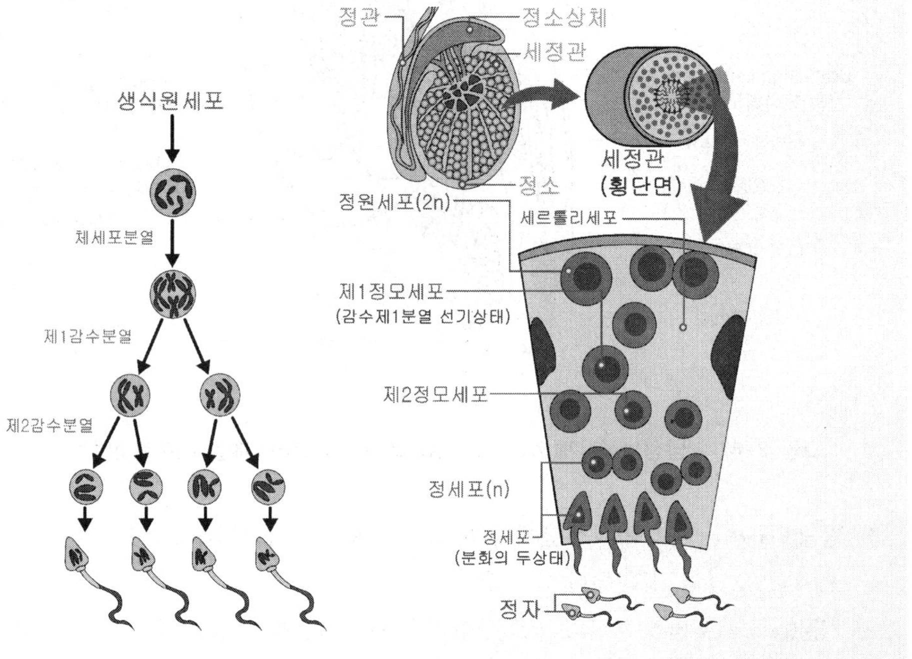

그림 2-48 ◦ 정자의 생성

12. 부고환(epididymis : 에피디더미스) : 고환의 위쪽 끝에서 시작하여 뒷모서리를 따라 내려가는 가늘고 긴 기관으로 정관에 연결. 고환에서 만들어진 정자를 보관하고 정관으로 이동시키는 역할을 한다.
13. 정낭(seminal vesicle : 세미널 베시클) : 남성의 생식관으로 성교시 액체 내용물을 사정관으로 분비하는 2개의 긴 자루처럼 생긴 샘이다.

02 | 남성생식기 용어

① 사정(ejaculation : 이재큘레이션) : 요도로부터 정자와 액을 방출하는 기능이며, 남성요도에서 정자와 액체가 나오는 것이다.
② 편모(flagellum : 플러젤럼) : 정자에 운동성을 주는 꼬리부분이다.
③ 이란성쌍생아(fraternal twin : 프러터널 트윈) : 두 개의 정자에 의해서 수정된, 두 개의 각기 다른 난세포로부터 태어난 쌍둥이이다.
④ 일란성쌍생아(identical twin ; 아이덴티컬 트윈) : 한 개의 수정란으로부터 태어난 쌍둥이이다.
⑤ 간질조직(interstitial tissue : 인터스티셜 티슈) : 기관의 실질부분 사이의 조직이다.
⑥ 실질조직(parenchymal tissue : 파렌카이멀 티슈) : 기관의 실질부분이다.
⑦ 전립선(prostate gland : 프로스테이트 글랜드) : 방광의 기저부에 있는 선이며 사정할 때 요도에 체액을 분비한다. 방광 바로 아래에 위치하며 정액의 한 성분이 되는 알칼리성 분비물을 형성하는 선으로 이 분비물은 요도의 산도를 중화시키며 정자의 운동성을 오래 유지시켜 주는 역할을 한다.
⑧ 정액(semen ; 시멘) : 정자와 액이며, 사정시 분비되는 물(sperm : 스펌)이다.
⑨ 정낭(seminal vesicles : 세머널 베지클스) : 정관에 액을 분비하는 선이며, 정자에 영양분을 공급하는 노란 물질을 분비하는 정액의 한 구성성분이 되는 선이다.
⑩ 세정관(seminiferous tubules : 세머니퍼러스 튜뷸) : 고환 속의 가는 관이며, 고환 속에 있고 정자가 발육하는 가는 관이다.
⑪ 정자(spermatozoon : 스퍼머터조언) : 남성의 생식세포이다.
⑫ 정관(vas deferens : 배스 데퍼런스, =수정관) : 부고환에서 요도까지 정자가 운반되는 가는 관을 말하며, 정자를 골반강으로 들어가 방광주위를 지나 요도까지 운반하는 관이다.

Lesson

12 피부 및 피부 부속기

01 | 피부 및 피부 부속기 해부 관련 용어

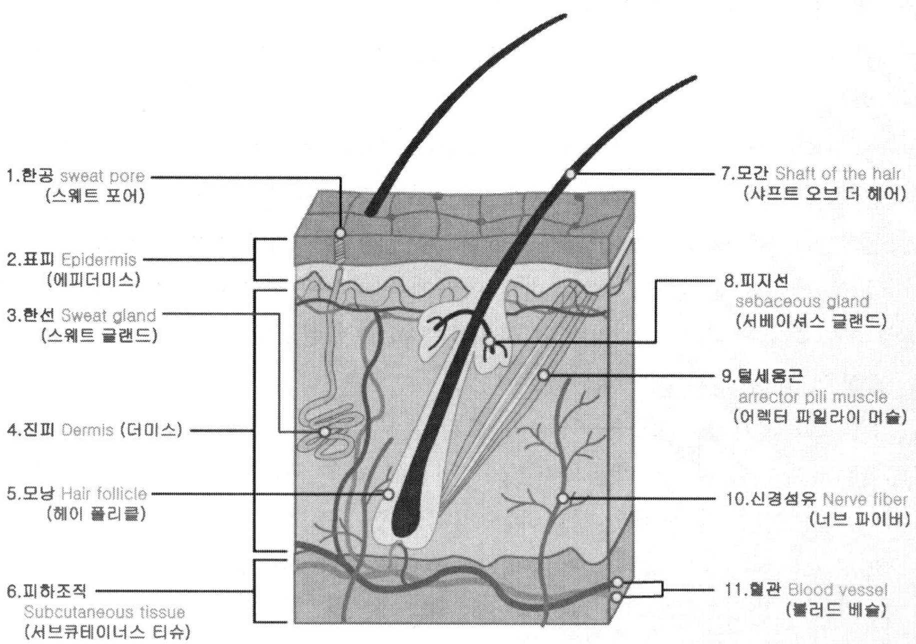

그림 2-49 ▪ 피부의 구조

1. 한공(sweat pore : 스웨트 포어, =땀구멍) : 땀을 분비하는 살갗의 구멍이다.
2. 표피(epidermis : 에피더미스) : 피부의 최외층이며, 체표를 덮는 조직이다. 발생학적으로는 외배엽에서 유래되었다.

3. **한선**(sweat gland : 스웨트 글랜드, =땀샘) : 땀을 분비하는 선이다.
4. **진피**(Dermis : 더미스) : 표피 밑에 있는 피부의 중간층으로 선, 혈관, 신경종말 등으로 구성된다. 표피 밑에 있는 층으로 혈관, 림프관, 신경, 모낭, 선(gland : 글랜드) 등이 진피 속에 들어 있다.
   척추동물의 표피 아래에 있는 조직으로 표피와 함께 피부를 형성한다.
   ① **섬유아세포**(fibroblast : 파이브로블래스트) : 교원질을 분비하는 세포이며, 섬유성 결합조직의 주요세포이다. 섬유아세포는 교원섬유[4] 형성에 관여한다.
   ② **조직구**(histiocyte : 히스티어사이트) : 진피에서 볼 수 있는 결합조직세포이다. 이 세포는 식세포이며, 이물을 파괴하여 생체를 보호하는 기능이며, 결합조직 속에서 탐식작용을 하는 대식세포이다.
   ③ **비만세포**(mastocyte : 마스토사이트) : 진피에서 볼 수 있는 결합조직세포이다. 이 세포는 알레르기 반응을 일으키는 히스타민 등의 물질을 함유하고 있으며, mast cell(마스트 셀)이라고도 한다. 항응고 물질인 heparin(헤파린)을 분비한다. heparine(헤파린), histamine(히스타민), serotonine(세로토닌) 분비하는 세포이다.
5. **모낭**(hair follicle : 헤어 폴리클) : 모근을 싸고 있는 주머니처럼 생긴 부분, 털주머니이다.
6. **피하조직**(subcutaneous tissue : 서브큐테이너스 티슈) : 진피의 밑에 존재하는 피부의 가장 깊은 층, 주로 지방조직을 포함한다. 지방을 포함한 결합조직이다.
   ① **지방세포**(lipocyte : 리포사이트=fat cell : 펫 셀) : 피하조직층에서 볼 수 있고, 지방으로 채워진 세포로서 지방조직을 구성. 지방조직을 형성하는 주세포로 현미경 관찰시 둥글게 보이며 일반염색(H · E)에는 염색이 안되기 때문에 특수염색 oil red O(오일 레드 오), sudan black B(수단 블랙 비)에 염색할 수 있다.
7. **모간**(shaft of the hair : 샤프트 오브 더 헤어) : 털줄기이다.
8. **피지선**(sebaceous gland : 서베이셔스 글랜드, =기름샘) : 피부의 진피 중에서 피지를 분비하며, 모발에 부속되어 있는 선이다.
   ① **피지**(sebum : 시범) : 피부의 피지선에서 분비되는 기름이다.
9. **털세움근**(arrector pili muscle : 어렉터 파일리 머슬) : 털을 곧게 잡아당긴다.
10. **신경섬유**(nerve fiber : 너브 파이버) : 신경세포에서 나오는 끈모양의 돌기와 이것을 싸고 있는 구조물을 합친 것이다.
11. **혈관**(blood vessel : 블러드 베슬, =핏줄) : 혈액을 운반하는 관으로 동맥, 정맥, 모세혈관의 3가지가 있다.

---

4) 교원섬유 : 뼈, 힘줄, 인대, 피막 등이다.

제 2 장

02 | 표피의 층구조

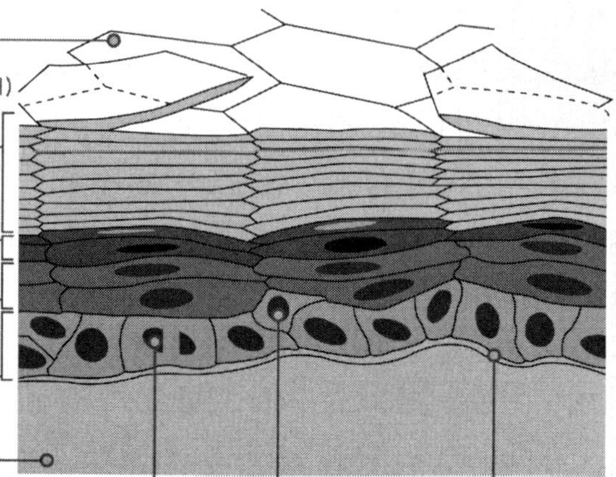

그림 2-50 • 표피의 층구조

1. **각화표피물**(keratinized squame : 케라티나이즈드 스퀴우머) : 벗겨진 각질
   ① **각화**(keratinization : 케라티나이제이션) : 각질세포로 분화되는 과정이며, 피부에서 케라틴 또는 각질이라 불리는 경단백질이 침착되는 현상이다.
2. **편평세포층**(squamous cell layer : 스퀴우머스 셀 레이어)
   =**각질층**(stratum corneum : 스트레이텀 코니움) : 표피의 최외층이다.
   ① **편평상피**(squamous epithelium : 스퀴우머스 에퍼실리엄) : 표피를 구성하는 편평한 세포군이다.
   ② **중층의**(stratified : 스트라티파이드) : 여러 겹의 층으로 되어 있는 상태이다.
3. **과립층**(granular layer : 그래뉼러 레이어)
4. **가시세포층**(prickle cell layer : 프리클 셀 레이어)
5. **바닥층, 기저층**(basal layer : 베이셀 레이어, =원주층) : 표피의 가장 깊은 곳에 위치하는 층을 말한다. 기저층은 활발히 분열하는 피부세포로 되어 있으며, 여기서 만들어진 세포가 상층으로 이행, 표피의 가장 깊은 층에 위치한다.
6. **결합조직**(connective tissue : 커넥티브 티슈)
7. **바닥판, 치밀판**(basal lamina : 베이셀 라미나)

03 | 피부 부속기

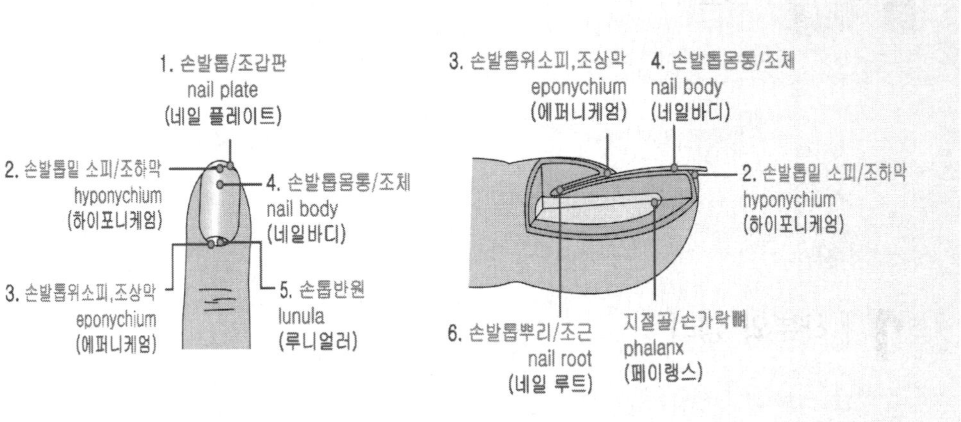

그림 2-51 • 손톱

1. **손발톱 / 조갑판**(nail plate : 네일 플레이트) : 손, 발톱을 구성하는 판이다.
2. **손발톱 밑 소피**(hyponychium : 하이포니케엄) : 조하막, 하조피이다.
3. **손톱**(발톱)**위 소피**(eponychium : 에퍼니케엄) : 조상막, 상조피이다.
4. **손발톱몸통**(nail body : 네일 바디) : 조체이다.
5. **손톱반원**(lunula : 루니얼러) : 손톱뿌리에 있는 반달형의 흰 부분이다.
6. **손톱**(발톱)**뿌리**(nail root : 네일 루트) : 조근이다.
7. **손발톱**(nail : 네일) : 케라틴으로 형성되어있다.

   ① 각질세포(horny cell : 호니 셀=keratin : 케라틴) : 털이나 손·발톱, 표피에 있는 굳은 단백질이며, 경(硬 : 단단할)단백질의 하나로 모발, 손, 발톱, 피부의 구조 단백질이다.

제 2 장

Lesson

13 눈

01 | 해부와 생리

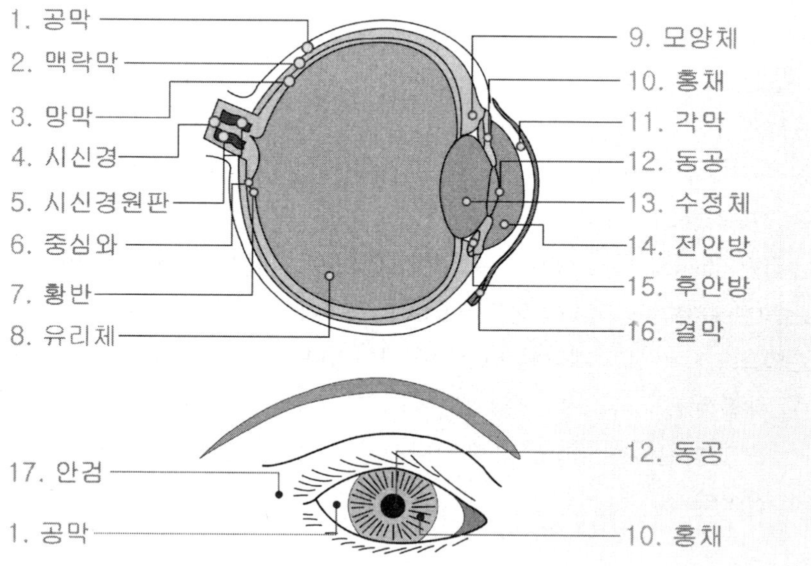

그림 2-52 • 눈

1. **공막**(sclera : 스크리어) : tough, white, outer coat of the eyeball(터프, 화이트, 아우터 코트 오브 디 아이볼). 각막에서 시각신경까지 연결된 질기고 섬유질인 흰 바깥쪽 막이다. 안구의 5/6를 싸고 있는 단단한 백색막으로 각막(cornea)으로 이어진다. 안구외벽의 대부분을 차지하는 흰색의 불투명한 막이다.
2. **맥락막**(choroid : 코로이드) : the middle, vascular layer of the eye, between the retina and sclera(더 미들, 배스큘러 레이어 오브 디 아이 비트윈 더 레티너 앤드 스클레러).

망막과 공막 사이에 있는 눈의 맥관선이다. 공막(sclera : 스클레러)과 망막(retina : 레티너) 사이에 있는 암흑갈색의 막으로 외부에서 들어오는 광선을 차단하는 역할을 한다. 안구외벽의 대부분을 차지하는 흰색의 불투명한 막으로, 안구벽을 구성하는 것은 3개의 막이고 내층으로부터 망막 · 안구중막 · 공막으로 불리는데, 안구중막의 대부분은 맥락막으로 이루어진다.

3. 망막(retina : 레트나) : the sensitive nerve layer of the eye which contains receptor cells called rods and cones(더 센시티브 너브 레이어 오브 디 아이 위치 콘테인스 리셉터 셀스 콜드 로드 앤드 콘스). 원뿔 모양과 막대 모양의 세모를 포함한 눈의 민감한 신경선. 안구의 가장 내부에 있으며 상(像)이 맺히는 곳으로 상당히 연해 손상받기 쉽다. 망막구성세포는 간상체(rod : 로드)와 추상체(cone : 콘)로 구성된 신경세포로, 광선을 시신경철 세포로 보낸 후, 시신경 원판에 모여 시신경(optic nerve : 옵틱 너브)을 통해 뇌로 간다. 안구 안벽의 가장 안층으로 시세포가 많이 분포되어 있는 특수한 감각상피이다.

4. 시신경(optic nerve : 옵틱 너브) : the cranial nerve that carries impulses from the retina to the brain(더 크레이니얼 너브 댓 캐리스 임펄스 프롬 더 레티너 투 더 브레인). 망막에서 물체가 맺힐 때 뇌로 자극을 받아 두 개 신경으로 전달되는 신경. 시각정보를 뇌에 전달하는 신경으로 시신경은 제2 뇌신경이다.

5. 시신경원판(optic disc : 옵틱 디스크) : the region at the back of the eye where the optic nerve meets the retina; optic papilla(더 리전 앳 더 백 오브 디 아이 웨어 디 옵틱 너브 미트 더 레티너 ; 옵틱 퍼필러 : 시신경유두). 망막이 만나는 시신경의 눈 뒷부분에 위치해 있다. 시신경이 모여서 눈의 유두. 시신경이 모여서 뇌로 나가는 곳이다.

6. 중심와(fovea centralis : 포비어 센트럴리스) : the tiny depression in the retina that is the region of clearest vision(더 타이니 디프레션 인 더 레티너 댓 이즈 더 리젠 오브 클리어스트 비전). 맑게 보이는 부위의 망막 안에 조그마하게 파인 부위. 망막의 중심부에 있는 오목한 곳에서 가늘고 긴 추체가 빽빽이 집합되어 있는 부위이며, 공간분해 능력이 가장 높은 영역이다.

7. 황반(macula lutea;매큘러 루티아) : a yellowish region on the retina; contains the fovea centralis(어 옐로이시 리전 온 더 레티너; 콘테인스 더 포비어 센트럴리스). 망막의 노란 부위 ; 망막의 중심화가 포함되어 있다. 망막상의 한 점으로 중앙부가 오목하게 들어간 중심화 중 물체의 상이 가장 선명하게 보이는 곳이다. 망막 중심부의 색각과 시력이 가장 예민한 부분으로 적갈색을 띠며 그 중심부에는 중심 홈이라는 함입부위가 있다. 중심 홈에는 강한 광선 아래에서 색깔과 형태를 구별하는 기능을 하는 원뿔세포가 집중되어 있고 주변으로 갈수록 원뿔세포의 수는 급격히 감소하고 약한 광선을 받아 명암만을 감각하는 간상세포가 증가한다.

8. 유리체(vitreous body : 비트리어스 보디, =Vitreous humor) : area behind the lens of the

eye. It contains vitreous humor(에어리어 비하인드 더 렌즈 오브 디 아이. 잇 콘테인스 비트리어스 유머). 눈의 수정체 뒤에 위치하고 유리 모양의 물질을 포함하고 있다. 수정체와 망막 사이의 공간으로 젤리 같은 물질이 들어 있어, 안구의 모양을 유지하고 빛을 통과시키며, 안구내압을 유지시키는 역할을 한다. 안구 내에 존재하는 구조물로서 수정체의 뒷부분부터 망막에 이르는 부위 안에는 유리체액이 가득 차 있으며 투명도가 유지되어 명확한 시력이 가능하도록 한다.

9. 모양체(ciliary body : 실리어리 보디) : a structure on each side of the crystalline lens which connects the choroid and the iris(어 스트럭처 온 이치 사이드 오브 더 크리스털린 렌즈 위치 커넥츠 더 코로이드 앤드 디 아이리스). 맥락막과 홍채를 연결하는 수정체 사이 각각에 위치해 있다. 맥락막(choroid : 코로이드) 전방에 위치하며, 수정체(crystalline lens : 크리스털린 렌즈)의 만곡을 조절하며, 안방수(aqueous humor : 에이퀴어스 휴머)를 분비한다. 안구를 싸는 막의 일부로 맥락막 · 홍채와 함께 눈알의 수축운동에 관계한다. 후방은 맥락막과 전방은 홍채와 연결되고 각막과 공막의 경계부이며 수정체를 둘러싼 윤상조직이다.

10. 홍체(iris : 아이리스) : anterior highly pigmented part of the uvea(앤티리어 하일리 피그먼티드 파트 오브 더 위비아). 수정체 주위를 둘러싸는 막의 앞쪽은 색소가 착색되어 있다. 눈의 색이 있는 부분으로 각막 뒤에 위치하며 동공으로 들어오는 빛을 조절하기 위하여 동공을 수축 · 확장하는 역할. 각막(cornea : 코니어) 후방, 수정체의 전방에 위치하며, 중앙은 동공(pupil : 퓨플)에 의해 관통되고 있고, 눈을 통과하는 빛의 양을 조절하며 어두운 곳에서는 이완되고, 강한 광선에서 빛의 양을 줄이기 위해 수축된다. 안구 정면에서 각막을 통해 보이는 부분으로 색소를 함유해서 홍채의 색깔에 따라 눈 색깔이 달라지는데 한국인은 다갈색이다. 홍채의 중앙에는 동공(눈동자)이 있어 빛을 받아들인다. 홍채는 안에 분포하는 동공 괄약근과 동공 산대근의 작용으로 동공의 크기를 조절하여 눈 안으로 들어오는 광량을 조절한다.

11. 각막(cornea : 코니어) : a fibrous layer of clear tissue that extends over the anterior portion of the eyeball(어 파이브러스 레이어 오브 클리어 티슈 댓 익스텐드 오버 더 앤티리어 포션 오브 디 아이볼). 안구 앞에 확장 펼쳐진 섬유층으로 깨끗한 피부 모양이며, 전체 안구의 1/6을 차지하며 굴절기능을 한다. 홍채, 동공, 앞부분을 덮고 있는 투명한 안구의 앞부분이며, 안구의 바깥벽으로 공막의 전면에 볼록하게 나와 있는 투명막이다. 안구 중에서 가장 굴절력을 많이 지닌 투명한 조직이다.

12. 동공(pupil : 퓨플) : the dark opening of the eye, surrounded by the iris, through which light rays pass(더 다크 오프닝 오브 디 아이, 서라운디드 바이 디 아이리스, 스루 위치 라이트 레이스 패스).. 빛이 통과하는 홍채에 의해 둘러싸인 눈이 열리는 검은 부위(홍채에 의해 둘러싸인 눈의 검은 구멍으로 광선이 통과하는 부위)이다.

13. 수정체(crystalline lens : 크리스털린 렌즈) : a transparent, biconvex body behind the pupil of the eye. It can bend light rays to bring them in focus on the retina(어 트랜스패어런트, 바이콘벡스 보디 비하인드 더 퓨플 오브 디 아이. 잇 캔 벤드 라이트 레이스 투 브링 뎀 인 포커스 온 더 레티너). 투명하고, 양면의 볼록한 렌즈로 눈동공 뒤에 있고, 망막 위에 빛의 초점이 맺히도록 할 수 있다. 볼록렌즈 모양의 투명체로, 동공(pupil : 퓨플) 뒤에 위치하며, 광선전달과 수정체의 두께조절을 통해 상의 초점이 망막(retina : 레티너) 위에 맺히도록 도와주고 있다. 척추 · 연체 · 절지동물에 있어서 발달된 카메라 눈의 렌즈이다.

14. 전안방(anterior chamber : 앤티리어 체임버) : 수정체와 홍채 앞에 있고 각막 뒤에 위치하고 이것도 물을 함유하고 있다. 각막과 홍채 사이를 전안방이라 하며 안방수가 들어 있다. 각막 뒤 홍채 앞의 방수가 있는 부위이다.

15. 후안방(posterior chamber : 포스티리어 체임버) : the area behind the iris; contains aqueous humor(디 에어리어 비하인드 디 아이리스 ; 콘테인스 에이퀴어스 유머). 홍채 뒤에 있으며, 물을 함유하고 있다. 홍채와 수정체 사이에 위치하며, 투명한 림프액인 안방수(aqueous humor : 에이퀴어스 휴머)가 들어 있다.

16. 결막(conjunctiva : 콘정타이버) : a delicate membrane lining the eyelids and covering the exposed surfaces of the sclera(어 델리컷 멤브레인 라이닝 디 아이리드 앤드 커버링 디 익스포즈드 서피드 오브 더 스클레러). 눈꺼풀 안쪽 내면과 안구의 외면을 연결하는 막이다. 혈관과 림프절이 분포하는 투명한 점막으로, 외기노출로 인해 외인적 질병이 잘 생기며, 안검 · 안구 일부를 덮고 있다. 눈꺼풀의 안쪽 내면과 안구의 외면을 연결하는 점막부위이다.

17. 안검, 눈꺼풀(eyelid : 아이리드) : either of the two movable folds(upper and lower) that protect the anterior surface of the eyeball(이더 오브 더 투 무버블 폴드(어퍼 앤드 로어) 댓 프러텍트 더 앤티리어 서피스 오브 디 아이볼). 안구 표면 앞쪽을 보호하기 위해 위로나 아래나 2개 움직일 수 있는 껍질이다. 안구와 안와를 덮고 있는 위 · 아래 2개의 보호막으로 가장자리에 첩모(cilia : 실리아)가 있다.

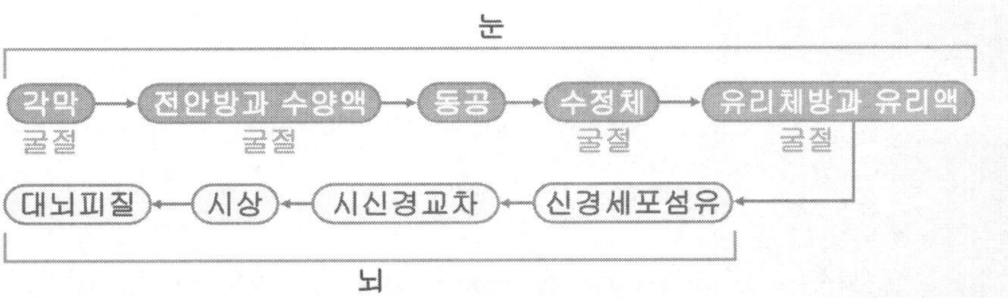

그림 2-53 • 빛 광선 들어가는 길

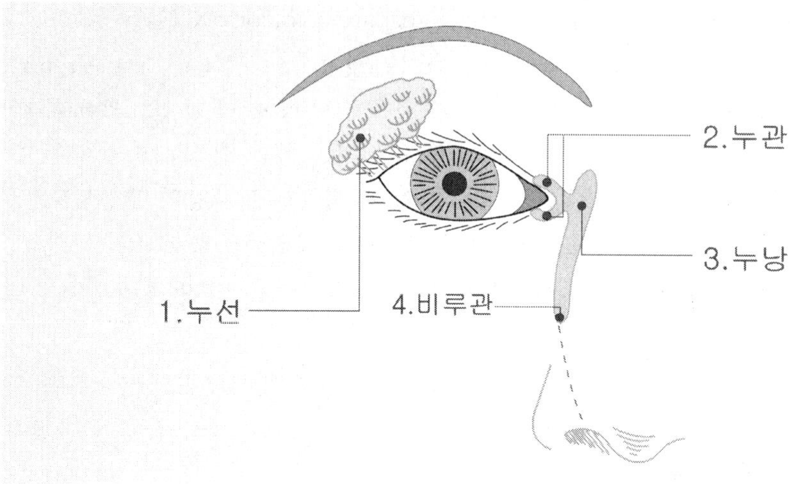

그림 2-54 ● 눈물낭, 눈물관

1. 누신(lacrimal gland : 라크리벌 글랜드) : tear gland; lie at the upper outer angle of the orbit and secrete the tears(티어 글랜드 : 라이 앳 더 어퍼 아우터 앵글 오브 더 오빗 앤드 시크리트 더 티어스). 눈물선 ; 눈물의 분비와 완와의 위 바깥쪽에 놓여 있다. 안검의 외측 상방에 위치하여 눈물을 분비한다. 눈물을 내는 외분비선을 누선이라고 한다.
2. 누관, 누도(lacrimal duct : 라크리멀 덕트) : tear duct extending from gland to superior conjunctival fornix(티어 덕트 익스텐딩 프롬 글랜드 투 슈피리어 콘정티벌 포닉스). 선에서 아래의 결합되는 뇌궁에서 펼쳐진 눈물선이다.
3. 누낭(lacrimal sac : 라크리멀 색) : tear sac situated in lacrimal groove or medial wall of orbit(티어 색 시추에이티드 인 라크리멀 그루브 오어 미디얼 월 오브 오빗) : 중간완와 벽과 눈물선의 위치한 눈물주머니이다.
4. 비루관(nasolacrimal duct : 네소라크리멀 덕트) : duct-draining lacrimal sac and opening into inferior nasal meatus(덕트-드레이닝 라크리멀 색 앤드 오프닝 인투 인피어리어 네이절 미에이터스). 눈물샘의 통로로 배출되는 것과 안쪽 아래 코의 관이 열려 있는 곳이며, 눈물주머니의 아래 끝에서 코 아래로 향하는 길로 통하는 물질이다.

02 | 증상 용어

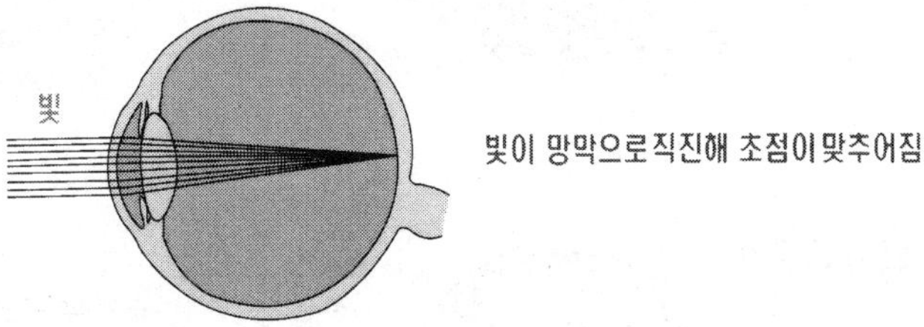

그림 2-55 • 정상 눈

① 정시안(正視眼 ; emmetropia : 에머트로피어) : normal vision, no refractive error(노멀 비전, 노 리프랙티브 에러). 정상적으로 보는 것, 굴절이 잘못되지 않은 것으로, 즉 정상적인 시력을 말한다.

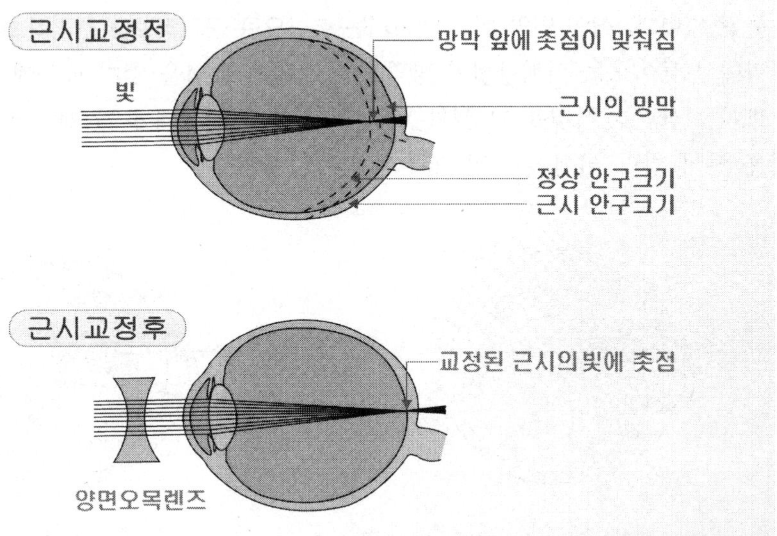

그림 2-56 • 근시와 근시의 교정

② 근시(myopia : 마이오피어) : nearsightedness, a refractive error(니어사이트니스, 어 프랙티브 에러). 가까이 있는 것이 잘 보이고 굴절이 잘못된 상태이다. 상이 망막(retina : 레티너) 앞에 맺어지는 현상으로 원거리보다 근거리 물체를 잘 본다.

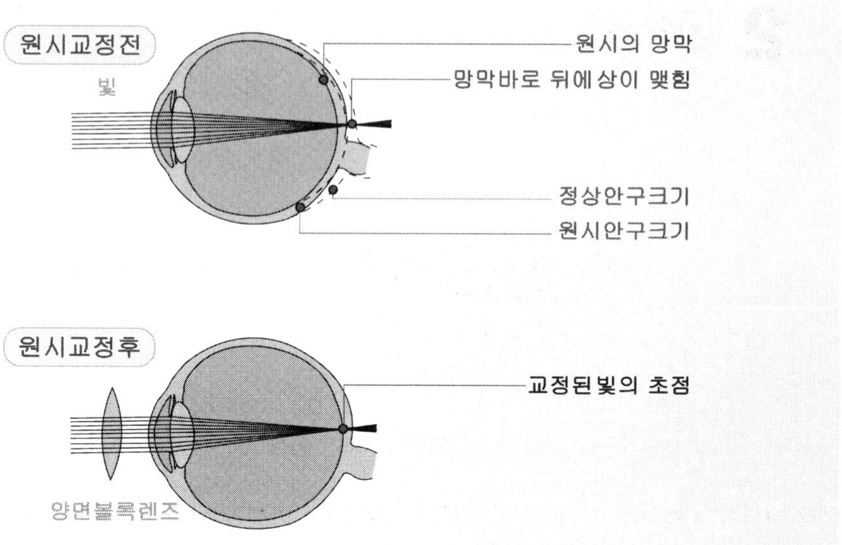

그림 2-57 ● 원시와 원시의 교정

③ **원시**(hyperopia : 하이퍼로피어, hypermetropia : 하이퍼미트로피어) : farsighted-ness, a refractive error(파사이트니스, 어 리프랙티브 에러). 멀리 있는 게 보이는 것, 굴절이 잘못된 병이다. 상이 망막 뒤에 맺어지는 현상으로 근거리보다 원거리 물체를 잘 본다. 바깥에서 들어오는 평행광선이 망막보다 뒤에서 초점을 맺기 때문에 물체가 흐릿하게 보이는 상태로 이것을 교정하는데 볼록 렌즈로 이용해 눈의 렌즈계의 초점거리를 짧게 하여 망막 위에 핀트가 맞추어지도록 한다.

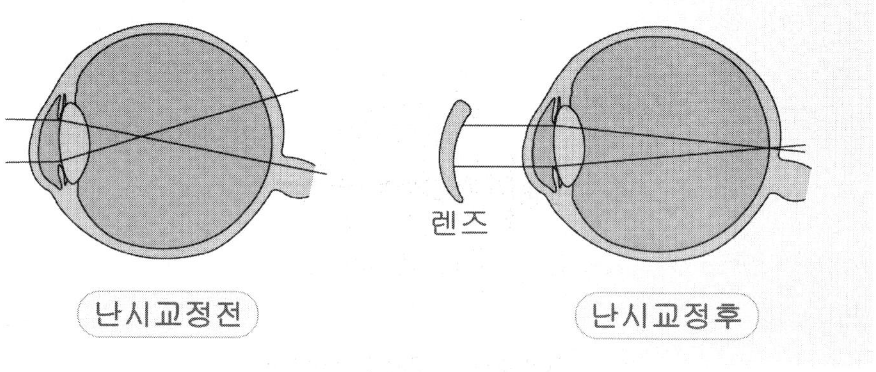

그림 2-58 ● 난시와 난시의 교정. 각막과 수정체의 비정상 만곡부분 때문에 빛의 초점이 비정상이 된다. 굴절력이 잘못된 것을 교정한 적당한 렌즈(교정이 맞는)로 초점을 맞춘다.

④ **난시**(astigmatism : 어스티그머티즘) : defective curvature of the cornea of the eye, a refractive error(디펙티브 커버처 오브 더 코니어 오브 디 아이, 어 리프랙티브 에러). 눈 각막에 구부러져 결함이 있고, 굴절이 문제가 있다. 각막이나 수정체의 굴절면이 고르지

않아, 망막에 정확히 상이 맺혀지지 않는 현상. 눈 안에 들어오는 평행광선이 각막 또는 수정체에 초점을 만들지 못하는 상태. 가까운 곳과 먼 곳 양쪽에 대하여 심한 장애가 오고 눈이 쉽게 피로하여 물체가 이중으로 겹쳐 보이며 머리가 몹시 아플 때도 있다.

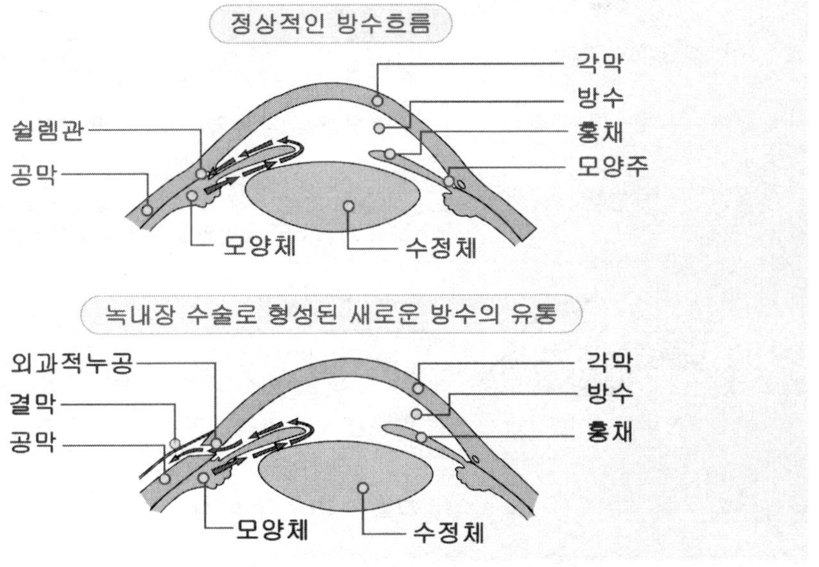

그림 2-59 • 녹내장

⑤ **녹내장**(glaucoma : 글로코머) : increased intraocular pressure results in damage to the retina and optic nerve : untreated, it leads to blindness(인크리스드 인트라오큘러 프레셔 리절트 인 대미지 투 더 레티너 앤드 옵틱 너브 ; 언트리티드 잇 리드 투 블라인드니스). **망막과 시신경 손상 결과로 안압이 증가하는** 것이며, 치료하지 않으면 장님이 될 수 있다. 녹내장은 안압의 상승으로 인해 시력상실을 가져올 수 있는 질환으로 홍채(iris : 아이리스)와 각막(cornea : 코니어)의 유착으로 전안방(anterior chamber : 앤티리어 체임버) 주위의 배수관으로 연결되는 각도(angle : 앵글)가 좁아져서 생기거나(closed-angle glaucoma : 클로즈드 앵글 글로코머), 각(angle : 앵글)은 정상이나 배수관이 차단되어 안**방수**(aqueous humor : 에이퀴어스 유머) **유출이 안되어**(open-angle glaucoma : 오픈 앵글 글로코머) **안압이 상승되어 발생한다**. 치료는 약물치료를 원칙으로 하나, 상태에 따라 안방수(aqueous humor : 에이퀴어스 유머)의 배출로를 만들어 주기 위해 **홍채절제술**(iridectomy : 이리덱터미), **모양체해리술**(cyclodialysis : 사이클로다이알리시스) 등을 시행한다. 안압이 비정상적인 상승을 계속하여 그 안압의 높이와 지속시간에 따른 여러 정도의 시신경장애가 일어나는 증상이며, 시신경장애가 심해지면 실명한다. 이러한 이상이 나타난 **눈에서는 동공이 약간 청록색**으로 보인다. 3세 이하에서 발생하는 녹내장은 각막과 안구가 소의 눈과 같이 커지기 때문에 우안(牛眼)이라 한다.

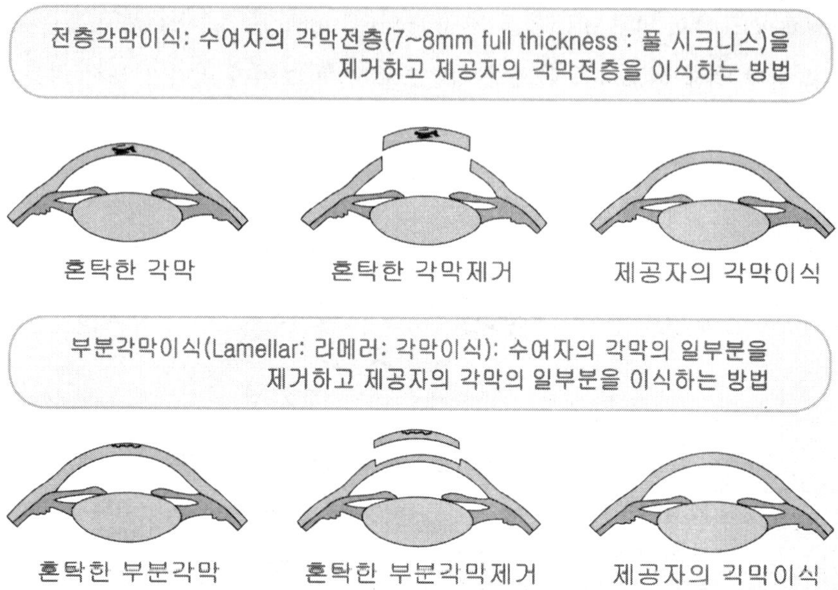

그림 2-60 • 각막이식

⑥ **백내장**(cataract : 캐터랙트) : clouding of the crystalline lens, causing decreased vision (클라우딩 오브 더 크리스털린 렌즈, 커징 디크리스드 비전). 시력감퇴로 인해 수정체에 얼룩무늬처럼 흐린 상태이다. 수정체가 혼탁해지는 것으로 **선천성**(congenital : 컨제니털) 백내장과 **노인성**(senile : 시나일) 백내장이 있고, 2차적으로 오는 경우도 있다. 시력감퇴가 서서히 오며, 치료는 수정체(lens : 렌즈) 피낭을 포함하여 **수정체 전체를 적출하는 수정체낭 내 적출과 수정체 피낭을 열고 수정체 내용물만 적출하는 수정체낭 외 적출**을 한다. 눈의 수정체가 혼탁해지는 질환이다. 시력장애를 일으키며 크게 선천성과 후천성으로 나누는데 원인이나 혼탁의 형상 및 위치에 따라서 분류하기도 한다. 산모가 임신 중에 풍진에 걸리면 백내장이 발생하는 경우도 있다. 시력이나 나빠지며 때로는 실명상태에 이르는 것 외에 특별한 증상은 나타나지 않는다.

⑦ **공막절제[술**(sclerectomy : 스클레엑터미) : excision of sclera(액시즌 오브 스크리에라). 공막을 절제하는 것이다.

⑧ **안검절제술**(blepharectomy : 브리퍼렉터미) : excision of an eyelid(액시즌 오브 언 아이리드). 눈꺼풀절제법이다.

⑨ **안검성형술**(blepharoplasty : 브리퍼러플라스틱) : plastic repair of an eyelid(플라스틱 리페어 오브 언 아이리드). 눈꺼풀 고쳐 만드는 것이다.

⑩ **안각성형술**(canthoplasty : 캔서플라스티, =canthus) : plastic surgery of canthus(플라스틱 서지리 오브 캔서스). 안각을 외과적으로 고치는 것이다.

Lesson

14 귀

01 | 해부와 생리

귀(The ear : 디 이어)는 외이(outer ear : 아우터 이어), 중이(middle ear : 미들 이어), 내이(inner ear : 이너 이어)의 세 부분으로 나누어지며, 외이와 중이는 소리의 전도기능을 하고, 내이는 소리를 받아 뇌의 대뇌피질(cerebral cortex : 세러브럴 코텍스)로 전달하는 기능을 한다.

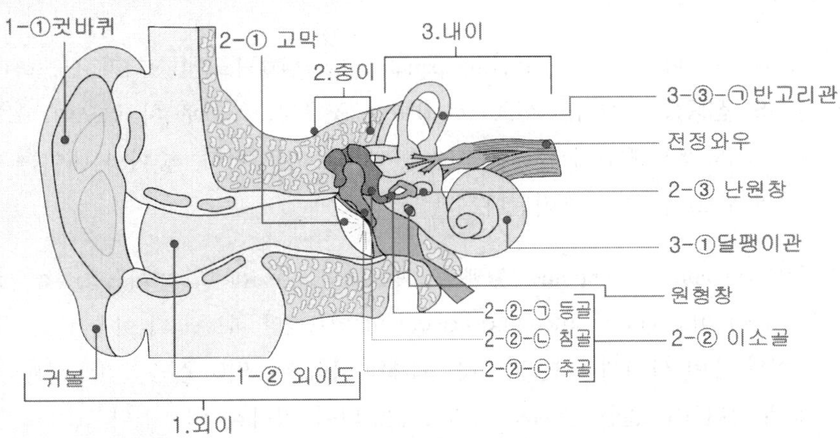

그림 2-61 ◦ 청각기관과 청각기관의 해부(anatomy : 어내터미)(학)상의 관계

1. 외이(바깥귀)

외이(outer ear : 아우터 이어)는 이개(auricle : 오리클)와 외이도(external auditory meatus : 익스터널 오디토리 미에이터스)로 구성되며, 고막(tympanic membrane : 팀패닉 멤브레인)에 의해 중이와 격리된다.

1-① 귓바퀴(pinna : 피너, auricle : 오리클, = 이개) : the flap of the ear ; protruding part of the external ear(더 플랩 오브 디 이어 ; 프로크루딩 파트 오브 너 익터닐 이어). 귓바퀴 : 바깥쪽 귀 부분에 튀어나온 부위이다.

1-② 외이도(external auditory meatus : 익스터널 오디토리 미에이터스, auditory canal : 오디토리 커낼) : the channel that leads from the flap of the ear to the eardrum(더 채널 댓 리드 프롬 더 플랩 오브 더 이어 투 더 이어드럼). 중이쪽으로 들어가는 통로이다.

1-③ 이구, 귀지(cerumen : 시루멘≒earwax : 이어왁스) : a waxy substance secreted by the external ear ; also called ear wax(어 왝시 서브스탠스 시크리티드 바이 더 익스터널 이어 ; 올소 콜드 이어 왁스). 외이에서 분비하는 밀랍처럼 굳은 물질이다. 귓구멍에 모인 때. 외이도의 표피 · 지방 · 진액으로 이루어지며 이것이 커지면 잡음 · 이물감 · 이통 등을 느끼게 된다.

2. 중 이

중이(middle ear : 미들 이어)는 고실(tympanic cavity : 팀패닉 캐버티)이라고도 하며 외이에서 전해온 공기의 진동을 기계적인 진동으로 바꾸는 곳으로, 공기로 차 있으며, 고막(tympanic membrane : 팀패닉 멤브레인)에서 받은 진동을 내이로 전달한다. 중이와 내이는 난원창(oval window : 오벌 윈도)에 의해 격리된다.

2-① 고막(tympanic membrane : 팀패닉 멤브레인, eardrum : 이어드럼) : a membrane between the outer and middle ear(어 멤브레인 비트윈 디 아우터 앤드 미들 이어). 외이와 중이 사이에 있는 막이다. 외계의 음향으로 막이 진동하면 그 진동이 막 안쪽에 부착된 이소골을 통해서 속귀로 전달되어 청각을 일으킨다.

2-② 이소골(ossicles : 오식클스) : 중이에 있는 세 개로 구성된 작은 뼈(small bone : 스몰 본)로 이들은 관절로 연결되어 있어 고막에서 받은 진동을 내이로 전달한다.

2-②-㉠ 등골(stapes : 스테이피즈) : the third ossicle of the middle ear(더 서드 오식클 오브 더 미들 이어). 중이 외 세 번째 이소골이다.

2-②-㉡ 침골(incus : 잉커스) : the second ossicle(bone) of the ear(더 세컨드 오식클(본) 오브 디 이어). 중이(뼈)에서 두 번째 이소골이며, 두 개의 뒤쪽 하부를 이루는 뼈이다.

2-②-ⓒ 추골(malleus : 맬리어스, =망치뼈) : the first ossicle of the middle ear(더 퍼스트 오식클 오브 더 미들 이어). 중이에서 첫 번째 뼈의 이소골이다. 고막에 망치 모양으로 붙어 있으면서 귀청의 진동을 전하는 가운데 귀의 한 뼈이다.

2-③ 난원창(oval window : 오벌 윈도) : a membrane between the middle and inner ears(어 멤브레인 비트윈 더 미들 앤드 이너 이어스)

2-④ 이관(eustachian tube : 유스테이션 튜브, auditory tube : 오디토리 튜브) : channel of communication between pharynx and middle ear(채널 오브 커뮤니이션 비트윈 패릭스 앤드 미들 이어). 인두와 중이 사이에 연결하는 통로. 인두와 중이를 연결하는 통로로, 유양돌기(mastoid process : 매스토이드 프로세스)와 이관(eustachian tube : 유스타키언 튜브)은 고막 내외의 압력이 대기의 압력과 동일하도록 유지하는 역할을 한다.

3. 내 이

내이(inner ear : 이너 이어)는 미로(labyrinth : 래버린스)라고도 하며, 음파를 뇌로 전달하는 기능과 평형감각을 유지하는 기능을 한다.

3-① 달팽이관(cochlea : 카클리어) : a snail-shaped, spirally wound tube in the inner ear ; contains sensitive hearing receptor cells(어 스네일-셰이프드, 스파이널리 운드 튜브 인 더 이너 이어 ; 컨테인스 센시티브 히어링 리셉터 셀스). 민감한 소리를 받는 세포를 함유한 내이관에 달팽이 모양(소용돌이)으로 되어 있다. 와우관에는 액체인 외림프(perilymph : 페리림프)와 내림프(endolymph : 엔도림프)로 채워져 있고, 이 속에 청각 수용 기관인 코르티기관(organ of corti : 오르간 오브 코르티)이 있어 음파의 움직임에 따라 음파를 청신경(auditory nerve fiber : 오디토리 너브 파이버)으로 전달하여 뇌의 대뇌피질(cerebral cortex : 서리브럴 코텍스)에서 인지하도록 한다.

3-② 청신경(auditory nerve fibers : 오디토리 너브 파이버스) : carry nerve impulses from the inner ear to the brain(캐리 너브 임펄스 프롬 더 이너 이어 투 더 브레인). 내이에서 뇌로 자극해 움직이는 신경이다. 귀로부터 대뇌를 통하여 청각을 맡은 지각신경이다.

3-③ 밸런스((balance)organ of equilibrium : 오르건 오브 이퀼리브리엄) : 내이는 평형감각의 중요기관으로 평형에 관여하는 반고리관(semicircular canals : 세미서큘러 커낼스), 구형낭(saccule : 새큘), 난형낭(utricle : 유트리클) 세 기관이 있다.

제2장

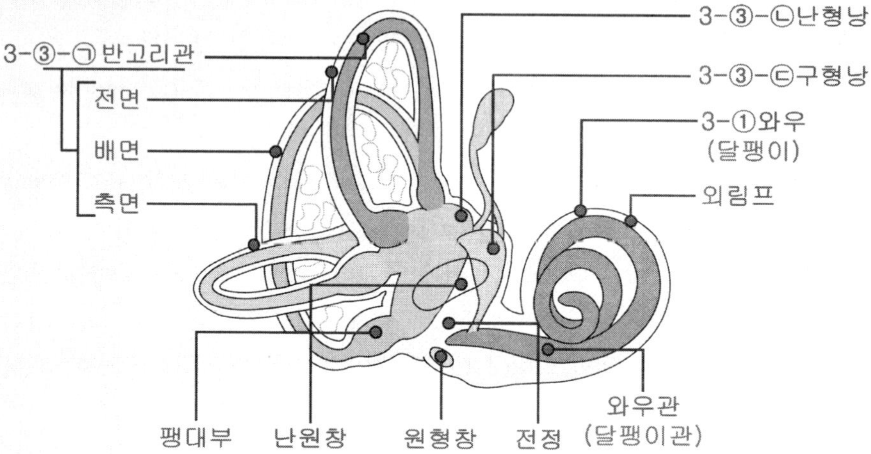

그림 2-62 ● 달팽이관(The cochlea : 카클리어)

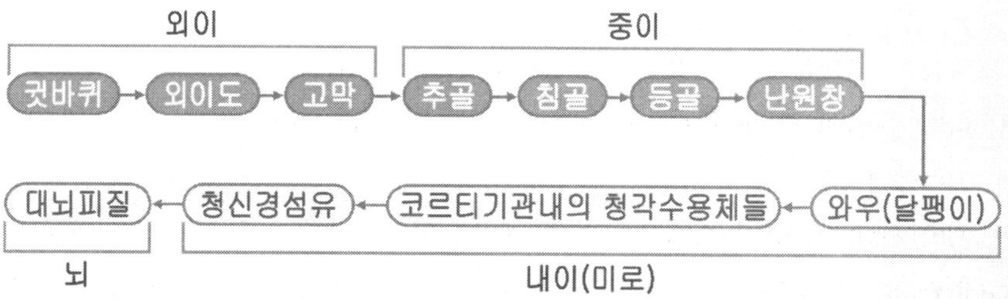

그림 2-63 ● 소리(음향)의 진동의 길

3-③-㉠ 반고리관(semicircular canals : 세미서큘러 커낼스) : passages in the inner ear that are associated with maintaining equilibrium(패시지 인 더 이너 이어 댓 아 어소시에이티드 위드 메인테인닝 이퀼리브리엄). 평형(균형)유지와 관련된 내이의 한 기관이다.

3-③-㉡ 난형낭(utricle : 유트리클) : sac like structure in the inner ear that is associated with maintaining equilibrium(색 라이크 스트럭처 인 더 이너 이어 댓 이즈 어소시에이티드 위드 메인테인닝 이퀼리브리럼). 평형유지와 관련된 내이의 주머니 모양의 구조로 되어 있다.

3-③-㉢ 구형낭(saccule : 샤쿨) : an organ in the inner ear that is associated with maintaining equilibrium(언 오르간 인 더 이너 이어 댓 이즈 어소시에이티드 위드 메인테인닝 이퀼리브리엄). 평형유지와 관련된 내이의 한 기관이다.

Lesson

15 의학용어 약호

약 호	라 전 어	뜻	약 호	라 전 어	뜻
āā	equal parts (이퀄 파츠)	각각, 똑같이	d.	divorce(디버스)	분리
abd	abdominal (어브도미널)	복부의	D.&.C	dilation curettage (딜레이션 앤 큐레터지)	자궁소파술
ac.	acid (애시드)	산	dist.	distillation (디스틸레이션)	증류
a. c.	ante cibum (앤티 시붐)	식전	diff.	differential diagnosis (디퍼런셜 다이그노시스)	각종 검사
ad lib	ad libitum(애드 리비듐)	마음대로	dil.	dilution(딜루션)	희석
alb	albumin(알뷰민)	단백	disc.	discontinue(디스컨티뉴)	중지, 중단
alk	alkaline(알카라인)	알카리성	d.o.	dominant eye (도미넌트 아이)	우세안
A m.	ante meridian (앤테머리디엠)	오전	D.O.A.	death on arrival (데스 온 얼라이벌)	도착시 사망
amp.	ampoule(앰풀)	앰풀	dr.	dram(드람)	드람(dram) 27.34 그레인[grain] 1grain=0.065[g] ※grain[그레인] : 가장 오래되고 가장 작은 무게 단위 밀 한톨의 무게를 [grain] 이라고 함.
amt.	amount(어마운트)	분량	DR.	doctor(닥터)	의사
A.&p	ausculation & percussion (어스큘레이션 앤드 퍼큐션)	청진과 타진	D.W.	distilled water (디스틸드 워터)	증류수
			ECG	electrocardiogram (일렉트로카디오그램)	전기 심전도 (심전기묘도)

약호	라전어	뜻	약호	라전어	뜻
aq.	aqua(아쿠아)	물	EEG	electroencephalogram (일렉트로 인세팔로그램)	전기뇌파전도 (뇌전기묘도)
ax.	axilla(액실라)	액와, =겨드랑이			
B.	bacillus (바실루스)	간균	AMI	acute myocardial infarction (어큐트 마이오카디얼 인팍션)	급성심근경색
BCG.	Bacillus Calmette-Guerin (바실루스 칼메트-구에린)	칼메트-구에린 간균	E. E. N.T.	eye,ear,nose,throat (아이, 이어, 노즈, 스로)	눈, 귀, 코, 인후
			EKG.	electrocardiogram (일렉트로카디오그램)	전기 심전도
			elix	elixir(엘릭서)	방향성흥분제 (elixir : 일릭서)
b.id.	bis in die (비스 인 디에)	하루 두 번	1-2-3- EN.	enema(에네마) 관장	1온스 염 (epsom : 엡솜), 2 온스"글리세린", 3 온스 더운물의 관장
b.i.n. B.L.B.	Booth by Lovelace Bulbulian (부스 바이 러브플레이스 불부리안)	하룻밤에 두 번	eos.	eosinoph-ils (이에시너파일)	에오신호성 (eosinoph-ils : 에오신옵-일스)
BM	bowel movement (바울 무브먼트)	변통	epith.	epithelium (에퍼실리엄)	상피세포
B.m.R.	basal metabolic rate(베이절 메타볼릭 레이트)	기초 신진대사율	et.	보통 나열에 쓰인다. 둘 이상일 때는 앞에 콤마를 찍으며 약품나열에 쓰인다.	과(무엇무엇과)
B.P.	blood pressure (블러드 프레셔)	혈압	etc.	end so forth (엔드 소 포스)	그리고
B.R.P.	bathroom privileges (베쓰룸 프리블리지)	변소출입 허락	ess.	essential(이센셜)	중요하게, 필수 본태, 특발
B.T.	bleeding time (블리딩 타임)	출혈시간	ext.	extraction(익스트렉션)	적출, 뽑아냄, 적출법 발치
BUN.	blood urea nitrogen (블러드 유리아 니트르겐)	혈액요소 질소	ext.	extrinsic(익스트린식)	외부로부터의 해부(근육 신경 등의 외인성의)
C.	calorie(캘로리) clonus의 약기	캘로리	F.	fahrenheit(패런해이트)	화씨

약 호	라 전 어	뜻	약 호	라 전 어	뜻
u.	urination (유러네이션)	배뇨함 소변보기	F.	female(피메일)	여성
c.		캘론	fac	fac	만들다
c.	centigrade (센터그레이드)	섭씨	fl., fld.	fluid(플루이드)	액체
c.		일백	Ft.	ferritin(페리튼)	결정성 단백질
c.	light(라이트)	빛	ft.	foot/feet(풋/피트)	한발
c. c	cumulative (큐멀러티브) cum(쿰)	와, 같이, 밀접하 게 관련된, 직격된	F.U.O.	fever of unknown (피버 오브 유논)	원인을 모르는 열
ca.	cancer(캔서)	암	gal.	gallon(갤런)=4.546	갤런(gallon)
cap.	capsule(캡슐)	교갑(=캡슐)	g · b.	gall bladder(갈블래더)	담낭
c.b.c.	complete blood count(컴플레이트 블러드 카운트)	완전 혈액검사 전혈구 계산치	GC.	gonorrhea(고노레아)	임균(임질)
c.c.	chief complaint (치프 컴플레인트)	주로 불편해 하는 것	G.I.	gastroenteric (가스트로엔트릭)	위장의
c.c.. cc.	cubic centimeter (큐빅 센티미터)	입방 센티미터	gm.	gram(그램)	그램 (gram)
Ck.	check(체크)	조사	gr.	grain(그레인)	조직 결정상태 1[grain]=0.065[g]
cm.	centimeter (센티미터)	센티미터	Gtt.	gutta(구타)	방울 (drop : 드롭)
C.N.S.	central nervous system(센트럴 너버스 시스템)	중추 신경계	g.u.	genito urinary (제니토 유리나리)	비뇨기계
C.S.	control system (컨트롤 시스템)	중앙	G.&W.	glycerin & water (글리세린 앤 워터)	"글리세린"과 물
C.S.R.	control supply room (컨트롤 서플리 룸)	중앙 보급소	gyn	gynecology (자인컬러지)	부인과학
C.T.	coated tablet (코티드 태블릿)	옷 입힌 정제	h.	hora(호라)	시간
D&C	Dilatation and Curettage	자궁 긁어냄 술	H.	hypodermic injection (하이퍼더믹 인젝션)	피하주사. 피부 밑주사, 피하에 시행하는 주사
C.V.A.	cerebro vascular accident(세레브로 배스큘러 엑시던트)	뇌혈관 외상 (=뇌졸증)	O.U.	oculus uterque (아큘러스 유터큐)	두눈 다 (Both Eyes)

제 2 장

약 호	라 전 어	뜻	약 호	라 전 어	뜻
Hb., hgb	hemoglobin (헤모글로빈)	"헤모글로빈"	oz.	ounce(온스)	온스(ounce)
HR.	heart rate (하트 레이트)	심박수	palp.	palpation(팔페이션)	촉지
h.s.	hora somni (호라 솜니)	취침 시간	p.c.	post cibum (포스트 시분)	식후
H.T.	hypodermic injection tablet (하이퍼더믹 인젝션 태블릿)	피하주사 정(錠)	Ped.	pediatrics (피디애트릭스)	소아과(학)
Htc.	hematocrit (헤마토크릿)	적혈구 용적률	per.	persia(n) 퍼시아(안)	으로(by : 바이)
h.w.b.	hot water bag (핫 워터 백)	더운물 주머니	pH	potential of hydrogen (퍼텐셜 오브 하이드로겐)	수소 "이온" 농도
I.M.	intra muscular (인트라 머스큘러)	근육 주사	P.H.	past history (패스트 히스토리)	과거 역사
INF.	infusion(인퓨전)	주입	P.I.	present illness (프리젠트 일니스)	현병(질병), 현재 앓고 있는 질병
int.	internally (인터널리)	내부로 내면적으로	P.I.D.	pelvic inflammatory disease(펠빅 인플래머터리 디지즈)	골반 염증성 질환
I.V.	intravenous (인트라 비너스) intravenousty	혈관 주사 (=정맥주사)	P' l.	pilula(피울라)	환(pill : 필)
ISS	Injury Severity Score(손상계수)	하나 반	.p.m.	post meridiem (포스트 머리디움)	오후
kg.	kilogram (킬로그램)	킬로그램 (kilogram)	P.M	postmortem (포스트 모템)	부검
kl.	kiloliter(킬로리터)	킬로리터 (kiloliter)	p.o.	phone order(폰 어더)	전화 지시(전화로 지시한 것)
K.U.B.	kidney, ureter & bladder (키드니, 유레터 앤 블래더)	신장, 수뇨관, 방광 단순촬영	L	Liter(리터)	리터(Liter)의 악기
Lab.	laboratory (래버러터리)	검사실	P.O.	per os(퍼 오스)	입으로, 경구투약
LAP	laparotomy (래버러터미)	개복 수술 복벽절제술 (외과)	p/o	postoperative (포스트 오퍼레이티브)	수술 후

약 호	라 전 어	뜻	약 호	라 전 어	뜻
Lft.,L.	left(레프트)	왼편	preop.	preoperative (퍼리오프러티브)	준비, 수술 전
liq.	liquor(리쿼)	액체	p.r.n.	por re nata (폴 레 나타)	필요시마다
L.L.Q.	left lower quadrant (레프트 로어 쿼드런트)	좌측 하부 4분지1	pt.	pint(파인트)	파인트(pint) 액량의 단위 단위 : 리터 영 : 약 0.57 *l* 미 : 약 0.47 *l*
L.M.P.	last menstrual period(라스트 멘 스트루얼 피어리드)	최종 월경기	pulv.	pulvis(풀비스) (L=power)	가루
L.U.Q.	left upper quadrant (레프트 어퍼 쿼드런트)	좌측 상부 4분의 1	q.	quaque (콰퀘)	매
I.&.W.	I'm doimg & well (아임 두잉 & 웰)	잘 살아 있음	q.d.	quaque die (콰퀘 디에)	매일
M.	Male(메일) 정자를 생성하여 아이를 만 들 수 있는 성적 능력을 가 진 생물	남성	q.h.	quaque hora (콰퀘 호라)	매시간
m.	midday(미드데이)	정오(正午)	q.2h.	quaque 2hora (콰퀘 2호라)	매 2시간
m	meter(미터)	미터(meter)	q.3h	quaque 3hora (콰퀘 3호라)	매 3시간
m.	muscle(머슬)	근육	q.4h	quaque 4hora (콰퀘 4호라)	매 4시간
m.	misce(미스세)	섞는다(처방전에 서 합하다)	q.i.d.	quaque in die (콰케 인 디에)	하루 4번
Adm	admission (어드미션)	입원	M.	million(밀리언)	1천
m.	married(메리드)	결혼한(기혼)	q.o.d.	every other day (에브리 아더 데이)	하루 격일
m.,M., min	minim (미님)	최소액량 단위 1dram(드램)의1 /60	q.s.	quantum satis (콴텀 사티스) (=as much as shall suffice)	적당한 분량 =적당량
m.et n.	mane et nocye (메인 엣 노시에)	아침과 저녁		sufficient(서피션트)	충분
mg.	milligram (밀리그램)	밀리그램 (milligram)	qt.	quarter(쿼터)	쿼터(quarter), 할당

약 호	라 전 어	뜻	약 호	라 전 어	뜻
min.	minute(미닛)	분(分)	r.	rate(레이트)	율(rate : 레이트)
ml.	milliliter (밀리리터)	밀리리터 (milliliter)	r.	anus(에이너스)	항문
mm.	millimeter (밀리미터)	밀리미터 (millimeter)	R.	rhythm(리듬)	박자 (rhythm : 리듬)
N.B.M.	no bowel movement (노 볼 무브먼트)	변동없음	rt.	right(라이트)	바른편(우측)
ER	emergency room (이머전시 룸)	응급실	R.	Roentgen(뢴트겐)	뢴트선 (Roentgen)
neg.	negative (네거티브)	음성(−)	Rx.	recipe(레시피)	취한다(가진다) 처방, 대응책, 조치
no.	numero (누메로)	번호	R.B.C.	red blood cell (레드 블러드 셀)	적혈구
N.P.N.	nonprotein nitrogen (논프로테인 니트르겐)의 약어	비단백 질소	Rh.	rhesus blood factor (레서스 블러드 팩터) Rh factor−Rh 인자	레세스 원숭이 (Rhes-us)
N.P.O.	nothing per os (너싱 퍼 오스)	금식	OR	operating room (오퍼레이팅 룸)	수술실
CCU	coronary care unit (코로네리 케어 유닛)	관질환 집중치료실	R.L.Q.	right lower quadrant (라이트 로어 쿼드렌트)	우칙 하부 4분의 1
q.n.	quague nocte (콰게 녹테) 라틴어 : every night	매일 밤	n.r.	ne repetature (네 리피테이튜어)	다시 거듭하지 말 것
o	os(오스) =born	뼈	R.U.Q.	right upper quadrant (라이트 어퍼 쿼드런트)	우칙 상부 4분의 1
OB.	obstetrics (옵스테트릭스)	산파	s, s	sine(사인)=without	제외하고
			occ.	occasionally (어케이저너리)	때때로
o.d.	omne die (옴느디에)	매일	sat.	saturation (새처레이션)	포화, 포화도
o.d.	oculus dexter (아쿨러스 덱스터)	우측 눈	S.B.E.	subacute bacterial endocarditis (서버큐트 박테리얼 엔도카다이티스)	아급성 세균성 심내막
o.h	omil hora =every hour	매시간	Inflamm	inflammation (인플러메이션)	염증(의학)

약 호	라 전 어	뜻	약 호	라 전 어	뜻
OL.	oil (오일)	기름	sed.	sedimentation (세더먼테이션)	침전
o.m.	omni nane (옴느 나네)	매일 아침	separ.	separation (세퍼레이션)	분리
o.n.	omni nocte (옴니 녹테)	매일 밤	s.i.d.	semel in die (시멜 인 디에)	하루 한 번만
OPD.	out patient department (아웃 페이션트 디파트먼트)	외래	Sig.	sign (사인)	사인하다
O/R	Open Reduction (오픈 리덕션)	개방성 정복	S.O.B.	shortness of breath (쇼트니스 오브 브레스)	숨이 참, 호흡 곤란(=dyspnea)
OS	Oral Surgery (오랄 서져리)	구강외과	Sol.	solution (솔루션)	용액
O.S	Orthopedic Surgery	정형외과	solv.	solve(솔브)	용해
OS	oculus sinister (아큘러스 시너스터)	좌측 눈	S.O.S	si opus sit (시 오푸스 싯)	언제나 필요하면 한 번만
sp.	spirit (스피릿)	정(情)	T.P.R.	temperature pulse respiration (템퍼레이처 풀스 레스피레이션)	체온 맥박 호흡
spec.	specimen (스펙시먼)	검사물	T.T	Tablet triturate (태블릿 트리튜레이트)	알약을 분말로 만들어
sp.fl.	spinal fluid (스파이널 플루이드)	척수 액	T.T	Tuberculin Tested (투베르클린 테스티드)	반응시간
spgr.	specific gravity (스페시픽 그래버티)	비중	tr.tinct.	tinctura(팅춰)	정기
ss.	semis, semissis (세미, 세미시스) (=one half)	반(半)	U.	unit(유닛)	단위
SS	soapsuds (솝사드)	비누 용액	ung.	unguentum (언구엔튬)	고약, 연고
SS.	Septic Shock	패혈성 쇼크	V.	volt, volume (볼트, 볼륨)	분량
Stat.	statim (스태팀)	즉시	vag.	vagina(버자이너)	질
Syr	syrup (시럽)	시럽(syrup)의 약기	V.O.	verbal order (배발 오더)	구두 지시 (말로 한 명령)

약 호	라 전 어	뜻	약 호	라 전 어	뜻
T.&A.	tonsillectomy &adenoidectomy (톤실렉터미 앤 아데노이덱토미)	편도선제거 "아데노이드" 절제	supp	suppository (서파저토리)	좌약
qid	quater in die (쿼터 인 다이)	하루 4번	w.	white(화이트)	흰
T.A.T	tetanus anti toxin (테터너스 안티 톡신)	파상풍 항독소	w.	widow(위도우)	미망인(과부 또는 홀아비)
tab.	tabella(타벨라)	정	ICU	intensive care unit (인텐시브 케어 유닛)	집중치료실, 중환자실
T.b.	tubercle bacillus (튜브클 백실러스)	결핵균	WBC	white blood cell (화이트 블러드 셀)	백혈구
Tb.	tuberculosis (튜벌클로시스)	결핵	w.d.	well developed (웰 디벨럽트)	발달이 잘됨
t.i.d.	ter in die (터 인 디에)	하루 3회	w.n.	well nourished (웰 나리시드)	영양이 좋음
T.L.C.	tender loving care (텐더 러빙 케어)	부드러운 사랑으로 보호	wt.W.	weight(웨이트)	중량(체중)
T.T	throbin time (트롬빈 타임)	트롬빈 반응시간			

1. 보통 약품 약호

약 호	뜻	약 호	뜻
ACTH	adrenocorticotrophic hormone (애드레노콜티코트로픽 호르몬) 부신피질자극 호르몬	N.S.	Nerphrotic Syndrome 신증후군(콩팥 증후군)
A.S.	atropine sulfate (아트로핀 설페이트) 아트로핀염	N.S.S.	normal salt solution (노멀 솔트 솔루션) 정상 식염 용액
A.S.A.	acetysalicylic acid(aspirin) (에이스타이살리사일릭 애시드/아스피린)	PABA.	para-aminobenzoic acid (파라-아미노벤조익-애시드)
A.P.C.	aspirin, phenacetin, caffeine. (아스피린/ 페나세틴/ 카페인)	PASA	paraminosalicylic acid (파라미노살리사일릭 애시드)
D.D.T.	dichloro-dipenyl-trichloroethane (디크올로-다이페닐-트리크올로에탄)	P.S.P.	phenosulfonphthalein (페노술폰프타레인)
E.T.H.C.	elixir terpin hydrate와 codeine (일렉서 터핀 하이드레이트/코데인)	Scop.	scopolamine (스코폴라나인)
KI	potassium iodide (포스타시움 아이오다이드)	ZnO.	zinc oxide (진크 옥시드) 산화아연 아연화
M.S.	morphine sulfate (몰핀 서페이스) 모르핀염		

2. 기타 약호

약 호	뜻	약 호	뜻
a-(아)	제외하고	-conti(콘티)	100분의 11
ab-(아브)	부터	cephalo-(세팔로)	머리
-ad.(애드)	향하여	cerebro-(세레브로)	뇌
adeno(아데노)	선	chole-(코울)	담당
adreno-(애드레노)	아드레날 선	chondro-(콘드로)	연골
-agogue(아고구)	액체 분비 중량	-cide(세이드)	죽이
-gro(그로)	동통과 졸도	circum-(서큠)	주위
ambi-(암비)	동통	-cline(클라인)	침상(상)
ambly-(앰블리)	둘 다 같이	colo-(콜로)	결장
ambulo-(앰불로)	둔한	colpo-(콜포)	질
an-(안)	~이 없다	con-(콘)	와같이
angio-(안지오)	제외하고	contra-(콘트라)	대항하여
angio-(안지오)	혈관	-cutaneous (큐타네우스)	피부

약 호	뜻	약 호	뜻
ante-(안테)	전에	cysto-(시스토)	방광
anti-(안티)	대항하여	-cyte(세이트)	세포
arthro-(알스로)	관절	de-(데)	에서 제거하다
-bacter(박터)	세균	deca-(데카)	열(10)
bi-(비)	두번	deci-(데시)	1/10
bili-(빌리)	다즙	deka-(deca)(데카)	10
brady-(브래디)	서서히	dent-(dents-)(넨트)	치아
cardio-(카디오)	심장	demi-(데미)	1/2
cata-(카타)	파멸	di-(디)	2회
-cele-(셀르)	돌출성 종양	dia-(디아)	통하여
dip-(딥)	거듭	lacri-(라크리)	눈물
dolor-(돌롤)	동통	laryngo-(라링고)	후두
dorso-(돌소)	뒤(잔등)	lateral(래터럴)	한편
dys-(디스)	동통	leuko-(리우코)	흰
e-(에)	에서	linguo-(린구오)	혀
ecto-(엑토)	외부	lipo-(리포)	지방
ectomy-(엑토미)	제거하다	litho-(리토)	돌
-emia(에미아)	혈액	logy(로지)	과학의
encephalo-(엔스팔로)	뇌	lympho-(림포)	임파
endo-(엔도)	전면	lyso-(라이소)	용해
enter-(엔터)	장(腸)	macro-(매크로)	큰
entero-(엔테로)	소장	mal-(말)	질병, 나쁜
epi-(에피)	에 관하여	mania(마니아)	강력한 발광
erythro-(에리스로)	적색(붉은)	manu-(mani-) (마누/마니)	손
eu-(에우)	정상	medio-(메디오)	중간
ex-(엑스)	밖에	medullo-(메듈로)	좁은
exo-(엑소)	외부	mel-(멜)	어두운
extra(엑스트라)	첨부하여, 일방적	meningo-(메닌고)	수막
febri-(페브리)	고열	meta-(메타)	변경
fibro-(피브로)	종양	-meter(미터)	측량
gastro(개스트로)	위	metro-(메트로)	자궁
Genesis(제네시스)	근본(기원)	micro-(마이크로)	현미경
Genu-(제뉴)	무릎	milli-(밀리)	1/1000
glosso-(글로소)	혀(혀)	mono-(모노)	단(單)

약 호	뜻	약 호	뜻
-gran(그란)	사진, 자국	muti-(뮤티)	많이
-graph(그라프)	기록	my-(마이)	닫히다
gravi-(그라비)	임신	myco-(마이코)	균에 의하여
gust-(구스트)	맛	myo-(마이오)	근육
helio-(헬리오)	태양	myx-(마익스)	점액
hem-(힘)	혈액	naso-(나소)	코
hema(히마)	혈액	necro-(네크로)	죽은
hemi-(헤미)	반	neo-(네오)	새로운
hemo-(헤모)	혈액	nephro-(네프로)	신장
hepalo-(헤팔로)	간장	neur-(뉴어)	신경
hepar-(헤파)	간장	nevo-(네보)	모반(birth mark)
hetero(헤테로)	다른	noct-(녹트)	밤
histo-(히스토)	조직(tissue : 티슈)	non-(논)	아니
homeo-(호메로)	비슷한	nos.(노스)	밤
hydra-(하이드라)	물	oculo-(오큘로)	눈
hydro-(하이드로)	물	-odynia.(오디니아)	등통
hyper-(하이퍼)	위에	-oid(오이드)	같이
hypo-(하이포)	아래(밑에)	-ol(올)	기름
hystero-(히스테로)	자궁	oleo-(올레오)	기름
-ic(익)	관하여	oligo-(올리고)	소수의, 부족한
idio(이디오)	자신	-ology.(올로지)	의 지식, 아는 것
ileo(이레오)	장골	-oma(오마)	종양
imfra-(임프라)	밑에	oophoro-(오포로)	난소
imtra-(임트라)	어느 것(which)	ophthalmo- (오프탈모)	눈
inter-(인터)	사이	-opia(오피아)	눈
ischo-(이스코)	결핍	oro-(오로)	구강, 말
iso-(이소)	같다	-orrhage(오르헤이지)	출혈
-itis(이티스)	염증의	-orrhaphy(오르하피)	보선, 수리
juxta-(죽스타)	가까이	orrhea(올히)	배출물
kilo-(킬로)	일천	ortho(오르토)	똑바른
klepto-(클렙토)	정숙	-ose(오세)	설탕
lab-(랩)	씻어낸다	-osis(오시스)	병든 상태
labio-(레이비오)	입술	osmo-(오스모)	냄새
osteo-(오스테오)	골	quin-(퀸)	다섯(5)

약 호	뜻	약 호	뜻
-ostomy(오스터미)	개(切開)	re-(리)	다시
oto-(오토)	귀	recto-(렉토)	직장
-otomy(오터미)	절개	reni-(리니)	신장
pan-(판)	다	retro-(레트로)	후진성(뒤로)
para-(파라)	지나서	rhino-(리노)	코
para-(파라)	그밖에, 주위	-rrhea(르히)	흐붉다
-pathy(페티)	같다	rubi-(루비)	붉나
-penia(페니아)	질병	salpingo-(살핀고)	수난관
peri(페리)	약간	sclerosis (스클리로시스)	경화(굳게 되는)
-pexy(펙시)	주위	-scope(스코프)	모양(형태)
-phagia(파기아)	고정	-scopy(스코피)	검사(조사)
-phasia(파시아)	먹다	-section(섹션)	자른다(쪼갠다)
-phil(필)	말하다	semi-(세미)	절반
phlebo-(플레보)	사랑	septi-(셉티)	독성(유독한)
-phobia(포비아)	정맥	sphygmo-(스피그모)	맥박
-phone(폰)	공포	spleno-(스플리노)	취장
phono-(포노)	소리를 전달하는 기계	-stasis(스타시스)	정치(定置)
photo-(포토)	소리	stoma-(스토마)	입
phreno-(프레노)	광선	sub-(서브)	열등(下位)
phitisio(피티시오)	단면	super-(슈퍼)	우월(과다)
physi(피지)	소모증	supra-(슈프라)	위에(웃)
-plasty(플라스티)	생태	tachy-(타키)	속히(빨리)
-plegia(플레지아)	수선(보선)	tacti(탁티)	만지다
pleuro-(플리우로)	마비	tensio-(텐쇼)	보유(확보)
-pnea(프니)	늑막	tetra(테트라)	넷(4)
pneumo-(프뉴모)	호흡	-therapeuitc (테라퀵트)	치료적
-poiesis(포이시스)	공기	-therapy(세러피)	치료
poly-(폴리)	형성	thermo-(서모)	열
post-(포스트)	많은	thrombo-(스롬보)	응결
pre-(프리)	뒤에, 후에	torsi-(톨시)	꼬다(합치다)
presby-(프리스비)	전에	toxi-(톡시)	독(毒)
old(올드)	늙은, 오랜	trans-(트랜스)	건너(옮겨)
primo-(프리모)	첫째	tri-(트리)	셋(3)

약 호	뜻	약 호	뜻
primi-(프리미)	첫째	ultra-(울트라)	과로(넘어서)
pro-(프로)	앞으로	un-(언)	아니(否定)
procto-(프록토)	항문, 직장	-uni(유니)	하나(1)
pseudo-(슈도)	거짓(가성)	-unia(유니아)	소변(요)
-prtosis(프르토시스)	떨어진(늘어진)	vagi-(바기)	이상한
pyelo-(피엘로)	골반	verti-(베르티)	차례
pyloro-(피롤로)	유문	viru-(바이루)	독(poison : 포이즌)
pyo-(피오)	농(고름)	vita(바이타)	생명
pyro-(피로)	열(불)	vox(복스)	음성
quad-(콰드)	넷(4)	xers-(지러스)	건조한 것

3. 약물 투여 일반시간

약호	뜻	약호	뜻
a.c.	식사 한 시간 전	q.3.h.	9, 12, 3, 6, 9, 12 등
p.c.	식사 한 시간 후	q.4.h.	8, 12, 4, 8, 12, 4 또는 6, 10, 2, 6, 10
b.i.d.	9A.M과 5P.M. 또는 10A.M.과 6P.M.	h.s.	9P.M. 또는 환자의 보통 취침시간
t.i.d.	9A.M, 1P.M, 5P.M. 또는 10A.M, 2P.M, 6P.M.	o.d.	오른쪽 눈에 투여 9A.M. 또는 10A.M.
		o.s.	왼쪽 눈에 투여
q.i.d.	8A.M, 12A.M, 4P.M, 8P.M.	o.n.	9P.M.
q.2.h.	8, 10, 12, 2, 4, 6, 8 등	o.m.	입안으로 투여, 9A.M. 또는 10A.M.

4. 화학분자식

화학분자명	화학분자식	화학분자명	화학분자식
이산화탄소	CO_2	과산화수소	H_2O_2
일산화탄소	CO	칼륨(가리)	K
염화수소	HCI	요오드화 칼륨	KI
황산마그네슘	$MgSO_4$	과망간산 칼륨	$KMnO_4$
수은	Hg	소금(염화나트륨)	NaCl
일산화질소	NO	물	H_2O
산소	O		

5. 액량 계산

가정기구	약국계량	미터법	가정기구	약국계량	미터법
1방울	1minimum (미니멈)	0.60[ml]	1글라스(유리컵)	ε f. Oz	240[ml]
1차시(차 스푼)	1f. dram(드램)	4[ml]	2글라스(유리컵)	1 pint(파인트)	500[ml]
1간식 스푼	2f. drams(드램)	8[ml]	4글라스(유리컵)	1 quart(쿼트)	1[l]
1테이블스푼	4f. Ts	15[ml]	16글라스(유리컵)	1 gallon(갤론)	4[l]
1차 잔	6f. Oz	108[ml]			

6. 중량 계산

약국계량	미터법	약국계량	미터법
1 grain(그레인)	0.60[gm]	1 온스	30[gm]
1 dram(드램)	4[gm]	1 파운드	360[gm]

7. 차트에 기록할 사실(factors to be charted)

용 어	뜻	용 어	뜻
amouncs(어마운스)	분량	large amount(라지 어마운트)	다량
moderate amount (모더레이트 어마운트)	다소	small amount(스몰 어마운트)	약간

8. 사용할 용어(suggested terms)

용 어	뜻	용 어	뜻
profuse(프로퓨즈)	다 량	excessive(엑세시브)	과다량
moderate(모더레이트)	다 소	scanty(스캔티)	약 간
small(스몰)	조 금	slight(슬라이트)	약 간

용 어	뜻
sips of water given(십스 오브 워터 기븐)	물을 약간 주었음
tolerated well(톨러레이티드)	잘 받아들임
position changed(포지션 체인지드)	자세 변경해 줌

9. 외모(appearance)

용 어	뜻	용 어	뜻
seems very sick (심스 베리 시크)	심히 고통스러워 보임	acutly ill (어큐틀리 일)	매우 아파함
not very sick (낫 베리 시크)	별로 아프지 않음	not acutly ill (낫 어큐틀리 일)	별로 아프지 않음

10. 몸 또는 사지(body or extemities)

용 어	뜻	용 어	뜻
puffy or swollen (퓨티 오어 스울런)	비만 또는 부종	edematous(에드마투스)	부 종

명 칭	기호	명 칭	기호
At(엣)	ⓐ	남성(male)	♂
Dram(드램)	du	온스(ounce)	℥
여성(female : 피메일)	♀	Recipe, Take(레시피, 테이크)	Px
다량(large amount : 라지 어마운트)	++++	회수(times : 타임즈)	x
적당(modcrate amount : 모드크레이트 어마운트)	+++	Micron(마이크론)	μ
소량(small amount : 스몰 어마운트)	+	Microgram(마이크로그램)	μg
수(number : 넘버)	#		

11. 심박(heart beat)

용 어	뜻	용 어	뜻
arrhythmia(애리스미아)	무조률 맥, 부정맥	bradycardia (브레디카디아)	심박완서, 서맥, 지맥 (보통 매분 60회 이하의 맥박)
tachycardia(태키카디어)	심박급속(심계증)		

12. 식욕(appetite)

용 어	뜻	용 어	뜻
eats all food served (잇츠 얼 푸드 서브드)	준 음식은 다 먹음	appetite good(excellent, etc.) (애피타이트 굿/엑셀런트)	식욕 좋음
eats very little (잇츠 베리 리틀)	아주 소량 먹음	appetite poor (애피타이트 푸어)	식욕 좋지 못함
eats only small amount (잇츠 온리 스몰 어마운트)	소량만 먹음	appetite fair (애피타이트 페어)	식욕 약간 있음
refused lequid diet because nausea(리퓨즈드 리퀴드 다이어트 비코즈 노지어)	액체식은 구토증으로 인해 거절함	unable to retain liquid diet (언에이블 투 리테인 리퀴드 다이어트)	액체식은 취한 후 보유하지 못함
dissatisfied with law-salt diet(디세스티스파이드위드 라우-솔트 다이어트)	저염식이를 좋아하지 않음	taking soft diet well(테이킹 소프트 다이어트 웰)	연한 음식을 잘 먹음
anorexia but no nausea (아노렉시아 벗 노 노지어)	식욕 감퇴. 그러나 구토증 없음		

13. 출혈(bleeding)

용 어	뜻	용 어	뜻
spurting of blood (스풀팅 오브 블러드)	출혈이 솟구침	in spurts(인 스퍼츠)	분출됨
very little(베리 리틀)	약간 됨	cozing(코징)	스며 나옴
nose bleeding (노즈 블리딩)	코피 (비점막 출혈)	epistaxis(에퍼스택시스)	코피 (비점막 출혈)
when bleeding is stopped (웬 블리딩 이즈 스톱드)	출혈 멎음	hemorrhage controlled (헤머리지 컨트롤드)	출혈 제지됨

14. 상처(wound)

용 어	뜻	용 어	뜻
deep(딥)	깊 음	superficial(슈퍼피시얼)	얕 음
clean(클린)	정 함	suppurative(서퓨레이티브)	화농성
infected(인펙티드)	감염됨	lacerated(레서레이티드)	찰과됨

15. 호흡(breathing)

용 어	뜻	용 어	뜻
act of breading(액트 오브 브리딩)	숨쉬는 것	respiration(리스퍼레이션)	호흡
act of inhaling(액트 오브 인헬링)	들이쉬는 것	inspiration(인스퍼레이션)	흡기
act of exhaling (액트 오브 익스할링)	내쉬는 것	expiration(익스퍼레이션)	호기
difficult breathing (디피컬트 브리딩)	호흡곤란	dypnea(다이프니)	호흡곤란
short pariods when breathing ceases (솔트 피리오즈 웬 시지즈)	호흡이 일시 중단되는 것	apnea(애프니)	무호흡
inability to breath lying down (이나빌리티 투 브리스 라잉 다운)	누워서는 호흡이 곤란한 것	orthopnea(오토프니)	좌위 호흡
large volumes of air inspired (라지 볼륨즈 오브 에어 인스파이어드)	다량의 공기를 들이쉼	deep breathing (딥 브리딩)	심호흡
small amount of air inspired (스몰 어마운트 오브 에어 인스파이어드)	소량의 공기를 내보냄	shallow breathing (섈로 브리딩)	얕은 호흡
abnormal variarions in rhythm (애브노멀 바리어리온스 인 리듬)	박자가 불규칙적임	irregular respiration (이레귤러 레스퍼레이션)	불규칙 호흡

16. 피부(skin)

용 어	뜻	용 어	뜻
flushed(플루시드)	상기됨	mottled(모틀드)	반 점
cyanotic(사이노틱)	청색증	discolored(디스컬러드)	탈색됨
pale(페일)	창 백	moist(모이스트)	습 함
jaundice(자운디스)	황 달	dry, hot(드라이, 핫)	건조함, 더움
clammy(클레미)	끈끈함	warm, cold(웜, 콜드)	따뜻함, 냉함

17. 소독치료(dressings)

용 어	뜻	용 어	뜻
dressing changed (드레싱 체인지드)	드레싱 교환함	dressing reinforced (드레싱 레인포스드)	드레싱 보강함

18. 구토(emesis)

용 어	뜻	용 어	뜻
blood tinged(블러드 팅지드)	혈액 약간 혼합	projectile(프로젝틸)	돌출적 분무

19. 배설물(drainage)

용 어	뜻	용 어	뜻
purulent(퓨류런트)	농 성	sanguineous(생귀니어스)	혈액혼합
serous(시로우스)	장액성	mucopurulent (뮤코퓨류런트)	점액과 농성
sero-sanguineous (시로-생귀니어스)	장액과 혈액성		

20. 얼굴(face)

용 어	뜻	용 어	뜻
pale(페일)	창 백	flushed(플루시드)	상 기
rash(래시)	발 진	bruised(브뤼시드)	타박성 상처
edematous(에디마투스)	부종 있음	cyanotic(사이아노틱)	차색등

21. 동통(pain)

용 어	뜻	용 어	뜻
severe(시비어)	심한	slight(슬라이트)	약간
radiating(래디에이팅)	퍼지는	sudden unset(서든 언셋)	돌발적 증세
increased by movement (인크리즈드 바이 무브먼트)	움직이면 더 심함	darting(다팅)	급격한 동통
gnawing(나우잉)	계속적인 동통	burning(버닝)	타는 듯한
shooting(슈팅)	쓰는 듯한	stabbing(스테이빙)	찌르는 듯한
collicky(콜릭키)	선 통	cramping(크램핑)	경련성
persistent(퍼시스턴트)	지구한	transient(트랜시언트)	일과성
constant(콘스탄트)	계속된	shifting(시프팅)	이동하는
local(로컬)	국부적	deep(딥)	깊은

22. 영양(nourishment)

용 어	뜻	용 어	뜻
sips of cold hotwater (십스 오브 콜드 핫워터)	약간의 물 (냉, 온)	chipped ice (칩트 아이스)	얼음 깨뜨린 것
gavage(거바지)	영양, 급식	water, juice(워터, 주스)	물, 즙

23. 대변(stool)

용 어	뜻	용 어	뜻
soft-formed(소프트-폼드)	묽은	hard-formed(하드-폼드)	굳은
liquid(리퀴드)	액체	tarry(태리)	더러워진
clay colored(클레이 컬러드)	진흙색	blood tinged(블러드 팅지드)	혈액 섞인

24. 소변(urine)

용 어	뜻	용 어	뜻
clear(클리어)	투명	amber(앰버)	옥빛
cloudy(클라우디)	혼탁	blood tinged(블러드 팅지드)	혈액 섞인

25. 맥박(pulse)

용 어	뜻	용 어	뜻
regular(레귤러)	규칙적	irregular(이레귤러)	불규칙적
intermittent(인터미턴트)	간헐적	rapid(래피드)	신속한
slow(슬로우)	완서	thready(스레디)	빈약한
weak strong (위크 스트롱)	약한, 강한	imperceptible, eperceptible (임퍼셉티블 퍼셉티블)	촉지할 수 없는, 촉지되는
bounding(바운딩)	뛰는	normal(노멀)	정상

26. 센세이션(sensation)

용 어	뜻	용 어	뜻
tingling(팅글링)	얼얼한	burning(버닝)	타는 듯한
stinging(스팅잉)	찌르는 듯한	prickling(프리클링)	쑤시는 듯한
itching(잇칭)	가려운		

27. 상태(condition)

용 어	뜻	용 어	뜻
seems some what improved(심스 섬 왓 임프로브드).	약간의 차도가 있어 보임	in good spirits, no complaints(인 굿 스피릿, 노 컴플레인츠)	기분 좋아 보임. 불편 없음
Responding well to veval stimuli(리스폰딩 웰 투 비발 스티뮬리).	말로 자극하여 반응 잘함	comatose(코마토스)	혼수상태
a good day(어 굿 데이)	하루 잘 지냄	a comfortable (어 컴퍼터블)	편안한 저녁이었음.
a good night(어 굿나잇)	편안한 밤이었음.		

28. 오한(chill)

용 어	뜻
Complaining of severe(moderate, slight chill) (컴플레이닝 오브 시비어/모더레이트 슬라이트 칠)	심한 오한으로 불편해함
external heatapplied(blanket, H.W.B. etc.) (익스터널 히트 어플라이드/블랭킷)	외부적으로 따뜻하게 지원해야 함
sudden unset of shaking chill (서든 언셋 오브 셰이킹 칠)	급작스런, 떠는

29. 자세(position)

용 어	뜻	용 어	뜻
position changed (포지션 체인지드)	자세 변경함	cotton ring applied to each heel(코튼 링 어플라이드 투 이치 힐)	솜방석을 각 발뒤꿈치에 괴여줌
put in Sim's position (풋 인 심스 포지션)	심스씨 위로해 줌		

30. 태도(attitude)

용 어	뜻	용 어	뜻
indifferent to surroundings (인디퍼런트 투 서라운딩)	주위에 대하여 무관심함	apathetic(애퍼세틱)	감각 없음, 냉담함
listless, weak (리스트리스, 위크)	약하고 불안해함	anxious and fearful about (앤시어스 앤드 피어풀 어바웃)	~에 대해 공포감을 가지고 있음
disagreeable and uncoope - rative (디스어그리에이블 앤드 언쿠퍼레이티브)	비협조적이고 좋아하지 않음	interested in (인터레스티드 인)	~에 관하여 관심을 가지고 있음
cheerful(치어풀)	명랑함	forgetful(포겟풀)	건망증 있음
depressed and moody (디프레스드 앤드 무디)	저기압이고 무뚝뚝함	suspicious toward(nursing staff, doctors, family, other patients)(서스피시어스 투워드/너싱 스태프, 닥터, 패밀리, 아더 페이션츠)	의심함(간호사, 의사, 가족 및 기타 환자)
alert(얼럿)	기인함		

31. 내용물(content)

용 어	뜻	용 어	뜻
formed, solid (폼드, 솔리드)	형상을 이루었음, 굳음	semiformed, semi solid (세미폼드, 세미 솔리드)	반 형상상태, 반 고체상태
loose(srools), liquid (루즈/스룰스, 리쿼드)	묽음(대변), 액체	waterly(워틀리)	물과 같음
frothy(프로시)	거품이 있음		

32. 기침(cough)

용 어	뜻	용 어	뜻
contineous caugh (콘티뉴어스 커우취)	계속적인 기침	frequent caugh (프리퀀트 커우취)	자주 기침함
paroxysmal(패록시스멀)	발작적	tight(타이트)	힘든
loose(루즈)	연한	deep(딥)	깊은
dry(드라이)	마른	hacking(해킹)	잦은 마른기침
harsh(하쉬)	거친	painful(페인풀)	고통스런
exhaustive(이그저티브)	기진맥진한		

제3장
생리학

1. 신경세포와 흥분의 전달
2. 근 육
3. 호 흡
4. 심 장
5. 혈액순환

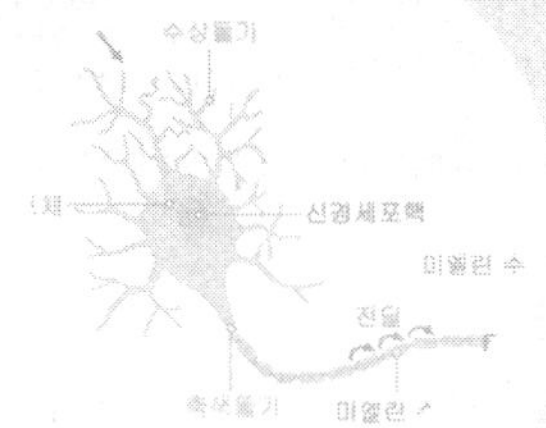

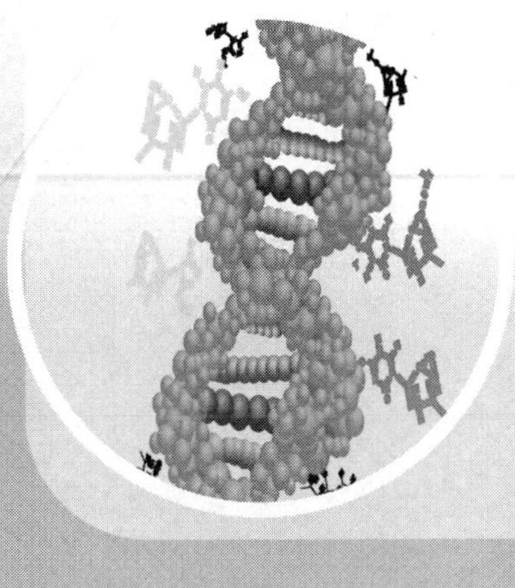

Lesson

1 신경세포와 흥분의 전달

인체의 내적 변화 및 외적인 변화를 조절하고 통합하여 항상성을 유지하는 방법은 두 가지로 나눌 수 있다.

① 내분비계에서 분비하는 호르몬에 의해 조절하는 것으로 이 방법은 반응은 느리지만 내분비계에 호르몬이 분비하므로 인체의 대사조절에 도움을 준다.
② 신경계를 통한 조절방법도 있다. 신경계는 일종의 위성정보망으로 구성되어 인체 전역에 분포하고 있으며, 이 중 신경세포는 먼 거리 조직 사이의 신호교환이 빠르고 정확하지만 작용이 오래 지속되지 않는다.

신경계는 그림 3-1과 같이 크게 중추신경계(CNS : Central Nevous System ; 센트럴 너버스 시스템)와 말초신경계(PNS : Peripheral Nervous System ; 페리퍼럴 너버스 시스템)로 구분할 수 있으며 그 하부조직들로 다시 세분화할 수 있다.

① 중추신경계는 뇌와 척수로 이루어지며, 말초수용기를 통해 인체의 내 · 외에서 들어오는 모든 정보를 총괄하여 원활한 활동이 가능하도록 통제하고 조정하는 중심적 기능을 발휘한다. 중추신경계는 인체의 기관 중 가장 중요한 부분이므로 두개골과 척수에 의해 보호되며 뇌척수액에 떠 있어 외부로부터 들어오는 충격을 감소시켜 준다.
② 말초신경계는 뇌신경과 척수신경으로 구성되는데, 12쌍의 뇌신경은 뇌에서 시작하여 뇌와 인체의 각 장기를 연결하고 있으며, 31쌍의 척수신경은 척수에서 시작해서 척수와 인체의 각 장기부분으로 연결하고 있다.

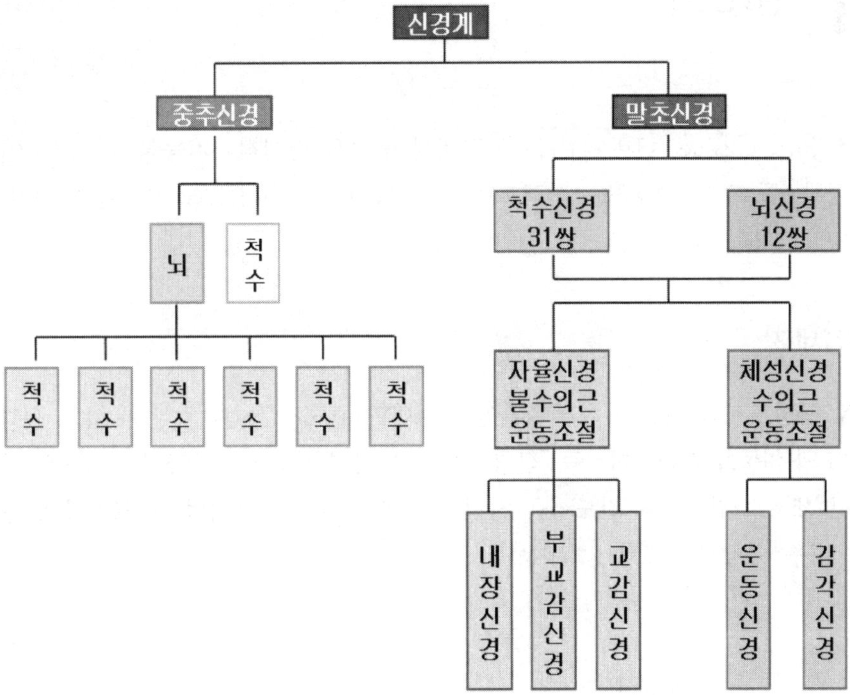

그림 3-1 • 신경계의 분류

③ 말초신경계는 신경전달 방향에 따라 구심성 신경과 원심성 신경으로 나눈다.

㉠ 구심성 신경은 말초에서 수용한 정보를 중추로 보내는 신경이며 일명 감각신경이라고도 한다.

㉡ 원심성 신경은 운동신경이라고도 하며 중추에서 효과기로 보내는 신경을 말한다. 이러한 원심성 신경은 다시 체성신경계와 자율신경계로 구분이 된다.

ⓐ 체성신경계에는 신경이 지배하고 있는 부위가 골격근으로서 주로 의지와 관련되어 효과를 일으킨다.

ⓑ 자율신경계는 주로 내장평활근, 심근, 선 세포에 분포하면서 의지와 상관없이 교감신경과 부교감신경이 서로서로 반대적으로 적절하게 도우면서 생명현상을 생리적으로 유지해 나간다.

01 | 신경조직

신경조직(nerve tissue : 너브 티슈)은 신경계의 구성은 형태적 · 기능적 최소단위인 **신경세포**와 신경세포를 지지, 보호하는 **신경교세포**로 구분된다. 우리의 뇌 속에는 약 250억 개의 신경세포가 있다.

1. 신경세포

신경계 구성조직의 기능적 기본단위인 **신경세포**(neuron : 신경원 또는 뉴런)는 **신경계의 흥분 및 전도의 활동을 담당**한다. 즉, 신경세포는 물리적 · 화학적 자극에 반응하는 흥분성과 이를 다른 세포로 전달하는 전도성을 지닌 고도로 분화된 세포이며 그 크기와 모양은 위치에 따라 매우 다양하다(그림 3-2 참조).

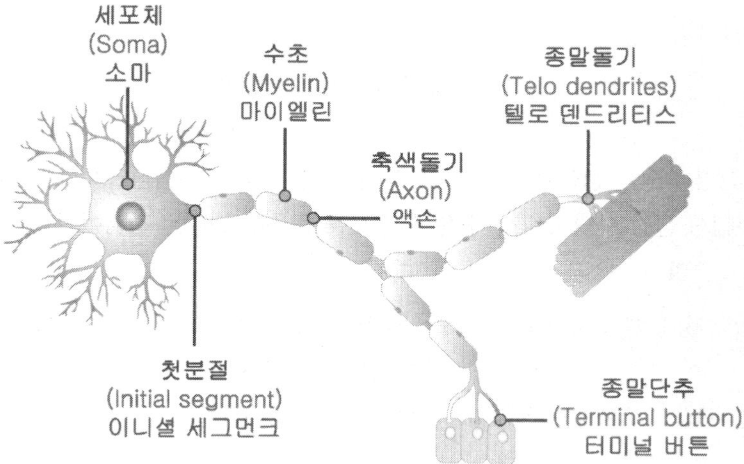

그림 3-2 • 신경원(신경세포, 뉴런)

2. 신경세포의 운동신경원의 구조

1) 세포체

① 구형, 타원형 혹은 별모양으로 되어 있으며 일반적으로 다른 세포보다 크다.

② 니슬소체(nissl's body : 니슬스 보디)를 함유한다.

③ 신경세사와 미세소관들이 망사형태를 이룬다.

2) 수상돌기

① 여러 개가 있으며 구심성 돌기이다.
② 니슬소체나 미토콘드리아를 볼 수 있으나 골지체는 없다.
③ 전기적 절연체인 **수초**(myelin sheath : 마이엘린 시스)와 **슈반초**(schwann sheath : 슈반 시스)로 싸여 있다.
④ **유수신경섬유**(myelinated nerve fiber : 마이엘리네이티드 너브 파이버) : 수초가 있는 축색돌기이며 백색이다.
⑤ **무수신경섬유**(unmyelinated nerve fiber : 언마이엘리네이티드 너브 파이버) : 수초가 없는 축색돌기이며 회백색이다.

3) 축 색

① 1개가 있고 원심성돌기이다.
② **축색소구**(axon hillock : 액손 힐럭) : 활동전압을 일으키는 **역치가 낮고** Na^+(나트륨) **통로**가 많다.
③ **랑비에 결절**(node of Ranvier : 노드 오브 랑비에) : 약 1.5[mm] 정도의 일정한 간격으로 수초와 신경초가 있는 마디이다.
④ **종말단추**(terminal button : 터미널 버튼) : **소포**(vesicle : 베시클)에 **신경전달물질을 함유** 하고 있다.
   ㉠ **니슬소체**(Nissl's body : 니슬스 보디) : RNA과립으로 **단백질 합성, 영양, 재생**에 관여함. 유수신경섬유가 무수신경섬유보다 전달속도가 더 빠르고 ATP 소모량이 적다.
   ㉡ **슈반 세포**(shwann cell : 슈반 셀) : 수초를 형성하고 **축색의 영양**과 **재생**에 관여한다.
   ㉢ **신경연접**(synapse : 시냅스) : **신경과 신경 사이**로 간격은 약 20[mm]이다.
   ㉣ **핵**(nucleus : 뉴클리어) : **중추신경계**에서 **신경세포체**(soma : 소마)의 집단이다.
   ㉤ **신경절**(ganglion : 갱글리언) : **말초신경계**에서 **신경세포체**(soma : 소마)의 집단이다.

3. 신경세포조직

① 신경세포는 **세포체**(cell body : 셀 보디 혹은 soma : 소마), **축색**(axon : 액손), **수상돌기**(dendrite : 덴드라이트)로 이루어져 있다.
   ㉠ 세포체는 핵이 있으므로 대사가 일어나는 중심체가 되고 세포체 둘레에 많은 돌

기가 있는데 그 중 여러 개의 짧은 돌기를 수상돌기라 하고, 축색소구를 거쳐 길게 뻗친 것을 축색이라 한다.

㉡ 수상돌기는 정보를 받아들여서 그 자극을 신경세포체로 전달하고 신경세포체에서 받은 자극을 축색돌기로 전달한다. 그러므로 수상돌기는 정보를 받아들이는 역할을 하고 축색돌기는 정보를 전도하는 역할을 한다.

② 신경세포체는 여러 가지 형태이며 그 안에는 사립체, 니슬소체, 신경원섬유, 골지체, 핵이 있다. 이 중 신경원섬유는 지주적 역할과 신경자극을 전달하는 흥분전도에 관여하고, 니슬소체는 많은 양의 RNA를 포함하고 있어 단백질 합성에 관여하며 신경세포 손상 시에 니슬소체 모양이나 수가 변동하므로 염기성 색소에 쉽게 염색되는 성질을 이용해 진단에 사용된다.

③ 축색이 모여 다발을 이룬 것을 신경섬유(nerve fiber : 너브 파이버)라고 부른다.

㉠ 축색의 둘레는 슈반 세포가 둘러싸고 있다.

㉡ 슈반 세포는 축색 가장 외측막인 신경초 또는 슈반초(Schwann sheath : 슈반 시스)를 만들고 있다.

㉢ 나중에 축색과 신경초 사이에 수초가 생기게 되는데 이것을 유수신경섬유라 한다. 또 수초가 생기지 않은 것을 무수신경섬유라 한다.

④ 유수신경섬유의 수초는 슈반 세포에 의해 형성된다. 처음에는 슈반 세포막이 함몰되어 축색을 받아들이고 얼마 후 슈반 세포막이 축색을 계속하여 둘러싸게 된다. 완성된 수초를 전자현미경으로 보면 소용돌이처럼 둘러싸서 끝은 슈반 세포막에 연속되어 있음을 볼 수 있다. 슈반 세포의 핵과 세포질은 세포막의 가장 바깥 부분, 즉 수초의 바깥쪽에 위치하게 된다. 수초의 구조는 두 줄의 지질층 사이에 단백질층을 가지고 있어서 전기저항이 매우 높고 이온의 투과도 거의 없어 절연작용을 한다. 이에 비해 슈반 세포는 이온의 투과가 자유롭고, 유수신경섬유에서는 수초가 군데군데 잘려져 없는 곳이 있는데 이곳을 랑비에 결절이라 한다.

⑤ 유수신경섬유는 수초가 절연체의 역할을 하기 때문에 일단 활동전압이 생기면 랑비에 결절에서 다른 랑비에 결절로 건너뛰어 흐르게 되어 전도속도가 빨라지게 되는데 이와 같은 전도 방식을 도약전도라 한다.

또한 신경을 끊으면 그 말초쪽은 빨리 흥분성을 잃고 끊긴 곳에서 말단을 향하여 형태학적인 변화가 일어나는데 이것을 왈러(Waller) 변성이라고 한다. 이때 신경섬유는 축색의 일부를 지닌 채 수초가 타원형의 조각으로 분리되어 얼마 안 있어서 흡수되며, 변성을 하기 위해서는 4~6일 정도가 필요하다. 그리고 중추쪽의 섬유 및 신경세포에도 변화가 일어나게 되는데 이것을 역행성 변성이라 한다.

⑥ 신경이 끊어지면 두 끝부분의 사이에 섬유소와 같은 물질이 생기고 이것을 따라서

말초 쪽 말단으로부터 신경초가 자라난다. 한편 중추 끝의 축색이 끊어진 지 5~6일이 지나면 많은 가지를 만들면서 재생되기 시작한다. 이때 말초쪽에서 자라나온 신경초를 만나면 이것에 인도되어 하루에 4~5[mm]의 속도로 자라나기 시작한다. 만약에 두 끝 사이의 거리가 크면 결합조직의 증식에 의하여 섬유소 비슷한 물질이 끊겨 축색은 신경초를 만날 수 없게 된다. 재생한 신경은 머지않아 축색이 굵어지고 수초가 두꺼워지는데 이것을 성숙이라 한다.

⑦ 재생된 운동신경이 근육에 이르면 종판부에서 생리적 연락을 회복하게 되는데 이것을 재신경지배라 한다.

⑧ 수초를 싸고 있는 슈반 세포는 말초신경 축색의 영양과 수초형성에 관여하며, 말초신경섬유가 손상당했을 때 말초신경섬유의 재생에 참여하게 된다. 하지만 중추신경계에는 슈반 세포가 없어서 뇌나 척수와 같은 중추신경이 손상당했을 때는 재생되지 않는다.

⑨ 축색의 끝은 여러 개의 가지로 갈라지고 그 끝부분은 약간 팽창되어 종말단추를 이루면서, 다른 신경세포의 수상돌기, 세포체, 근위축색 및 원위축색과 접속하는데 이것을 시냅스라 하며, 근세포와 접합하는 경우를 신경·근연접이라고 한다.

⑩ 신경흥분은 축색으로 전도되어 종말단추에 이르고, 시냅스 또는 신경·근접합을 거쳐서 다른 신경세포 또는 근세포에 흥분을 전달한다.

4. 신경교세포

신경조직에는 뉴런보다 몇 배나 많은 신경교세포가 있어서 신경세포를 보호하거나 영양소를 공급함으로써 세포의 생활환경을 뒷받침해 주고 지지하는 역할을 하고 있다. 하지만 이러한 신경교세포는 중추신경계와 말초신경계에서 약간의 차이가 있다.

① 중추신경계의 신경교세포는 신경세포와 신경섬유 사이에 흩어져 존재하며 상의세포, 회돌기교세포 및 소교세포가 여기에 해당된다.

② 말초신경계의 지지세포는 신경절이나 뉴런의 세포체 주위를 둘러싸서 보호하는 위성세포와 축색돌기에서 수초를 형성하고 지지하는 슈반 세포로 구성되어 있다. 신경세포와 신경교세포는 전체 부위의 약 50[%]가 뇌와 척수를 형성하고 있다.

㉠ 신경교세포의 기능

ⓐ 뉴런의 지주이며, 뉴런에 영양을 공급한다.

ⓑ 노폐물을 처리하며, 세포 외액 K^+(칼륨이온)의 완충작용을 한다.

ⓒ 뉴런의 발육을 하며, 뇌-혈관장벽 형성하며, 수초 생산을 한다.

㉡ 신경교세포의 종류

ⓐ **성상교세포**(astrocyte : 아스트로싸이트) : 신진대사 담당, 뇌-혈관 장벽을 형성한다.

ⓑ **희돌기교 세포**(oligedemdroglia : 올리고덴드라글리아) : 중추신경계의 수초를 형성한다.

ⓒ **소교세포**(microglia : 마이크로글리아) : 중배엽성 발생, 식작용으로 신경계를 보호한다.

ⓓ **상의세포**(ependymall cell : 에펜디몰 셀) : 뇌실의 내면세포, 뇌척수액을 분비한다.

02 | 신경의 흥분과 전도

1. 안정막 전압

두 개의 미소전극을 안정상태에 있는 **축색돌기의 세포막 표면에 접촉시키고 전압계에 연결**해 보면 **전류는 어느 방향으로도** 흐르지 않는다(그림 3-3 참조).

그러나 한쪽 전극을 세포막내로 넣으면 순간적으로 전류가 흘러 세포 내외에 일정한 전압차를 관찰할 수 있는데, 이를 **안정막 전압**(resting membrane potential : 레스팅 멤브레인 퍼텐셜)이라고 하며, -90[mV]의 **전압차**를 보인다.

① **안정막 전압** : 자극을 받지 않는 상태에서 **세포막 내외에 존재하는 전압차**를 말하는 것으로 이러한 상태를 **분극상태**(polarization : 폴러리제이션)라 한다.

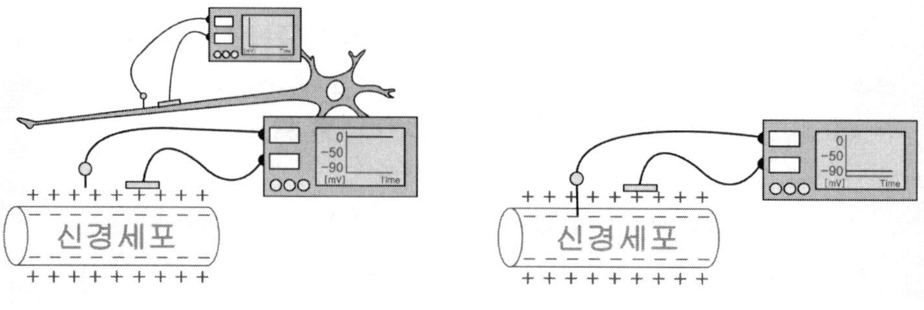

그림 3-3 ● 안정막 전압 : 세포막 내부가 음성이다.

안정막 전압이 존재하는 이유는 세포 내외에 있는 이온의 배치상황이 서로 다르고, Na^+(나트륨 또는 소듐 이온)와 K^+(칼륨 또는 포타슘 이온)를 능동적으로 이동시키는 기전인 Na^+-K^+ 펌프가 세포막에 있기 때문에 나타난다. 세포 내외의 이온을 비교해 보면 K^+ 농도는 세포 내가 세포 외보다 약 30배가 높으며, Na^+ 농도는 세포 외가 세포 내보다 약 10배가 높다. 즉 세포 외에는 Na^+이 많고 K^+은 적지만 세포 내에는 이것과 반대로 K^+이 많고 Na^+은 적다(표 3-1 참조).

표 3-1 ◦ 세포 내외의 이온농도

이 온	세포 내액	세포 외액
Na^+(나트륨)	15	150
Cl^-(염소)	10	120
K^+(칼륨)	150	5
HCO_3^-(탄산수소)	8	27
A^-(단백질)	155	45

② 신경세포가 안정상태에 있을 때 칼륨 이온은 세포막을 비교적 쉽게 투과하나, 나트륨 이온의 투과성은 칼륨 이온의 약 1/100에 불과하여 나트륨 이온은 세포막을 투과하기가 어렵다. 그러므로 칼륨 이온은 세포 내외에 이미 설정된 30 : 1의 높은 농도 기울기에 의해 세포 내에서 세포 밖으로 확산되어 나오려고 한다. 이때 전기적으로 양성을 띤 칼륨 이온이 확산되어 나오려는 힘은 곧 세포 내를 전기적으로 음성으로 만들게 되므로 이 세포 내 음전기는 칼륨 이온을 세포 내에 붙잡아 두려는 힘이 생기게 된다(그림 3-4 참조).

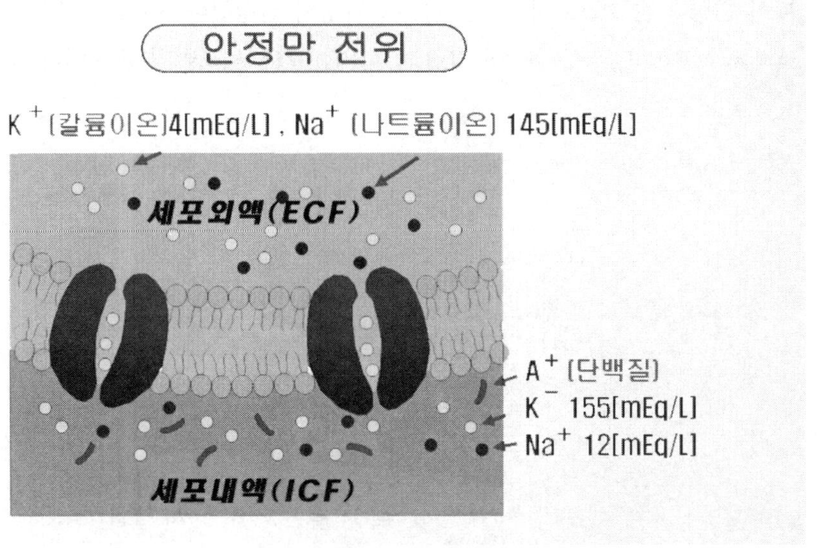

그림 3-4 ◦ 세포막 내외에서 이온의 분포

③ 세포 내의 음전하는 칼륨 이온을 세포 내에 붙잡아 두려는 힘과 농도차로 칼륨 이온이 세포 밖으로 확산하려는 힘이 어느 시점에서 균형을 이루게 된다. 이때 세포 안은 약 −90[mV]의 전압을 띠게 되는데 이 전압을 막전위 혹은 안정막 전압이라고 한다.

④ 안정막 전압(resting membrane potential : 레스팅 멤브레인 퍼텐셜)

㉠ 안정상태시 세포막의 전기적 대립 상태, 즉 분극상태이다.

㉡ 세포막 투과성이 좋은 K^+(칼륨)의 이동으로 형성한다.

㉢ 크기 −60∼−90[mV](−70[mV])이다.

2. 흥분과 활동전압

(1) 흥 분

신경세포나 근세포의 세포막 한 점에 기계적 힘이나 전류를 통하면 전기적 변동, 세포막을 거치는 이온의 이동, 열의 발생 및 에너지 소비 등의 일련의 변화가 일어나는데 이것을 흥분이라 한다.

(2) 활동전압

안정상태에 있는 세포에 역치 이상의 자극을 가하면 세포막의 나트륨 이온의 투과성이 급속히 증가되어 10 : 1의 농도기울기에 의해 나트륨 이온은 빠른 속도로 세포 안으로 들어가게 되며, 이로 인하여 막전압이 감소하는 탈분극(depolarization : 디폴러리제이션)이 일어나면서 세포 바깥쪽은 음전하를, 막 안쪽은 양전하를 띠는 안정막 전압의 역전현상까지 보인다. 그러나 다시 안정막 전압으로 복귀하는 재분극 과정이 진행된다. 이러한 일련의 전압변동을 활동전압(action potential : 액션 퍼텐셜)이라고 하며, 이를 세포막의 흥분이라고 한다(그림 3-5 참조).

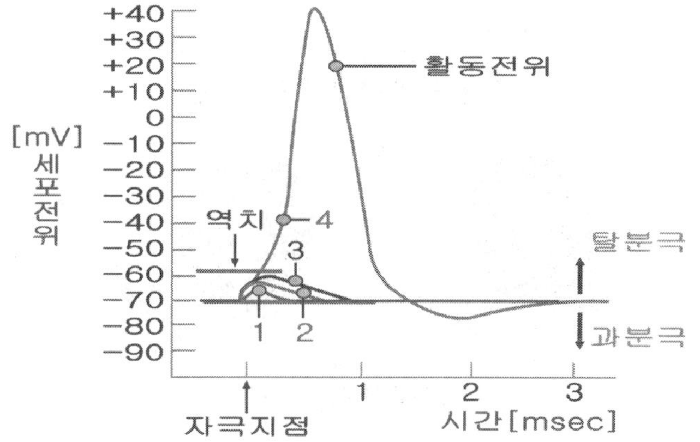

그림 3-5 ◉ 활동전위(action potential : 액션 퍼텐셜)

① 역치정의 : 생체에 자극이 작용하여 흥분이 유발되는 경우 이러한 흥분이 일어나는 데 필요한 최소자극의 세기를 한계값이라고 하며 다음과 같다.

㉠ 활동전압을 일으킬 수 있는 최소의 자극 강도이다.

㉡ 막 전위를 −55[mV]까지 떨어뜨릴 수 있는 자극이다.

② 탈분극 : 휴지전위 상태일 경우 세포막을 기준으로 막의 바깥쪽은 양전하, 안쪽은 음전하를 띠게 되는데 이러한 상태를 휴지전위라고 한다.

③ 과분극 : 재분극이 심하게 일어나는 경우 휴지전위 때 세포막 안쪽에 음전하가 안정수치 이하로 떨어지게 되는데 이 상태를 과분극이라고 한다.

④ 분극 : 세포 내(−), 세포 외(+) : 안정막 전위(−90[mV])이다.

⑤ 탈분극 : 세포 내(+), 세포 외(−) : 초과전위(+30[mV])이다.

⑥ 재분극 : 세포 내(−), 세포 외(+)로 환원된다.

⑦ 활동전압 : 120[mV]이다.

㉠ 활동전압의 발생은 세포막에서 자극을 받는 국소의 이유는 분명치 않지만 일단 자극을 받은 세포막은 나트륨 이온에 대한 투과성이 갑자기 커진다. 그러면 세포 밖에 높은 농도로 있던 나트륨 이온은 이미 존재하는 세포 내의 농도경사와 전압차에 따라서 세포 내로 유입하게 되고 그 결과 국소의 막전압의 크기가 감소하기 시작하여 막전압이 낮아지면 이것이 원인이 되어 나트륨 이온에 대한 투과성을 더욱 크게 한다. 그 결과 막전압이 없어지는 방향(0[mV])으로 진행된다. 이는 마치 세포막이 갑자기 나트륨 이온에 대한 문을 활짝 여는 것처럼 나트륨 이온이 세포 속으로 몰려 들어가게 되며, −90[mV]이던 안정막 전압이 +30[mV]로 뛰어오르게 되는 것이다. 이때 급속히 탈분극되어 정점을 이루는 것을 가시전압이라 한다. 그 후 막전압은 다시 급속히 안정막 전압으로 회복되는데 이를 재분극(repolarization : 리폴라리제이션)이라고 한다.

㉡ 재분극으로 세포막의 나트륨 이온 투과성은 정상으로 돌아가고 대신 칼륨 이온에 대한 투과성이 현저히 증가하므로 많은 양의 양전하를 띤 칼륨 이온이 세포 내에서 세포 외로 확산되고, 세포 내로 들어왔던 나트륨 이온은 나트륨 이온 펌프에 의해서 다시 세포 외로 나가게 되어 세포막은 안정막 전압으로 돌아오게 되는 것이다(그림 3-6 참조).

㉢ 신경이 흥분하여 활동전압을 발생하려면 먼저 신경에 자극이 가해져야 하고 자극이 자극으로서 유효하려면 첫째는 자극의 강도, 둘째는 자극의 속도, 셋째는 자극되는 기간 등의 세 가지 조건에 합당하여야 한다.

ⓐ 자극강도가 역치 이상이어야 한다. 즉 신경섬유를 흥분시킬 수 있는 최소한의 자극강도(역치, threshold : 스레시홀드)가 있어야 비로소 흥분하게 된다. 그러나

제 3 장

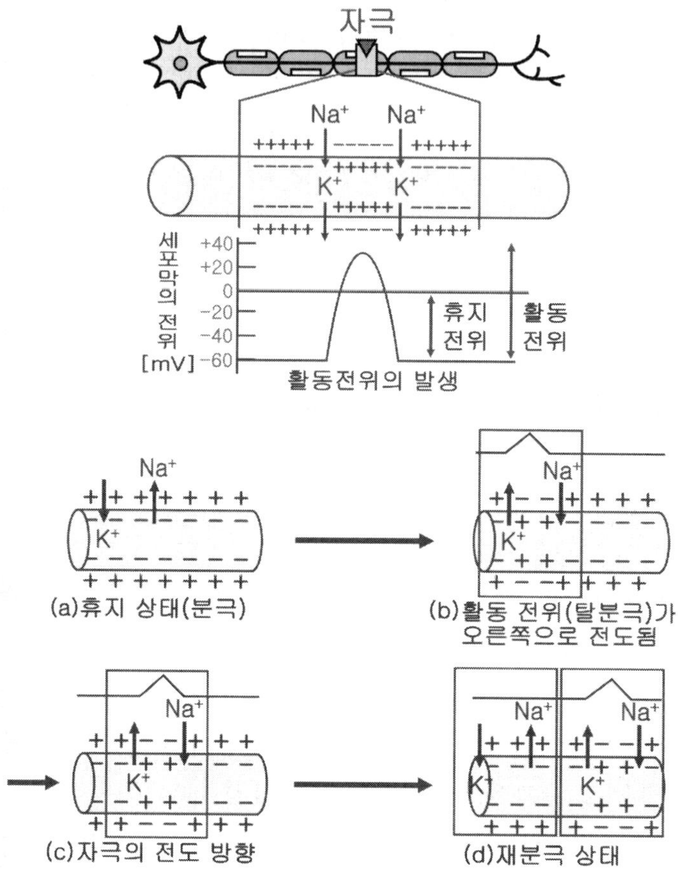

그림 3-6 ● 활동전위와 이온의 이동관계

자극강도를 역치보다 더 높여 보아도 발생된 활동전압의 크기에는 변화가 없다.

ⓑ 충분히 빠른 속도로 자극이 도달되어야만 자극의 역할을 하게 된다. 빛이 너무 천천히 밝아지거나 혹은 온도가 너무 서서히 오르게 되면 미처 느끼지 못하고 지나칠 수가 있다. 같은 크기의 변화일지라도 갑자기 밝아지거나 갑자기 온도가 오르면 우리는 분명히 그것을 느낄 수 있는 것과 같다.

㉮ 소음이 시끄럽게 들리다 갑자기 소음이 뚝 끊어지면 소리가 계속 들리는 착각을 일으키는 것과 같다.

ⓒ 역치자극 이상의 자극이라 하더라도 일정한 시간 이상 지속되어야만 비로소 자극으로서의 효과가 있다. 만일 자극의 강도가 아무리 강하더라도 일정한 시간 동안 계속되지 않으면 신경흥분은 유발시킬 수 없다.

(3) 불응기

신경섬유는 충격파가 지나가면 얼마 동안은 다음 충격파가 지나갈 수 없지만 그 후 곧 회복하여 다시 흥분을 전달할 수 있게 된다. 이 사이 신경섬유는 불응기에 들어서 있는데, 그 기간은 약 0.001~0.005초의 매우 짧은 기간이다. 그 사이에 신경섬유는 안정상태로 회복되고 흥분성과 전도성을 되찾는다.

불응기에는 절대적 불응기와 상대적 불응기가 있다.

① 절대적 불응기 : 활동전압이 생성되어 일정 기간 동안 아무리 큰 자극을 가해도 반응을 하지 않는 기간이다.

② 상대적 불응기 : 활동전압의 말기에 자극강도가 역치자극보다 강한 경우에 반응하는 기간을 말한다.

(4) 실무율

신경자극에 대하여 최고의 흥분을 하거나, 흥분하지 않는 현상으로 역치 이상일 때는 반응을 일으키고, 역치 이하일 때는 활동전압이 발생되지 않는다. 다만 흥분성의 변화만이 있는 것을 실무율이라고 한다.

① 단일 신경섬유가 자극의 강도에 따라 최고의 흥분을 하거나 흥분을 하지 않는 현상을 실무율이라 한다.

② 실무율과 불응기는 신경세포뿐만 아니라 심근과 골격근에서도 볼 수 있다. 그러나 실무율은 단일세포의 성질이며 많은 세포로 된 조직에는 적용되지 않는데, 수백 수천의 신경섬유로 된 신경줄기를 자극하여 자극부위강도를 높여 주면 더욱 많은 신경섬유에 따라서 역치, 흥분전도 속도가 다르기 때문이다.

(5) 자극의 가중

단일역치 이하 자극이라 할지라도 가능한 한 빨리 여러 번 반복하여 자극하면 신경흥분을 유발시킬 수 있다. 이것은 처음에 가한 자극이 불완전한 탈분극을 형성하였지만 아직 부분적 탈분극이 남아 있어 다음의 자극을 가하면 점차 탈분극의 정도가 높아져서 완전한 탈분극이 일어나 마침내 신경이 흥분을 전도하게 된다. 이러한 형상을 자극의 가중이라 한다.

즉, 각각의 신경섬유가 자극의 크기에 따라서 흥분하여 가시전압의 진폭이 어느 정도까지 점차적으로 커지며 활동전압의 기간도 길어지고, 그 정점도 여러 개로 나타나게 되는데 이것을 복합 활동전압이라고 한다.

3. 신경흥분 전도의 기전

활동전압이 발생된 신경섬유 부분은 나트륨 이온의 유입으로 세포 내 하전이 음성에서 양성으로 바뀌었지만 인접 안정부분은 전기적으로 음성이어서 전류는 섬유 속 (+) 부분에서 (−) 부분으로 흐르게 된다. 이 전류는 세포막을 나와서 세포 외액을 돌아 다시 흥분된 제자리에 되돌아오는 전류회로를 만드는데 이 회로를 국소회로라 하고 이 전류를 국소전류라 한다.

① 국소전류는 활동전압이 발생된 바로 옆 안정부분의 막전압에 영향을 미쳐서 이곳도 탈분극시키고 같은 방식으로 다음 부분도 나트륨 이온에 대한 문을 열어 주어 계속 활동전압을 유발한다.

② 흥분전도의 기전은 주로 전기적인 것임에 틀림없다. 즉, 활동전압이 발생하고 있을 때 활동전압에 의한 국소전류가 인접부에 대한 자극전류로서 작용하여 흥분이 전도된다고 생각하고 있다.

③ 한곳에서 활동전압이 발생되면 그 마디가 다음 마디를 자극하여 흥분시키고 다시 다음 마디로 활동전압이 릴레이식으로 축색돌기 끝에서 끝으로 흥분이 전달되어 마치 도화선의 연소와 같다고 할 수 있다.

④ 단일 신경섬유의 일정 부분을 자극하여 생긴 국소전류는 처음 탈분극된 지점을 중심으로 해서 양쪽으로 흐르지만, 정상적인 정보전달이 이루어지기 위해서는 활동전압이 세포체로부터 신경말단을 향해 단일방향으로 진행되어야 한다. 이렇게 세포체에서 신경말단 쪽으로 진행하는 흥분전도를 정방향전도라고 하며, 그 반대방향으로의 전도는 역방향전도라고 한다.

(1) 도약전도

유수신경섬유처럼 전기저항이 높은 수초를 가지고 있는 섬유에서는 수초가 절연체의 역할을 하기 때문에 국소전류는 이곳의 랑비에 결절에서 다른 랑비에 결절로 건너뛰어 흐른다. 따라서 마디 사이 부분은 흥분하지 않고 마디부분만이 흥분하여 다음의 마디로 뛰어넘어 전달된다. 이와 같은 전도 방식을 도약전도라고 한다(그림 3-7 참조).

(2) 전도속도

활동전압이 신경섬유를 전도하는 속도(흥분의 전도속도)는 신경섬유의 직경이 크면 클수록 빠르며, 수초가 있는 유수신경섬유의 도약전도로 인하여 무수신경섬유보다 흥분의 전파속도가 빠르다.

① 신경의 굵기는 전도속도와 관계가 있으며, 굵은 신경섬유, 즉 전도가 빠른 신경으로는 골격근을 지배하는 운동신경 등이며, 가늘고 전도속도가 느린 신경에는 통각을 전달하는

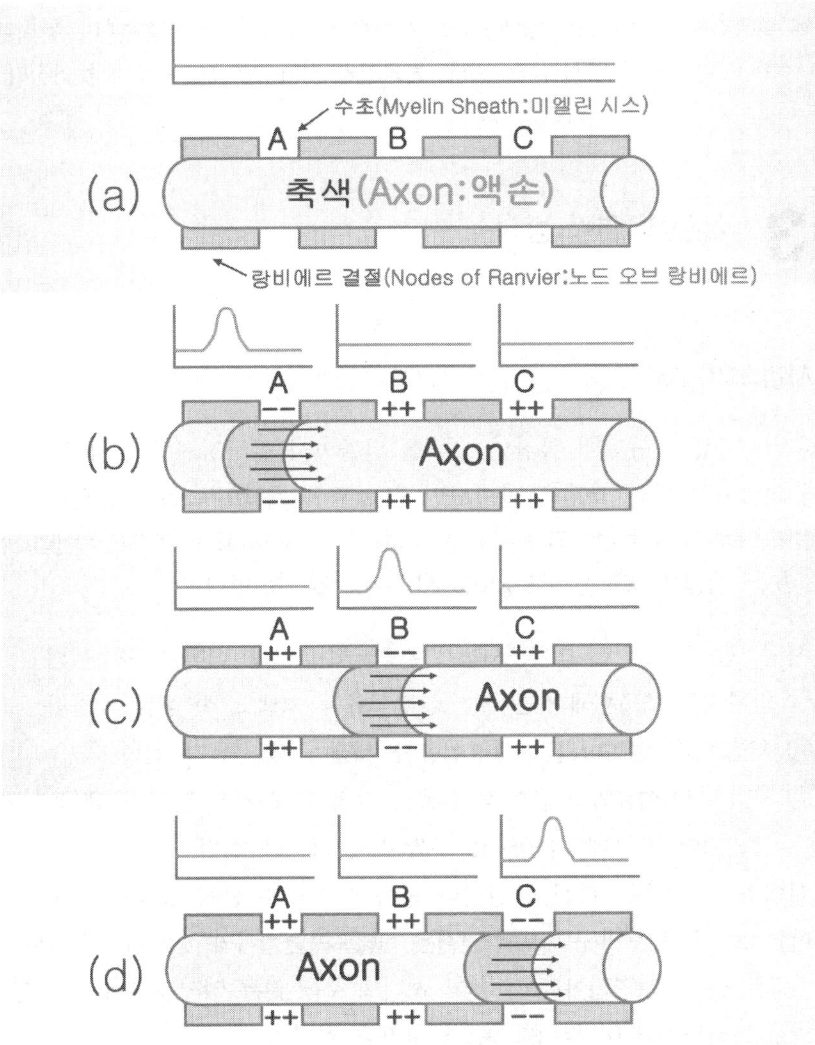

그림 3-7 ◦ 도약전도(跳躍傳導) : 신경이 뛰어서 전해져 뇌로 또는 근으로 인도된다.

신경과 자율신경 등이 포함된다.

② 신경섬유의 굵기는 전도속도에 차이가 있을 뿐만 아니라, 부분마취를 했을 때 마취효과에도 관계한다. 직경이 작은 신경섬유일수록 빨리 마취된다. 또한 신경이 주행하고 있는 부위를 장시간 압박하면 마비가 일어나는데, 이런 경우에는 굵은 신경이 쉽게 마비를 일으킨다. 가는 섬유는 압박의 영향을 잘 받지 않아서 운동신경이나 촉각, 압각이 마비된 후에도 통각이 남아 있는 경우가 많다.

③ 알코올, 진정제, 마취제는 나트륨 이온의 막투과성을 감소시킴으로써 신경의 흥분을 차단시키고 신경섬유에 지속적인 압력을 가한다.

㉮ 얼음주머니를 댈 경우 혈액순환이 적어지고 온도가 내려가 흥분전도 능력은 감소된다. 또한 피로가 오면 역치가 증가하고 불응기가 길어지면 전도속도가 늦어진다.

03 | 뉴런의 연락 방식

1. 시냅스의 구조

신경계는 수많은 뉴런이 복잡한 그물을 만들면서 질서정연하게 자극의 전도를 이룬다. 이들이 연락되고 있는 과정을 살펴보면 한 뉴런의 축색이 다음의 뉴런과 접속하게 되는데 한 뉴런과 다음 뉴런의 접속되는 부위를 시냅스(synapse)라고 한다. 또한 시냅스는 신경세포와 근세포 또는 신경세포와 선세포 사이에서도 형성될 수 있다.

① 시냅스는 시냅스 전 섬유, 시냅스 간격, 시냅스 후 섬유로 구성된다.
  ㉠ 다른 신경세포체에 접근하는 신경섬유를 시냅스 전 섬유라 한다.
  ㉡ 시냅스 후 뻗어나가는 신경섬유를 시냅스 후 섬유라 한다.
  ㉢ 시냅스 전 섬유와 시냅스 후 섬유는 직접 접해 있지 않고 약 200[Å]의 간격을 두고 분리되어 있는데 이 공간을 시냅스 간격이라 한다.

② 시냅스 후 섬유는 다른 뉴런이나 근육세포 혹은 선세포의 막이 여기에 해당되는데 이들 중 신경세포와 근세포의 연결은 신경·근연접이라고 하며, 신경세포와 선세포와의 연결은 신경·선연접이라고 한다. 하나의 축색 끝은 여러 가지로 갈라진 후에 그 끝이 약간 팽창되는데 이 부위를 종말단추라고 한다.

③ 종말단추에는 직경 200～800[Å]의 수많은 소포와 미토콘드리아가 들어 있으며 이 소포 속에는 신경전달물질이 함유되어 있다.

④ 뉴런의 연합 방식은 축색의 종말단추가 다음 신경원의 어느 부위에 접속되느냐에 따라 네 가지로 나눈다(그림 3-8 참조).
  ㉠ 축색－수상돌기 시냅스
  ㉡ 축색－세포체 시냅스
  ㉢ 축색－축색 시냅스
  ㉣ 축색－수상돌기－세포체 시냅스

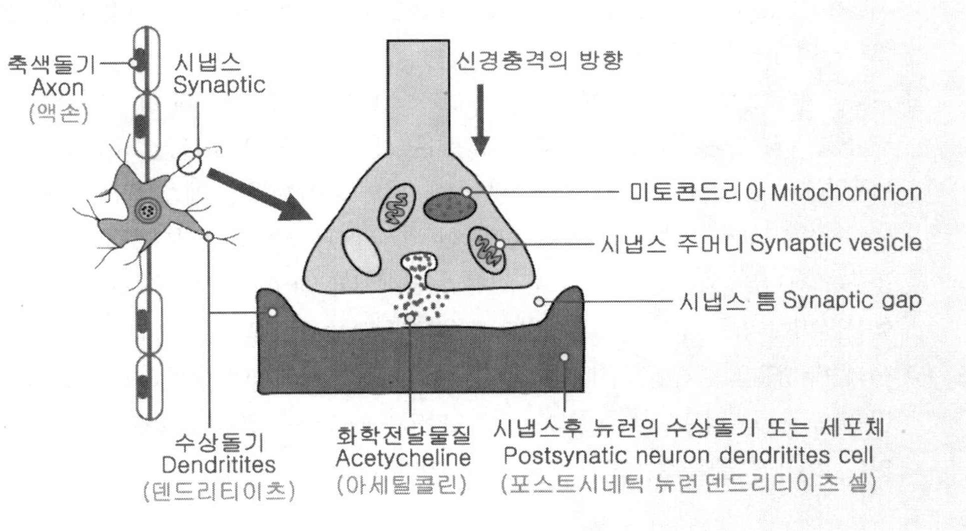

그림 3-8 • 시냅스의 구조

2. 시냅스에서의 흥분의 전달

시냅스란 한 세포와 또 다른 세포와의 연접부위를 말한다. 신경계 대부분은 화학적 시냅스를 말하는데 화학적 신경전달물질이라는 화학적 전령을 통해 흥분을 전도한다.

① 시냅스 전 섬유에 신경흥분이 전달되면 축색 말단에서 칼슘 이온 통로가 활성화되고 그 결과 세포 외에 있던 칼슘 이온이 세포 속으로 들어간다. 세포 속으로 들어간 칼슘 이온은 전달물질을 함유하는 소포에 작용하여 소포 속의 신경전달물질을 세포 밖으로 유리시킨다. 이때 신경전달물질은 시냅스 간격에서 확산에 의해 시냅스 후 섬유막의 수용체와 결합하여 수용체에 연결된 이온통로의 문을 열어 준다.

② 이온 통로 중 칼륨 이온 통로가 열리면 칼륨 이온이 세포 내에서 세포 외로 이동하면서 흥분이 억제되며, 반대로 나트륨 이온 통로가 열리면 나트륨 이온은 세포 외에서 세포 내로 이동하면서 활동전압이 발생한다.

③ 이온들은 각각 열린 문을 통하여 전기화학적 경사에 따라 세포 내외로 이동하게 되어 시냅스 전류가 발생하고 그 결과 시냅스 후 섬유에 발생한 전압이 역치를 넘게 되면 전도성 활동성 전압이 발생한다.

④ 전달물질에는 시냅스 후 신경세포의 흥분성을 높이는 것도 있고 이와 반대로 오히려 흥분성을 억제하는 것도 있다. 만약 흥분성 전달물질이 종말단추에서 분비되면 시냅스 후 섬유막의 나트륨 이온의 투과성을 증가시켜 나트륨 이온이 농도차와 전압차에 따라 세포 외에서 세포 내부로 이동하므로 시냅스 후 섬유막의 탈분극이 일어나며 이로 인해

시냅스 후 섬유막의 막전압이 감소되고, 활동전압이 발생되게 한다. 이것을 흥분성 시냅스 후 전압이라고 한다.

⑤ 흥분성 전달물질로 아세틸콜린(acetylcholine : Ach)을 들 수 있는데 아세틸콜린은 시냅스 후 섬유막의 수용체와 결합한 후 매우 짧은 시간, 약 0.001초 동안 시냅스 후 뉴런의 세포막에 작용하여, 곧 시냅스 간격 내에 있는 아세틸콜린 에스터리아제(acetylcholin esterase)에 의해 콜린(choline)과 아세트산(acetic acid)으로 분해된다. 하나의 종말단추 흥분은 하나의 흥분성 시냅스 후 전압만을 생기게 하고, 그 지속시간도 짧아 시냅스 후 신경세포막은 나트륨-칼륨 펌프 작용으로 다시 안정막 전압으로 회복하게 된다.

⑥ 신경전달물질의 종류는 아세틸콜린(acetylcholine), 노르에피네프린(norepinephrine), 도파민(dopamine), 세로토닌(serotonin), 히스타민(histamine), 글루터메이트(glutamate) 등이 있다. 억제성 물질로는 글리신(glycine), 가바(GABA) 등이 있다.

Lesson
2 근 육

중배엽을 기원으로 하는 근육(musle : 머슬)은 힘과 운동을 일으키기 위해 화학 에너지를 사용할 수 있는 모든 세포에서 제한되어 있다. 그러나 근육세포는 수축을 통해 인체를 움직이게 한다. 즉 운동이나 개체이동에 의한 외적 환경에 대처하는 행동을 할 수 있고, 내적 환경 변화에 대한 조절반응을 나타낼 수 있다. 또한 말하고, 글을 쓰고, 예술적 표현을 하는 것과 같은 의사소통의 능력도 근육의 수축에 의해서이다. 그러므로 근육의 활동을 조절하는 것만으로도 인간의 마음을 표현할 수 있다.

근육조직은 구조, 수축성, 조절기전에 따라 3종류로 분류된다(그림 3-9 참조).

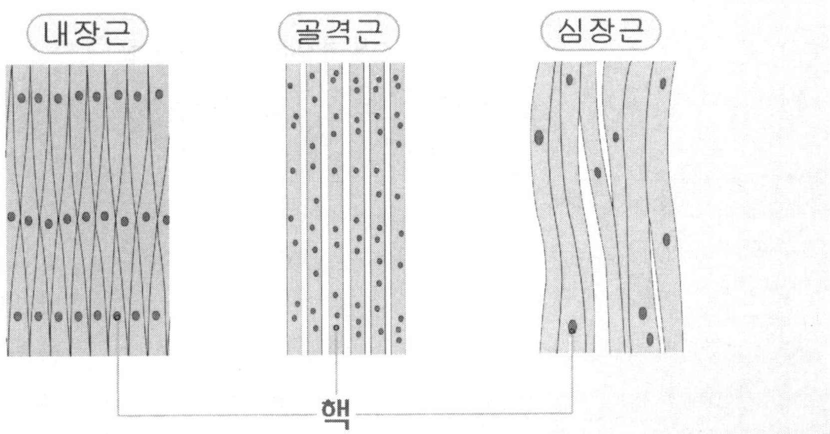

그림 3-9 • 근육의 종류

① 내장근은 내장기관 중에 널리 분포하고 그 기관들을 움직이는 넓은 의미에서의 운동을 담당한다.

㉠ 평활근은 내장근이라고도 하며 가로무늬가 없으며 위, 장, 방광, 자궁, 혈관 및 기도

와 같은 여러 기관의 벽을 둘러싸고 있으며 이들 근육이 수축하여 관의 직경을 변화시킴으로써 관을 통한 내용물의 흐름을 조절한다.

㉡ 눈의 홍채, 피부의 소름을 유발하는 기모근에도 평활근이 있다.

㉢ 평활근의 수축은 자율신경계, 호르몬, 화학신호의 지배를 받으며, 불수의적 조절에 따라 일어난다는 점이 골격근과 다르며 세포의 형태는 방추상 모양이며 핵은 1개씩 있다.

② 일반적으로 근육이란 골격근을 가리킨다. 골격근은 주로 골격에 부착해서 골격을 움직이거나 지탱하는 것이다. 이러한 골격근의 양끝은 건 힘줄(tendon : 텐던)에 의하여 뼈에 연결되어 있어 뼈를 지지해 주고 움직여 주는 역할을 한다.

㉠ 골격근 세포는 가로무늬가 규칙적으로 보이므로 횡문근이라고 한다.

㉡ 골격근의 수축은 체성신경계인 운동신경의 지배를 받으며 수의적 조절에 따라 일어난다.

③ 심근(심장근)은 심장의 벽을 만든다.

㉠ 심근은 심장을 둘러싸고 있는 근육으로 가로무늬가 있으며 핵은 중앙에 1개씩 있고 자동능(pacemaker)이 있고 윤반(개대간막)이 있으며 실무율 법칙에 따라 리듬적 수축을 한다.

㉡ 심근의 수축은 순환계를 통해 혈액을 이동시키며 평활근과 마찬가지로 자율신경계, 호르몬의 지배를 받으며 불수의적 조절에 따라 수축반응을 일으킨다(표 3-2 참조).

표 3-2 ● 근육 종류에 따른 특성비교

		평활근(내장근)	골격근(횡문근)	심근(심장근)
형태		가늘고 긴 방추형	원주형	원주형
핵	수	단핵	다핵	1~2개
	위치	중앙	가장자리	중앙
	형태	난원형	타원형	난원형
신경지배		자율신경	체신경	자율신경
분포부위		주로 혈관벽	골격에 부착	오직 심근에만 존재

01 | 골격근

1. 골격근의 구조

인체에는 약 6,000개 이상의 골격근(skeletal muscle : 스켈러틀 머슬)이 있으며, 하나의 골격근은 수천 개의 근섬유로 이루어져 있다(그림 3-10 참조).

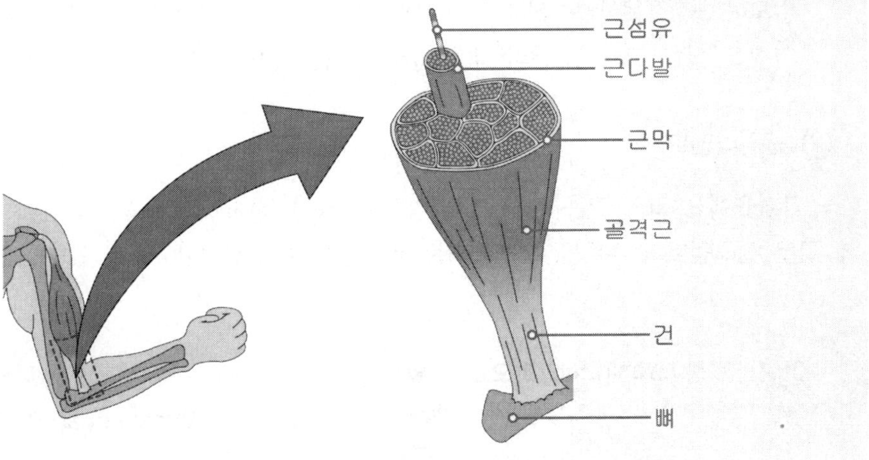

그림 3–10 ● 골격근의 구조

① 골격근은 근섬유와 이를 결합하는 결체조직으로 구성된다. 근섬유는 다발을 이루고 있는데, 이를 근섬유속이라고 하며 이러한 근섬유속은 근내막이라는 결체조직이 둘러싸고 있다.

② 여러 개의 근섬유속은 근다발막에 의해 서로 연결되어 있다. 여러 개의 근섬유속을 함께 묶고 있는 근주막의 외측은 다시 근외막 혹은 근막으로 둘러싸여 있으며 근막은 근육을 이루게 하는 외측의 결체조직으로서 건으로 이행하여 뼈에 부착된다.

③ 골격근의 기본 구조단위는 근섬유로서 그 직경은 10~100[μm] 정도이고 길이는 20[cm] 범위 내의 가늘고 긴 근섬유의 집합체이다. 이러한 근섬유 수천 개가 모여 하나의 골격근을 이루고 있으며, 개개의 근섬유는 근장 속에 평행하게 배열된 많은 근원섬유를 지니고 있다. 또한 근원섬유는 많은 근필라멘트로 구성되어 있다.

(1) 근섬유

개개의 근섬유(muscle fiber : 머슬 파이버)는 근섬유막에 의해서 하나의 독립된 세포로 외부와 경계를 짓고 있으며, 이 세포막을 근초라고 한다. 이러한 근초는 구조상 뉴런의 축색돌기와 비슷하며 흥분성과 전도성을 지니고 있다.

① 근초의 일부분은 근섬유 내부로 깊숙이 함입되어 T-세관을 이루고 있다. T-세관 내의 액체성분은 세포 외액과 동일하며, 근초의 연장이므로 근초에서 발생되는 흥분성 변화는 T-세관을 따라서 근섬유로 쉽게 전달될 수 있다.

② 근초의 내부에는 근원섬유가 세로로 배열되어 있고 근원섬유 사이를 근형질이 채우고 있으며 근형질은 세포 전체의 약 40[%]에 이른다. 또한 근세포 내의 물질운반의 통로 역할을 하는 그물 모양의 내형질세망은 근형질세망 또는 근장내그물이라고 한다.

(2) 근필라멘트

근원섬유에는 크고 작은 2가지 근필라멘트(muscle filament : 머슬 필라멘트)가 있는데, 1개의 굵은 필라멘트의 주위를 6개의 가는 필라멘트가 정연하게 싸고 있다(그림 3-11 참조).

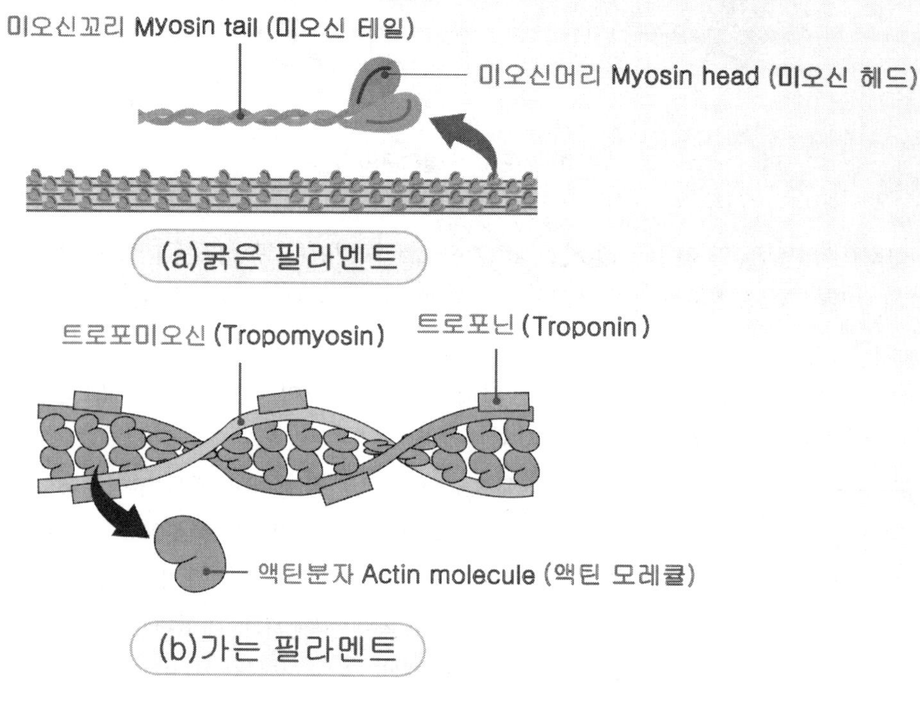

그림 3-11 • 굵은 필라멘트와 가는 필라멘트의 구조

1) 굵은 필라멘트

굵은 필라멘트는 무거운 분자량의 단백질인 미오신(myosin)으로 구성되어 있다. 미오신은 한 쌍의 무거운 사슬과 두 쌍의 가벼운 사슬을 가지고 있다. 무거운 사슬의 미오신은 α-helical(알파－헬리컬) 구조를 지니며, 두 개의 사슬이 서로서로를 감싸며 미오신의 꼬리부분을 이루고 있다. 4개의 가벼운 사슬은 2개의 구형으로 미오신의 머리부분을 이루고 있다. 이러한 구형의 머리부분에는 액틴 결합부위와 ATP 분해효소가 있어서, 이 부위는 미오신을 액틴에 결합시키는 교차다리를 형성하는 역할을 한다.

2) 가는 필라멘트

가는 필라멘트는 액틴(actin), 트로포미오신(tropomyosin), 그리고 트로포닌(tr oponin)이라는 세 가지 단백질로 구성되어 있다.

2. 운동단위와 신경지배

골격근을 지배하는 신경세포의 수는 근육섬유의 수보다 적다. 따라서 각각의 신경세포는 몇 개의 근육섬유를 지배하기 위해 가지를 쳐야 하고 특정한 신경세포를 따라 전달된 신경자극은 신경세포가 지배하는 모든 근육섬유에 도달한다(그림 3-12).

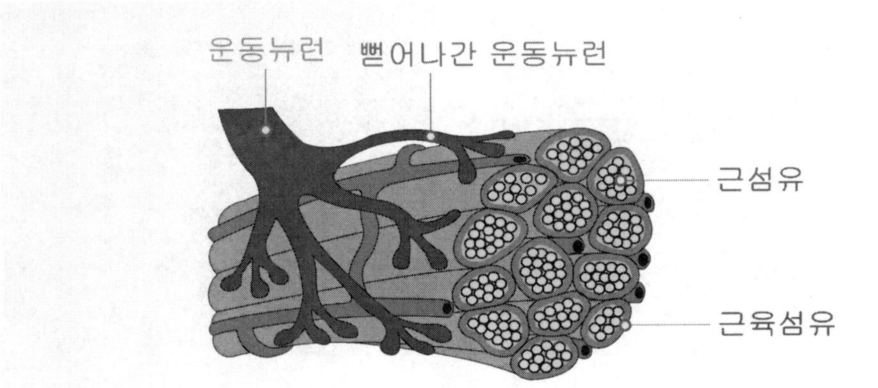

그림 3-12 • 운동단위

① 하나의 신경세포와 그 신경세포가 지배하는 모든 근육섬유를 운동단위 또는 활동단위라 한다. 운동단위는 그 크기가 다양하며, 근섬유가 적을수록 정교한 운동을 일으킬 수 있다.

㉴ 눈의 외안근의 운동단위는 단위당 10개로, 정교한 운동을 일으킬 수 있다. 반면 등 쪽에 있는 큰 근육의 운동단위는 100여 개로 매우 거친 운동을 유발한다.

② 상처나 병으로 운동신경의 일부가 소실되면 운동단위가 마비된다. 그러나 손상되지 않았던 가지가 자라서 마비된 근섬유와 연결되어 원래 가지고 있던 근섬유의 수보다 많은 새로운 운동단위가 형성되면 근섬유를 지배하는 정도는 줄어들지만 일부 근육의 기능이 회복하게 된다.

③ 신경세포 하나가 근섬유를 지배하는 것을 지배비율이라 한다. 지배비율은 근육의 종류 또는 그 기능에 따라서 차이가 있다.

④ 고도로 분화된 원형질인 근형질은 기계적·전기적 또는 화학적 자극에 반응하여 수축하는데, 정상적으로는 신경계의 자극에만 반응한다.

⑤ 모든 근에는 운동신경이 분포하여 뇌와 척수의 흥분을 전달받아 반응한다. 이와 같이 근에 운동신경이 분포하는 것을 신경지배라고 한다. 신경지배 비는 근육 활동이 정교한 것은 적고 운동량이 크며 빠른 것일수록 많다.

㉇ 안근의 경우에는 1～10이지만 하지근은 1,000～1,500이다.

3. 신경근연접

자극에 의해 신경섬유가 흥분하면 전기적 변동이 일어나 신경섬유를 따라 전도하게 된다(그림 3-13).

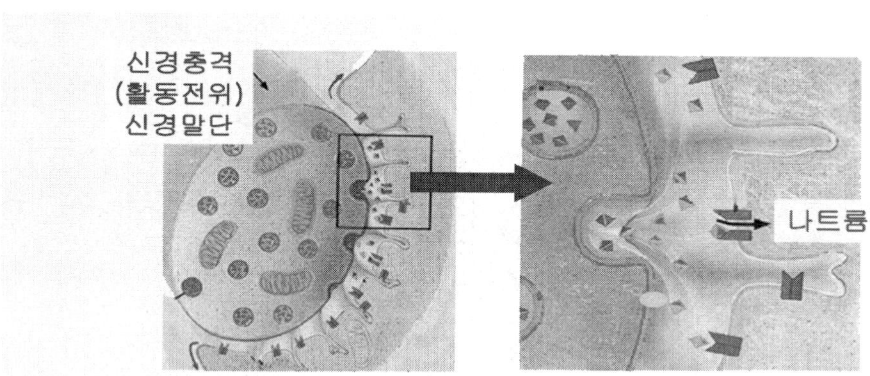

그림 3-13 • 신경근연접

① 운동신경섬유가 근섬유에 가까이 접하게 되면 먼저 수초가 없어지고 근섬유의 표면에 인접된 신경섬유의 끝이 부풀어 올라 신경종말을 이룬다. 이때 근섬유의 근막이 함몰되어 종판이 된다.

② 신경종말과 종판 사이에는 약 150～200[Å] 정도의 간격이 있어 종판과 신경종말 사이에 세포질의 직접적인 연락은 없다. 이 부위를 가리켜 신경근 연접이라고 한다. 운동신경 말단에는 다수의 세포가 있고 이곳에 미토콘드리아 및 화학전달물질인 아세틸콜린

등이 함유되어 있다.

③ 흥분이 신경종말까지 전도되면 세포 속에 저장되어 있던 아세틸콜린이 분비되어 신경종말과 종판 사이의 좁은 간격으로 확산되어 유출된다.

㉠ 유출된 아세틸콜린은 근육의 수용기에 도달되어 수용기-아세틸콜린 복합체를 만든다.

㉡ 아세틸콜린 복합체는 좁은 간격과 근섬유 내에 있는 여러 종류의 이온으로 하여금 종판의 막에 대한 투과성을 높이므로 막에 탈분극이 일어나서 흥분을 새로이 발생시키며 이것을 근섬유에 전달하게 된다.

4. 근육수축기전

근육수축시 근육 길이의 단축은 근원섬유 내에 직렬로 연결되어 있는 많은 근절들의 단축 결과로서 초래된다(그림 3-14).

① 수축과정에 있어서 액틴 필라멘트가 미오신 필라멘트의 중앙으로 미끄러져 들어가 서로 겹치기 때문에 근절의 길이가 짧아지는 것이다. 이것을 근수축의 활주설(sliding filament : 슬라이딩 필라멘트)이라고 한다.

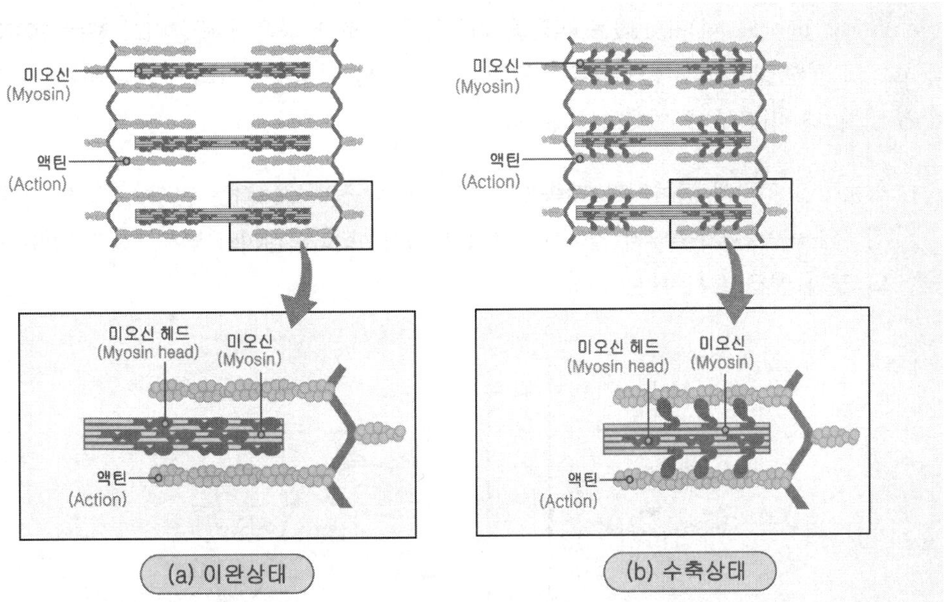

그림 3-14 • 근육수축의 기전 - 슬라이딩 필라멘트이론

② 미끄러지는 과정에서 미오신이나 액틴 필라멘트 어느 것도 그 자체의 길이가 짧아지지 않으며, 다만 서로 겹치는 구간의 길이만 변화된다. 이와 같은 현상은 액틴 필라멘트와 미오신 필라멘트 사이에 교차다리가 형성되어 작동되기 때문이다.

③ 골격근 세포막은 신경세포막과 같이 활동전압을 발생시키고 전도하는 특성을 가지고 있다. 이것은 활동전압 자체는 근장 내 칼슘 이온 농도의 증가를 일으키고 이차적인 칼슘 이온 유발반응이 활동전압 종료 이후에도 수축기전을 지속적으로 이끌어가기 때문이다.

④ 근세포막의 활동전압이 근세포 내부 깊숙한 곳의 근필라멘트에서 교차다리 형성을 유발하기까지 단계적 반응이 일어나는데 이러한 일련의 과정을 흥분수축연결이라고 한다. 이때 칼슘 이온이 중요한 역할을 하고 있다.

02 | 심근 및 평활근

1. 심근의 특징

심근(heart muscle : 하트 머슬)은 심장을 이루는 근으로 모양은 원주상이고 횡문근이지만 골격근보다도 원형질이 많고 근원섬유나 근형질세망은 적다. 활동전압의 모양은 가시전압에 이어 뚜렷이 긴 평탄부가 있다(그림 3-15).

① 활동전압 기간에 불응기가 계속되기 때문에 심근의 불응기는 현저히 길다. 이 때문에 심근의 연축은 가중되지 않는다. 그러나 길이-장력곡선이나 부하-속도곡선은 골격근의 것과 매우 흡사하다.

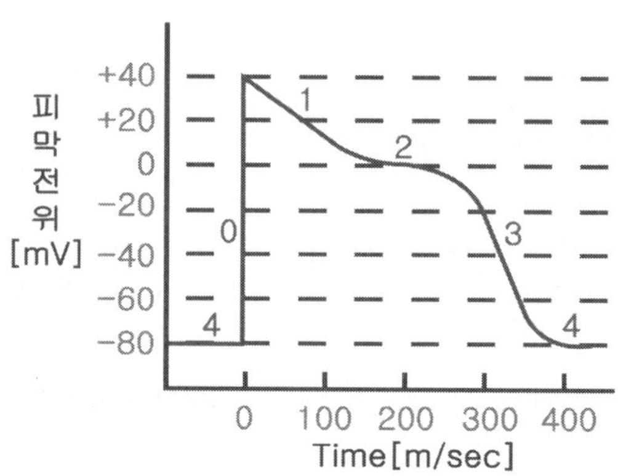

그림 3-15 • 심근의 활동전위

② 수축기전도는 골격근과 같다. 그러나 세포막의 칼슘 이온 투과성이 크고 활동전압 사이에 칼슘 이온 농도에 의해 변화한다. 그 외에 수축의 크기는 수축 빈도에 의해 철저히 변화한다. 심근 내에 자동흥분성을 갖고 있는 세포의 활동전압에는 완만한 탈분극의 저전압이 선행된다.

2. 평활근의 수축기전

평활근(smooth muscle : 스무드 머슬)은 횡문근 구조가 없고 가지런한 근세사 배열이 없으나 2종류의 근세사는 있다.

① 평활근의 수축은 느리고 지속적이며 쉽게 피로하지 않는다.
② 평활근은 골격근에 비해 수축과 이완에 약 30배 정도 더 걸리며 1[%] 미만의 에너지로 장시간 동안 같은 장력을 유지할 수 있다.
③ 평활근은 골격근에 비해 ATP[1] 분해의 속도가 느리고 수축하는 동안 평활근과 근필라멘트가 서로 맞붙어 있어 에너지가 절약된다.
④ ATP 소모가 작은 평활근 수축은 인체 항상성에 극히 중요하며 소동맥과 다른 내부장기의 평활근은 중 정도의 수축을 유지하는데 이를 평활근의 긴장도라 한다.
⑤ 평활근은 에너지 요구가 낮기 때문에 평활근 세포에 상대적으로 미토콘드리아수가 적고 대부분의 ATP는 혐기성 대사를 통해 형성된다.
⑥ 신경자극에 의해 평활근이 활성화되는 것은 골격근과 동일하다. 활동전압은 신경전달물질이 막감수체에 결합됨으로써 생성되고 근장으로 칼슘 이온을 내보내게 된다. 그러나 평활근이 받은 모든 신경신호가 활성화되는 것은 아니다.
⑦ 내부장기의 평활근을 지배하는 자율신경섬유는 신경전달물질을 분비하며 신경전달물질은 평활근 세포의 특정군을 흥분시키거나 억제한다. 신경전달물질이 평활근에 미치는 효과는 근막의 수용체 분자가 자극적 또는 억제적 인가에 달려 있다.
⑧ 일부 평활근은 자연적 혹은 화학자극에 의해 탈분극되며 또 다른 평활근은 신경자극과 화학자극에 모두 반응한다. 활동전압 없이도 평활근의 수축과 이완을 유발할 수 있는 화학적 요인은 호르몬, 산소부족, 이산화탄소 과다, 낮은 pH 등을 포함하며, 화학적 자극에 대한 평활근의 직접적인 반응은 국소 조직의 요구에 따라 평활근 활동을 변화시킬 수 있다. 이것이 평활근의 긴장도를 나타낸다.

---

1) ATP(Adenosine triphosphate : 아데노신 트리포스페이트) : 아데노신 3인산이라고도 한다. 동물 · 식물 · 미생물 등 모든 생물의 세포 내에 풍부히 존재하는 물질이며, 생물의 에너지대사에서 매우 중요한 역할을 하고 있는 물질이다.

제 3 장

Lesson 3 호 흡

생체가 생명에 필요한 대부분의 에너지를 산화과정에서 얻고 있으며 이때 필요한 O_2를 공급, CO_2를 배출하는 전 과정을 호흡하는 것을 말한다. 호흡(respiration : 레스퍼레이션)에는 내호흡과 외호흡이 있다.

외호흡은 3단계 과정으로 나눌 수 있다.

① 공기가 폐포 내로 들어가는 과정이다.
② 폐포 내 공기가 폐포에 분포된 혈관 내로 이동되는 과정이다.
③ 혈액 내에서 일반조직으로 이동하는 과정이다.

내호흡은 혈액에서 얻은 산소를 세포 내에서 대사과정에 이용하는 과정이므로 이것은 생화학에서 취급하고 있다. 생리학에서는 외호흡만을 취급한다.

01 | 호흡기 구조

① 호흡기(structure of respiratory : 스트럭처 오브 리스파이러터리)는 코 → 비강 → 인두 → 후두 → 기관 → 기관지 → 폐로 구성되어 있다(표 3-3과 그림 3-16 참고).

표 3-3 • 호흡기계의 구성

② 기도(전도영역)
- 비강 : 섬모원주 상피(가온, 이물질 제거)
- 인두 : 호흡계, 소화기계 공동 통로이다.
- 후두 : 후두개(분리)
- 기관 : 10 ~ 12[cm], 섬모원주 상피, 점액
- 기관지, 세기관지, 종말 세기관지

③ 평활근
- 교감신경 : epinephrine, isoprotereol [에피네프린, 아이소프로터리올] – 이완
- 부교감신경 : histamine[히스타민] – 수축)

제 3 장

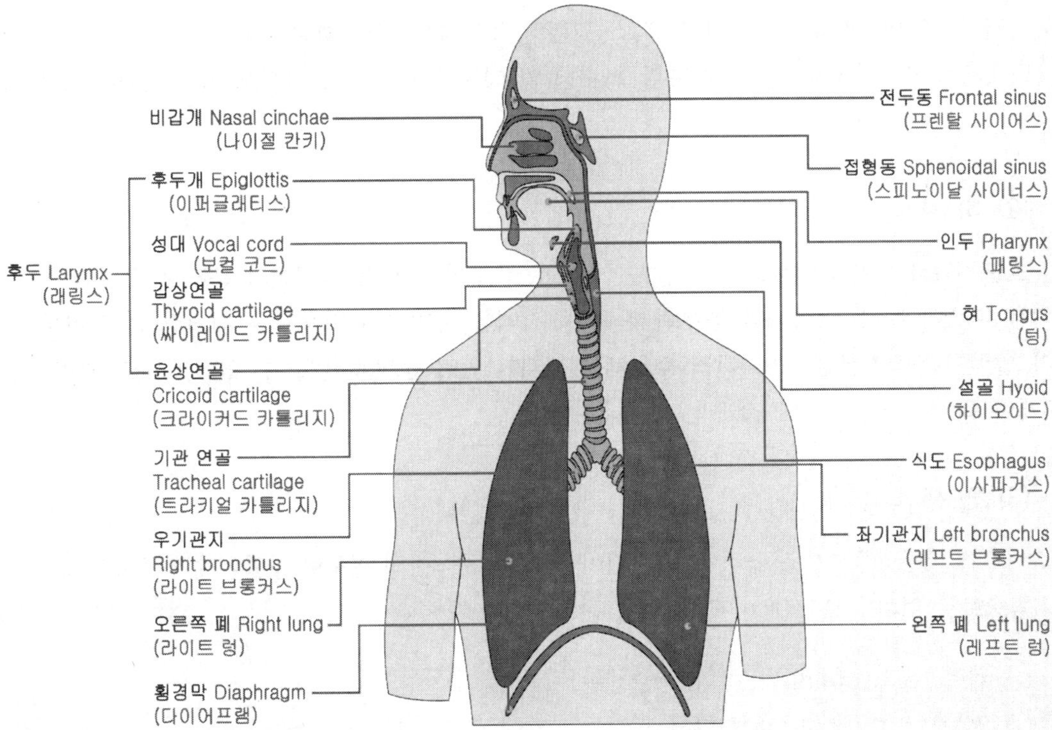

그림 3-16 • 호흡기계의 구조

02 | 호흡단계

1. 외호흡

외호흡(external respiration : 익스터널 레스퍼레이션)은 인체와 대기 사이에 일어나는 가스 교환, 즉 공기를 폐에 출입시켜 혈액과의 사이에 가스 교환이 일어나게 하는 기능을 한다.

2. 내호흡

내호흡(internal respiration : 인터널 레스퍼레이션)은 체액과 세포 사이에 일어는 가스 교환, 즉 혈액과 조직세포 사이의 가스를 교환한다.

(1) 호흡기

내 호흡 기능에 따라 분류하면 전도영역과 호흡영역으로 구분한다.

① 전도영역 : 호흡시 공기의 통로가 되는 부분으로 코, 비강부터 인두, 후두, 기관, 기관지 및 종말세기관지로 구성되며, 가스 교환이 일어나지 않는 부위이다.

② 호흡영역 : 호흡세기관지, 폐포관, 폐포낭 및 폐포로 구성되며, 실제로 가스 교환이 발생하는 곳이다.

(2) 비 강

호흡계에서 공기가 처음으로 접촉하는 곳으로 풍부한 혈관과 점액선의 분포로 흡입한 공기를 따뜻하게 하고, 습기를 풍부하게 하며, 점액을 분비하여 이물질을 제거할 뿐만 아니라 발성시 공명기관이 되며, 후각 수용체를 가지고 있어 냄새를 맡을 수 있다. 비강 내벽의 3개의 융기를 상·중·하 갑개라고 한다.

(3) 인 두

비강에 계속되는 기도 구강에 연결되어 있으며 음식물의 통로로 호흡기계와 소화기계에 공동으로 관여하는 약 13[cm]의 근육성 관이다.

① 위쪽으로는 비강이라 한다.

② 앞쪽으로는 구강이라 한다.

③ 밑쪽으로는 식도와 후두로 통해 있다.

인두는 다시 3부분, 즉 비인두, 구인두, 후두인두로 나뉜다. 구인두에 편도선이 위치한다.

(4) 후 두

인두 바로 아래에 위치하며 후두개에 의해 음식물이나 삼킨 이물질이 호흡기 내에 유입되는 것을 방지한다. 또한 성대가 있어 발성기관으로서 기능을 한다.

① 기관은 성인의 경우 길이가 10~12[cm], 직경이 2.5[cm]이고 흉골각의 높이, 즉 5번째 흉추에서 좌우 기관지로 나뉜다.

② 기관벽에는 15~20개의 C자형 기관 연골이 있어 이것이 기관을 둘러싸고 그 형태를 유지하는 역할을 한다.

③ 기관의 내부표면에 섬모원주상피가 있는데 이 섬모가 위쪽으로 물결치므로 점액을 후두바깥쪽으로 밀어내며, 이러한 청소기능은 기침, 가래와 함께 호흡기계에 들어온 불순물이나 흡입된 먼지 등을 내보내는 데 중요한 역할을 한다.

(5) 기관지

기관과 폐 사이를 연결하는 관으로 폐외 기관지와 폐 내 기관지로 구분된다.

① 폐외 기관지는 좌우 기관지로 갈라지는 부위에서 폐문까지이다. 좌우 기관지가 이루는 각도는 70[°]이다.

② 기관지와 세기관지의 벽에는 평활근이 포함되어 있어 자율신경계의 영향으로 그 직경이 변화한다.

③ 부교감신경의 자극에 의해 수축하고, 교감신경의 자극에 의해 수축을 억제된다. acetylcholine(아세틸콜린), histamine(히스타민), pilocarpine(필로카르핀) 등은 수축을 촉진하고, adrenaline(아드레날린), epinephrine(에피네프린), atropine(아트로핀) 등은 수축을 억제한다.

(6) 폐

우측 3엽, 좌측 2엽으로 구성되어 있으며 각 폐엽은 늑막의 견고한 섬유성 막으로 싸여 있다.

① 폐문을 통하여 들어간 폐 내 기관지는 우측은 3개, 좌측은 2개로 갈라져 각 폐엽 속으로 들어가 엽기관지로 되고 이들은 엽내에서 다시 갈라져서 구획 기관지로 되며 이는 다시 세기관지로 된다.

② 세기관지의 끝은 두 개 혹은 그 이상의 호흡 세기관지로 계속되고 각 호흡 세기관지 끝에는 여러 개의 폐포가 달려 있다.

(7) 폐 포

폐포관 및 폐포낭 모두를 말한다.

① 폐포의 내면은 모세혈관과의 사이에 가스 교환이 일어날 수 있는 단층편평상피, 즉 호흡 상피로 덮여 있다(그림 3-17 참조).

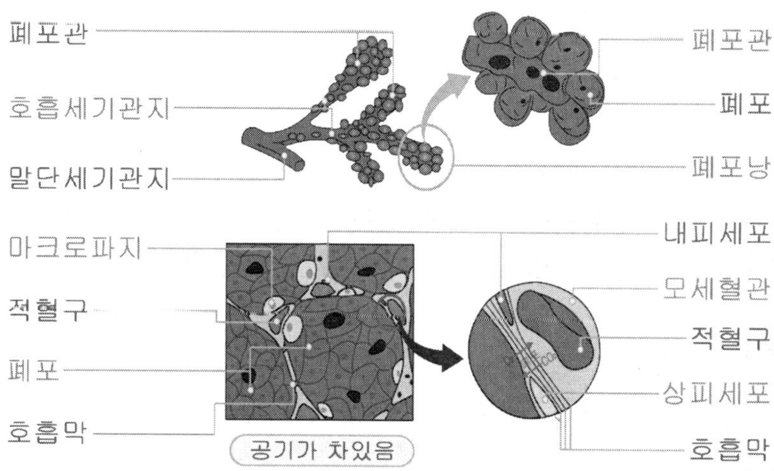

그림 3-17 ◦ 폐포의 구조

② 폐포의 직경은 약 250[μ]이고 폐의 모세혈관의 직경은 약 8[μ]이다. 폐포의 수는 양쪽 폐에 약 3억 개로 추정되고 총 호흡면적은 75[m^2], 체표면적에 약 50배이다.

③ 호흡상피는 두께가 약 0.1[μ]의 얇은 막으로 모세혈관에 접해 있어 쉽게 공기가 확산되어 호흡표면을 형성하고 있다.

④ 1개의 폐포를 둘러싸는 모세혈관의 수는 약 2,000개로 추정된다.

⑤ 산소가 폐포로부터 적혈구 내로 확산하기 위해서는 호흡상피, 기저막, 모세혈관내피, 혈장, 적혈구의 세포막 등을 관통하지 않으면 안된다.

⑥ 호흡상피, 기저막, 모세혈관내피를 합한 호흡표면의 두께는 전체가 약 0.2～0.6[μ]에 지나지 않는다.

⑦ 폐포상피세포 : 표면상피세포와 중격세포로 구분되는데, 표면상피세포는 단층의 편평 상피세포로 되어 있으며 가스 교환의 기능을 한다.

참고 1 **※ 폐(lung : 렁)의 기능적 구조**

1. 폐의 기능
   1) 폐 환기 기능을 한다.
   2) 폐포를 통해 가스 교환을 한다.
   3) 혈액의 가스를 운반한다.
   4) 호흡을 조절한다.
2. 폐의 구조
   1) 폐포 역할
      ① 약 3억 개(2.5~3.5억 개)이다.
      ② 크기 : 직경이 150~300[μm]이다
      ③ O_2와 혈액 사이에 가스 교환을 한다.
      ④ 모세혈관이 많이 분포되어 있다.
   2) 우측에 3개의 폐엽(lobe : 로브), 좌측에 2개의 폐엽(lobe : 로브)(pleura : 플루어러) ― 늑막에 싸여 있다)으로 구성되어 있다.
   3) 늑막 : (pleura : 플루어러)
      ① 폐늑막(pulmonary pleura : 펄머너리 플루어러) : 폐의 표면에 부착되어 있다.
      ② 체벽늑막(parietal pleura : 퍼라이어틀 플루어러) : 흉벽의 내면을 덮는 막
      두 늑막 사이에 늑막액이 존재한다.
   4) 좌우 폐 사이에는 심장, 큰 혈관, 신경 및 식도들이 들어 있는 공간이 있는데, 이것을 종격동(mediastinum : 메디아스터넘)이라 한다.

⑧ **중격세포** : 계면활성 물질을 분비하는데 계면활성제는 폐포를 둘러싼 액체의 표면장력을 약화시켜서 **폐포를 쉽게 확장**시킨다.
   ㉠ **계면활성제**는 폐포허탈을 방지하며 이것이 부족할 때 **폐포**에 7~14배의 힘이 가해져야만 확장이 되므로 이때 흡식에 관여하는 근육이 지치게 된다.
   ㉡ 계면활성제는 **폐가 일정한 용적을 유지**하는 데 중요한 역할을 한다.

⑨ **폐포**에서 기체교환이 잘되는 폐포의 구조적 특성으로는 폐포벽과 폐포 주위 모세혈관벽 사이의 기체 확산 거리가 매우 짧으며, 또한 폐포벽이 단일 세포층으로 이루어져 있고 모세혈관막도 내피세포만으로 되어 매우 얇을 뿐만 아니라 **두 막 사이의 간질공간이 매우 좁다.** 뿐만 아니라 폐포 안쪽의 호흡상피 표면에 계면활성제로 덮여 있기 때문이다. **폐포에는 운동성이 강한 대식세포가 있어 식균작용으로 이물질을 제거한다.**

⑩ **폐포모세혈관** : **우심실에서 오는 폐동맥**에서 유래하지만 기관지 모세혈관은 좌심실에서 오는 기관지동맥에서 유래한다.

제 3 장

03 | 폐환기

횡격막과 늑간근의 수축과 이완에 의해 공기가 폐의 외부와 내부로 이동하는 것을 폐환기라고 한다.

참고 2　　폐환기

1. 흡식(inspiration : 인스퍼레이션) : 흉곽확장(횡격막 수축, 외늑간골 수축) ― 폐포내압 감소한다.
2. 호식(expiration : 엑스퍼레이션) : 횡격막과 외늑간근 이완, 내늑간근 수축한다.
3. 폐용적과 폐활량

① 폐용적과 폐활량

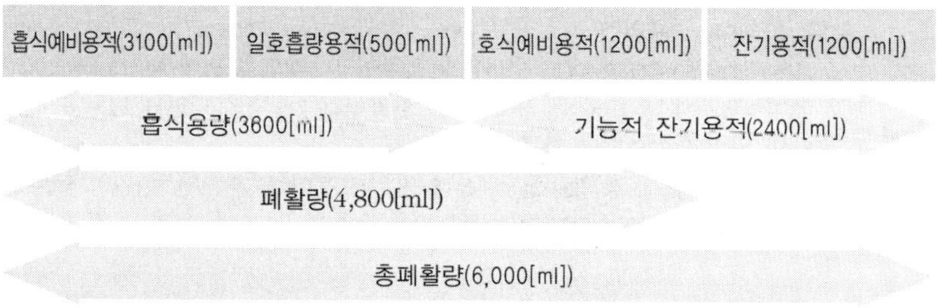

② 폐포환기량

1분 호흡용적 : 500 [ml] × 12회/분 = 6,000 [ml/분]

폐포환기율[ml/분] = (500 − 150) [ml] × 12회/분

= 4,200 [ml/분](150[ml] : dead space[데드 스페이스], 사강)

= 4[L]

③ 호흡운동

㉮ 흡식(inspiration : 인스퍼레이션)운동 : 공기를 폐 속으로 흡식한다.

ⓐ 횡격막(diaphragm : 다이어프램) 수축 : 복강 쪽으로 이동한다.

ⓑ 외늑간근(external intercostal muscle : 익스터널 인터코스틀 머슬) 수축한다.

ⓒ 복부 근육이 이완된다.

ⓓ 폐포의 표면장력 약화가 일어난다.

㉯ 호식(expiration : 엑스퍼레이션)운동 : 폐 속의 공기를 외부로 배출, 흡식운동의 역작용으로 에너지를 필요로 하지 않는 수동적 운동을 한다.

ⓐ 횡격막이 이완된다.

ⓑ 외늑간이 이완된다.

ⓒ 복부근육이 이완되면, 수동적 운동을 한다.

1. 호흡운동

공기는 압력이 높은 곳에서 낮은 곳으로 이동된다.

① 흡식 : 대기로부터 공기가 폐 안으로 들어오는 것이며 대기압이 폐 내 압력보다 높기 때문에 일어난다.

② 호식 : 폐 내의 공기가 밖으로 나온 것으로 폐 내 압력이 대기압보다 높아야 한다.

폐 내의 압력은 흉곽의 크기에 따라 변화하는데, 즉 흉곽의 크기가 커지면 폐 내의 압력이 줄어들어 대기압과 같아질 때까지 공기가 폐로 들어온다. 이것은 폐에서는 탄력섬유는 풍부하지만 근육이 없기 때문에 폐 스스로 움직이지는 못하지만 흉곽이 안정되면 이에 따라 수동적으로 확장되기 때문이다(그림 3-18 참조).

(1) 흡 식

공기의 흡입은 공기를 폐 속으로 빨아들이는 숨으로 흉곽 확장과 횡격막 수축에 의해 흉강 용적이 확대되어 폐포 내압이 대기압보다 낮아 폐 내로 공기가 수동적으로 유입되기 때문에 일어난다.

제 3 장

① 안정시 흡식(inspiration)이 일어날 때 폐 내 압력이 대기압보다 1~2[mmHg] 정도 낮아 매 흡식 때마다 500[ml]의 공기가 폐 내로 들어온다.

② 흉곽의 확장은 주로 외늑간근 및 늑연골부의 내늑간의 수축에 의한다. 이때 늑골은 전, 후, 좌, 우로 치켜 올라감으로써 흉강이 넓어진다.

③ 횡격막의 수축으로 흉강 내로 올라와 있던 횡격막이 복강으로 내려감으로써 흉강이 넓어진다.

④ 늑간근과 횡격막을 주호흡근이라고 한다. 늑간근은 흉수(T1~12)에서 나오는 늑간신경의 지배를 받는다. 늑골의 거상에 의한 가슴둘레의 확대는 상위늑골부에서는 주로 전방으로, 하위늑골부에서는 주로 옆 방향으로 확장된다.

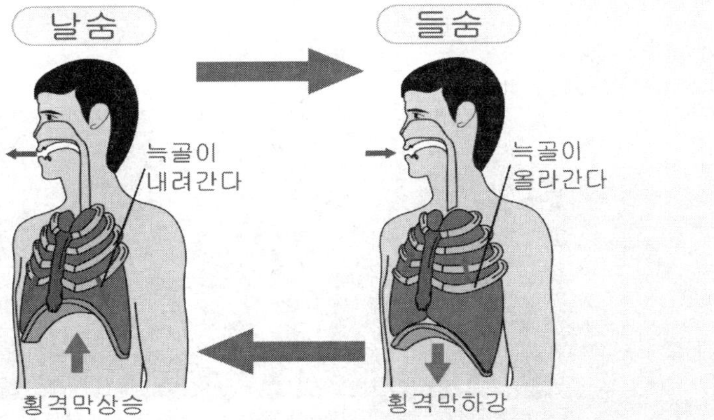

그림 3–18 • 호흡운동

⑤ 심호흡 때에는 더욱이 척추를 펴는 근(후거근, 늑간근 등)이나 어깨를 올리는 근(승모근, 견갑거근, 능현근 등)도 관여한다. 이들 근을 보조 흡식근이라고 한다.

⑥ 횡격막의 수축에 의해 좌우 2개의 원개부(둥근덮개부위)가 1.5[cm](심호흡시는 6~7[cm]) 내려간다. 횡격막의 면적은 약 300[cm^2]로 횡격막 운동에 의해서만 흡입량은 약 450[ml]이다. 안정시에는 주로 횡격막 호흡에 의한다. 횡격막이 내려감으로써 복부내장은 그만큼 앞쪽으로 내밀린다. 노력성 흡식을 하는 동안 외늑간근의 수축이 두드러진다.

(2) 호 식

폐 속의 공기를 외부로 배출. 흡식운동의 역작용으로 에너지가 필요하지 않는 수동적 운동을 하는 것으로 안정시 호식은 흡식시 수축되었던 횡격막과 외늑간근의 이완으로 탄성반동에 의해 늑골과 횡격막이 제자리에 되돌아온다. 그 결과 흉곽의 크기는 줄고 폐 내 압력은 증가된다.

① 노력성 호식(expiration)은 주호식근, 즉 내늑간근의 수축에 의해 흉곽의 하강 및 보조호식근인 복벽근(복직근 등)이 수축에 의해 횡격막이 올라오는 것에 의한다.

② 흉곽의 수동적 운동에 의한 호흡을 흉식호흡, 횡격막의 운동에 의한 것을 복식호흡이라고 한다.

③ 호흡은 보통 양자의 합병된 흉복식 호흡이다.

④ 여자는 흉식호흡을 많이 하는 것으로 알려졌다. 이는 복근의 긴장이 약한 것과 후천적으로 허리띠나 코르셋으로 압박하는 경우 때문이다.

2. 폐용적과 폐용량

폐가 간직하는 공기량을 조건에 따라 4개의 용적과 4개의 용량으로 구분한다(그림 3-19 참조).

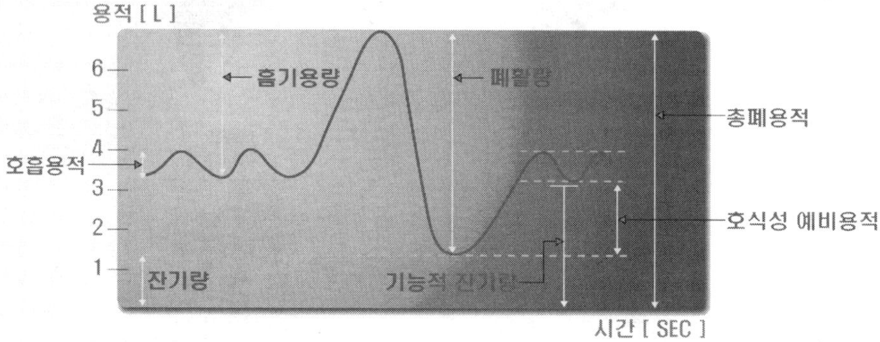

그림 3-19 • 호흡곡선

참고 3

1. 폐의 용적과 용량(volume and capacity of lung : 볼륨 앤드 커패시티 오브 렁)
   1) 안정시 성인의 환기량(Ventilation Volume : 벤털레이션 볼륨)
      ㉮ 남자 : 약 8.0[L/ml]이다.
      ㉯ 여자 : 약 4.5[L/ml]이다.
   2) 안정시 성인의 호흡운동 : 16[회/min]이다.
   3) 일회 호흡용적(tidal volume : 타이들 볼륨) : 한 번에 폐로 들어가는 공기량은 약 500[cc]이다.
   4) 폐활량(vital capacity : 바이털 커패시티) : 최대 흡입 후 최대로 호출해 내는 공기 전량이다.
   5) 잔기량(residual volume : 리지주얼 볼륨) : 최대 호출 후에도 폐 내에는 공기가 남아 있는데 이것을 잔기량이라 한다.
   6) 흡식성 예비용적(inspiratory reserve volume : 인스파이러터리 리저브 볼륨) : 안전상태에서의 흡식 후 최대로 흡입할 수 있는 공기량이다.
   7) 호식성 예비용적(expiratory reserve volume : 익스파이러터리 리저브 볼륨) : 안정호식 후 최대로 호출할 수 있는 공기량이다.
2. 폐기량의 결정인자와 영향요인
   1) 폐기량의 결정인자
      ㉮ 안정호기 위치(기준위치)에서 폐의 내압 : 외기압이며 기능적 잔기량의 결정인자이다.
      ㉯ 폐기종 : 폐의 탄성력이 저하되고 폐의 과팽창이 일어나며 기능적 잔기량이 증가한다.
      ㉰ 폐섬유증 : 폐의 탄성력이 증가하고 폐의 과수축이 일어나며 기능적 잔기량이 감소한다.
   2) 폐기량에 영향을 주는 요인
      ㉮ 체위 : 신체의 움직임(변화)에 따라 횡격막의 위치, 흉곽의 형태, 폐 내 혈액량 등이 변화한다.
         ㉔ 선 자세 > 앉은 자세 > 누운 자세
         이런 변화량은 기능적 잔기량과 예비 호기량의 감소가 현저하다.
      ㉯ 연령
         ㉠ 20~30대에서 폐활량이 최대로 증가하고 10년에 200[ml]씩 감소한다.
         ㉡ 1초량 : 노력성 폐활량은 고연령이 될수록 감소하고, 1초율은 불변이다.
         ㉢ 잔기량 : 기능적 잔기량은 10년에 200[ml]씩 증가한다.
         ㉣ 잔기율(RV/TLC)은 연령증가에 따라 증가한다.
         ㉤ 총 폐기량, 예비호기량, 최대 흡기량은 연령증가에 따라 감소한다.
      ㉰ 체격 : 신장과 상관관계가 높다.
      ㉱ 성별 : 남자가 여자보다 폐활량이 크다.
   3) 측정치의 벗어남
      ㉮ 피검자의 협력이 매우 중요하다.
      ㉯ 3회 이상 측정 후 최대치를 사용한다.
      ㉰ 측정치의 변이계수(CV) : 일내변동 5[%] 이내이며, 일간변동 10[%] 이내이다.
   4) 호흡곡선(spirometry : 스피로머트리)의 질환과 평가
      ㉮ 정상형 : [%] 폐활량이 80[%] 이상이며, 1초율이 70[%] 이상이다.
      ㉯ 구속성 환기장애(제한성 환기장애(restrictive impairment : 리스트릭티브 임페어먼트)
         ㉠ [%] 폐활량이 80[%] 이하이며, 1초율이 70[%] 이상이다.
         ㉡ 총폐기량이 감소하고, 잔기율은 상승한다.
         ㉢ 1초율 : 최대 환기량은 정상이다.
            ⓐ 폐 자체가 딱딱해지는 질환
               • 폐종양, 무기폐, 폐섬유증(간질성 폐염), 진폐, 울혈 : 폐실질의 감소를 초래한다.
               • 호흡근 장애, 흉수, 폐울혈은 광범위한 폐렴이나 폐암이다.
               • 폐섬유증 : 폐포간질의 섬유화 질환이다.

제3장

- 폐렴 : 폐의 실질성 질환이다.

ⓑ 흉곽계가 딱딱해지는 질환

- 결핵성 흉막염, 암성 흉막염에 의한 흉수액 저류 : 흉곽의 운동장애를 초래한다.
- 흉막염 후유증의 흉막 병저 등의 흉막 질환이다.
- 흉막유착, 횡격막 거상, 호흡근 마비, 측만증 같은 흉부확장 장애이다.
- 복수나 복부종양, 임신 등에 의한 횡격막의 운동을 제한한다.

ⓒ 신경호흡근의 장애

- 중증 근무력증, 소아마비 등의 호흡근은 마비된다.
- 횡격막은 신경마비가 일어난다.
- 뇌졸중 등에 의한 호흡중추마비가 일어난다.

㈐ 폐쇄성 환기장애(obstructive impairment : 어브스트럭티브 임페어먼트)

㉠ [%]폐활량이 80[%] 이상이며, 1초율이 70[%] 이하이다.

㉡ 폐활량은 정상이나 시간폐활량(1초율) 및 최대 환기량은 감소한다.

㉢ 잔기량 증가 : 총폐기량도 증가하고, 잔기율도 상승한다.

㉣ 흉곽계의 호출력 감소나 기도의 저항증대에 의해 일어나는 질환이다.

ⓐ 종양, 흉터, 이물질 등에 의한 기도협착, 기관이나 굵은 기관지의 종양에 의한 협착, 대기관의 협착이다.

ⓑ 기관지 천식, 폐기종, 만성기관지염 등에 의한 만성폐쇄성 질환이다.

ⓒ 점막의 종창, 분비물의 저류 등에 의한 미세하고 작은 기관지의 협착이다.

㈑ 혼합성 환기장애(combined impairment : 컴바인드 임페어먼트)

㉠ [%]폐활량이 80[%] 이하이며, 1초율이 70[%] 이하이다.

㉡ 폐활량 감소하고, 시간폐활량 감소하며, 최대 환기량도 감소한다.

㉢ 폐쇄성 및 구속성 장애가 더욱 악화되고 진전된 경우이다.

㉣ 구속성 + 폐쇄성

호흡곡선(spirometry : 스피로머트리)으로 나타난다.

(1) 1회 호흡용적

1회 호흡용적(Tidal Volume ; 타이들 볼륨, TV)은 안정상태에서 호흡시 1회 들이마시거나 내쉬는 공기의 용적을 말하며, 1회 호흡량이라고도 하며 정상 성인은 보통 500[ml]이다.

(2) 흡기예비용적

흡기예비용적(Inspiratory Reserve Volume ; 인스파이러터리 리저브 볼륨, IRV)은 정상 호흡에서 공기를 들이마신 후 최대로 더 공기를 들이마실 수 있는 공기의 양을 말하며, 정상범위는 2,500～3,500[ml]이다.

(3) 호기예비용적

호기예비용적(Expiratory Reserve Volume : 익스파이러트리 리저브 볼륨, ERV)은 정상 호흡에서 내쉰 후에도 폐에는 여전히 많은 공기가 남아 있는데, 이 중 호식근육들의 적극적인 수축으로 최대로 내쉴 수 있는 공기량을 말하며 보통 1,200[ml]이다.

(4) 잔기용적

잔기용적(Residual Volume ; 리지주얼 볼륨, RV)은 최대로 강하게 호식을 한 후에도 폐 안에는 여전히 공기가 남아 있는데, 이 남아 있는 공기의 양을 말하며, 정상치는 약 1,200[ml]이다.

3. 폐용량

폐용적 중 두 가지 이상을 합한 것을 말한다.

(1) 흡기용량

흡기용량(Inspiratory Capacity : 인스파이어러터리 커패시티, IC)은 1회 호흡용적과 흡기예비용적을 합한 것(TV+IRV)을 말하며 정상적으로 흡식한 공기의 양과 최대한으로 들이마실 수 있는 공기의 양을 합한 양으로 약 3,600[ml]이다.

(2) 기능적 잔기용량

기능적 잔기용량(Functional Residual Capacity ; 펑셔널 리지주얼 커패시티, FRC)은 잔기용적과 호기예비용적을 합한 것(RV+ERV)으로 정상적인 호식 후 폐에 남아 있는 공기의 양을 말하며 약 2,400[ml]이다.

(3) 폐활량

폐활량(Vital Capacity ; 바이털 커패시티, VC)은 최대한으로 숨을 들이마신 후에 최대한으로 내쉴 수 있는 공기의 양을 말하며, 1회 호흡용적과 흡기예비용적에 호기예비용적을 합한 값(TV+IRV+ERV)으로 약 4,800[ml]이다.

(4) 총폐활량

총폐활량(Total Lung Capacity ; 토털 렁 커패시티, TLC)은 최대의 흡식으로 폐 내에 수용할 수 있는 공기량으로 모든 폐용적을 합한 것(VC+RV)이다. 정상 성인의 정상치는 약 6[L]인데 나이, 성별, 체격에 따라 다르다.

(5) 강제 폐활량

폐환기 능력을 평가하는 가장 유용한 측정치는 강제 폐활량이다. 강제 폐활량은 최대 흡식 후 강하고 빠르게 호식함으로써 불어낼 수 있는 최대의 공기용적이다. 강제폐활량을 결정하는 요인은 흉벽 및 복벽의 근력, 기도저항, 폐의 크기, 폐의 탄력성 등이다.

4. 호흡량과 환기율

1분간 호흡기를 통하여 들어오고 나간 공기의 양을 매분 호흡량이라 하는데, 이는 매 호흡 시 출입하는 공기의 양과 일 분간 호흡수를 곱한 수치로, 일회 호흡용적× 호흡수(회/분)로 나타낼 수 있다.

① 호흡기가 폐포 환기에 관여하더라도 폐포 내 가스 및 혈액 계면에서 가스 교환을 하지 못하면 그 공간도 호흡 무효공간에 포함되어야 한다.

② 해부학적 호흡 무효공간을 포함하여 혈액과의 가스 교환에 관여하지 못하는 모든 폐 내 공간을 생리학적 호흡 무효공간 또는 사강(dead space : 데드 스페이스)이라 하며, 용적은 약 150[ml]이다.

③ 일회 호흡용적이 500[ml]일 때 호흡사강에 속하는 150[ml]를 제외한 350[ml]만이 공기 교환에 참여하게 된다.

④ 폐포 환기율은 1분 동안 폐포로 출입한 공기의 양, 즉 실제 공기교환에 차지하는 공기의 양을 의미하며 식 (3-1)이다.

$$\text{폐포 환기율(ml/분)} = \text{호흡수(회/분)} \times (\text{일회 호흡용적} - \text{호흡사강용적}) \tag{3-1}$$

㉮ 12회×(500[ml] − 150[ml]) = 4200[ml]가 된다.

04 | 가스 교환

1. 가스 분압

혼합기체에서 각각의 기체가 나타내는 압력을 분압이라 하고 혼합기체 전체가 나타내는 압력을 전압이라 한다.

① 모든 기체는 액체에 용해될 수 있고 인체에서도 혈액이나 조직액 및 세포원형질 속에 이들 기체가 용해되어 있는 상태여서 이것을 용적비라고 하지 않는다. 그래서 생리학에서는 이것을 분압이라고 한다.

② 분압 : 가스 혼합체가 나타내는 총 압력에 용적비를 곱해서 얻는다. 즉 각 가스의 비율에 해당하는 부분압력을 식 (3-2)로 나타낸다.

공기의 산소분압 = 지상 대기압 × 산소용적비 (3-2)

예 760[mmHg] × 0.2094 = 159[mmHg]이다.

2. 가스 교환

가스 교환(exchange of gas : 익스체인지 오브 가스)은 폐포와 모세혈관 사이에서 일어나는 산소와 이산화탄소의 기체교환은 각종 가스가 차지하는 분압의 차에 의해 확산현상으로 이루어지며 순 물리적인 분자의 이동이다. 확산에 의한 분자이동이 폐포나 모세혈관에서 단시간에 광범위하게 일어날 수 있는 것은 폐포나 모세혈관 벽의 총면적이 매우 넓으며, 그들을 구성하는 벽이 매우 얇고 기체분자와 같은 크기가 작은 입자를 쉽게 통과시킬 수 있기 때문이다.

(1) 폐포에서의 기체교환

① 폐포 내의 산소분압 PO_2 — 폐포 $PO_2 = 100$[mmHg], 정맥혈 $PO_2 = 40$[mmHg] — 60[mmHg]

② 폐포 내의 이산화탄소분압 PCO_2 — 폐포$PCO_2 = 40$[mmHg], 정맥혈$PCO_2 = 46$[mmHg — -6[mmHg]

기체분자는 분압이 높은 곳으로부터 낮은 곳으로 확산되어 이동한다.

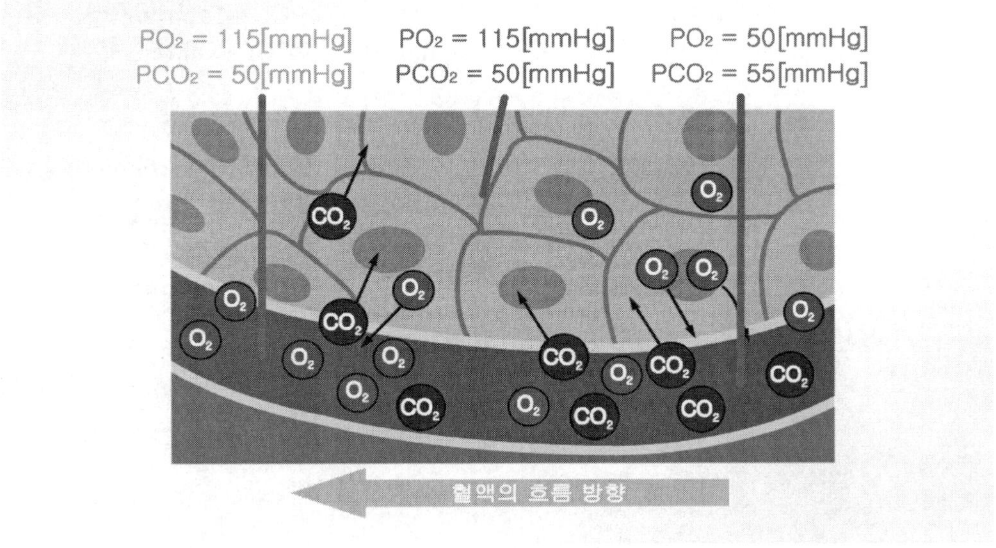

그림 3-20 • 폐포에서의 기체교환

③ 폐포 내의 산소분압은 100[mmHg]이며, 정맥혈의 산소분압은 40[mmHg]이므로 60[mmHg]의 분압차에 의해서 산소가 폐포에서 정맥혈 속으로 확산되어 들어간다.
④ 이산화탄소는 정맥혈과 폐포 내에서 이산화탄소 분압의 차 46−40=6[mmHg]에 의해서 폐포 내로 확산한다(그림 3-20 참조).

(2) 조직에서의 기체교환

① 조직

동맥단 : PO_2 100[mmHg]−조직 PO_2 30[mmHg]

= 70[mmHg](정맥단 PO_2=40[mmHg])

동맥단 : PCO_2 40[mmHg]−조직 PCO_2 50[mmHg]

=−10[mmHg](정맥단 PCO_2= 46[mmHg])

② 조직은 그 활동에 따라 산소의 분압이 여러 가지로 변동하고 또한 장소에 따라 크게 차이가 있으나, 평균 30[mmHg]로 가성하년 조직에 도달한 동맥혈의 산소분압 100[mmHg]와의 분압차 70[mmHg]에 의하여 산소는 조직쪽으로 확산하여 나가고, 정맥혈의 산소분압은 40[mmHg]로 낮게 된다.
③ 이산화탄소의 분압도 조직에 따라 다르므로 평균 50[mmHg]로 가정하면 동맥혈의 이산화탄소의 분압인 40[mmHg]보다는 10[mmHg]만큼 높으므로 이 압력경사에 따라서 조직으로부터 혈액 내로 확산하여 들어와서 정맥혈에서는 이산화탄소 분압이 46[mmHg]로 증가한다(그림 3-21 참조).

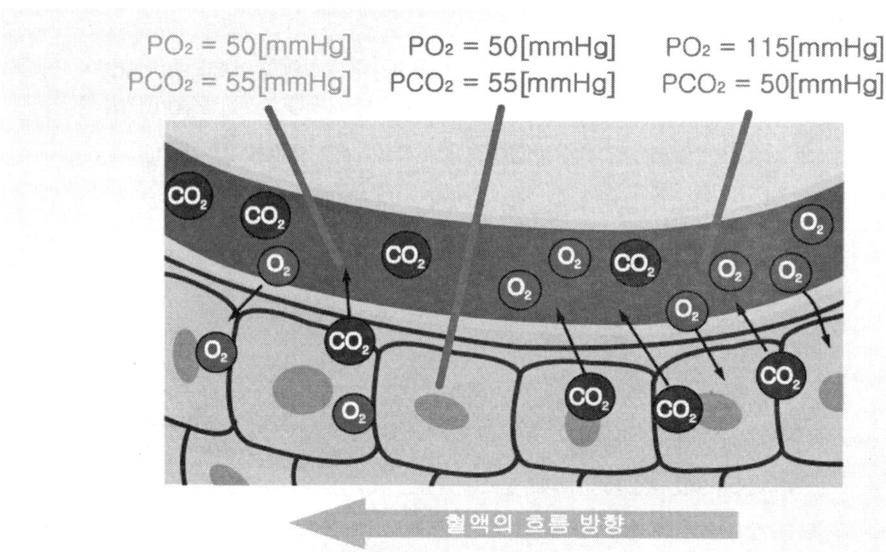

그림 3-21 • 조직에서의 기체교환

(3) 환기와 관류의 비율

폐에서 산소와 이산화탄소가 이상적으로 교환되려면 신선하고 충분한 공기를 계속 폐포로 불어넣어 주고 특히 폐에서 서로 마주치는 공기와 혈액의 양적 비율이 맞아야 한다. 즉 흡식공기가 모든 폐포에 골고루 퍼져야 하며 혈액은 모세혈관으로 똑같이 균형있게 흘러들어야 한다.

① 정상적으로 폐포의 환기량이 감소하면 폐동맥이 수축되어 혈액 유입(관류량)이 감소되고, 폐포의 환기량이 증가하면 폐동맥이 확장되어 혈액 유입(관류량)이 증가한다. 이러한 자동조절에 의하여 환기량과 관류량의 비율은 일정하게 유지되며, 그 결과 불필요한 환기가 일어나지 않아 효율적인 기체교환을 한다.

② 안정시 폐포 환기량은 4[l/min][(500ml−150ml)×12회]이며 폐의 모세혈관을 흐르는 혈액량은 5[l/min]이다. 이와 같이 환기량/혈류량 비율이 4/5, 즉 0.8일 때 가스 교환이 가장 효율적으로 일어난다.

③ 폐부위에 따른 환기량과 혈류량의 비율을 보면 폐의 아래쪽 부분일수록 폐포가 팽창되어 있는데 이는 중력에 의해 아래쪽으로 혈관이 확장되어 아래 부위의 환기량과 혈액량이 더 많다.

3. 기체운반

(1) 산소운반

기체교환에 의해 혈액으로 유입된 산소는 두 가지 방법으로 전신으로 운반된다.

ⓐ 혈장에서 물리적으로 용해된 상태로 운반되는 것(3[%])이다.

ⓑ 혈색소와 결합하여 운반되는 것(97[%])이다.

ⓒ 동맥혈 100[ml]에는 20[ml]의 산소가 있다. 그 중 0.3[ml]의 산소는 혈액에 녹아 있고, 19.7[ml]의 산소는 헤모글로빈과 결합하여 운반된다.

① 용해 O_2 형태

혈장의 산소용량은 극히 작아서 37[℃] 1기압의 순수 산소의 경우에는 혈장 1[ml]에 대해 약 0.023[ml]에 지나지 않는다.

Henry(헨리)의 법칙에 의해 용해된 산소의 양을 구하는 식 (3-3)과 같다.

$$\text{용해산소(dissolved } O_2 : \text{디졸브드 옥시즌)} = \alpha \times PO_2 \qquad (3\text{-}3)$$

제3장

이다. α는 산소용해계수이며 0.003[ml] / 100[ml]/[mmHg]이다.

㉮ 100[mmHg] 정도의 산소분압(PO_2)하에서는 혈장 100[ml]에 대해 0.3[ml] 이상은 용해할 수 없다. 이는 전체 산소운반의 0.3~0.5[%]에 지나지 않으므로 주로 혈색소(Hb : 헤모글로빈)에 의해 산소운반이 이루어진다고 할 수 있다.

② 산화혈색소(HbO_2) 형태

혈장 중에 확산한 산소는 재빨리 적혈구 안을 확산하여 혈색소(Hb : 헤모글로빈)와 결합하여(Hb + O_2 → HbO_2 → O_2) 산화혈색소 형태로 운반된다. 이 반응속도는 매우 빠르며 혈액은 다량의 산소를 결합할 수 있다. 그림 3-22와 같다.

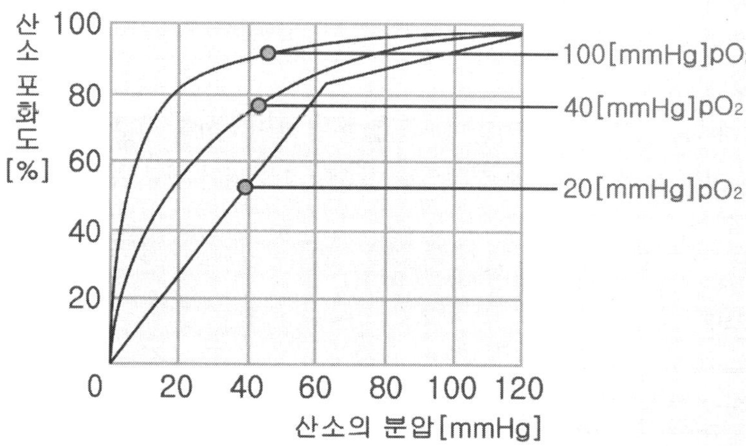

그림 3-22 ● 산소해리(분리)곡선

㉠ 혈색소(Hb)의 산소 함유능은 혈액 100[ml]당 20.1[ml]이다. PO_2의 변동에 따르는 HbO_2의 양을 헤모글로빈의 산소포화도라 하며, 혈색소(Hb)의 O_2의 함유능에 대한 HbO_2의 함량의 백분비이다.

㉡ PO_2 100[mmHg]의 동맥혈 산소포화도는 약 97.5[%]이며, PO_2 40[mmHg]의 정맥혈 산소포화도는 약 75[%]이다. 여러 산소분압에 대하여 혈액의 산소결합량을 구해 혈색소의 해리곡선을 얻을 수 있다. 낮은 산소분압에서는 다소 S자 모양으로 보이는 쌍곡선으로 되어 있다. 해리곡선이 S자 모양으로 되는 것은 혈색소 분자 안의 4개의 heme(헴)에 대하여 4분자의 산소가 차례로 결합하는 동안에 촉진되기 때문이다.

㉢ 폐에서 기체교환을 끝낸 동맥혈의 산소분압은 100[mmHg]이며, 이때의 산소-혈색소 포화도는 거의 100[%](97.5[%])를 나타내는데, 이는 거의 모든 혈색소가 산소

와 결합하고 있음을 의미한다. 그러나 산소분압이 낮은 조직에서는 혈액이 산소를 유리(결합)하여 정맥혈로 되면 약 40[mmHg]로 떨어지며, 이때 산소－혈색소 포화도는 75[%]이다. 따라서 동맥에서 정맥으로 혈액이 이동하는 동안 산소와 결합한 혈색소의 25[%] 정도가 산소를 해리(분리)시켜 조직으로 내보내었으며, 정맥에는 여전히 75[%] 정도의 혈색소가 산소와 결합하고 있다.

㉣ 산소분압이 약 10～50[mmHg]일 때 산소－혈색소 해리곡선의 경사도가 가장 큰데, 이는 산소분압의 변화에 대한 산소－혈색소 포화도의 변화가 매우 크다는 의미이다. 이 범위에서는 산소분압이 약간만 변해도 산소와 혈색소는 쉽게 결합하거나 해리(분리)될 수 있다. 그러나 산소 분압이 80[mmHg] 이상일 때 해리곡선의 경사도는 매우 완만하여 산소분압의 변화에 따른 산소와 혈색소 포화도의 변화가 매우 적음을 알 수 있다.

제 3 장

참고 4 **산소해리(분리)곡선 : 온도 상승, pH 저하, PCO_2 증가, DPG(diphos phoglycerate : 디퍼스퍼글리시레이트) 증가**

산소-혈색소 해리(분리)곡선은 혈중 산소분압 이외에도 온도, pH, PCO_2 분압, 적혈구 자체에서 생산하는 화합물인 DPG에 의해 좌우 방향으로 이동한다(그림 3-22 참조).

① 체온이 상승할 때 산소와 혈색소의 결합력이 악화된다. 이는 대사활동이 증가하여 열생산이 상승할 때 산소는 혈색소에서 쉽게 떨어져 나올 수 있고, 그 결과 조직에 보다 많은 양의 산소를 공급할 수 있기 때문이다.

② PCO_2가 높다거나 pH가 낮은 경우, 즉 산성으로 되면 혈색소는 산소와 결합하기가 어렵게 된다. 정맥혈은 이산화탄소를 더 많이 가지고 있고, pH는 산성이지만 폐에 이르면 이산화탄소를 방출하므로 혈액은 염기성으로 된다. 따라서 폐에서 혈색소는 산소와 결합하기 쉽게 된다. 한편 말초에서는 반대로 이산화탄소를 받아서 산성으로 되므로 산소를 방출하기 쉽게 된다.

③ DPG는 해당 작용에 의해 생성되며 환원혈색소에는 친화력이 있으나 산화혈색소에는 결합하지 않는다. 따라서 DPG의 농도가 증가하면 산소에 대한 혈색소의 친화력을 감소시켜 조직으로 산소유리가 더 많아진다.

④ PO_2 감소, PCO_2 증가, 체온상승, pH 감소가 있을 때 해리곡선은 우측으로 이동하고 그 반대일 때는 좌측으로 이동한다.

(2) 이산화탄소 운반

이산화탄소는 혈액에서 3가지 형태로 운반된다.

① 혈장에서 물리적으로 용해되어 운반되는 것은 5[%]이다.
② 혈장단백질과 결합된 형태는 10[%]이다.
③ 중탄산 이온(HCO_3^-)의 형태는 85[%]이다.

1) 용해 CO_2 형태

CO_2는 O_2보다 약 20배나 용해도가 높다.

조직에서 생성된 이산화탄소는 체액에 용해된 형태로 혈액에 방출되며, 그 양은 Henry(헨리)의 법칙에 따라 용해된 이산화탄소의 양을 구하는 식 (3-4)와 같다.

$$(\text{dissolved[디졸브드] } CO_2 : \text{용해 이산화탄소}) = \alpha \times PCO_2 \qquad (3\text{-}4)$$

α는 이산화탄소 용해계수이며, 37[℃] 혈장에서 0.0301[ml]/100[ml]/[mmHg]이다.

2) 혈장단백질과 carbamino 형태

혈색소[Hb]와 혈액의 각종 단백질의 amino(아미노)가 CO_2와 결합하여 carbamino(카바미노) CO_2 형태로 운반된다. 이때 가장 중요한 단백질은 Hb의 globin(글로빈)이다. 단백질의 함량이 큰 적혈구 내에서 특히 혈색소가 carbamino(카바미노) CO_2를 많이 형성한다.

Carbamino(카바미노) 혈색소를 만드는 과정은 식 (3-5)와 같다.

$$\underset{\text{(프로틴)}}{\text{Protein}-NH_2} + CO_2 \leftrightarrows \underbrace{\underset{\text{(프로틴)}}{\text{Protein}-NHCOO^-}}_{\text{carbamino(카바미노) 화합물}} + H^+ \qquad (3\text{-}5)$$

3) 중탄산이온 형태

CO_2의 대부분은 중탄산이온(HCO_3^-) 형태로 운반되는데 이는 식 (3-6)과 같은 반응을 통해 형성된다. 즉

$$CO_2 + H_2O \leftrightarrow H_2CO_3 \leftrightarrow H+ + HCO_3^- \qquad (3\text{-}6)$$

이다. 결국 정맥혈 중에서 유리 이산화탄소와 결합 이산화탄소의 비율은 1/20이다.

① 혈액에 있어서 운반되는 산소의 양이 산소분압의 영향을 받는 것과 같이 혈액에 의하여 운반되는 이산화탄소의 양 또한 혈중 이산화탄소 분압에 따라서 변동한다.
② 혈색소의 산소포화도에 따라서 이산화탄소의 함량이 달라진다.
③ 혈색소의 산소포화도가 낮을수록 정맥혈에 있어서는 더 많은 이산화탄소를 함유할 수 있으며 따라서 그만큼 더 많은 양의 이산화탄소 운반이 가능하게 된다.

4. 산소공급의 이상

저산소증은 산소공급이 생리적 요구량 이하로 떨어지게 되어 조직에서 산소가 부족하면 발생한다. 그 원인은 4가지로 구분할 수 있다.

(1) 빈혈성 저산소증

정상적인 기능을 하는 **적혈구 수의 감소**(Hb : 헤모글로빈 감소)로 인하여 조직으로 운반되는 산소의 양이 불충분한 경우이다. 원인으로는 **혈액손실로 인한 적혈구 수의 감소, 철분결핍** 등이다.

(2) 허혈성 저산소증

혈액순환의 장애 또는 폐쇄에 의하여 일어나는데, 특정한 조직으로의 **혈액공급이 저하되어 산소가 불충분하게 운반되는** 경우이다.

(3) 저산소혈증 저산소증

동맥 내 **산소분압이 저하되어** 조직으로의 산소공급이 불충분하게 된 경우로서 고산지대에 위치하거나 **산소가 적은 공기를 흡입하거나 폐질환으로 인해 환기에 문제가** 있을 때 일어난다.

(4) 조직독성 저산소증

세포가 운반된 산소를 사용하지 못하는 경우로 **세포에 대사성 독성 물질이 축적되어 있는** 경우에 일어난다.

05 | 호흡의 조절

단위시간당 호흡량은 호흡수와 일회의 호흡용적 모두를 고려하여 정확하게 조절된다. 운동과 같은 매우 다양한 상황하에서도 **호흡은 폐공기의 PO_2**(산소분압)**와 PCO_2**(이산화탄소 분압)**를 정상범위 안에서 유지할** 수 있도록 잘 조절해 준다.

① **호흡**은 생체의 요구에 따라 자동적일 뿐만 아니라 반사적으로 더 나아가서는 수의적으로도 조절된다. 호흡이 잠시라도 정지되면 목숨을 잃게 되므로 생명의 안전을 보

장하기 위하여 조절경로는 몇 겹으로 발달하여 서로 연계되어 있다.

② 뇌간의 통제에 의하여 직접적으로 활동하는 호흡근 작용은 인체의 호흡조절계는 4가지 구성요소가 있으나 그중 뇌간이 호흡조절의 중심이 된다. 4가지 구성요소는 다음과 같다.

㉠ O_2와 H^+(또는 CO_2)에 대한 화학감수체이다.

㉡ 폐와 관절에 물리적 감수체이다.

㉢ 뇌간에 호흡조절 중추(연수와 뇌교)이다.

㉣ 뇌간의 통제에 의하여 직접적으로 활동하는 호흡근이다. 수의적 조절은 대뇌피질로부터의 명령에 의하여 시작될 수 있다. 그리고 호흡근들은 뇌간의 기능을 일시적으로 무효화할 수 있다.

③ 호흡조절 방법

㉠ 뇌의 호흡중추의 활동성을 통한 신경성을 조절(호흡중추 : 연수와 뇌교)한다.

㉡ H^+ 농도 증가(뇌척수액) : 중추 화학감수체(연수하면 흡식중추)는 호흡이 증가한다.

㉢ 순환혈액 및 체액의 화학적 조성의 변동을 통한 화학적 조절이 있으며(화학감수체) 화학적 조절은 신경성 조절을 보완한다.

㉣ 화학적 조절은 PO_2의 감소는 말초 화학감수체(경동맥소체, 대동맥소체)는 민감도가 낮다.

㉤ PO_2 농도 증가는 아주 예민하여 80[%]는 중추(H^+ 효과), 20[%]는 말초(신속)로 구성된다.

1. 신경성 조절

호흡은 뇌간의 연수와 뇌교에 의하여 조절되는 불수의적 과정이다. 정상적인 호흡수는 세 그룹의 신경원에 의하여 조절된다. 즉, 연수 호흡중추, 뇌교에 있는 흡식중추와 호흡조절중추가 그것이다.

(1) 연수호흡중추

연수호흡중추는 해부학적 위치에 의하여 구분되는 두 그룹의 신경원으로 구성되어 있다.

① 배측 호흡군인 흡식중추이다.
② 복측 호흡군인 호식중추이다.

흡식중추와 호식중추는 서로 상관관계에 있으므로 흡식중추가 흥분하면 호식중추는 반대로 억제된다.

① 흡식중추는 흡식의 횟수를 결정함으로써 호흡을 위한 기본적인 리듬을 조절한다. 흡식중추는 말초화학감수체와 폐에 있는 물리적 감수체에서 시작되는 구심성 신경흥분을 미주신경을 통하여 정보를 받는다.
② 흡식중추는 다시 횡격막신경과 척수신경을 거쳐 횡격막과 늑간근에 작용하여 이들을 최대 수축을 일으킨다. 이때 흡식중추의 억압에 의하여 단축될 수 있다. 이와 같이 흡식중추가 억제되기 때문에 자연히 호기가 나타난다.
③ 호식중추는 복측 호흡 신경원에 위치하며 호식에 우선적으로 작용한다. 호식이 정상적으로는 수동적 과정으로 진행되기 때문에, 이 신경원들은 보통의 호흡 동안에는 활동하지 않는다. 하지만 운동시와 같이 호식이 능동적으로 이루어질 때 이 중추가 활동한다.

(2) 뇌교호흡중추

1) 지속성 흡식중추

뇌교의 하부 2/3에 위치하며, 흡식중추를 자극하여 지속적인 흡식을 일으키고 촉진한다. 만약 조절되지 않는 상태에서는 연수의 흡식중추가 흥분되어 횡격막 신경의 흥분이 연장되고, 그 때문에 횡격막의 수축이 연장되어 지속적인 흡식을 일으키고 연장된 흡식으로 인하여 숨을 헐떡거리는 것과 같은 비정상적인 호흡을 일으키며, 이어 흡식성 경련을 나타나게 된다.

2) 호흡조절중추

뇌교의 상부 1/3에 위치하며 미주신경과 더불어 지속성 흡식중추의 기능을 억제한다. 1회 호흡용적의 크기를 제한하고, 이차적으로 호흡률을 조절한다.

2. 화학적 조절

뇌간은 구심성 감각정보와 횡격막에 보내는 원심성 운동정보에 의하여 호흡을 조절한다. 뇌간에 도착하는 이 구심성 감각정보들 중에 가장 중요한 것은 PO_2, PCO_2 그리고 동맥혈의 pH로 고려된다. 이 정보수집을 담당하는 것이 화학감수체로서 중추화학감수체, 말초화학감수체가 있다.

(1) 중추화학감수체

중추화학감수체는 제9뇌신경(설인신경)과 제10뇌신경(미주신경)의 출구 근처인 연수의 하면에 위치하며 흡식중추와 매우 근접해 있다.

① 중추화학감수체는 흡식중추와 직접적으로 통하고 있다. 연수의 중추화학감수체는 직접 PCO_2의 증가에 반응하지 않고 주로 뇌척수액(CSF)의 H^+(수소이온) 농도의 증가에 반응한다. 즉 동맥 혈액 내 PCO_2가 올라가게 되면 CO_2는 뇌혈관장벽에 대한 투과도가 있기 때문에 뇌척수액으로 확산되어 들어가서 뇌척수액의 CO_2 농도를 증가시키고, 이 CO_2는 용매화되어 H^+를 유리하여 환기량의 증가를 일으키는 것으로 알려져 있다.

② 중추화학감수체는 사실상 혈액 내의 PCO_2의 증가에 반응하는 것이 아니라 오히려 뇌척수액의 PCO_2 상승 또는 H농도 상승시에 호흡반응이 나타나는데, 걸리는 시간은 말초화학감수체의 경우에는 1초 이내인데 비해 중추화학감수체에서는 수분이 걸린다.
뇌척수액의 pH 감소는 호흡수를 증가시키고, 뇌척수액의 pH 증가는 호흡수를 감소시킨다.

③ 중추화학감수체의 목적은 PO_2를 정상범위에서 유지시키는 것이다. 그러므로 PCO_2의 증가는 뇌와 뇌척수액에서 이산화탄소 분압의 증가를 이끌어낸다. 그로 인하여 뇌척수액의 pH는 감소된다. 뇌척수액의 pH 감소는 H^+에 예민한 중추화학감수체를 흥분시켜 흡식중추를 자극한다. 그 결과 호흡수는 증가하고, 좀 더 많은 이산화탄소를 내보내고 PCO_2는 정상으로 떨어진다.

(2) 말초화학감수체

O_2, CO_2, 그리고 H^+에 대한 말초화학감수체에는 총경동맥의 나누어지는 부위에 있는 경동맥소체와 대동맥궁에 있는 대동맥소체에 있다.

구심성 신경은 미주신경(대동맥 소체로부터)과 설인신경(경동맥소체로부터)이다.

동맥혈의 산소분압, 이산화탄소분압 그리고 pH에 대한 정보는 제9뇌신경(설인신경), 제10뇌신경(미주신경)을 통하여 호흡중추에 이른다. 그리고 그 결과 호흡률이 증가하는 과정은 다음과 같다.

1) 동맥혈의 산소분압의 감소

말초화학감수체에서만이 동맥혈 산소분압의 변화를 감지한다. 하지만 의외로 말초화학감수체는 산소분압의 변화에 민감하지 못하다.

① 산소분압이 60[mmHg] 이하로 떨어질 때만 반응을 한다. 만일 산소분압이 100[mmHg]에서 60[mmHg] 사이이면, 호흡률은 사실상 안정하다.

② 산소분압이 60[mmHg]보다 작다면 호흡률은 급격하게 상승된다. 이 범위의 산소분압에서 말초화학감수체는 산소에 대하여 너무 예민한 감수성을 갖는다.

2) 동맥혈의 이산화탄소분압 상승

말초화학감수체는 동맥혈을 관류하는 혈액의 PCO_2의 상승 또한 감지한다. 이산화탄소분압의 변화에 대한 감지는 말초화학감수체보다는 중추화학감수체가 더 중요한 역할을 한다.

㉠ 말초화학감수체는 정상 PCO_2 양보다 10[mmHg] 이상 증가되어야 비로소 호흡반응이 나타난다.

㉡ 중추화학감수체에서는 PCO_2가 2[mmHg]만 높아도 1분 호흡용적이 보통보다 2배가 된다.

3) 동맥혈의 pH 감소

H^+에 대한 말초화학감수체는 중추화학감수체보다 둔감하지만 동맥혈의 pH 감소는 환기 증가의 원인이 된다. 이와 같은 결과는 동맥혈에서의 이산화탄소분압의 변화와 관련 없으며, 여러 가지 경동맥소체에 있는 화학감수체의 중간 역할에 의한 것이다. 그러므로 대사성 산증에서 말초화학감수체는 환기율의 증가를 직접적으로 자극한다.

3. 기타 조절

(1) 다른 감수체들

폐신장 감수체, 관절 · 근 감수체, 자극성 감수체, 그리고 J감수체와 같이 호흡을 조절하는 몇 가지 다른 유형의 감수체들이 있다.

1) 폐신장 감수체

물리적 감수체의 일종으로서 기도 주변의 평활근에 존재한다. 폐와 기도가 확장되었을 때 호흡률을 낮추는 반사가 시작되는데 이를 팽창반사라고 한다.

2) 관절 · 근 감수체

사지의 운동을 감지하는 관절과 근육에 위치하는 물리적 감수체이다. 이 감수체는 호흡률의 증가를 위하여 흡기중추를 자극한다. 관절 · 근 감수체에서 오는 정보는 운동시 환기에서 중요한 역할을 한다.

3) 자극성 감수체

폐 내의 기도 표면에 있는데 암모니아 등의 화학적 자극이나 기계적 자극에 의해 흥분되고 호흡촉진을 일으킨다. 이 감수체는 축소반사에 관계될 뿐 아니라 병적 상태, 즉 심한 알러지 반응(anaphylaxis : 아나필락시스)의 경우에도 흥분한다.

4) J감수체

근접 폐모세혈관 감수체의 약칭명이다. 폐포부위에 있다고 하지만 확실하지는 않다. 폐부종이나 폐울혈로 인하여 자극이 되며 빠른 호흡이 일어난다.

(2) 대뇌피질

대뇌피질로부터 명령은 일시적으로 뇌간에서의 통제를 무력화시킬 수 있다.

㉠ 인간은 임의로 과다환기를 이끌어낼 수 있는데 그 결과 PCO_2는 감소되고 그로 인하여 동맥혈의 pH는 증가된다. 하지만 과다환기는 PCO_2의 감소로 무의식에 빠지거나 호흡중추를 직접적으로 자극함으로써 정상호흡 형태로 되돌아가기 때문에 자연적으로 중단된다. 임의로 숨을 참아서 과소환기를 이끌어낼 수 있다. 그 결과 PO_2의 감소와 PCO_2의 증가로 인하여 환기가 강력하게 유도된다.

4. 척수의 신경

척수는 두께가 약 8[mm], 넓이 약 13[mm]이다. 척수는 뇌척수액, 경막, 지방, 혈관들로 둘러싸여 있다. 그래서 척수의 실제 두께는 10[mm] 정도이다. 따라서 척추관(뼈구멍)의 지름이 10[mm] 정도로 좁으면 척수가 압박당하고 있다. 척수신경(그림 3-23)은 31쌍이 있다.

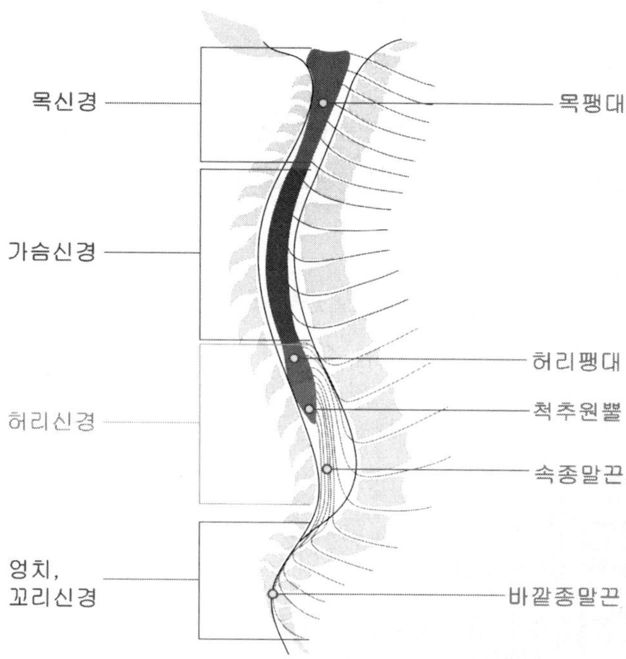

그림 3-23 • 척수신경

척수는 외형상 분절을 나타낸다. 척수는 31개의 분절로 구성된다. 각 분절에서 쌍으로 된 2개의 신경뿌리인 앞뿌리와 뒤뿌리가 있다. 앞뿌리는 척수로부터 운동섬유를 내보내고 감각섬유를 척수로 들여보낸다.

뇌에서 명령이 나오면 척수의 신경은 그 명령을 받아 온몸에 전달하는 역할을 한다. 뇌는 직접 팔 다리에 명령을 보낼 수 없다. 반드시 척수신경을 거쳐야 한다.

뇌에서 주는 메시지는 초고속이어서 척수신경에만 직접 간다. 척수신경은 그 명령을 전달 시행시키는 작용을 한다. 경추(목)와 흉추(등) 속에 들어 있는 신경은 중추신경이다. 중추신경은 하반신 전체를 지배한다. 요추(허리) 속에 들어 있는 신경은 말초신경이다.

06 | 산소의 독성

산소의 비율이 높은 기체를 호흡시켜도 혈액에 용해하는 산소량이 약간 증가할 뿐이므로 울혈이나 빈혈에 그다지 효과를 기대할 수 없다. 그러나 어떤 종류의 혈관질환이나 선천성 심장질환의 수술 때 환자를 높은 압력의 산소 중에 두면 혈액에 용해하는 산소량이 증가해 치료에 유리한 것으로 알려졌다. 그러나 산소 자체의 독성은 주의해야 한다.

① 100[%] 산소를 8시간 이상 흡입하면 기도가 자극되어 비강 출혈, 인후통, 기침 등의 증상이 나타난다.

② 폐포나 모세혈관의 세포증식, 폐탄력성 저하, 표면활성물질효과의 저하, 망막의 혈관경련 또는 혈전형성 등이 일어난다.

③ 장시간이 아니면 산소중독은 일어나지 않지만 1기압 이상의 고압이 되면 단시간에 경련, 현기증, 이상이 일어난다. 6기압이라면 수분 이내에 산소중독 증상이 시작되어 혼수에 빠진다. 따라서 고압산소요법은 3기압 이하, 5시간 이내가 원칙이다.

Lesson

4 심 장

01 | 심장의 구조

순환기계는 심장, 혈관, 혈액으로 이루어져 있으며 순환기계의 역할은 세포에 필요한 산소, 영양분, 호르몬 등을 세포로 운반하고, 반대로 대사결과 조직에서 생성된 CO_2와 노폐물을 배설기관으로 이동, 운반하는 일을 한다. 이러한 물질운반은 혈관 속으로 흐르는 혈액에 의해서 이루어지는데 이러한 혈액의 흐름을 일으키게 하는 곳은 펌프 작용을 하는 심장이다(그림 3-24 참조).

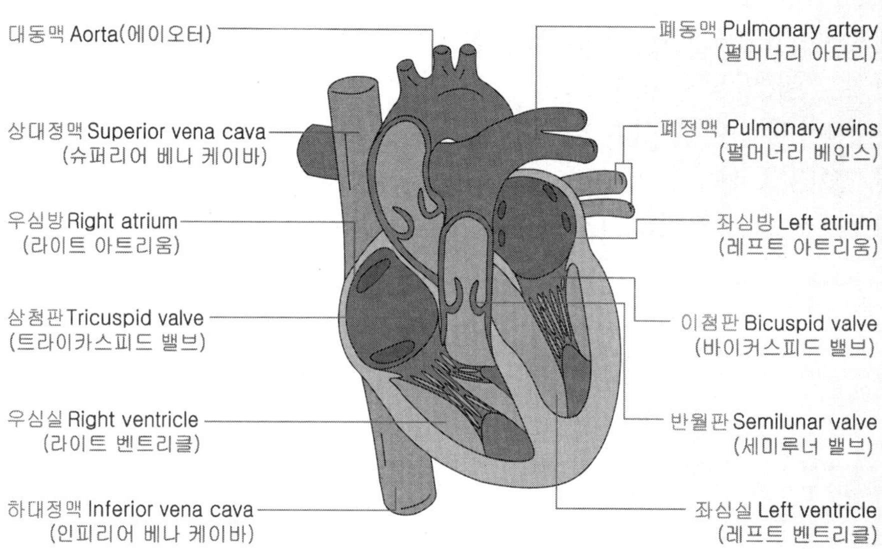

그림 3-24 • 심장의 구조(structure of heart : 스트럭처 오브 하트)

① 심장 : 심방과 심실로 구성된 원추형 근육기관으로 흉부내강(가슴부위 속 공간)과 종격동내(가운데 뼈 막부위 공간 안에) 폐 사이인 제2늑골에서 제5늑골 사이에 위치하고 있다.
   ㉠ 심장의 무게 : 보통 성인 여성의 경우 225[mg], 성인 남성의 경우 310[mg]으로 심장의 약 2/3는 정중선에서 왼쪽으로 치우쳐 있다.
   ㉡ 심첨판 : 좌측흉부의 제5늑간의 정중쇄골선에 있으며 심장박동을 촉진할 수 있다. 이 지점을 최대 박동지점이라 한다.

② 심장벽 : 심내막, 심근, 심외막으로 구성되어 있다.
   ㉠ 심장은 특수한 외부피부로 싸여 있는데 이를 심낭이라 한다.
   ㉡ 심내막은 심장의 가장 안쪽에 내피세포로 구성되어 있고, 혈액과 직접 접촉하고 있으며, 심내막이 연결되어 판막을 형성한다.
   ㉢ 심근은 심벽두께의 75[%]를 차지하며 심근의 율동적인 수축은 순환을 유지하는 원동력을 제공하는 주요기능을 담당한다.
   ㉣ 심근은 구조상으로는 횡문근이고 기능상으로는 불수의근이면서 자율신경의 지배를 받으며 자동능력을 지니고 있어서 중추로부터 신경을 차단하여도 스스로 수축할 수 있다.
   ㉤ 심방의 심근층은 심실의 심근층보다 얇고 좌심실벽은 우심실벽보다 3배 정도 두꺼워 더 많은 양의 혈액을 내보낼 수 있다.

③ 심장외부막 : 장측 심낭으로도 불린다.
   ㉠ 심낭은 두 개의 막으로 구성되어 있는데 안쪽을 장측 심낭, 바깥쪽은 벽측 심낭으로 이 두 층 사이의 공간을 심낭강이라 한다.
   ㉡ 심낭강에는 약 30[ml] 정도의 심낭액이 있으며 심장의 수축과 확장시 마찰을 방지하는 역할을 한다.

④ 심장은 2개의 심방과 2개의 심실로 구성되어 있다.
   ㉠ 심방 사이에는 얇은 근육층인 심방중격에 의해 좌심방과 우심방으로 나뉜다.
   ㉡ 심실 사이에는 두꺼운 근육층인 심실중격에 의해 좌심실과 우심실로 구분된다.
   ㉢ 방실판은 심방과 심실 사이에 위치한 판막으로 우심방과 우심실 사이의 삼첨판과 좌심방과 좌심실 사이의 이첨판을 포함한다.
   ㉣ 반월판은 심장에서 두 개의 큰 혈관과 연결되는 폐동맥 판막과 대동맥 판막을 포함하고 있다. 이러한 판막의 역할은 혈액을 한 방향으로 흐르게 하는 것이다. 혈액의 역류를 막는 것이다.

⑤ 심근에 산소와 영양분을 공급하기 위해 분포된 혈관을 관상동맥이라 한다. 관상동맥은 대동맥판막 윗부분에서 좌우 2개의 관상동맥이 시작되며, 우관상동맥은 우심장을, 좌관상동맥은 다시 전하행동맥과 회선동맥으로 나뉘어 좌심장을 둘러싼다.

이 두 혈관은 심장 전체에 퍼져 심근에 혈액을 공급한 후 공급된 혈액의 70[%] 정도가 관상정맥동을 통해 우심방으로 돌아오고 나머지 30[%]의 혈액은 전심장정맥과 테베시안 정맥을 통해 우심방으로 되돌아온다.

⑥ 관상동맥은 다른 동맥과 다르게 공급되는 혈액의 약 75[%]가 심장의 이완기에 공급된다. 심실수축이 끝나고 대동맥 판막이 닫히면서 대동맥을 통과했던 혈액의 일부가 역류하는 이완기 때의 압력에 의해 좌우 관상동맥으로 혈액이 공급된다.

⑦ 수축기에는 심근의 수축으로 심근 사이에 분포되어 있는 관상동맥이 압박을 받아 혈류량이 적어진다. 그러므로 관상순환이 이루어지기 위해서는 이완기의 압력이 적어도 60[mmHg]가 되어야 한다.

02 | 심근의 특성

심근의 특성(diagnosis of heart muscle : 다이어그노시스 오브 하트 머슬)으로 인하여 심장은 생명이 유지되는 동안 일정한 속도로 수축운동을 하여 혈액을 펌프하여 온몸으로 보내고 있다.

① 심근의 특성에는 심장의 전기적 활동과정, 즉 심장활동전압, 특별한 전도조직에 따른 전도성 활동전압, 흥분과 불응기, 심박동수를 조절하는 자율신경계 영향, 전도속도, 흥분성 그리고 심전도 등 모두 포함한다.

② 심장의 기능은 맥관계로부터 혈액을 펌프하는 기능을 가진다. 펌프를 하기 위해서는 심실이 전기적으로 활동된 후 수축한다.

③ 심장근육의 전기적 활동은 정상적으로는 동방결절에서 시작된다. 동방결절에서 시작된 활동전압은 특히 심근 전체에 연속적으로 전달된다. 수축 또한 연속적으로 나타난다.

1. 심근의 형태적 특성

심근은 결절조직, 퍼킨제 섬유, 횡문근의 세 종류의 조직으로 구성된다.

① 심장근육의 세포는 수축세포와 전도세포로 이루어져 있다.

㉠ 수축세포는 전반적으로 심방과 심실조직에 분포되어 있으며 심장의 활동세포로서 기능한다.

㉡ 수축세포의 활동전압은 수축을 유도하고 압력 또는 힘을 일으킨다.

② 심근섬유는 중간원반 부위에서 다른 근섬유와 연결되는데 이로 인하여 심근의 특정 지점에 흥분이 발생하면 모든 심근섬유로 빠르게 전달되어 마치 한 개의 세포와 같이 행동하며 이를 심근의 기능적 세포결체라 한다.

2. 심근의 기능적 특성

심장의 기능적 특성은 율동성, 흥분성, 전도성, 수축성 등이다.

(1) 율동성

심장은 조건을 갖추면 스스로 박동하는 능력을 갖춘 기관이며 이를 자동능이라 하며 혈액을 계속 순환시키기 위하여 흥분성이 일정한 주기로 발생한다.

① 전도세포가 분포되어 있는 동방결절, 방실결절, 히스속과 퍼킨제 섬유가 있기 때문이다. 이들을 흥분전도계라 한다.

② 전도세포는 특수근육세포 속에 분포되어 있는데 수축이나 힘을 발생시키지 않는 대신에 심근 전체에 빠르게 활동전압을 전달하는 기능을 가지고 있다. 전도세포는 활동전압을 자연적으로 발생시키는 능력을 가지고 있는데 박동의 시작부위는 동방결절이다.

③ 동방결절의 심근세포가 자동적 · 율동적으로 흥분을 계속하고, 심방근 전체에 퍼지며 자극전도계를 따라 심실까지 전파된다. 이 경우 동방결절을 심장박동의 위치를 잡아주는 일이라고 한다.

④ 정상적인 동성리듬은 다음과 같은 세 가지 특징이 있다.

㉠ 활동전압은 동방결절에서 시작된다.

㉡ 동방결절의 흥분은 반드시 규칙적으로 1분에 60～100회이어야 한다.

㉢ 심근의 활동은 정확한 시간과 지연(delay : 딜레이)이 연속적으로 나타나야 한다(그림 3-25 참조).

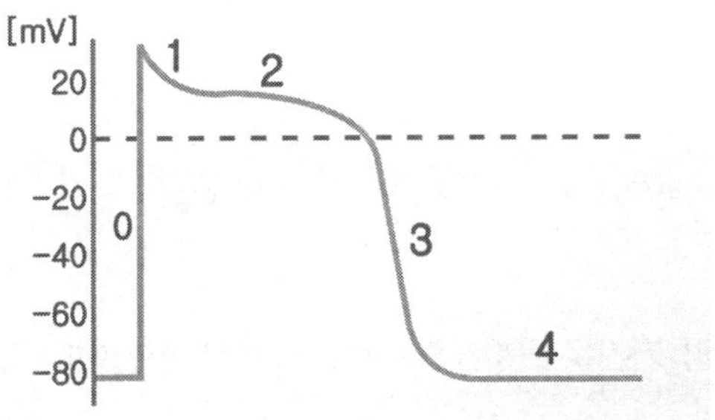

㉮ Phase 0 : 탈분극기

㉯ Phase 1 : 재분극 시작

㉰ Phase 2 : 고평부

㉱ Phase 3 : 재분극

㉲ Phase 4 : 안정막 전압

그림 3-25 ∙ 심장세포의 활동전압 곡선

(2) 흥분성

흥분성이라 함은 어떠한 자극에 대하여 반응할 수 있는 성질을 말하는 것으로 심근에도 흥분성 즉 활동전압을 형성할 수 있는 능력이 있다(그림 3-25).

심장세포의 안정막 전압은 −90[mV]이며 세포 내 전압변화를 곡선으로 나타낸 것을 활동전압곡선이라 하며 Phase 0(페이즈 0)에서 Phase 4(페이즈 4)로 나눈다.

1) Phase 0, 가시파(탈분극기)

심방, 심실, 퍼킨제 섬유의 활동전압은 매우 빠른 탈분극으로 시작되는데 이를 upstroke(업스트로크)라 한다. 신경과 골격근에서의 upstroke(업스트로크)는 Na^+(나트륨이온) 통로가 열리면서 Na^+(나트륨이온) 투과도가 일시적으로 증가하기 때문이다. Na^+(나트륨이온) 통로는 급속히 열리고 닫히게 된다. Upstroke(업스트로크)의 정점에서 막전압이 +20[mV]에서 탈분극된다.

2) Phase 1, 재분극 시작

심실, 심방, 퍼킨제 섬유가 재분극을 일으키는 단계로 upstroke(업스트로크)가 일어난 직후 나타난다. 짧은 기간 동안 일어나는 약간의 재분극으로서 Na+(나트륨이온) 통로가 갑자기 폐쇄되면서 Na+(나트륨이온) 투과도가 감소하기 시작하여 세포 내 전압이 0[mV]로 급격히 감소되는 시기이다.

3) Phase 2, 고평부

고평부 동안은 상대적으로 막전압이 일정하게 유지되는 기간이다. 이 기간은 Ca^{2+}(칼슘이온) 투과도의 느린 증가에 의한 유입이 K+(칼륨이온)의 유출과 평형을 이루는 시기이다. 고평부 동안 열리는 Ca^{2+}(칼슘이온)통로는 차단제에 의해 억제된다.

4) Phase 3, 재분극

막전압이 안정막과 전압까지 재분극되는 시기로서 Ca^{2+}(칼슘이온) 투과도의 감소와 함께 K^+(칼륨이온) 투과도 증가함으로써 세포 내 안정전위로 회복되는 시기이다. 1기, 2기, 3기를 합쳐서 재분극이라 한다.

5) Phase 4, 안정막 전압

Phase 3에서 막전압이 완전히 재분극되고 안정막이 약 −85[mV]로 되돌아가는 것을 의미한다.

① 심근에서 발생하는 활동전압 기간은 200～500[msec]으로 신경이나 골격근섬유에 비해 길다.

② 심근의 활동전압이 긴 것은 활동전압이 끝날 때까지는 새로운 활동전압을 형성할 수

없음을 의미한다.

③ 활동전압을 형성하는 기간 중에는 어떠한 자극에도 반응하지 않는 불응기가 있다.

④ 심근의 활동전압은 불응기를 길게 하여 수축이 끝나기 전에 다시 심근이 흥분되는 일이 없도록 해준다.

⑤ 심장에서는 가중현상이나 강축현상이 일어날 수 없고 그 결과 심근이 펌프로서 기능을 할 수 있게 한다.

(3) 전도성

심근은 흥분을 세포에서 세포로 전달할 수 있으며 심근조직에서 전도능이 특히 발달된 것이 퍼킨제 섬유이다.

① 심장에서의 전도속도가 모든 심근조직에서 같은 속도로 전달되는 것은 아니다. 방실결절이 가장 늦으며 0.01～0.05 [m/sec]이며, 퍼킨제 섬유가 가장 빠르고 2～4 [m/sec]이다.

② 활동전압이 동방결절에서 제로로 시작, 심방으로 전달되어 방실결절, 히스속과 퍼킨제 섬유 그리고 심실까지 전달되는 총 시간은 220[m/sec]이다.

③ 방실결절을 통과하는 전도는 총 전도속도의 1/2이 요구되는데, 지연되는 이유로는 방실결절의 전도속도가 가장 느리기 때문에 0.01～0.05 [m/sec]이며, 전도시간이 가장 길며 100[m/sec]이다, 이는 심방수축이 일어난 다음 심실이 수축할 시간을 가지게 된다.

㊙ 방실결절의 느린 전도속도는 심실이 이전에 활동하지 못하도록 한다. 반면 퍼킨제 섬유의 전도속도가 매우 빠른 것은 심실을 빠르게 활동하게 하여 충분한 혈액을 분출하게 하기 위함이다.

(4) 수축성

동방결절에서 발생한 흥분이 심근 전체로 파급되면 심방과 심실은 각기 하나의 근섬유처럼 동시에 수축하게 된다.

① 심근의 수축력은 일정한 범위 내에서는 심근섬유의 길이에 비례하는데 이것을 starling(스탈링)의 심장의 법칙이라고 한다.

② 이완기의 심실내압 또는 용량은 수축 직전의 심근길이에 영향을 주며, 심실 수축시 내압이 증가하므로 수축기의 심실내압의 크기는 심근의 수축력을 나타낸다.

③ 이완기의 심실내압의 변동에 따른 수축기의 심실압력의 관계는 양 심실 중 한쪽 심실에서 심박출량이 감소하면 혈액이 그 심실에 잔류하므로 그 다음에 유입된 혈액과 합쳐

져 혈액량이 전보다 증가한다.

④ 심실근의 길이가 증가되고 수축력이 보다 증가하므로 많은 양의 혈액을 박출하여 이완기의 심실용적을 원래의 양으로 회복시킨다.

(5) 실무율

심근의 형태적 특성 때문에 한 세포의 자극은 심근 전체로 파급되는데, 이때 역치 이하의 자극에는 반응을 하지 않으며 역치 이상의 자극에는 최대의 동일한 반응형태를 나타낸다.

03 | 심장주기

심방수축을 시작해서 다음 심방수축을 시작할 때까지를 심장주기(cycle of heart : 사이클 오브 하트)라 하고 안정시 심박동수는 분당 75회일 경우 심장주기는 0.8초이다.

1회 심장주기 때 나타나는 전기적 현상과 기전으로 심장주기는 마지막까지 7단계로 나눈다(그림 3-26 참조).

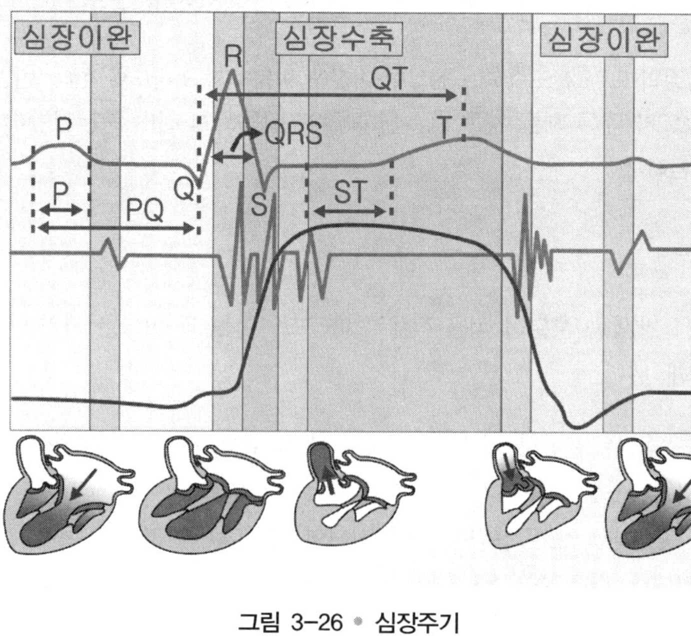

그림 3-26 • 심장주기

1. 심방수축기

심방수축기는 심방수축이 나타나는 시기이다.

① ECG상에서 볼 때 P파가 선행된 후에 나타난다.
② 좌심방의 수축은 좌심방 압력을 증가시킨다.
③ 이 시기에 좌심실은 이완되며 승모판이 열리고, 심방수축기 전에 심방에서 심실로 혈액이 유입된다.
④ 심방수축은 승모판을 통해 좌심방에서 좌심실로 혈액을 박출시켜 좌심실 용적을 증가시키게 된다.

2. 심실 등장성 수축기

심실 등장성 수축은 QRS군이 형성되는 동안 시작하며 심실의 전기적 활성화를 의미한다.

① 좌심실이 수축하면 좌심실 압력이 증가하기 시작한다.
② 좌심실의 압력이 좌심방 압력보다 올라갈 때 바로 승모판이 닫히게 된다.
③ 방실판이 닫히게 되면 제1심음이 발생한다.
④ 승모판이 삼첨판보다 조금 일찍 닫히게 되면 분리될 수 있다.
⑤ 이 기간 동안 심실압력은 급속히 증가하나 모든 판막이 닫혀 있기 때문에 심실용적은 일정하게 유지된다.

3. 급속구출기

심실이 지속적으로 수축하면 심실 내 압력이 가장 높은 압력에 도달하게 된다.

① 심실압력이 대동맥 압력보다 훨씬 더 높아지게 되면 대동맥판이 열리게 된다.
② 혈액은 대동맥판을 통해 좌심실에서 대동맥으로 빠르게 분출된다.
③ 거의 모든 일박출량은 급속 심실구출기 동안에 박출하는 것으로 심실용적이 빠르게 저하된다.
④ 대동맥은 갑자기 유입된 많은 양의 혈액에 의해 대동맥 압력은 상승한다.
⑤ 이 기간 동안 심방으로 혈액이 유입되기 시작하고 좌심방 압력은 폐순환으로부터 좌심방으로 돌아오는 혈액에 의해 서서히 상승하게 된다.
⑥ 이 시기 말기는 심실수축기 말기로 ECG상에 ST분절이 나타난다.

4. 감소구출기

심실구출이 감소되는 동안 심실은 재분극이 시작되고 ECG에서는 T파가 나타나기 시작한다.

① 심실이 더 이상 수축하지 않게 되어 심실 내 압력은 저하된다.
② 대동맥판이 열려 있고 좌심실에서 대동맥으로 여전히 혈액을 박출한다.
③ 심실용적은 감소되고 박동수도 감소된다.
④ 좌심방 압력은 폐에서 좌심방으로 혈액이 돌아옴에 따리 꾸준히 증가한다.

5. 등장성 이완기

등장성 심실이완기의 시작은 심실이 충분히 재분극을 나타낼 때이며 ECG에서는 T파 말기에 나타난다.

① 좌심실이 이완하면 좌심실 압력은 급격히 떨어진다.
② 좌심실 압력이 대동맥 압력보다 떨어지면 대동맥 판막은 닫힌다.
③ 대동맥 판막은 폐동맥 판막보다 일찍 닫히게 되고 제2심음을 나타낸다.
④ 흡기는 폐동맥 판막이 닫히는 것을 늦추고 폐동맥 판막과 대동맥 판막이 닫히는 시간이 크게 차이가 나는데 이는 제2심음 분리음의 원인이 된다.
⑤ 대동맥 판막이 닫히는 시점에서 대동맥압 곡선에 나타나는 함몰부를 절흔이라 한다.
⑥ 이 기간 동안 모든 판막은 닫혀 있어 심실용적은 일정하게 유지된다.
⑦ 심장은 휴식을 취하면서 소비된 O_2(산소)와 영양물질의 공급을 받고 대사산물은 내보냄과 동시에 심실은 확장하여 혈액이 가득 차게 되므로 이 단계는 다음 수축을 준비하는 시기라 할 수 있다.

6. 급속충만기

심실의 압력이 최하로 감소하면 승모판이 열린다.

① 승모판이 열리게 되면 좌심방으로부터 혈액이 흘러들어오고 심실용적은 빠르게 증가한다.
② 심실이 이완되어 있기 때문에 심실 압은 여전히 낮다.
③ 심방에서 심실로 빠르게 유입되는 혈액의 속도는 제3심음을 나타내는데 어린이의 경우 제3심음을 들을 수 있으나, 정상성인의 경우 들을 수 없다.
④ 이 기간 동안 대동맥에서 동맥가지로 혈액을 보내기 때문에 대동맥압은 감소된다.

7. 감소된 충만기

조기 심실충만 또는 분리기는 심장주기 중 가장 길고 심실충만의 마지막 부분이며 앞의 기간보다 천천히 나타난다.

① 이 시점에서 심실용적은 이완기말 용적과 같다.

② 심장박동수의 변화는 분리기의 시간을 변화시켜 심장주기의 가장 긴 기간을 가지게 된다.

㉮ 심박동수의 증가는 다음 P파가 나오기 전의 시간간격을 감소시키고 심실충만의 마지막 부분을 없게 하거나 감소시킨다. 만일 심박동수 증가에 분리기가 감소되면 심실충만과 이완기말 용적은 감소되어 결과적으로 하루박출량은 감소된다.

제
3
장

04 | 심 음

심장 근처의 가슴벽에 청진기를 대거나 또는 귀를 직접 가슴에 대면 특별한 소리가 들리는 것을 알 수 있다. 이것을 심음이라고 한다.

① 심음(phonocardiogram : 포노카디어그램)은 심장수축과 이완에 따라 심장판막의 열림과 닫힘, 혈액의 흐름, 심장벽의 진동으로 나타난다. 즉 심장의 소리 에너지(심음, 심장음)라는 기계적 현상을 심음계를 이용 전기적 에너지로 바꾸어 그래프화한다.

㉠ 제1심음은 수축기음으로 심실수축기시 방실판(삼첨판과 승모판)의 폐쇄음이 나타난다.

㉡ 제2심음은 확장기음으로 심실확장기시 반월판막(대동맥판 및 폐동맥판)의 폐쇄음을 나타낸다.

② 심실확장기 음으로 심실벽의 진동음으로 어린이나 젊은 사람에게 있고 청진기로는 듣기 어렵지만 가슴 위에 아주 예민한 마이크로폰(작은 마이크)을 부착시키면 제2심음이 지난 다음에 또 하나의 진폭을 얻을 수 있다. 이것을 제3심음이라고 한다. 또한 심방수축에 앞서 혈액이 열린 방실판 구멍을 통해 심실로 들어갈 때 낮고 약한 소리를 내는데 보통 청진기로 듣기 곤란하며 이를 제4심음이라고 한다.

③ 심음의 발생기전은 심장근의 수축과 판막의 폐쇄 및 혈액의 흐름 등으로 발생되는 진동 때문에 생긴다.

㉠ 제1심음은 심실근의 수축 초기에 방실판이 닫힘과 동시에 혈액이 판막벽에 부딪힘

으로써 생긴 진동음이다.

㉡ 방실판의 폐쇄부전 또는 협착증이 있을 때는 제1심음은 제2심음이 들릴 때까지 계속하여 들린다.

㉢ 제2심음은 심실확장기의 시작 직후에 대동맥 판막과 폐동맥 판막이 닫힘으로써 일어나는 진동음이다.

㉣ 대동맥과 폐동맥 판막의 결손이 있을 경우에는 역시 제2심음이 계속하여 나타나서 다음 심장주기의 제1심음이 일어날 때까지 이어진다.

㉤ 제3심음은 확장기 심음으로 제2심음보다 0.1~0.2초 후에 들리며 심실의 급속충만기 끝에 심방으로부터 심실로 유입되는 혈액이 심실을 진동시키기 때문에 나타난다.

㉥ 심음을 듣고 진단함으로써 심장의 상태를 파악할 수 있어서 질병의 진단에 많은 도움을 주고 있다.

Lesson

5 혈액순환

혈액순환(the circulation of blood : 더 서큘레이션 오브 블러드)의 방법에는 2종류가 있다.

① 좌심실→동맥→모세혈관(동맥)→조직→모세혈관(정맥)→정맥→우심방의 회로를 거치는 대순환 또는 체순환

② 우심실→폐동맥→폐→폐정맥→좌심방의 회로를 거치는 소순환 또는 폐순환

인체의 모든 혈관계는 하나의 폐쇄회로순환계를 형성하고 있다. 따라서 혈액순환의 역학적 조건은 심장의 펌프력, 순환혈액량, 혈관계의 용적 또는 순환저항 등에 의해 결정되고 이들에 의해 각 부위에 혈류량 및 흐르는 속도가 결정된다.

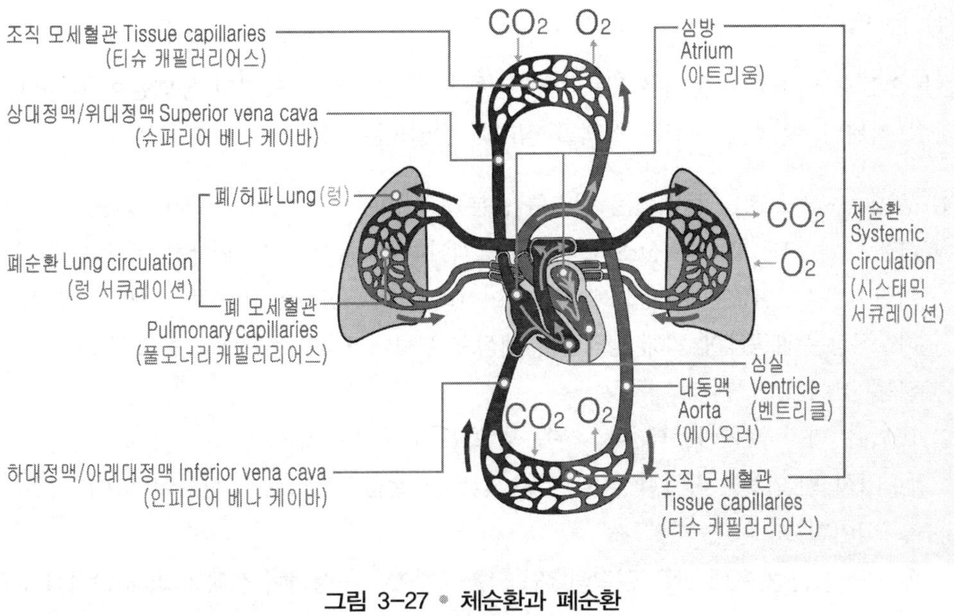

그림 3-27 • 체순환과 폐순환

① 심장의 펌프력은 심근 및 판막의 상태에 의한다.
② 순환혈액량은 요량 및 모세혈관벽의 투과성에 의한다.
③ 순환저항은 동맥 혈관벽의 탄력 및 수축상태에 의해 좌우된다.

이들은 모두 자율신경성 또는 체액성의 통합기전에 의해 조달되고 있으며, 부분적인 어떤 장기의 혈류량이 변해도 전체로서 각 장기에 대한 산소공급에 지장이 없도록 잘 조절되고 있다(그림 3-27 참조).

01 | 혈 관

혈관(blood vessel : 블러드 베설)은 장기로 가는 혈액을 운반하는 관으로 동맥, 정맥, 모세혈관의 3가지가 있으며 혈액의 흐름을 조절하는 다양한 기능을 지닌 폐쇄된 체계이다.

1. 혈관의 종류와 형태

혈관의 형태와 크기는 혈관벽의 조직학적 특징에 따라 다양하다.
혈관은 크게 동맥계, 모세혈관, 정맥계로 나눌 수 있으며 다음과 같은 특징을 갖는다.

(1) 동 맥

온몸순환에서 가장 큰 동맥은 대동맥이며 중간 크기와 작은 크기의 동맥들이 대동맥으로부터 분지된다. 동맥은 산화된 혈액을 장기에 전달하는 기능을 지니고 있다.

① 동맥 속을 흐르는 동맥혈은 산소를 충분히 포함한 혈액이다. 그러나 폐동맥(심장에서 폐장으로 향하는 동맥)은 산소가 부족한 혈액이다. 폐동맥 속의 혈액은 체내의 불필요한 이산화탄소를 흡수해 온 정맥혈이고 이산화탄소를 심장이 받아들여 폐장으로 밀어낸다. 심장은 폐동맥에 의해 정맥혈을 폐장으로 보내어 이산화탄소와 산소의 교환을 처리하는 것이다.
② 동맥은 바깥 막, 가운데 막, 안쪽 막으로 구성되어 있다.
  ㉠ 가장 바깥쪽에 위치한 바깥 막은 섬유성 결합조직으로 구성되어 있어 매우 질긴 막이다.
  ㉡ 중간층인 가운데 막은 탄력섬유와 평활근층으로 구성되어 정맥에 비해 탄력성과 신전성이 좋다. 안쪽지름이 커질수록 탄력섬유가 많고 안쪽지름이 작을수록 평활근이 많

다. 대동맥의 경우 탄력섬유가 많으므로 좌심실의 높은 압력을 감당할 수 있게 된다.

㉢ 가장 안쪽 층에 있는 안쪽 막은 단층의 상피세포로 되어 있다. 동맥계는 대체적으로 직경을 변화시켜 저항을 변화시킬 수 있으므로 저항혈관이라 부르며, 동맥에 포함된 혈액의 용적을 25[%] stressed volume(스트레스트 볼륨)이라 한다.

㉣ 안쪽 지름이 가장 작은 소동맥은 평활근이 잘 발달되어 있으며 혈액유속에 대해 가장 높은 저항을 유지한다.

③ 소동맥의 평활근은 긴장도가 높다. 소동맥은 넓은 지역으로 교감신경섬유가 분포되어 있으며 그중 대부분이 adrenergic(아드레너직)이고 아주 적은 수가 cholinergic(콜리너직)으로 구성되어 있다.

④ α −adrenergic(알파−아드레너직) 감수체는 소동맥 혈관상에 분포되어 있어 혈관의 평활근을 수축시켜 혈관의 직경을 조절해 주므로 각 장기에 분포하는 혈류량 조절에 중요한 역할을 하고 있다.

⑤ $\beta 2$ −adrenergic(베타2−아드레너직) 감수체와 cholinergic(콜리너직) muscarinec(머스카리넥) 감수체는 다른 혈관 모양의 소동맥에 분포되어 있다.

㉠ 감수체들은 혈관의 평활근을 이완시켜 소동맥의 직경을 크게 하여 혈액의 흐름의 저항을 감소시킨다.

㉡ 소동맥은 혈관계에서 높은 저항을 유지하게 되는데, 카테콜라민 분비나 다른 혈관 활동 물질에 의해 교감신경계 활동변화를 초래하게 된다.

(2) 모세혈관

모세혈관의 벽은 내피세포라고 하는 단층 평면 상피세포로 이루어진 얇은 막으로 구성되어 있으며 이는 기저막으로 둘러싸여 있다.

① 모세혈관은 혈관 중 가장 가는 구조로 되어 있는 혈관으로 육안으로 볼 수 없으며 세포 혹은 간질공간과의 사이에서 물질교환을 담당하고 있다. 즉 혈장단백질을 제외한 영양분, 가스, 수분, 용질들을 혈액과 조직 사이에서 교환한다.

② 모세혈관은 다른 혈관들에 비해서 표면적이 크고, 혈류속도가 느리므로 물질교환에 도움이 된다. 성인의 총 모세혈관 면적은 500～700[m^2]에 달하며 한 모세혈관을 혈액 1[ml]가 흐르는데 무려 5～7시간이 소요된다.

③ 모든 모세혈관이 언제나 혈액을 통해 흐르는 것은 아니다. 즉 모세혈관은 거의 닫혀 있고 혈액은 동정맥 문합을 통해 바로 순환된다. 조직에서 요구하는 대사에 의존하여 모세혈관상에서 선택적으로 통해 흐르게 된다. 선택적 관류는 소동맥이나 전 모세혈관 괄약근의 수축이나 이완의 정도에 따라 결정된다. 수축과 이완의 정도는 조직에서 혈관

제 3 장

의 대사활동과 혈관 평활근의 교감신경에 의해 조절된다.

④ 피부나 신경 또는 소화관 내의 모세혈관들은 생체가 운동할 때나 안정시에나 일정한 수가 활동, 즉 열려 있지만 골격근 내에 있는 모세혈관들은 안정시에 많은 혈관이 닫혀 있다가 운동할 때는 열리는데 이때 약 100배까지도 증가된다. 이와 같이 조직 내에 있는 모세혈관들은 그 조직의 생리적 기능 상태에 따라 활동상태가 변화한다.

(3) 정 맥

정맥벽은 동맥벽의 굵기보다 얇으나 동맥벽과 마찬가지로 3층으로 되어 있다. 안쪽 막은 1층에 배열된 내피 세포층과 세로로 뻗은 민무늬근섬유, 가운데 막은 둥글게 감긴 민무늬근섬유, 탄성섬유와 결합조직, 바깥쪽 막은 종주근섬유, 탄성섬유와 결합조직으로 구성되어 있다.

① 정맥의 직경은 동맥보다 큰 편이나 동맥벽과의 큰 차이점은 중막의 발달이 미약하고 탄력섬유가 적게 분포되어 얇으나, 평활근이 있으므로 신전성이 커서 동맥보다 정맥은 매우 많은 혈액을 보유하고 있다. 사실 정맥은 심혈관계에서 75[%]이 가장 많은 혈액을 보유하고 있어 이를 수용혈관이라 한다.

② 정맥에서 보유하는 혈액량을 unstressed volume(언스트레스트 볼륨)이라 한다. 정맥벽의 평활근은 소동맥처럼 교감신경섬유가 분포되어 있다. 교감신경 활동 증가는 정맥을 수축하고 이는 용적을 감소시킨다.

③ 정맥 안에는 정맥판막이 있어 정맥순환을 촉진한다.

㉠ 모세혈관 근처에서 15~20[mmHg]인 혈압은 소정맥에 이르면 10~12 [mmHg]가 되며 정맥을 따라 점차 내려가 우심방으로 들어가는 곳의 압력은 4~5[mmHg]로 이것을 중심정맥압이라고 한다. 작은 압력차이로도 많은 혈액을 심장으로 돌려보낼 수 있는 것은 정맥의 저항이 거의 없기 때문이다.

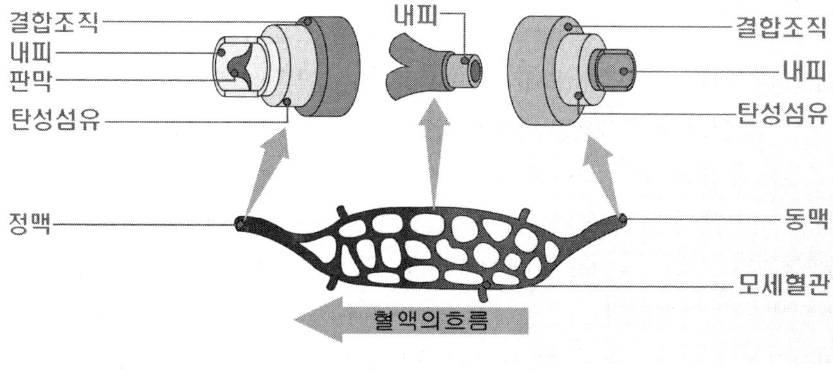

그림 3-28 ● 혈관의 종류와 구조

㉡ 심장으로 정맥이 되돌아오는 방법으로는 골격근의 수축, 정맥판막의 작용, 정맥벽의 긴장도 등이 있다(그림 3-28).

02 | 심혈관계의 압력

1. 순 환

(1) 산화된 혈액이 좌심실을 채운다

폐에서 산화된 혈액은 폐정맥을 통해 좌심방으로 돌아오며, 승모판을 통해 좌심방에서 좌심실로 흘러들어 온다.

(2) 좌심실에서 대동맥으로 혈액이 뿜어져 나간다

좌심실에 있는 혈액은 좌심실과 대동맥 사이에 있는 대동맥판을 통해 대동맥으로 흘러들어 온다. 좌심실이 수축하면 좌심실 내압이 증가하고 이 압력에 의해 대동맥판이 열리게 되며 혈액은 대동맥으로 강하게 뿜어져 나간다. 혈액은 좌심실의 수축에 의해 형성된 압력(pressure of heart's blood system)에 의해 동맥계로 흐르게 된다.

(3) 장기에 혈액을 공급한다

좌심실에서 분출된 심박출량은 동맥을 통해 각 장기로 나누어 공급된다.

① 심박출량의 15[%]는 뇌동맥을 통해 뇌로 이동한다.
② 심박출량의 5[%]는 관상동맥을 통해 심장으로 이동한다.
③ 심박출량의 25[%]의 혈액은 신동맥을 통해 신장으로 이동된다.
④ 심박출량의 25[%]는 위장으로 이동한다.
⑤ 심박출량의 25[%]는 골격근으로 이동한다.
⑥ 심박출량의 5[%]씩 나누어져 피부로 흐르게 된다.

순환계 전체의 혈류량은 곧 심박출량으로 매분 5[L]이다. 그러나 모든 장기의 혈류량이 언제나 고정된 것은 아니다.

㉠ 격렬한 운동시에는 근육혈관이 확장되고, 식사 후에는 장내혈관이 확장하여 골격근과 장내로 가는 혈류량은 올라가게 되며 이는 근육운동과 소화를 돕게 된다.

제 3 장

(4) 장기에서 나온 혈류는 정맥에 모인다

장기에서 나온 혈액은 정맥혈로서 이산화탄소(CO_2)와 같은 대사로부터 나온 노폐물을 포함하고 있다. 이렇게 혼합된 정맥혈은 가장 큰 정맥인 상하대정맥을 통해 우심방으로 유입된다.

(5) 정맥혈은 우심방으로 되돌아온다

대정맥의 압력은 우심방 압력보다 높아서 혈액을 우심방으로 유입시킨다. 우심방으로의 혈액유입량은 좌심실에서의 심박출량과 같다.

(6) 혼합된 정맥혈은 우심실을 채운다

혼합된 정맥혈은 우심방의 삼첨판을 통해 우심방에서 우심실로 흐른다.

(7) 우심실에서 폐동맥으로 혈액이 뿜어져 나간다

우심실이 수축하면 혈액은 폐동맥판을 통해 폐동맥으로 뿜어져 나가 폐로 흘러들어간다.

① 우심실에서 뿜어져 나간 심박출량은 좌심실에서 뿜어져 나간 심박출량과 같다.
② 폐포를 둘러싼 모세혈관에서는 CO_2(이산화탄소)를 폐포로 주고 폐포 속의 산소를 모세혈관에 공급해 가스 교환을 하게 된다.
③ 혈액이 폐를 거치면서 혈액 안의 산소 농도는 증가하고 이산화탄소 농도는 감소된다.

(8) 폐를 거친 혈액은 폐정맥을 통해 심장으로 되돌아온다

산화된 혈액은 폐정맥을 통해 좌심방으로 흘러들어오고 새로운 순환이 시작된다.

2. 맥관계의 압력

혈액의 압력은 대동맥, 동맥에서 가장 높고 소동맥, 모세혈관, 정맥으로 갈수록 점차 저하된다(그림 3-29).

대동맥 안의 수축기압력은 120[mmHg], 이완기압력은 80[mmHg]로 평균적으로 100[mmHg]를 유지한다. 이렇게 높은 평균동맥압을 유지하는 두 가지 원인은 다음과 같다.

① 대량의 혈액이 좌심실에서 펌프되어 대동맥으로 들어간다.
② 동맥벽은 낮은 순응도를 유지하기 때문이다.

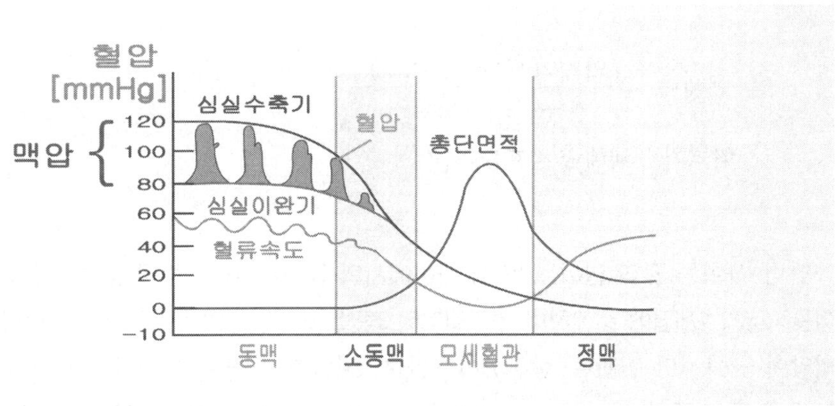

그림 3-29 • 혈관의 압력

대동맥에서 분지된 큰 동맥에서는 높은 압력을 그대로 유지하는데, 이는 동맥벽의 강한 탄력성 반동 때문이다. 그러므로 적은 에너지로 대동맥에서 동맥가지로 혈액이 흐르게 한다.

① 작은 동맥들의 처음 일어나는 부위에서 동맥압은 낮아지는데 가장 크게 감소되는 곳은 소동맥이다. 소동맥 끝부분에서 평균 동맥압은 약 30[mmHg]이다. 이렇게 갑작스런 압력의 감소는 소동맥이 흐름에 대한 높은 저항을 유지하고 있기 때문이다.

② 혈류가 심맥관계 어느 수준에서나 일정하므로 저항이 증가한 것만큼 압력은 저하되어야 한다.

③ 모세혈관에서 압력이 저하되는 것은 두 가지 원인에 의한다.

㉠ 흐름에 대한 마찰저항과 모세혈관 밖으로 체액의 여과 때문이다.

㉡ 혈액이 소정맥과 정맥에 도착하게 되면 압력은 더욱 감소된다(정맥의 순응도는 매우 높기 때문에 낮은 압력에서 다량의 혈액을 보유하고 있다).

㉢ 대정맥에서 압력은 4～5[mmHg]이고 우심방은 0～2[mmHg]로 더 낮다.

03 | 혈류역학

혈액은 점성도를 갖고 도관 내를 이동하며 혈관은 탄력성을 갖고 있는 관이므로 혈액이 혈관 속에 흐를 때 일어나는 변화가 부분적 혈류량과 혈압에 영향을 미치게 된다.

포와즈유에 의하면 끈끈한 성질의 액체가 관을 통과하여 흐를 때 단위시간에 흐르는 액체량은 식 (3-7)과 같이 나타낼 수 있다.

$$액체량 = \frac{압력차 \times (관의\ 직경)^4}{8 \times 점성 \times 관의길이} \tag{3-7}$$

압력차 = 액체량 × 흐름의 저항

압력 차이는 관의 길이, 단면적 사이에서의 압력차이다. 즉 혈류량은 압력경사에 비례하고 혈관직경의 4제곱에 비례하며 혈관길이와 점성도에 각각 비례함을 알 수 있다. 또한 실제로는 혈압이 높아지면 혈관은 신전성이 있어서 얼마간 직경이 커진다. 그러므로 압력증가에 따르는 혈류량 증가 외에 직경의 변하는 움직임으로 늘어난다. 혈류량의 증가가 여기에 더해진다.

포와즈유 공식에서 주목해야 할 것은 혈류가 혈관직경의 4제곱에 비례하는 것이다. 특히 소동맥에는 평활근 성분이 많이 들어 있고, 이 평활근의 긴장도는 신경성으로 또는 여러 가지 화학물질에 의하여 변화하여 움직일 수 있다. 이 변동이 조금만 일어나도, 즉 소동맥의 직경이 조금만 변동해도 거기에 연결된 모세혈관 분포부위의 혈류량은 크게 변화할 수 있다.

1. 혈류량

혈류량이란 단위시간에 흐르는 혈액의 양으로 단위는 [ml/sec]이며 식 (3-8)이다.

$$혈관의\ 단면적 \times 평균혈류속도 = 혈류량 \tag{3-8}$$

으로 나타내며, 실제로는 동맥에서 정맥쪽으로 끊임없이 혈액이 흐르고 있을 때에는 1분 동안에 심장으로부터 대동맥 안에 들어가는 양과 동맥으로부터 말초저항을 지나 정맥에 흘러들어 오는 양과 같아야 한다.

① 모세혈관의 총 단면적은 대동맥의 총 단면적의 약 800배나 되므로 모세혈관의 혈류속도는 매우 느리다.

② 큰 동물의 대동맥에서의 혈류속도는 약 0.5[ml/sec]이고 상하대정맥 2줄기의 횡단면적은 대동맥의 2배나 되므로 혈류속도는 이것의 1/2이 된다.

2. 혈압과 혈류량의 관계

심장이 대동맥으로 혈액을 내보내는 것은 심장의 수축일 때만 일어난다. 그러나 동맥혈압은 확장기에도 80[mmHg] 정도의 압력을 가지고 있다.

① 동맥벽의 탄력이 짧고 빠르게 흐르는 것을 계속적으로 빠르게 흐르게 하기 때문이다. 어떤 혈관에서 한쪽 끝의 혈압이 높고 다른 끝이 낮을 때는 혈압이 높은 곳에서 낮은 곳으로 혈액이 흐르는데, 이 혈압의 차를 압력경사라 하며 이때 혈류량은 이 압력경사의 크기에 비례한다.
② 혈압 대신에 액체에 미치는 중력의 크기, 즉 정수압[2]이 액체의 유량에 미치는 영향을 나타내면, 압력이 2배가 되면 유량도 2배가 된다.
③ 인체의 혈관 내에 있는 혈액의 흐름에 주된 영향을 주는 것은 혈압이지만 실제로는 이 정수압과 혈압의 대수화(기호나 수로 나타내는 것)가 작용하는 것이다.
④ 심장에서 다리로 향하는 혈액은 혈압 : 정수압이 작용하여 혈류량이 좌우된다. 즉, 혈압이 일정하다고 하면 서 있을 때와 누워 있을 때와는 인체 어떤 부위에서든지 혈관 내의 압력이 다르다는 것을 의미한다.

제 3 장

3. 혈관저항과 혈류량

저항이란 혈관에 혈액이 흐를 때 흐름의 반대방향으로 작용하는 힘을 말하며 혈관에 의해서 나타나는 일종의 마찰력이다. 저항의 크기는 혈관의 길이, 직경 및 혈액의 점성과 관련이 있다.

① 혈관의 길이는 길면 길수록 저항이 증가하고 길이와 저항은 비례한다. 길이가 2배가 되면 흐름은 1/2이 되며, 길이가 4배가 되면 흐름은 1/4이 된다. 그러므로 혈액이 흐르면서 가장 큰 저항을 받는 것은 소동맥과 모세혈관이다.
② 혈관의 직경과 유통량의 관계는 복잡하다. 액체가 도관 내에 흐를 때 주로 저항을 받는 것은 관 벽에 가까운 곳을 흐르는 액체로서 이곳의 흐름은 매우 느린데 비해 관의 직경이 커지면서 이 중앙부를 흐르는 액체는 매우 빨리 흐르게 된다. 이와 같은 관계는 흐름이 직경에 비례하는 정도보다 훨씬 커져서 직경의 4제곱에 비례한다. 즉 저항은 직경의 4제곱에 반비례한다.

4. 혈액의 점성과 혈류

액체의 점성이 클수록 액체는 흐르기가 어렵게 되는데, 이것은 혈관 내에서의 마찰이 커지기 때문이다. 그래서 혈류량은 혈액의 점성에 반비례한다. 일반적으로 점성은 주로 혈액

2) 정수압 : 정지되어 있는 유체 속에 설정한 면에 대하여 양측 유체가 서로 미치는 힘이다.

내의 혈구수와 관련이 깊으며 이보다는 낮지만 혈장 내의 단백질량과도 관련이 있다.

① 빈혈 때는 적혈구수가 감소되므로 점성이 낮아지는데 이것은 오히려 유익한 일이다. 왜냐하면 혈압이 변하거나 움직이지 않았다고 가정할 때 점성이 낮아졌으므로 일정 시간에 흐르는 혈액량은 증가하고 따라서 혈색소의 감소로 혈액의 산소운반능력은 감소되었지만 같은 시간에 조직에 공급할 수 있는 산소량이 어느 정도 보상되는 결과가 되기 때문이다.

② 백혈병일 때는 적혈구수가 증가한다. 이때는 백혈구수가 정상시의 수십 배가 되어 혈액점성이 매우 커지므로 조직에 흐르는 혈류량이 감소되고 정상 때와 같은 수의 적혈구가 있더라도 조직은 산소결핍상태가 된다.

③ 일반적으로 온도가 낮게 되면 액체의 점성이 급속히 커지는데 동절기에 인체의 말단부에 동상이 생기기 쉽다. 인체의 말단부는 특히 온도가 낮아지기 쉬우므로 그곳을 흐르는 혈액의 점성이 커져서 혈류저항이 커진다. 그러므로 혈류속도가 느려져서 산소와 영양분 공급이 부족해지고 따라서 동상이 발생하기 쉽게 되는 것이다.

제 4 장
해부학

1. 해부학
2. 해부학의 연구방법
3. 해부학적 용어
4. 근골격계
5. 신경계
6. 순환계
7. 표 피

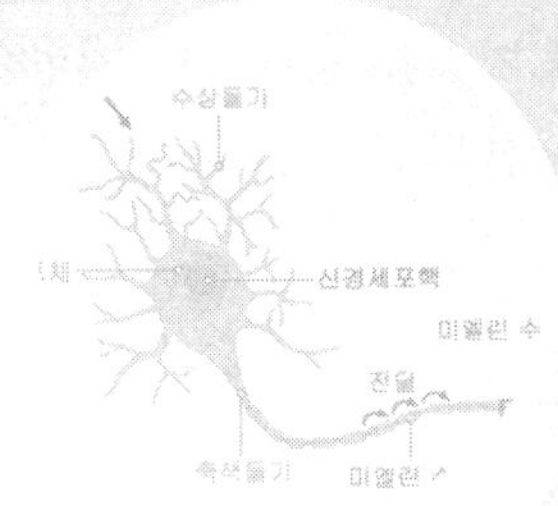

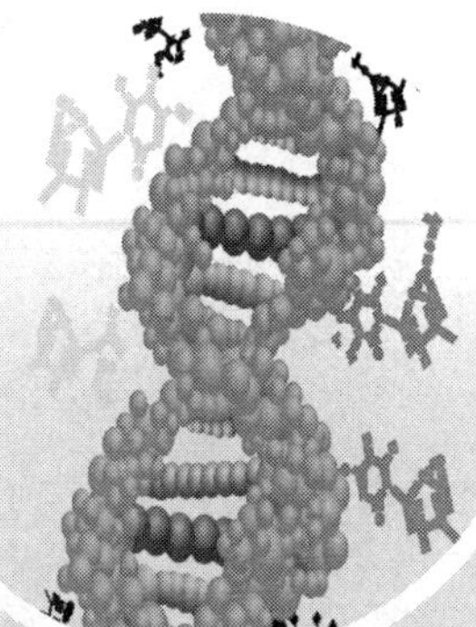

Lesson

1 해부학

해부학(anatomy : 아나토미)이란 생물체를 해부하여 그 구조에 대해 관찰, 기술, 연구하는 학문으로 생물학 전반에 가장 기본이 되는 분야이다. 연구대상에 따라 인체해부학, 동물해부학, 식물해부학으로 구분한다.

그밖에 여러 동물간의 형태적 특성을 비교, 연구하는 비교해부학은 상동[1], 상시[2], 퇴화[3] 등의 관계를 밝힘으로써 여러 생물체의 진화역사와 환경변화에 따른 생물체의 적응을 추론할 수 있다.

여기서 인체해부학은 보통사람의 구조에 대한 지식을 바탕으로 질병에 대한 이해와 그 해결방법을 찾아내는 의학의 기본이 되는 학문이다.

1) 상동 : 형태학적으로 같은 것이다.

2) 상사 : 상동과 대립하는 비교형태적 개념이다.

3) 퇴화 : 진화의 반대말로 어떤 기관이 없어지는 것이다.

Lesson

2 해부학의 연구방법

01 | 계통해부학

계통해부학(systemic anatomy : 시스테믹 아나토미)이란 인체의 각 부위를 다음과 같이 발생학적인 계통으로 나누어 연구하는 학문이다.

1. 표 피

표피(integument : 인테규먼트)란 생물체의 체표를 덮는 조직. 동물에서는 피부나 점막의 상피를 일컫는다.

2. 근골격계

근골격계(the musculoskeletal system : 더 머스큘로스켈레탈 시스템)는 근육계와 골격계의 합한 계통으로 골격계의 뼈, 연골, 관절로 구성되는 인체의 운동기관으로 수동적 활액낭으로 구성되는 인체의 능동적 운동장치이다.

3. 신경계

신경계(The nervous system : 더 너버스 시스템)는 뇌와 뇌신경, 척수와 척수신경 등으로 이루어지며, 인체의 지각과 내외의 환경적응을 주관하는 계통이다.

4. 순환계

순환계(The circulatory system : 더 서큘러토리 시스템)는 심장, 혈관, 림프관, 림프절, 비장, 흉선, 편도 등으로 이루어지며 가스, 영양분, 노폐물 등의 운반과 림프구 및 항체의 생산을 주로 담당한다.

5. 소화계

소화계(The digestive system : 더 디제스티브 시스템)는 입, 식도, 위, 소장, 대장, 항문, 간, 췌장, 담낭, 타액선 등으로 이루어지며 음식물 섭취, 소화와 배설에 관여한다.

6. 호흡계

호흡계(The respiratory system : 더 리스파이러터리 시스템)는 코, 인두, 후두, 기관, 기관지, 폐 등으로 이루어지며, 산소와 이산화탄소의 교환 및 배출에 관여한다.

7. 비뇨기계

비뇨기계(The urinary system : 디 유어러네리 시스템)는 신장, 요관, 방광, 요도로 이루어지며, 뇨의 생산과 배설에 관여한다.

8. 생식계

생식계(The reproductive system : 더 리프러덕티브 시스템)는 난소, 자궁, 난관, 질, 음부, 정소, 정관, 부정소, 정낭, 전립선, 음경 등으로 이루어지며, 난자 및 정자의 생산과 배출, 그리고 수정란의 잉태 및 성장에 관여한다.

9. 내분비계

내분비계(The endocrine system : 디 엔도크라인 시스템)는 뇌하수체, 갑상선, 부갑상선, 부신, 췌장, 난소, 정소, 송과체 등으로 이루어지며, 호르몬의 생산 및 분비에 관여한다.

02 | 국소해부학

국소해부학(regional anatomy : 리저널 아나토미)이란 인체 각각의 부위를 국소적인 부위로 나누어 탐구하는 학문이다.

03 | 기능해부학

기능해부학(functional anatomy : 펑셔널 아나토미)이란 인체 각 부위의 구조와 기능의 연관성을 탐구하는 학문이다.

04 | 임상해부학

임상해부학(clinical anatomy : 클리니컬 아나토미)이란 인체 각 부위별의 정상구조와 질환구조를 비교, 분석, 탐구하는 학문이다.

05 | 응용해부학

응용해부학(capphed anatomy : 캐피드 아나토미)이란 인체의 정상적인 형태와 구조를 연구하는 인체해부학 지식을 다른 학문 분야에 응용하는 것. 임상분야 학문에서는 인체해부학 지식을 진단이나 수술 등의 치료에 응용한다.

Lesson

3 해부학적 용어

해부학적 용어(anatomical terminology : 아나토미컬 터미놀로지)란 해부학을 공부하는 데 있어 필요한 위치의 구조, 방향, 관절의 운동형태 등에 대한 사전적 용어이다.

01 | 해부학적 자세

해부학적 자세(anatomic position : 아나토믹 포지션)란 인체의 각 부위 또는 장기들의 위치나 방향을 나타내는 기준으로, 사람이 똑바로 서서, 눈은 수평으로 앞쪽 방향을 바라보고, 팔은 양쪽 옆에 붙이고, 손바닥과 발가락은 앞쪽 방향으로 향한 자세(그림 4-1 참조)이다.

02 | 해부학적 평면

해부학적 평면(anatomic plane : 아나토믹 플레인)이란 인체의 상하, 좌우, 전후를 나누는 가상적인 면이다(그림 4-2 참조).

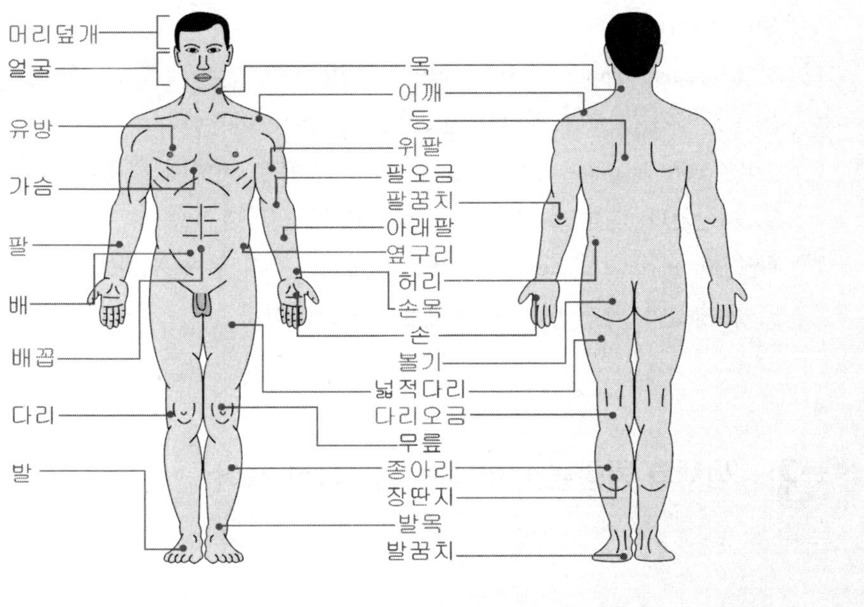

그림 4-1 • 해부학적 자세와 인체의 각 부위

인체의 면 Body planes (바디 플레인즈)

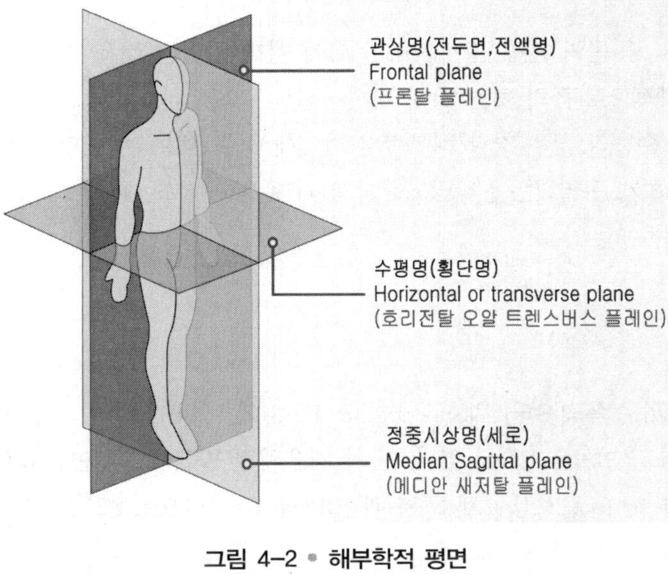

그림 4-2 • 해부학적 평면

① 정중면(midsagital plane : 미드사지탈 플레인) : 우리 몸을 좌우대칭으로 이등분으로 나누는 면이다.

② 시상면(sagital plane : 사지탈 플레인) : 우리 몸을 전후 방향인 세로로 절단해 인체 좌우로 나누는 면으로 정중면과 나란한 면을 이룬다.

③ 관상면(coronal plane : 코로날 플레인) : 우리 몸을 이마에 평행이 되게 나누는 면으로 시상면과 직각으로 몸을 앞뒤로 나누는 면이다.

④ 횡단면(transverse plane : 트랜스버스 플레인) : 우리 몸을 위아래로 나누는 면으로 지면에 수평이 되게 나누며 수평면이라고도 한다.

03 | 생체의 방향을 나타내는 해부학적 용어

몸의 어느 한 곳 또는 특정한 어느 구조물의 위치 및 방향을 다른 것에 비추어 상대적으로 말할 때 쓰이는 것이므로 위치 및 방향을 나타내는 용어이다. 이들은 대개의 경우 대응되는 뜻을 가진 두 용어씩 짝을 이루고 있다. 위치 및 방향의 용어는 사람이 실제로는 어떠한 자세로 있든 간에 표현을 할 때는 해부학적 자세에 기준을 둔다.

1. 앞, 뒤

두 개의 구조물 중 몸의 앞쪽 면(가슴 또는 배)에 가까이 있는 것을 앞(anterior : 앤티리어)에 있다고 하며, 상대적으로 몸의 뒷면(등)에 가까이 있는 것을 뒤(posterior : 포스티리어)에 있다. 그러나 손바닥과 손등의 경우 각각 해부학적 자세에서 볼 때는 손의 앞면과 뒷면에 해당되지만 관습상 정확하게 구별되는 손바닥(palm : 팜)과 손등(dorsum of the hand : 도섬 오브 더 핸드)으로 표현된다.

2. 위, 아래

머리에 보다 가까운 쪽의 것을 위(superior : 슈피리어)에 있다고 하며 상대적으로 발에 가까운 것을 아래(inferior : 인피어리어)에 있다. 손의 경우처럼 발에서도 윗면과 아랫면은 일반적으로 발등(dorsum of the foot, 도섬 오브 더 풋)과 발바닥(sole, 솔)으로 쓰는 경우가 더 많다(그림 4-3 참조).

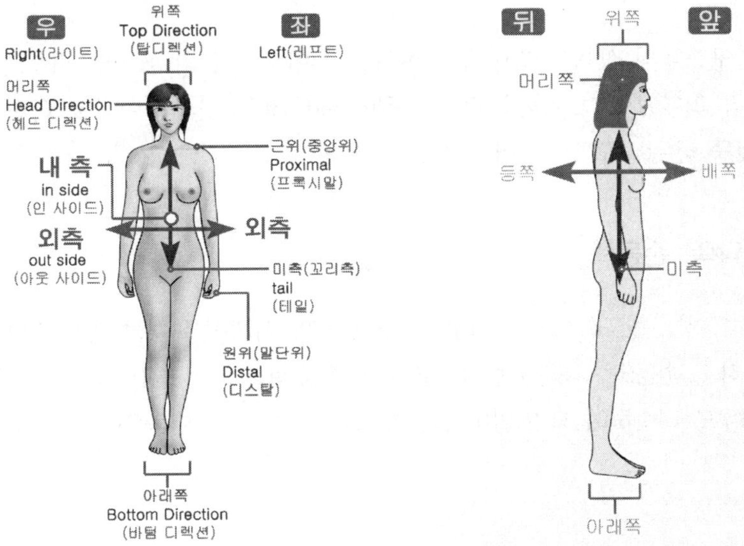

그림 4-3 • 해부학적 방향

3. 안쪽, 가쪽

두 개의 구조물 중 정중면에 보다 가까운 쪽에 있는 것을 안쪽(medial, 미디얼)에 있다고 말하며 정중면에서 보다 먼 쪽에 있는 것을 가쪽(lateral, 래터럴)에 있다고 말한다. 나란히 있는 세 개의 구조물 중 가운데 있는 것을 중간(intermediate : 인터미디에이트)이라고 한다.

4. 몸쪽, 먼쪽

팔이나 다리처럼 긴 구조물에서 상대방 위치를 말할 때 쓰이는 것으로 팔이나 다리의 어느 부분이 몸통에 보다 가까운 곳을 몸쪽(proximal : 프록시멀)이라고 하고 몸통에서 보다 먼 곳을 먼쪽(distal : 디스탈)이라고 한다.

5. 바깥, 속

속이 빈 기관(심장, 방광, 위, 작은 창자 등) 또는 몸통의 겉과 속 공간을 가리킬 때 쓰이는 것으로 각각 바깥(external : 익스터널) 및 속(internal : 인터널)으로 표현된다.

6. 얕은, 깊은

두 개의 구조물의 상대적 깊이를 표현하는 용어로서 몸의 표면인 피부로부터의 상대적 거리에 따라 피부에 보다 가까운 것을 얕은(superficial : 슈퍼피셜)이라고 하며 피부에서 보다 먼 쪽의 것을 깊은(deep : 디프)이라고 표현한다.

7. 손바닥쪽, 손등쪽

손 안에서 어느 한 구조물이 손바닥(손의 앞면)에 가까이 위치할 때는 손바닥쪽(palmar : 팰머)이라고 하고 손등(손의 뒷면)에 가까울 때는 손등쪽(dorsal : 도설)이라고 한다. 이러한 용어는 발의 경우도 비슷하여 각각 발바닥쪽(plantar : 플랜터) 및 발등쪽(dorsal : 도설)으로 표현된다.

04 | 인체의 움직임을 나타내는 용어

관절부위의 종류에 따라 일어나는 움직임의 모양을 나타내는 용어로서 이들은 대개의 경우 서로 반대되는 운동을 하는 것으로 두 개씩 짝을 이루고 있다.

1. 굽힘(굴곡), 폄(신전)

관절을 이루고 있는 두 뼈 사이의 각도가 해부학적 자세에서 시상단면을 따라 굽혀져 각이 작아지는 운동상태를 굽힘(flexion : 플렉션)이라고 하고 반대로 시상단면을 따라 펴지며 각이 커지는 운동상태를 폄(extension : 익스텐션)이라고 한다.

몸의 부위에 따라 펴지는 움직임이 해부학적 자세의 한계를 넘어서 계속되는 신전을 젖힘(hyperextension : 하이퍼익스텐션) 또는 과신전이라고 하며 어깨관절과 엉덩이관절에서 일어나는 움직임이 그 예가 된다. 그러나 손목이나 발목에서처럼 굽힘과 폄의 정도가 해부학적 자세의 한도를 비교적 많이 넘는 경우에는 굽힘, 폄, 젖힘의 구분이 잘 안되므로 혼란을 줄이기 위하여 손끝이 아래팔의 앞쪽에 가까워지는 움직임을 손바닥굽힘(palmar flexion : 파머 플렉션)이라고 하고(굽힘에 해당), 반대로 멀어지는 움직임은 이를 손등굽힘(dorsal flexion : 도설 플렉션)이라고 한다(폄에 해당). 발에서는 발끝이 위로 치켜지는 움직임은 폄에 해당되는 운동이지만 이를 발등굽힘(dorsal flexion : 도설 플렉션), 발끝이 아래로 내려지는 굽힘에 해당되는 운동은 그대로 발바닥굽힘(plantar flexion : 플랜터 플렉션)이라고 한다(그림 4-4(a) 참조).

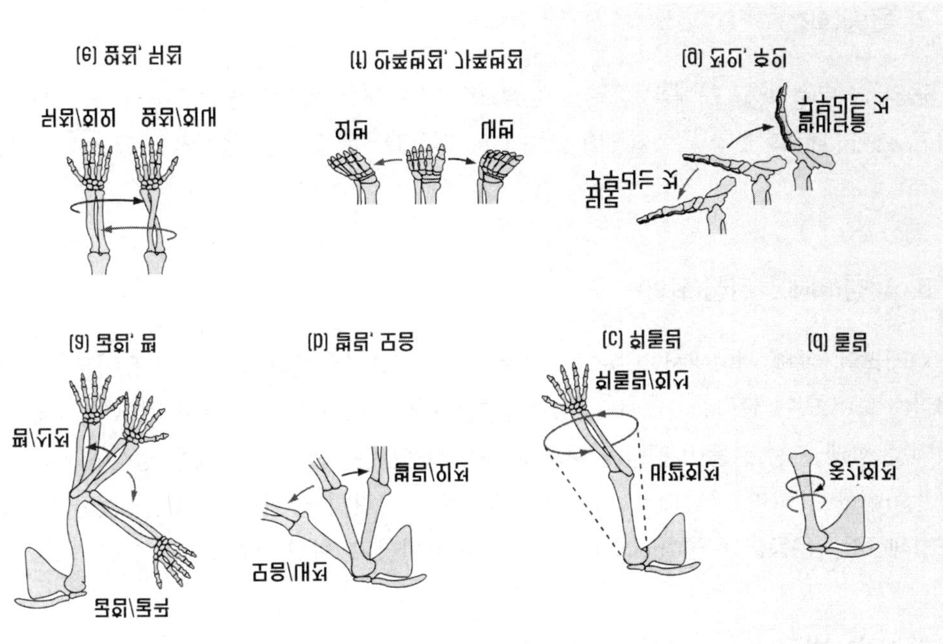

그림 4-4 ● 인체의 운동을 나타내는 그림

2. 벌림(외전), 모음(내전)

몸체의 한 부분이 정중면에서 멀어지는 움직임을 벌림(abduction : 앱덕션)이라 하며, 반대로 정중면에 가까워지는 움직임은 이를 모음(adduction : 애덕션)이라 한다.

이 벌림과 모음의 움직임은 팔다리 운동을 표현할 때 주로 쓰이지만 손가락, 발가락이나 눈(안구)의 움직임에서도 쓰인다. 손가락의 경우는 그 기준이 몸의 정중면이 아니고 가운데 손가락을 기준으로 하며 발에서는 둘째 발가락을 기준으로 좌우로 퍼지는 것을 벌림, 모여드는 것을 모음이라고 한다. 눈에서는 눈의 위아래를 꿰뚫는 축을 기준으로 눈동자가 가쪽(귀쪽)으로 향하는 것은 벌림, 안쪽(코쪽)으로 향하는 것은 모음이라고 한다. 벌림을 외향, 모음을 내향이라고 한다(그림 4-4(b) 참조).

3. 휘돌림(회선)

한 관절에서 굽힘, 벌림, 폄, 모음의 네 가지 움직임이 연속된 상태로 일어나는 운동을 휘돌림(circumduction : 서컴덕션)이라고 하며 팔이나 손가락으로 원추를 그리는 운동이 그 예가 된다. 긴뼈에서 몸통쪽으로 가까운쪽 끝 관절부위는 고정되고 먼 쪽 끝 뼈는 원을 그리며 돌아가는 운동을 말한다(그림 4-4(c) 참조).

제
4
장

4. 돌림(회전)

몸의 한 부분이 그 부분의 장축을 중심으로 하여 도는 움직임을 돌림(rotation : 로테이션)이라고 한다. 내측회전과 외측회전이 있는데 고개를 좌우로 돌리는 움직임이 그 예가 된다(그림 4-4(d) 참조).

5. 엎침(회내), 뒤침(회외)

아래팔의 두 뼈 사이에서 이루어지는 독특한 움직임에 한해서 쓰이는 용어로서 평행으로 나란히 놓여 있던 요골(radius : 레디어스)이 척골(ulna : 얼너) 앞으로 와서 긴 X자 모양으로 겹쳐지는 상태 또는 손등이 전방을 향하게 하는 회전운동상태가 되는 것을 엎침(pronation : 프로네이션)이라고 하며 원상태로 되돌아가 두 뼈가 나란히 놓이는 것 또는 손바닥이 전방을 향하게 하는 운동을 뒤침(supination : 수퍼네이션)이라고 한다(그림 4-4(e) 참조).

6. 안쪽 번짐(내번), 가쪽 번짐(외번)

발운동시 일어나는 독특한 운동으로서 발바닥 전체가 몸 안쪽을 향하는 움직임을 안쪽 번짐(inversion : 인버전), 바깥쪽을 향하는 움직임을 가쪽 번짐(eversion : 이버전)이라고 한다. 그러나 이 움직임은 발등 굽힘과 발바닥 굽힘 등이 어느 정도 복합적 운동으로 나타나는 움직임이다(그림 4-4(f) 참조).

7. 전인, 후인

하악관절이나 위쪽 얼굴부위에서 부위를 앞쪽으로 미는 운동을 전인(protraction : 프로트랙션), 전인되었던 부위를 원래 위치로 되돌리는 운동을 후인(retraction : 리트랙션)이라 한다(그림 4-4(g) 참조).

Lesson

4 근골격계

01 | 뼈의 기능

우리 몸은 총 206개의 뼈로 구성되어 있다. 뼈의 기능에는 무기물의 저장 역할, 지주대 역할, 운동 역할, 보호 역할, 조혈세포를 만드는 역할을 한다. 206개의 뼈들은 서로 연결되어 뼈대를 이루어 우리 몸의 모양, 형태를 유지한다. 뼈는 근육이 붙는 자리가 되며 관절에서 운동이 일어날 때 지렛대와 같은 역할을 한다. 어떤 뼈는 속에 장기를 감싸서 보호하며, 또 뼈 속의 골수에서는 혈액세포를 만든다.

02 | 형태에 따른 뼈의 분류

뼈[4]는 형태에 따라 긴 뼈(long bone : 롱 본), 짧은 뼈(short bone : 숏 본), 납작뼈(flat bone : 플랫 본), 불규칙뼈(irregular bone : 이레귤러 본), 공기 골(air bone : 에어 본), 종자뼈(sesamoid bone : 시세모이드 본) 등으로 나눈다(그림 4-5 참조).

4) 뼈 : 한자어로 표기하면 골(骨)이라 하고 우리말로 뼈이다.

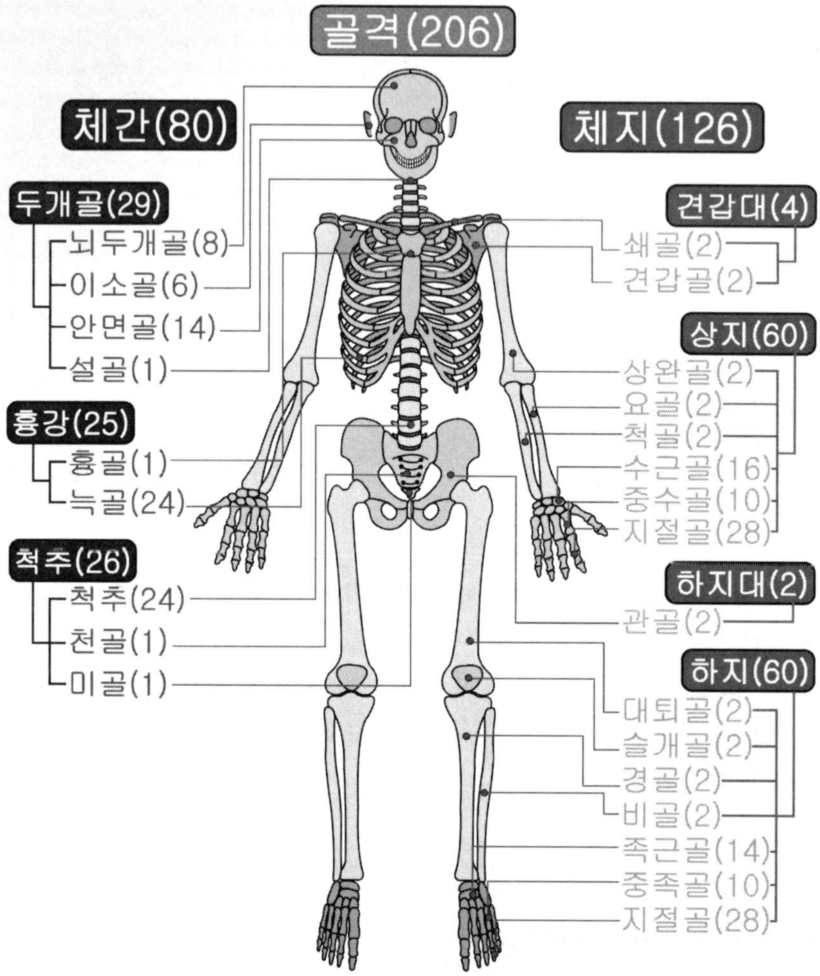

그림 4-5 ● 인체의 골격

① **장뼈** : 대퇴골, 상완골 등의 관상뼈이다.

② **단뼈** : 수근골, 족근골 등이다.

③ **편평뼈** : 흉골 등이다.

④ **부정뼈**(불규칙골) : 추골 등이다.

⑤ **함기뼈** : 상악골, 전두골, 사골, 접형골, 측두골(두개골에서만 볼 수 있음) 등이다.

⑥ **종자뼈** : 건 속에 있는 소골로 인체 최대의 종자골은 슬개골이다.

03 | 뼈의 구조

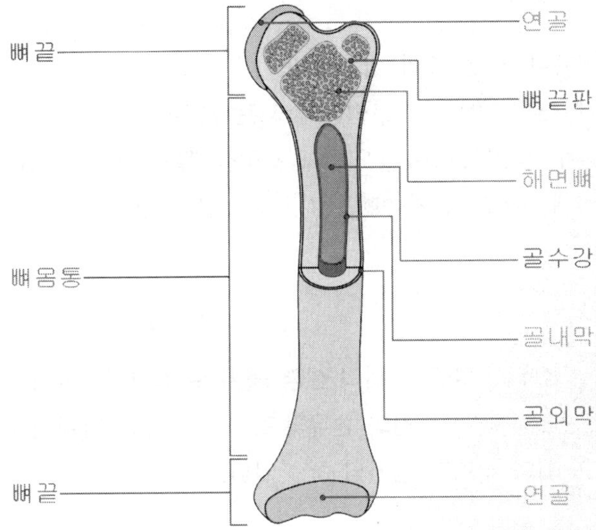

그림 4-6 • 긴 뼈의 구조

1. 뼈몸통

뼈몸통(diaphysis : 다이어피지스)은 뼈의 중심부를 이루며 치밀뼈로 구성되어 있고, 중앙에 골수강이 있다.

2. 뼈 끝

뼈끝(epiphysis : 에피피지스)은 뼈 양 끝단을 이르며, 해면뼈로 구성되어 있고, 관절 주위에 근육이 붙을 수 있는 넓은 면을 제공하고 있다. 그리고 대부분 초자연골로 되어 있으며 뼈의 나이 판정에 이용되므로 골단연골(골단판)이 비후(비대)되어 키가 커지는 것과 연관이 있다.

3. 뼈끝판

뼈끝판(epiphysial disc : 에피피지얼 디스크)은 뼈몸통과 뼈끝의 연결부위의 경골부위로 키가 크기 위해 뼈의 성장이 밀집이 되어 있는 곳이다.

4. 골수강

골수강(medullary cavity : 메덜레리 캐비티)은 혈액세포를 만들기 위해 골수강에는 세망조직 형태인 골수(bone marrow : 본 매로)가 들어 있다. 골수의 종류로는 적골수, 황골수, 교양골수가 있다.

① 적골수 : 조혈작용이 진행 중인 골수이다.
② 황골수 : 지방세포로 대치되어 조혈이 중지된 골수이다.
③ 교양골수 : 황골수의 변형으로 노인이나 소모성 질환환자에게 볼 수 있다.
④ 조혈작용 : 갈비뼈, 척추뼈, 가슴뼈, 엉덩이뼈에만 있다.

5. 골외막

골외막(periosteum : 페리오스티엄)은 뼈의 신경 중 주로 감각신경이 위치하고, 골의 표면(관절연골 제외)을 싸고 있는 질긴 두 겹의 섬유막으로 기능적인 면에서 뼈의 보호·영양·재생·성장을 담당하고 뼈의 부피가 증가되는 곳이다.

6. 치밀층

치밀층(compact layer : 콤팩트 레이어)은 뼈의 가장 외부층에 있고, 신경과 혈관의 통로인 하버스관과 볼크만관이 발달되어 있다.

7. 해면층

해면층(spongy layer : 스펀지 레이어)은 뼈의 중간층(골단에 발달)으로 골소주가 발달되어 있어 압력과 장력층 판에 영향을 미친다.

8. 골내막

골내막(endosteum : 엔도스티엄)은 해면층과 골수강의 경계막 선으로 세망조직으로서 뼈형성과 조혈작용이 잠재되어 있다.

9. 연 골

연골(cartilage : 카틸리지)은 골격계의 일부로서 지지조직에 속하며 연골세포 사이를 채우고 있는 다량의 연골기질로 구성된 조직이다.

04 | 관 절

두 개 이상의 뼈가 교차되는 곳을 관절(joint : 조인트)이라고 한다. 대개 관절은 움직이는 작용을 기능으로 보고 있다. 표 4-1과 같다.

표 4-1 ● 관절의 구조적 분류

구 조	유 형	기능적 범주
뼈융합 (bone fusion : 본 퓨전)	골격결합 (synotosis : 시노토시스)	부동결합 (synarthrosis : 시나스로시스)
섬유관절 (fibrous joint : 피브러스 조인트)	봉합 (suture : 수처)	부동결합 (synarthrosis : 시나스로시스)
	설상봉합 (gomphosis : 곰포시스)	부동결합 (synarthrosis : 시나스로시스)
	인대결합 (syndesmosis : 신데스모시스)	부전동결합 (amphiarthrosis : 앰피아르스로시스)
연골관절 (cartilaginous joint : 카틸래저너스 조인트)	연골결합 (synchondrosis : 싱컨드로시스)	부동결합 (synarthrosis : 시나스로시스)
	섬유성 연골결합 (symphysis : 심퍼시스)	부전동결합 (amphiarthrosis : 앰피아르스로시스)
활막성 관절 (synovial joint : 시노비얼 조인트)	단축성관절 (monaxial : 모낵시얼)	가동관절 (diarthrosis : 다이르스로시스)
	이축성관절 (biaxial : 바이액시얼)	
	삼축성관절 (triaxial : 트라이액셜)	

① 뼈 사이에 끼어 있는 조직의 종류에 따라 부동관절, 반관절, 가동관절로 나누어진다.

㉠ 부동관절 : 움직일 수 없는 관절로 인체의 움직임이 제한된다.

㉡ 반관절 : 관절의 움직임을 약간 제한한다. 척주관절이 대표적이다.

㉢ 가동관절 : 인체 대부분의 마음대로 움직이는 관절이다.

② 관절은 목적에 따라서 여러 가지 복잡한 운동을 하는데, 온몸의 관절을 운동양식에 따라 일축성 관절, 이축성 관절, 다축성 관절의 3종류로 나눌 수 있다.

㉠ 일축성 관절 : 주관절(팔꿈치관절)과 같이 굴신운동밖에 하지 못하는 관절로 운동축은 1개뿐이며 주관절을 가로질러서 수평으로 뻗어 있다.

㉡ 이축성 관절 : 서로 직각으로 교차하는 두 방향의 축을 가진 관절로서, 구체적으로는 2개의 축을 따라 네 방향의 운동을 차례로 연속해서 하면 원을 그리는 운동을 할 수 있다.

㉢ 다축성 관절 : 견관절과 같이 모든 방향으로 움직일 수가 있으며 축회전(비틀기)을 할 수 있다.

1. 가동성 관절의 구조

① 섬유성 연결조직낭은 관절의 표면을 싸고 있다.
② 부드러운 활액막이 관절낭을 둘러싸고 있다.
③ 초자연골이 관절의 끝부분을 둘러싸고 있다.
④ 낭을 채우고 있는 활액은 골단을 부드럽게 하여 마찰의 표면을 감소시킨다.

가동성 관절은 활막성 관절이라고도 불린다.

2. 가동성 관절의 종류

표 4-2 • 관절의 기능별 분류

기능별 범주	구조적 범주		해 설	예
부동결합	섬유관절	봉합	섬유결합과 지상돌기 접착이다.	두개골의 뼈
		설상봉합	섬유결합과 치조결합이다.	치근인대
	연골관절	연골결합	연골판의 결합이다.	골단
	골융합	골격결합	다른 관절의 형태를 고체형태의 뼈로 전화한다.	두개골부위
부전동결합	섬유관절	인대결합	인대결합이다.	전완과 하퇴
	연골관절	섬유연골결합	연골섬유다발의 결합이다.	골반, 척주
가동관절	활막	활막	관절낭과 연결되고, 윤활액을 포함하는 복합관절 이다.	
		단축성 관절	한 평면에서의 움직인다.	팔굽, 팔목
		이축성 관절	두 평면에서의 움직인다.	늑골, 손목
		삼축성 관절	세 평면에서의 움직인다.	어깨, 엉덩이

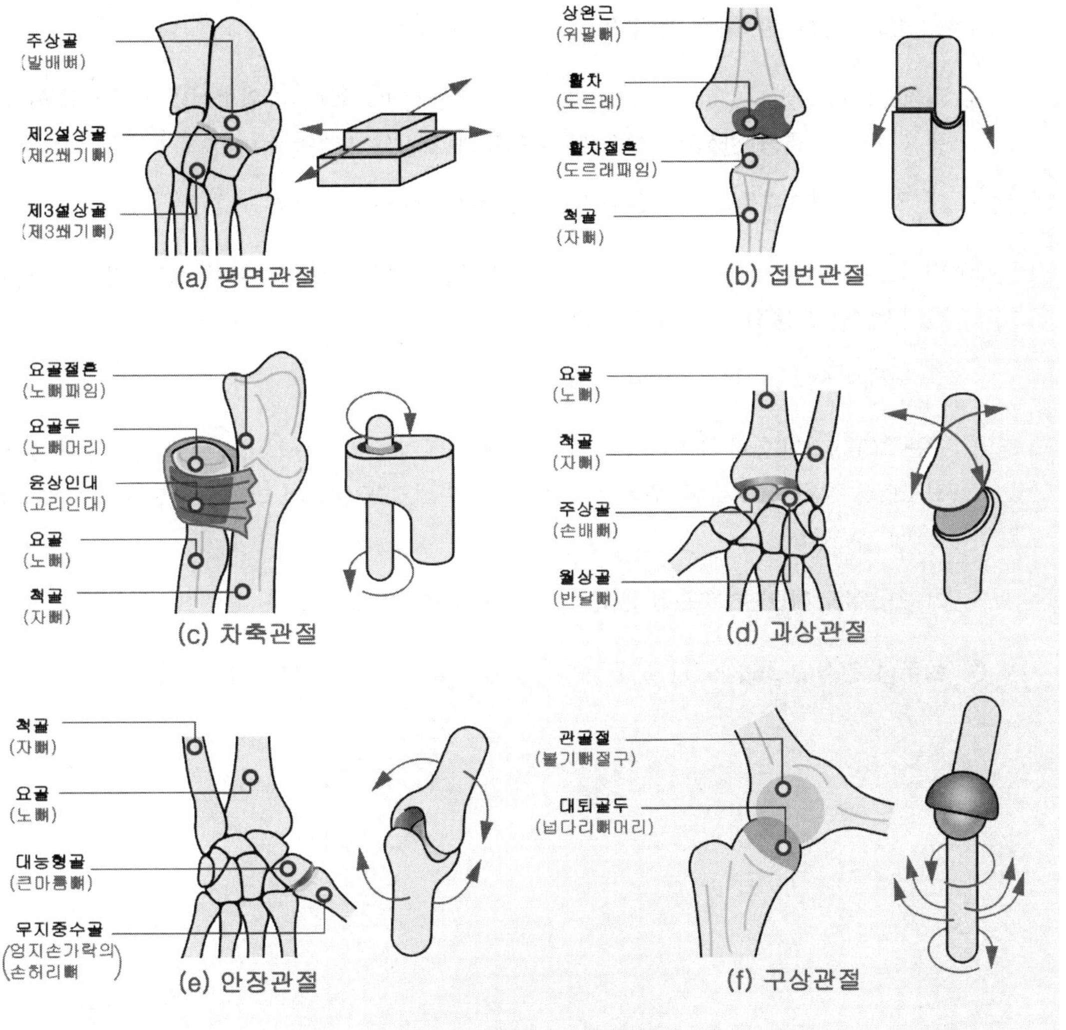

그림 4-7 ■ 가동성 관절의 종류

① 평면관절(plane joint : 플레인 조인트) : 두 관절면이 평면이고 좁은 관절낭과 강한 인대로 싸여 있어 운동이 매우 제한된 관절이다.

㉵ 족근간관절, 수근간관절, 경비관절, 추간관절 등이다(그림 4-7(a) 참조).

② 접번관절(hinge joint : 힌지 조인트) : 1축성 관절로 펴고 굽히는 운동만 가능하고 한 평면에서의 움직임을 제한한다.

㉵ 슬관절, 거퇴관절, 주관절, 지절간관절 등이 있다(그림 4-7(b) 참조).

③ 차축관절(pivot joint : 피벗 조인트) : 차바퀴같이 회전하는 1축성 관절이다.

㉮ 상요척관절, 환축관절 등이다(그림 4-7(c) 참조).

④ 과상관절(condyloid joint : 콘딜로이드 조인트) : 관절머리쪽이 타원형이며 장·단축의 운동을 하는 2축성 관절로 움직임은 가능하나 회전은 불가능하다.

㉮ 악관절, 환추후두관절, 요골수근관절 등이다(그림 4-7(d) 참조).

⑤ 안장관절(saddle joint : 새들 조인트) : 두 관절면이 말안장 모양처럼 생긴 것으로 서로 직각방향으로 움직이는 2축성 관절이다.

㉮ 무지의 수근중수관절 등이다(그림 4-7(e) 참조).

⑥ 구관절(구상관절, ball and socket joint : 볼 앤 소켓 조인트) : 관절머리쪽엔 공모양이고 관절구멍은 오목하고 깊어 운동성이 가장 큰 관절로 무한하며 다양한 평면에서의 움직임을 할 수 있다.

㉮ 견관절(어깨관절), 고관절 등이 있다(그림 4-7(f) 참조).

⑦ 활주성 관절(gliding joint : 글라이딩 조인트) : 두 개의 평면에서 움직인다.

05 | 근 육

1. 인체의 부위별 근육의 명칭

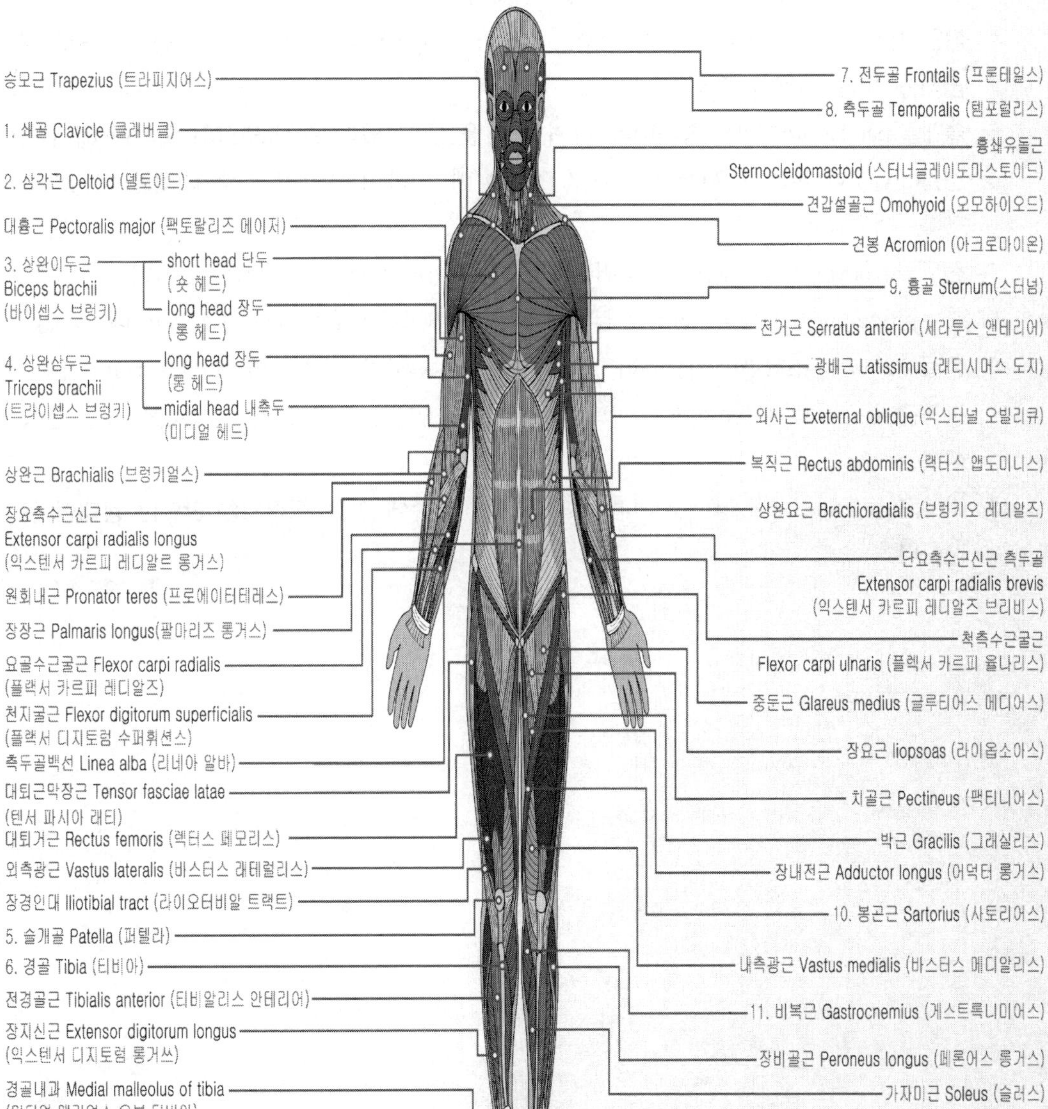

그림 4-8 • 인체 전면의 근육(muscle : 머슬)

1. 쇄골(clavicle : 클래비클) : 좌우 견갑골의 어깨 봉우리 끝부분과 가슴뼈 상단을 연결하는 1쌍의 긴 뼈. 빗장뼈라고 한다.
2. 삼각근(deltoid : 델토이드) : 견관절을 앞뒤 및 바깥쪽에서 덮고 있는 삼각형 모양의 강하고 큰 근육이다.
3. 상완이두근(biceps branchii : 바이셉스 브렁키) : 위팔의 앞쪽에 있는 큰 근육. 주로 아래팔을 굽히는 작용을 하며 이 근육을 수축하면 알통이 생긴다.
4. 상완삼두근(triceps branchii : 트라이셉스 브렁키) : 위팔의 뒤쪽에 있는 큰 근육. 주로 팔꿈치를 펴는 작용을 한다.
5. 슬개골(patella : 퍼텔라) : 종지뼈라 하며 무릎을 덮고 있는 종지 모양의 오목한 뼈이다.
6. 경골(tibia : 티비아) : 하지골의 하나로 정강이뼈라 하며 인체골격 중 대퇴골 다음으로 크다.
7. 전두골(frontalis : 프론테일스) : 앞머리뼈라 한다(머리의 앞부분을 이룬 뼈)이다.
8. 측두골(temporalis : 템퍼럴리스) : 옆머리뼈라 한다(머리뼈의 옆면을 이룬 뼈)이다.
9. 흉골(sternum : 스터넘) : 가슴뼈라 한다(가슴 한복판에 좌우 갈빗대와 잇닿은 뼈)이다.
10. 봉공근(sartorius : 사토리어스) : 대퇴의 앞부분에 있는, 다리를 펴는 작용을 하는 근육이다.
11. 비복근(gastrocnemius : 게스트로니미어스) : 하퇴 뒤쪽에 있는 장딴지를 만드는 강대한 굴근이다.

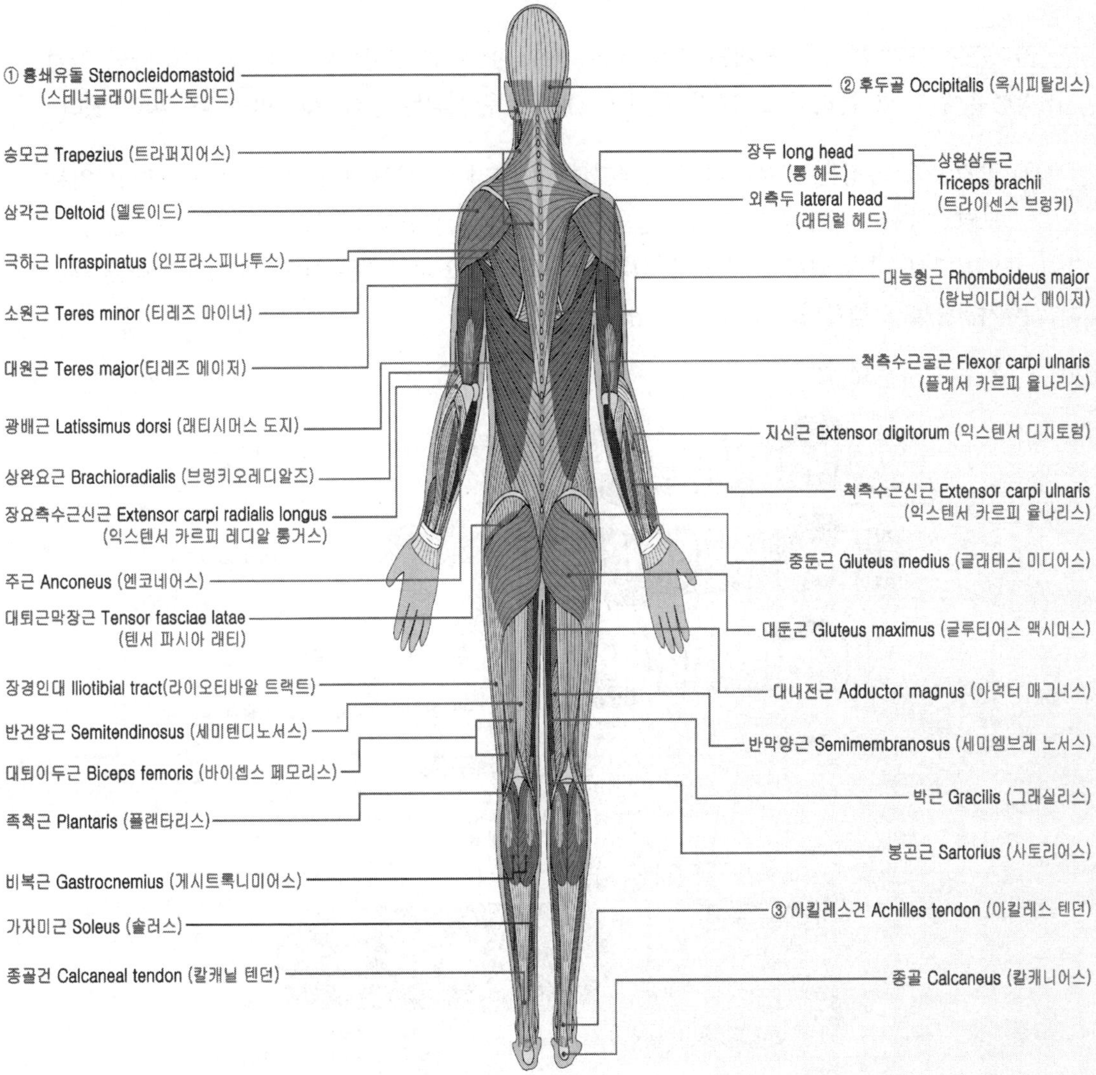

그림 4-9 ● 인체 후면의 근육

① **승모근**(trapezius : 트라퍼지어스) : 등의 한가운데 선에서 시작하여 다른 근육과 함께 어깨뼈의 운동을 맡은 세모꼴의 근육이다.

② **후두골**(occipitalis : 옵시피탈리스) : 뒷머리 뼈라 하며 두개골의 뒤쪽을 차지하는 큰 뼈이다.

③ **아킬레스 힘줄**(건)(Achilles' tendon : 아킬레스 텐던) : 종아리 뒷부분의 장딴지 아래에서 발뒤꿈치의 뼈를 향해 뻗고 피하에 닿은 줄 모양의 힘줄이다.

2. 골격근의 조직

골격근은 근외막으로 둘러싸인 근섬유속(근섬유다발)으로 구성된다. 다발은 근주막의 연결 조직섬유에 의해 분리되고, 각각의 다발 내에서 근섬유는 근내막에 의해 둘러싸여 있다.

① 골격근의 특징은 횡문근이 구성되고 핵이 여러 개가 들어 있으며 섬유가 길고 원통 모양 형태로 되어 있고 운동신경의 지배를 받아 자신의 의지대로 움직일 수 있는 수의근으로 되어 있다. 각각의 근섬유에는 핵이 많고 세포질은 미토콘드리아와 다른 세포 기관들을 포함한다(그림 4-10(a) 참조).

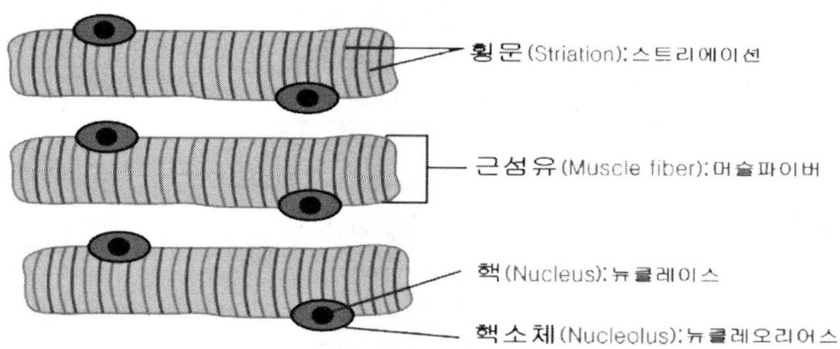

(a) 골격근의 구조

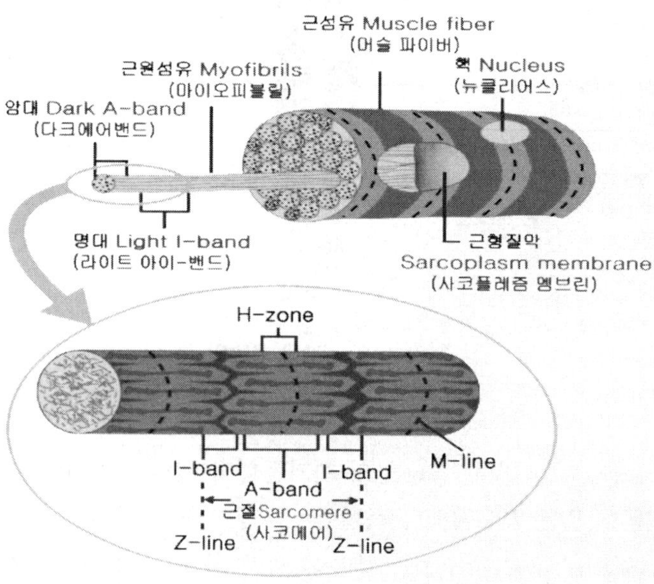

(b) 근섬유의 구조

그림 4-10 • 근육세포의 구조

② 근섬유의 구조를 보면 그림 4-10(b)와 같다.

㉠ A-band : 어두운 부위(암대), myosin(미오신)과 actin(액틴)이 겹쳐 있는 곳이다.

㉡ I-band : 밝은 부위(명대), actin(액틴)만 있는 곳이다.

㉢ 근절 : Z-line~Z-line 사이, 골격근의 기본단위이다.

3. 근세포

근육은 근섬유 곧 근세포들로 구성되어 있다. 즉, 근육은 수많은 근세포들로 구성되어 있다. 각 근세포들은 세포의 최대 길이만큼 신장시킬 수 있는 얇고 모서리가 둥근 원통 모양을 지니고 있다.

(1) 근육세포의 구성(그림 4-10(b))

① 근섬유막 : 근세포의 세포막이다.

② 근형질 : 근세포의 세포질로 수많은 미토콘드리아를 포함한다.

③ 근형질세막 : 근세포의 근형질 내에 위치하는 막이다.

④ 근원섬유 : 근형질 안의 수많은 실가닥 같은 단백질로 근원섬유는 서로 평행을 이루며, 두 종류가 있다.

㉠ 얇은 근원섬유 : 액틴 단백질로 구성되며 섬유라고도 한다.

㉡ 두꺼운 근원섬유 : 미오신 단백질로 구성되며, 미오신 섬유라고도 한다.

⑤ 근절 : 서로 겹쳐져 있는 수많은 미오신 섬유와 액틴 섬유로 구성된 근세포의 중요한 단위로 겹쳐짐은 근세포의 바깥모양 표면에 끈이나 밴드 모양으로 나타난다.

(2) 근세포의 수축

① 근세포는 근신경접합부위의 신경섬유로부터 오는 신경흥분으로 자극된다.

② 아세틸콜린은 근신경접합부의 사이에서 신경전달물질이 확산되어 근섬유를 자극하는 수용체로 결합한다.

③ 자극의 결과로 근형질세망의 칼슘이온이 근섬유의 근형질로 확산된다.

④ 고농도의 칼슘이온으로 인해 미오신 섬유와 액틴 섬유 사이에 다리가 형성되며, 섬유들은 서로 미끄러진다. 이러한 현상은 근수축을 유발한다.

⑤ 칼슘이온이 존재하는 한 수축은 지속된다. 그러나 이온은 능동수송에 의해 근형질세망으로 급속히 이동된다.

⑥ 근형질 아래부위에 칼슘이 농축되면 다리가 파괴되며 근섬유가 이완된다.

(3) 근육의 협동작용

① 주동근 : 실제의 원하는 운동을 주로 움직일 수 있는 근육이다.
② 길항근 : 주동근의 수축시 이완되는 근육으로 반대작용을 하는 근육이다.
③ 협동근 : 주동근 수축시 동시에 수축하여 주동근의 운동을 보조, 협동하는 근육이다.

표 4-3 ● 인체 주요 부분과 근육

위 치	근 육	기 능
경부	흉쇄유돌근(stenocleidomastoid : 스터노클레이도마스토이드)	머리를 굴곡시킴
등부	승모근(trapezius : 트라이퍼지어스)	상지를 뻗음
	광배근(latissimus dorsi : 래티시머스 도지)	상지를 뻗음
흉부	대흉근(pectoralis major : 펙토랄리스 메이저)	상지내전
	전거근(serratus anterior : 세라투스 앤테리어)	어깨외전
복벽	외복사근(external oblique : 익스터널 오블리크)	복부의 압박
어깨	삼각근(deltoid : 델토이드)	팔의 외전
상지	상완이두근(biceps : 바이셉스)	전완굴곡
	상완삼두근(triceps : 트라이셉스)	전완신전
	상완근(brachialis : 브렁키얼스)	전완굴곡
전완	상완요근(brachioradialis : 브렁키오레디알즈)	전완굴곡
	원회내근(pronator teres : 프로네이터 테레스)	팔의 회내 · 굴곡
둔부	대둔근(gluteus maximus : 글루티어스 맥시머스)	대퇴신전
	소둔근(gluteus minimus : 글루티어스 미니머스)	대퇴외전
	중둔근(gluteus medius : 글루티어스 메디어스)	대퇴외전
	대퇴근막장근(tensor fasciae latae : 텐서 파시아 래티)	대퇴외전
대퇴부 전면	대퇴직근(rectus femoris : 렉투스 페모리스)	대퇴굴곡
	외측광근(vastus lateralis : 바스터스 래터럴리스)	다리신전
	내측광근(vastus medialis : 바스터스 메디알리스)	다리신전
	중간광근(vastus intermedius : 바스터스 인터메디어스)	다리신전
대퇴부 중간	단내전근(adductor brevis : 어덕터 브레비스)	대퇴내전
	장내전근(adductor longus : 어덕터 롱거스)	대퇴내전
대퇴부 후면	대퇴이두근(biceps femoris : 바이셉스 페모리스)	다리 모두 굴곡
	반건양근(semitendinosus : 세미텐디노서스)	다리 모두 굴곡
	반막양근(semimembranosus : 세미멤브레노서스)	다리 모두 굴곡
다리	전경골근(tibialis naterior : 티비얼리스 나테리어)	발 내전
	비복근(gastrocnemius : 게스트록니미에스)	발 신전
	가자미근(soleus : 솔러스)	발 신전

Lesson

5 신경계

신경계(nerve system : 너브스 시스템)는 100여 개의 신경(nervous : 너브스)으로 구성되어 있다.

① 자극에 의해 흥분을 일으키는 피자극성(irritability : 이러터빌러티)이다.

② 흥분을 말초신경에서 중추신경쪽으로 전달하는 일. 전도성(conductivity : 컨덕티비티) : 구심성 신경이다.

③ 중추신경으로부터 말초신경쪽으로 다시 전도하는 일 : 원심성 신경이다.

④ 기능에 따른 분류

㉠ 운동신경 : 중추의 흥분을 근이나 선(gland : 글랜드)에 전달한다.

㉡ 감각신경 : 감각정보를 중추로 전달한다.

㉢ 혼합신경 : 운동신경과 감각신경을 합한 신경이다.

⑤ 위치에 따른 분류(그림 4-11)

㉠ 중추신경계 : 중추신경계는 뇌와 척수로 구분되며 뇌는 전뇌(대뇌 · 간뇌), 중뇌, 후뇌(교 · 소뇌 · 연수)로 나눌 수 있다.

㉡ 말초신경계 : 말초신경계는 뇌신경과 척수신경으로 나누며 뇌신경 : 12쌍(운동 · 호흡 · 감각), 척수신경 : 31쌍(혼합)으로 나눌 수 있다.

㉢ 자율신경계 : 자율신경계는 교감신경(흥분 · 위급 상태), 부교감신경(편안한 상태)로 나눌 수 있다.

01 | 중추신경계

중추신경계(central nervous system : 센트럴 너버스 시스템)는 뇌(brain)와 척수로 구성된다.

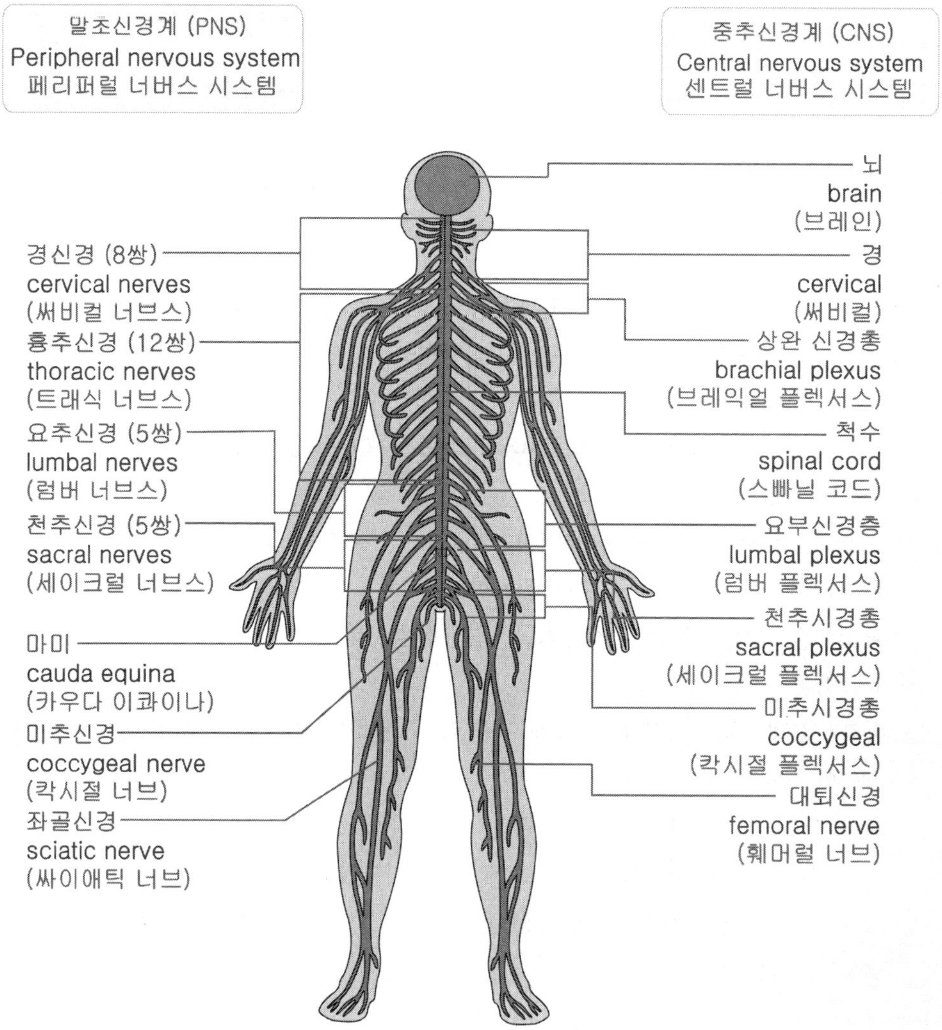

그림 4-11 ◦ 인체의 신경 분포

1. 뇌

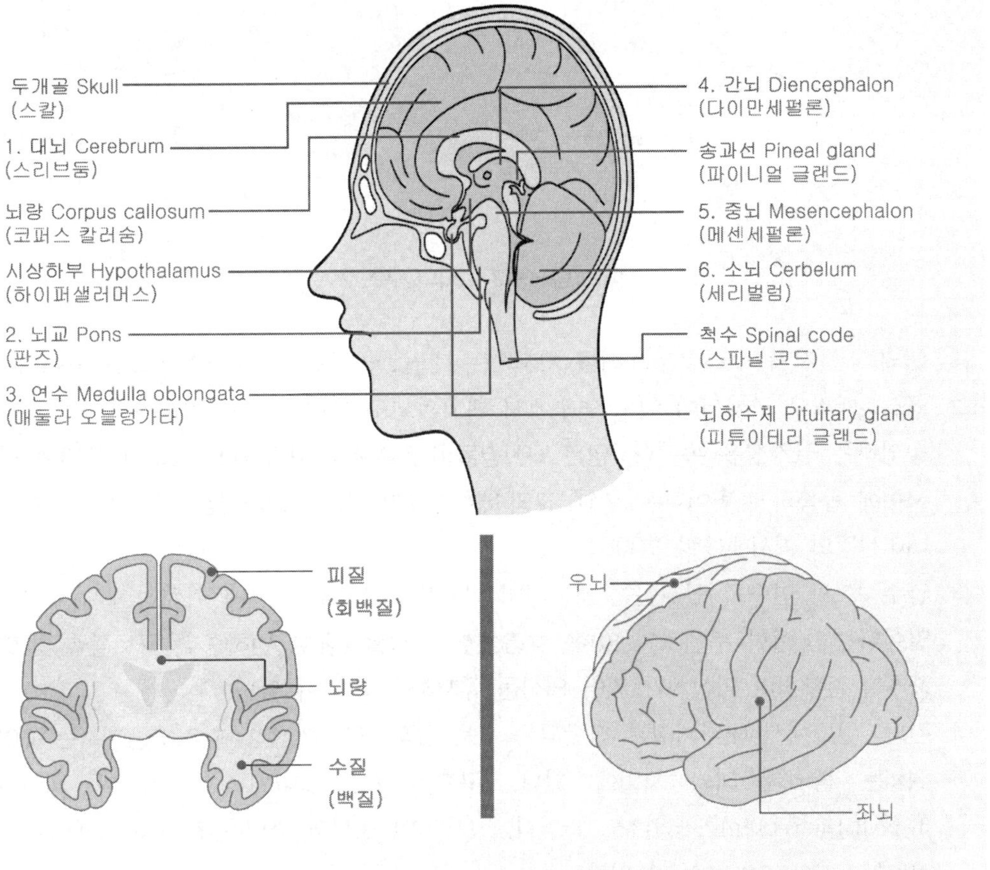

그림 4-12 • 뇌의 구조 1

뇌는 신경계의 핵심으로서 발생은 외배엽에서 유래하며 두개골 속에 있는 무게 약 1,500[g] 정도의 기관이다. 우리 인체에서 혈류량이 큰 변화가 없는 게 뇌이다. 중추신경계에서 척수를 제외한 나머지 부분을 뇌라고 하며, 척수와 마찬가지로 반사중추의 역할도 하지만 부위에 따라 보다 더 고차원적인 기능의 다양한 활동을 한다.

뇌는 외막(경막), 거미막(지주막), 내막(연막)의 3개의 막으로 구성되어 있다(그림 4-12, 그림 4-13 참조).

뇌는 크게 대뇌 피질, 대뇌 기저핵, 변연계 등을 포함하는 대뇌, 시상, 시상하부 등을 포함하는 간뇌, 중뇌, 교, 연수를 포함하는 뇌간, 소뇌로 나눈다.

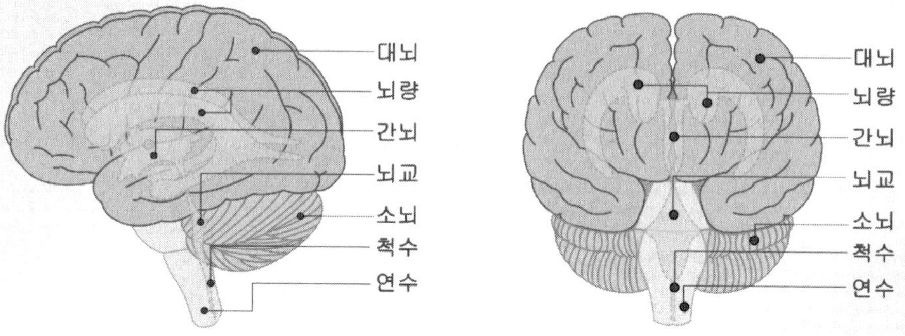

그림 4-13 • 뇌의 구조 2

1. 대뇌 : 뇌 전체 중량의 80[%]를 차지하는 대뇌. 뇌 중에서 최고로 발달된 곳이다.
2. 뇌교 : 백질로 구성되어 있고 연수에서 대뇌피질로 가는 섬유의 연락장소이며 대뇌에 출입하는 신경섬유 속이다. 많은 뇌신경들이 연수에서 시작한다. 그리고 중뇌와 연수 사이에 볼록하게 튀어나온 부위, 교의 배측부 회백질에는 삼차신경, 외전신경, 안면신경, 내이신경의 기시핵들이 있다.
3. 연수 : 교와 연수를 연결하는 곳. 뇌의 마지막 부분 소뇌 앞에 위치하며 추체교차가 일어나는 곳이며 추체로가 있다. 호흡중추, 심장활동중추, 연하중추, 구토중추 및 혈관중추가 존재하며 망상체가 있어 의식을 유지하는 기능이 있다.
4. 간뇌 : 말초에서 대뇌피질로 전달되는 모든 감각신경(후각신경 제외)을 중계하는 곳이고 위치는 중뇌와 대뇌 사이에 있다. 구획은 시상(thalamus : 샐러머스)과 시상하부(hypothalamus : 하이퍼샐러머스)가 있다. 기본적인 정서와 관련(기초 생명유지의 주보호장치 체온, 혈압, 스트레스)이 있다.
5. 중뇌 : 운동명령을 전달하는 운동섬유 뇌관의 가장 윗부분이다. 상하 2개씩 융기인 상구와 하구로 구성되며 상구는 시각반사중추이며 하구는 청각반사중추를 담당한다.
6. 소뇌 : 후두개와에 들어 있고 운동중추를 돕는다. 그리고 몸의 평형, 운동 및 근의 긴장도에 관한 감각정보를 담당하며 정상체온을 유지하는 항원 조절기로 무게는 120[g]이고 교와 연수의 뒤쪽에 위치한다.

2. 척 수

척수(spiral cord)는 거의 편평하며, 큰 구멍의 뇌바닥으로부터 나온 원통형의 비어 있는 통로로 두 번째 요추의 끝까지 이어져 있다. 척수는 척주의 척주관 안에 들어 있다(그림 4-14).

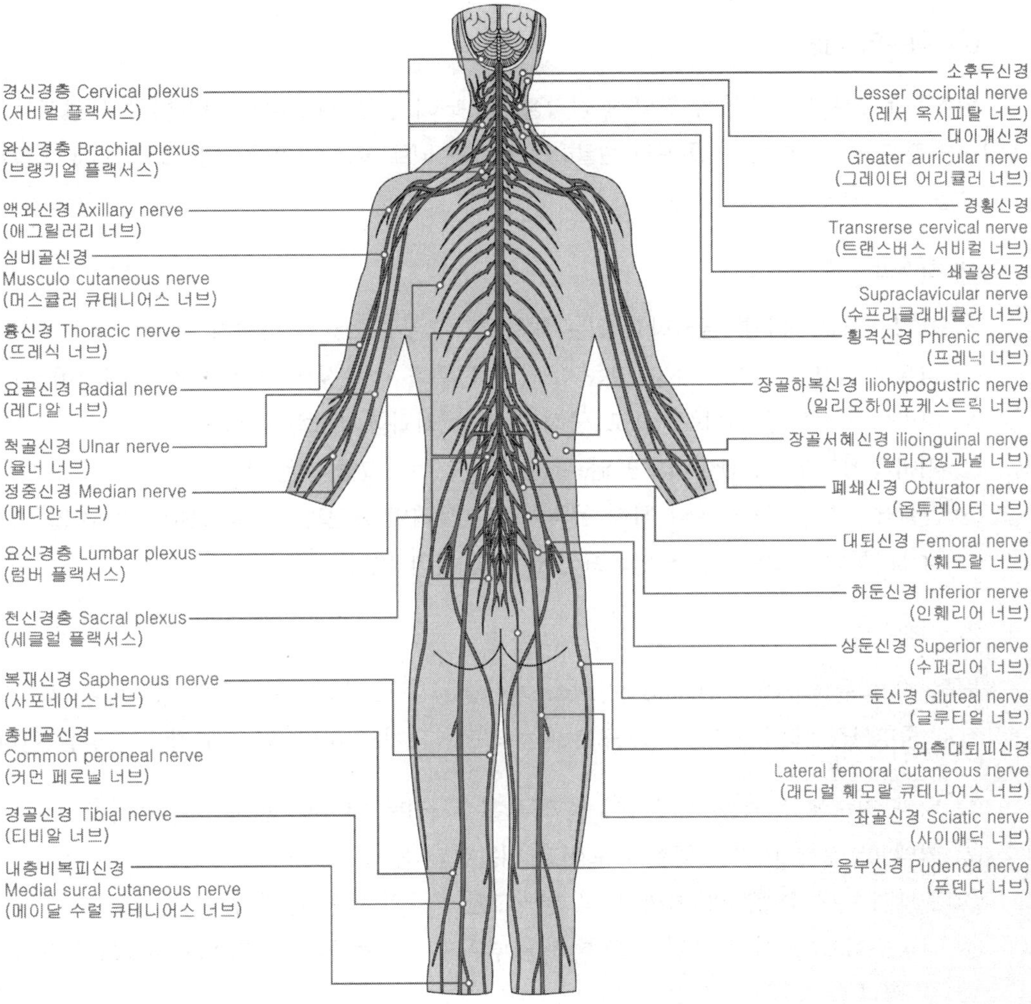

그림 4-14 ◦ 척수와 말초신경

(1) 척수의 구성

척수는 31개 부분으로 구성되며, 척수신경의 31쌍으로 되어 혼합신경에 속하고 경추척수신경 8쌍, 흉추척수신경 12쌍, 요추척수신경 5쌍, 천골신경 5쌍, 미골신경 1쌍으로 구성되고 다양한 인체 각 부위들로 가지를 뻗어 중추신경계로 각 부분을 연결한다.

① 길이는 42~45[cm]이고 척수분포는 연수에서 요추 1~2까지 분포한다.

② 척수는 백질로 둘러싸인 나비 모양의 회백질에 둘러싸인 중심관을 포함한다.

③ 회백질의 안쪽, 아래쪽 날개를 후각과 전각이라 한다.

(2) 척수의 기능

인체부분으로부터 흥분을 전달해 감각정보를 뇌에 전달하고, 뇌로부터 다양한 인체부분에 운동흥분을 전달한다. 말초에서 전달하는 통로는 뇌로 흥분을 전달한다. 또한 인체의 많은 반사를 조절한다.

1) 척수막

척수막은 뇌와 척수를 둘러싸고 있는 막층으로 3부분으로 구성된다.

① 경질막 : 뇌와 척수를 싸고 있는 두껍고 튼튼한 섬유질 막으로 혈관과 신경이 있는 하얀색의 섬유성 결합조직으로 구성된 가장 최외층 바깥쪽의 막이다.

② 거미막(지주막) : 혈관이 없는 얇은 결합조직으로 그물 같은 막이다.

③ 연질막 : 부드러운 막이라 하여 유막이라고 불리며 혈관과 신경이 풍부한 매우 얇은 가장 내 쪽의 막으로 척수와 뇌 표면에 직접 붙어 있다.

2) 뇌척수액

뇌척수액(Cerebro Spinal Fluid : 세러브로스파이널 플루이드, CSF)은 가운데 공간에 존재하는 물질로 중추신경계와 말초신경계를 구분하는 척도가 되기도 하며, 다음과 같은 역할을 한다.

① 뇌와 척수에 부력을 제공하여 충격을 흡수시키는 역할을 한다.

② 혈액으로부터 여과된 물질을 녹이고 이동시킨다.

③ 혈액과 뇌척수액간의 찌꺼기 및 영양교환의 중간 역할을 한다.

④ 뇌척수액(CSF) 천자 부위는 요추 3~4부위에서 가는 침으로 지주막 하강에서 채취할 수 있다.

02 | 말초신경계

말초신경계(peripheral nervous system : 페리퍼럴 너버스 시스템)는 중추신경계에서 나와 몸체의 거의 모든 곳으로 분포되어 있고, 중추의 정보를 인체 조직 및 각 기관으로, 각 조직 및 기관의 정보를 중추로 전달하는 역할을 한다. 말초신경계는 12쌍의 뇌신경과 31쌍의 척수신경계로 나누어지는데, 형태학적으로 뇌에서 나오는 것을 뇌신경, 척수에서 나오는 것을 척수신경이라 말한다.

표 4-4 ● 말초신경계(표 4-5 뇌신경번호 참조)

- 체신경계(somatic nerve system : 소매틱 너브 시스템)
  - 뇌신경
  - 척수신경
    - 감각신경(1, 2, 8)
    - 운동신경(3, 4, 6, 11, 12)
    - 혼합신경(5, 7, 9, 10)
- 자율신경계(automatic nerve system : 오토매틱 너브 시스템)
  - 교감신경
  - 부교감신경
    - 원심신경
    - 구심신경

1. 뇌신경

뇌에서 바로 시작하는 말초신경을 뇌신경이라 하며, 순서대로 ① 속귀(내이)신경, ② 얼굴(안면)신경, ③ 혀인두(설인)신경, ④ 후각(후)신경, ⑤ 미주신경, ⑥ 혀밑(설하)신경, ⑦ 눈돌림(동안)신경, ⑧ 도르래(활차)신경, ⑨ 시각(시)신경, ⑩ 갓돌림(외전)신경, ⑪ 삼차신경, ⑫ (부)신경이 있다(그림 4-15 참조).

표 4-5 ∙ 12쌍의 뇌신경 이름과 기능

번호	이 름	기 능
1	청신경, 내이신경[감각신경] vestibulocochlear nerve (베스티불로코클리어 너브)	청각, 평형감각
2	안면신경[혼합신경] facial nerve (페이셜 너브)	혀의 앞의 2/3의 미각, 얼굴, 머리, 외이, 목의 운동, 타액선분비(부교감신경)
3	설인신경[혼합신경] glossopharyngeal nerve (글로소파린지얼 너브)	혀의 뒤 1/3의 미각, 구개, 편도선, 인두의 촉각, 온도감각, 타액선의 분비(부교감신경)
4	후신경[감각신경] olfactory nerve(얼팩터리 너브)	후각
5	미주신경[혼합신경] vagus nerve(베이거스 너브)	인두, 후두근의 운동, 심장활동억제, 기관지, 위, 췌장, 담낭, 소장, 대장의 운동과 분비조절
6	설하신경[운동신경] hypoglossal nerve (하이포글로살 너브)	혀의 근운동
7	동안신경[운동신경] oculomotor nerve(악큘로모터너브)	안구운동, 부교감신경섬유를 가지므로 동공축소를 일으킴.
8	활차신경[운동신경] thochlear nerve(트로클리어 너브)	안구운동
9	시신경[감각신경] optic nerve(옵틱 너브)	시각
10	외전신경[운동신경] abducens nerve(앱더센스트 너브)	안구운동
11	삼차신경[안신경, 상악신경, 하악신경](혼합신경) trigeminal nerve (트라이제미널 너브)	얼굴, 눈, 코, 이, 잇몸 및 혀의 감각 하악근의 운동
12	부신경[운동신경] accessory nerve(액세서리 너브)	목의 근 및 후두의 근운동

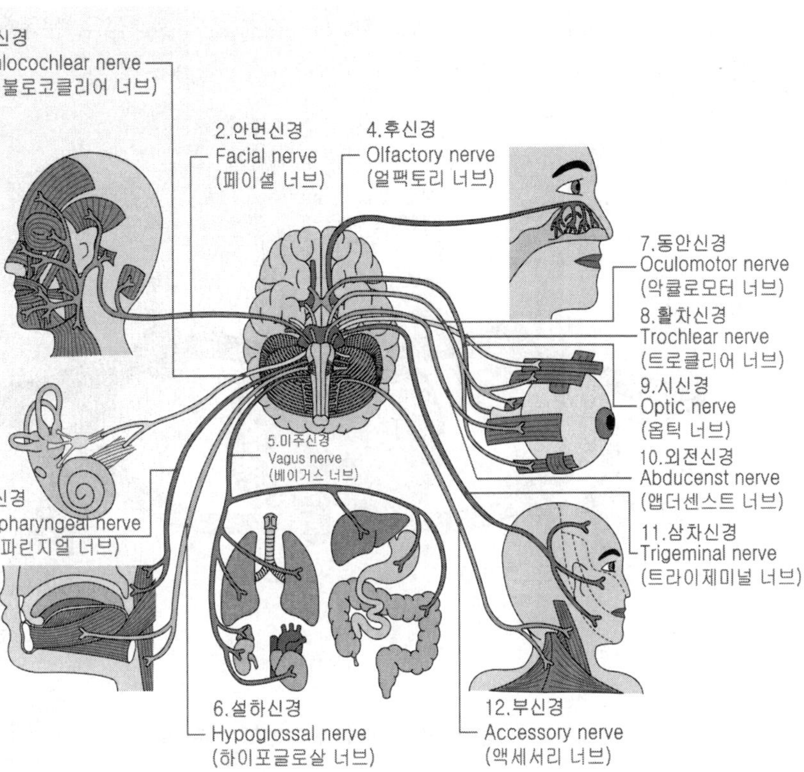

그림 4-15 ● 12개의 뇌신경

2. 척수신경

전형적인 척수신경은 목 아래 인체 각 부분 기능을 관계하는 척수에서 두 개의 뿌리로 일어난다.

① 말초신경을 구성하는 신경섬유에는 흥분을 인체 각 부에서 중추 신경계로 전달하는 감각성 신경섬유(구심성 신경섬유)와 흥분을 중추신경계에서 인체 각 부로 전달하는 운동성 신경섬유(원심성 신경섬유)가 있다.

② 척수신경영역에서 복측(전방)에서 앞쪽뿌리(ventral root : 벤트럴 루트)인 전근은 운동신경섬유가 분포하며, 척수의 배측(후방)에서 척수로 들어가는 뒤쪽뿌리(dorsal root : 도설 루트)인 후근은 감각신경섬유가 분포한다. 감각신경섬유는 피부, 근육, 근막, 관절, 골막, 내장, 혈관 등으로부터 오는 정보를 중추신경계에 전달하는 일을 한다. 이들 정보에는 의식적인 것도 무의식적인 것도 있다.

③ 운동신경섬유는 중추신경계의 명령에 따라 골격근의 운동을 지배한다. 한편 민무늬근(내장근), 심근, 선(gland : 글랜드)의 기능을 조절하는 신경섬유는 자율신경섬유라고 한다.

제 4 장

④ 인체 각부에서 볼 수 있는 신경에는 대개의 경우 감각신경섬유, 운동신경섬유, 자율신경섬유가 여러 가지 비율로 섞여 있다(그림 4-16, 그림 4-17 참조).

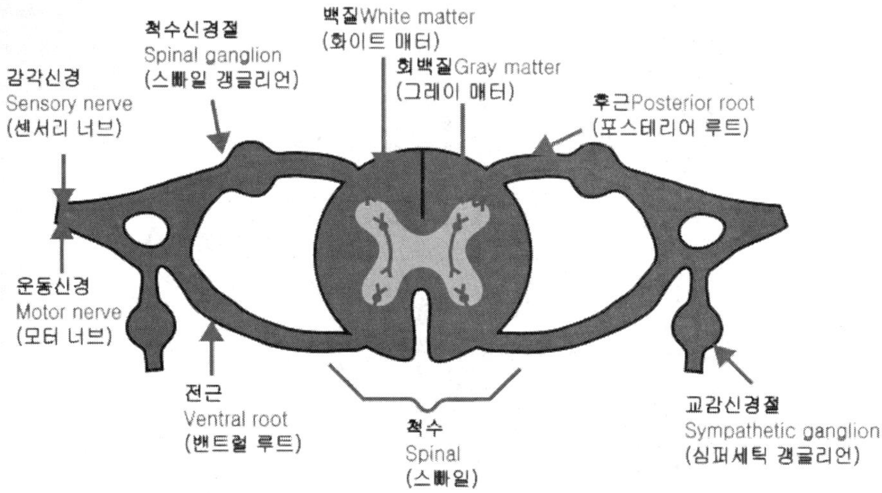

그림 4-16 • 척수의 단면과 척수신경

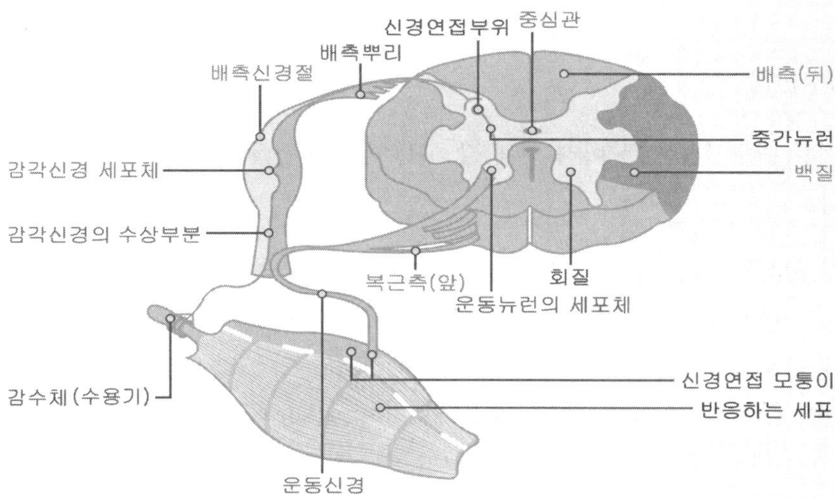

그림 4-17 • 척수신경이 이루는 반사궁

3. 자율신경

자율신경계는 교감신경계통, 부교감신경계통, 내장신경계통을 포함하며 직접 우리의 자발적인 의지대로 조절할 수 없어 자율신경이라고 부른다.

① 교감신경의 작용은 정신적으로 흥분이나 운동시에 높아지고 스트레스하에서의 인체기능을 담당하고, 이러한 상황에서는 교감신경이 흥분함으로써 눈이 크게 떠지고(동공산대), 얼굴은 창백해지며(안면혈관수축), 정신적으로 땀이 많이 나와서 이른바 손에 땀이 차는 상태가 된다.

② 부교감신경의 경우에는 일반적으로 사람이 안정하고 편히 쉬고 있을 때, 즉 휴식중이나 수면시에 활동이 증가한다. 그 결과 동공의 축소, 기관지 민무늬근의 수축이 생기는 외에 심장의 박동이 억제되어 심박동수 감소, 혈압저하가 일어나며 소화액분비나 비뇨생식기계 활동이 촉진된다(표 4-6, 표 4-7).

표 4-6 ● 전달물질과 수용기

신 경	절전섬유		절후섬유	
	전달물질	수용기	전달물질	수용기
교감신경	acetylcholine (아세틸콜린)	nicotinic (니코티닉)	noradrenalin (노르아드레날린)	adrenergic(α, β) (아드러널직)
부교감신경	acetylcholine (아세틸콜린)	nicotinic (니코티닉)	acetylcholine (아세틸콜린)	muscarinic (머스카리닉)

표 4-7 ● 자율신경의 작용

기 관	교감신경	부교감신경
동 공	확 장	수 축
타액선	분비억제	분비촉진
한 선	분비촉진	분비억제
입모근	수 축	이 완
소화기분비선	분비촉진	분비억제
심박동	촉 진	억 제
방 광	이 완	수 축
괄약근	수 축	이 완

이러한 교감신경의 반대로 인체기능의 유지를 담당한다(그림 4-18, 그림 4-19 참조).

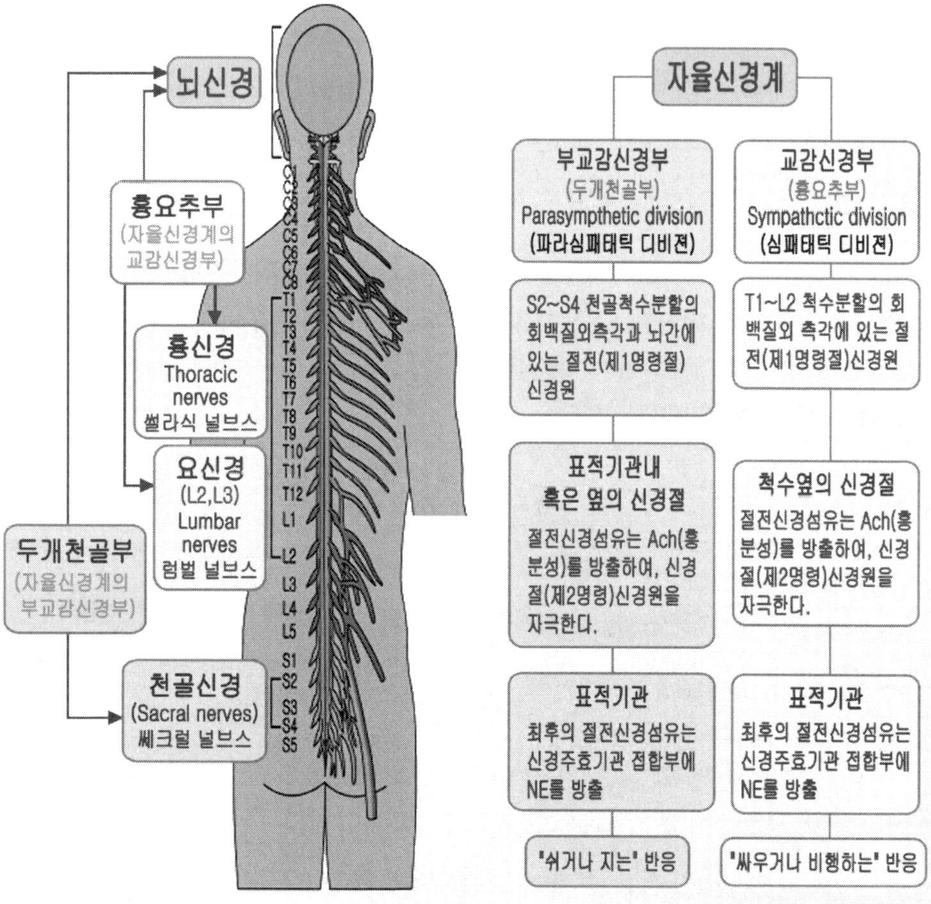

(a) 자율신경계의 해부학적 구분, 두개골, 천골충에서 중추신경계(CNS)의 내장의 원심성 신경섬유가 부교감신경부 혹은 구개천골부를 구성한다.

(b) 자율신경계(ANS)의 구성요소

그림 4-18 ∘ 자율신경계의 구성 요소

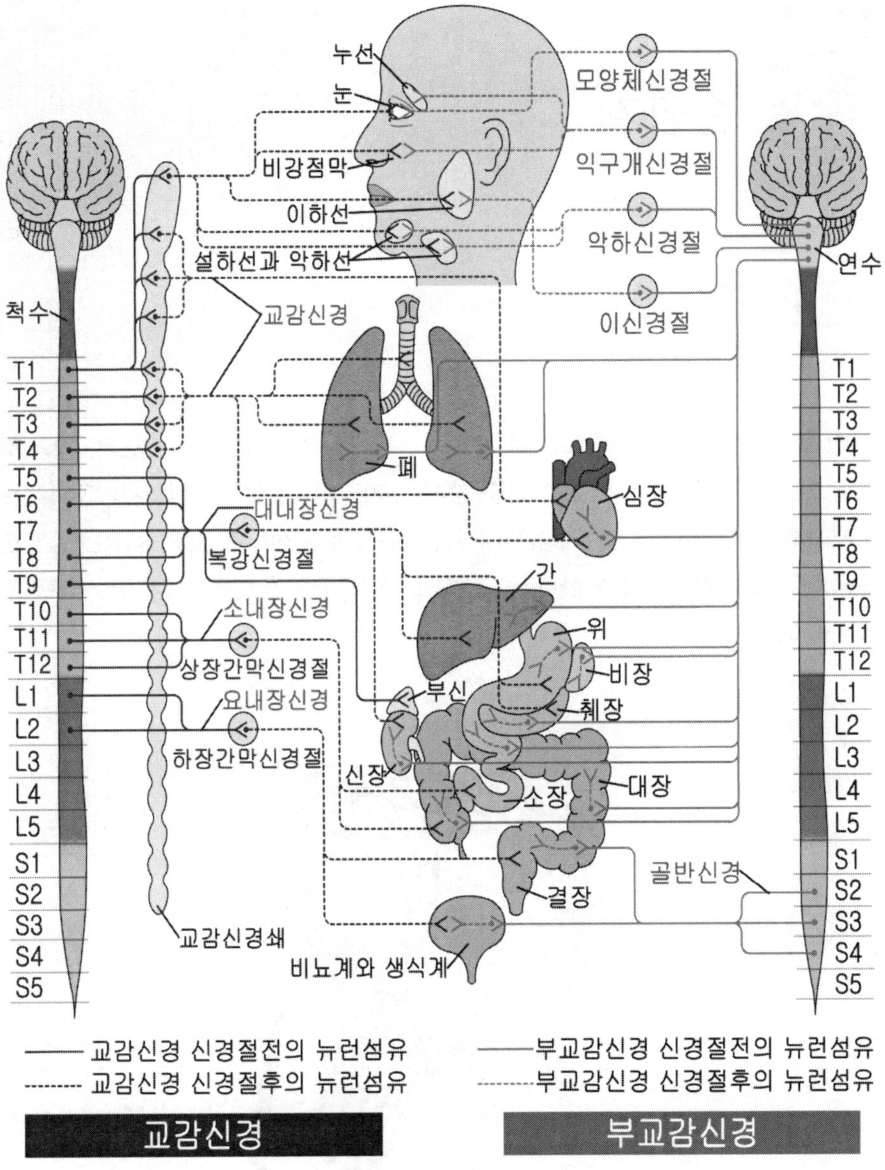

그림 4-19 • 교감신경과 부교감신경

Lesson

6 순환계

순환계(circulatory system : 서큘러토리 시스템)는 여러 조직에 산소, 호르몬, 영양을 공급하고, 가스 교환이나 노폐물의 배출 따위를 행하는 기관의 계통으로 심혈관계통과 림프계통을 합하여 지칭하는 말이다. 심혈관계통은 심장과 혈관으로 구성되어 있고, 심장은 순환한 혈액을 받아 온몸으로 내보내는 역할을 한다. 림프계통은 림프구를 형성하는 장기와 림프관으로 구성되어 있다(그림 4-20 참조).

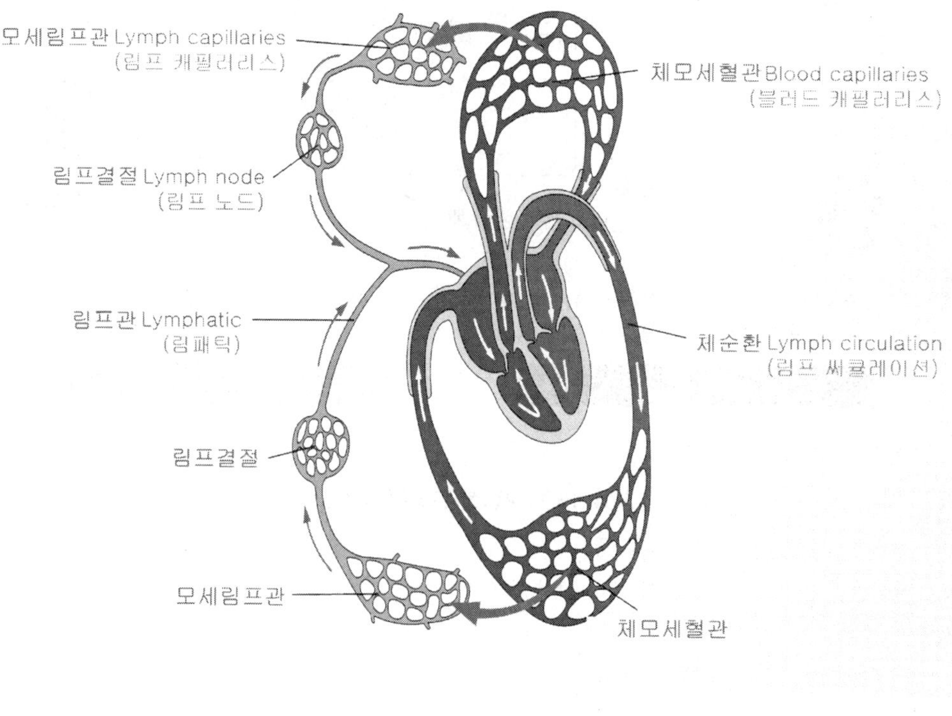

그림 4-20 • 순환계의 모식도

01 | 혈관의 종류와 형태

혈관은 장기 속으로 가는 혈액의 유속을 조절하여 많은 역할을 지닌 폐쇄된 체계이다. 혈관의 모양과 직경은 혈관 벽의 조직적인 특성에 따라 다양하다. 혈관은 동맥계, 모세혈관계, 정맥계로 이루어져 있다(그림 4-21, 그림 4-22, 그림 4-23 참조).

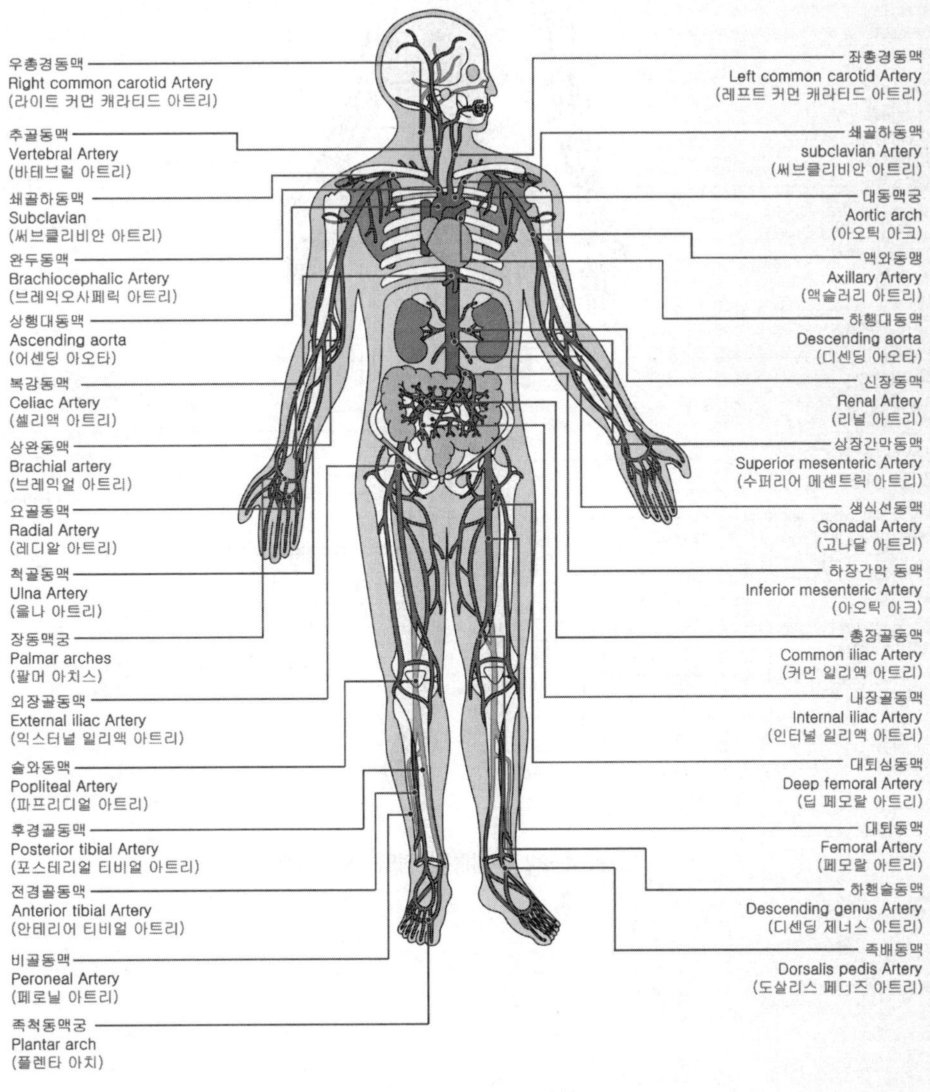

그림 4-21 • 계통적 동맥계의 개관

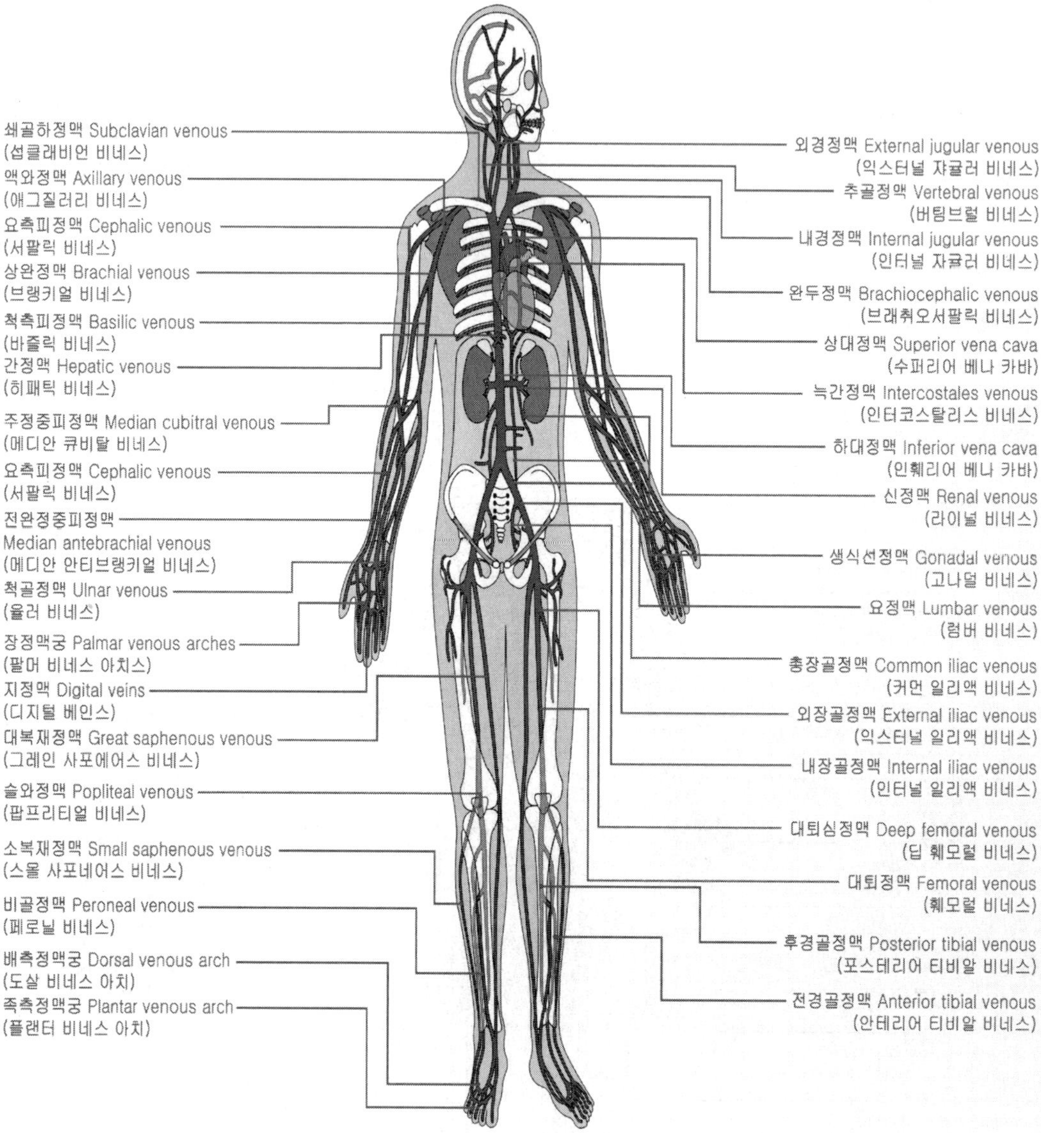

그림 4-22 ● 계통적 정맥계의 개관

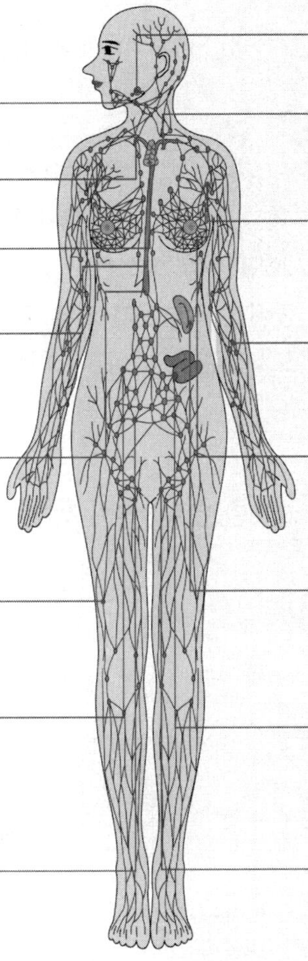

그림 4-23 • 림프계의 구조

(1) 동 맥

동맥(artery)은 산화된 혈액을 장기 속에 운반하는 역할을 한다. 동맥의 특성은 탄력섬유로 이루어져 있어서 좌심실의 높은 압력을 받아들일 수 있다(그림 4-24(a) 참조).

① 심장에서 말초기관으로 향하는 혈관이다.
② 심장에서 배출되는 혈액을 흘려보내는 혈관이다.
③ 동맥 속을 흐르는 동맥혈은 산소를 충분히 포함한 혈액이다.
④ 벽이 두터우며 탄력성이 있다.
⑤ 3층의 구조막(내막, 중막, 외막)으로 이루어져 있다.

(2) 모세혈관

모세혈관은 얇은 막으로 이루어져 있고, 다른 혈관에 비해 표면적이 넓어서 혈류속도가 느리므로 물질교환에 적합하다.

① 혈관 중에서 가장 가는 구조로 되어 있는 혈관이다.
② 소동맥과 소정맥을 연결하는 혈관으로 서로 연결되어 그물 모양 형태를 이룬다.
③ 조직이나 기관 내부에서 모세혈관망을 형성한다.
④ 평균 지름이 8[μm] 정도, 그 중에는 적혈구가 겨우 통과할 정도로 가는 모세혈관도 있고 지름 30~40[μm]의 굵은 모세혈관도 있다.

(3) 정 맥

정맥(venous)의 직경은 동맥보다 크지만 탄력섬유가 적다. 확장성이 커서 많은 혈액을 가지고 있다(그림 4-24(b) 참조).

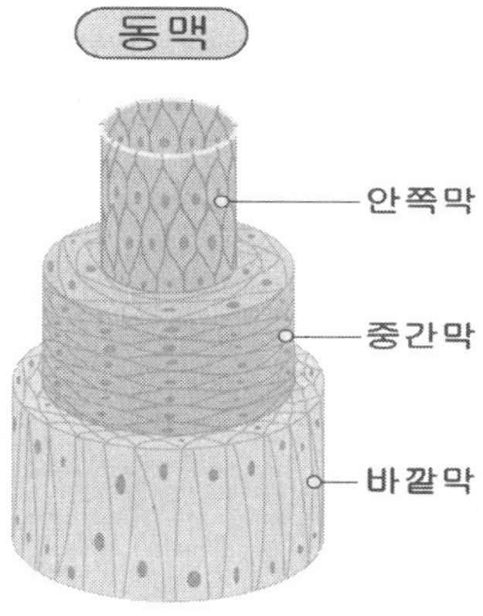

(a) 동맥

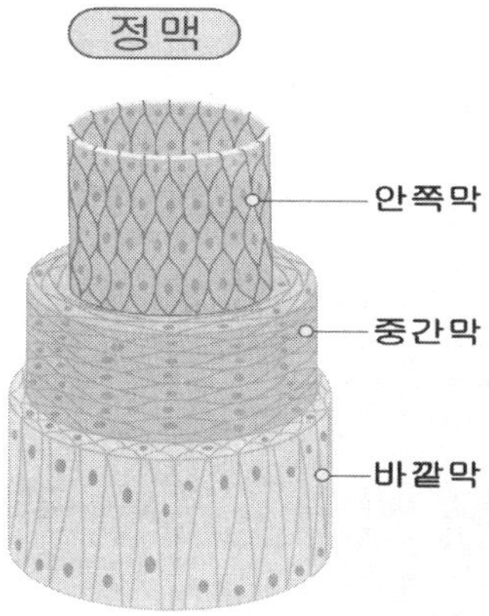

(b) 정맥

그림 4-24 • 동맥과 정맥의 비교

① 온몸의 혈액을 모세혈관에서 심장으로 운반하는 혈관이다.
② 온몸의 정맥은 그것이 뻗어 있는 부위에 따라 얕은 정맥과 깊은 정맥으로 나눌 수 있다.
   ㉠ 얕은 정맥은 이른바 피하정맥으로 피하조직 속을 동맥과는 평행하지 않게 단독으로 뻗어 있다.

㉡ 피하정맥은 피부를 통해 파르스름하게 보이며, 그 통로는 피부표면에서도 알 수 있다.

㉢ 피하정맥은 얕은 층의 조직으로부터 피를 모아서 깊은 정맥으로 연결하고 있다.

③ 정맥은 동맥보다 얇은 벽이며, 3층 구조 중막의 평활근섬유는 극히 작다.

④ 관의 곳곳에 판막이 있어 혈액 역류를 막아 한쪽 방향으로만 흐르게 한다.

⑤ 혈압(BP)이 낮다.

02 | 순환경로

1. 체순환(대순환)

산소가 풍부한 혈액을 심장에서 운반해 대동맥을 통해서 폐를 포함한 모든 인체기관으로 전달하고 산소가 부족한 혈액을 심장으로 가져온다(그림 4-25 참조).

좌심실에서 대동맥으로 흐른 피가 온몸을 순환한 뒤에 대정맥을 통하여 우심방으로 돌아오는 피의 순환경로이다.

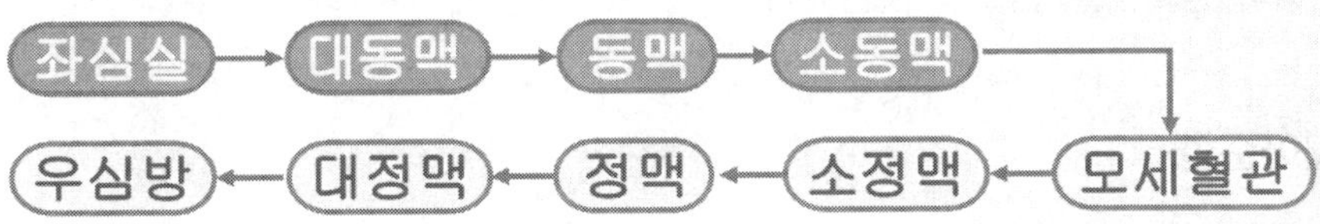

그림 4-25 ∘ 체순환 경로

제4장

2. 폐순환(소순환)

산소가 부족한 혈액을 심장에서 폐의 폐포로 이동한 후 산소가 풍부한 혈액을 다시 폐에서 심장으로 이동한다(그림 4-26 참조).

심장에 모인 피가 우심방에서 나와 허파동맥에 의하여 허파를 거쳐서 허파정맥을 통해 좌심방으로 돌아오는 피의 순환경로이다.

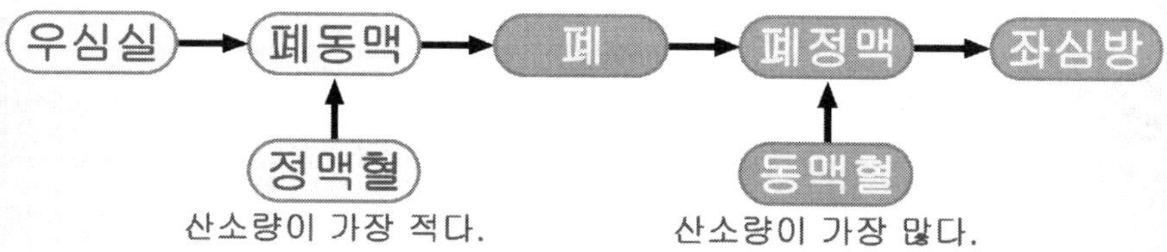

그림 4-26 ◦ 폐순환 경로

3. 간문맥순환

소화기관에서 간 쪽으로 가는 하나밖에 없는 경로로 위 · 장 · 췌장 · 비장 등의 정맥혈이 다른 복강장기처럼 직접 하대정맥으로 유입되지 않고 혈액을 모아서 간장으로 보내는 혈액의 흐름이며 영양분을 간으로 운반한다.

4. 태아순환

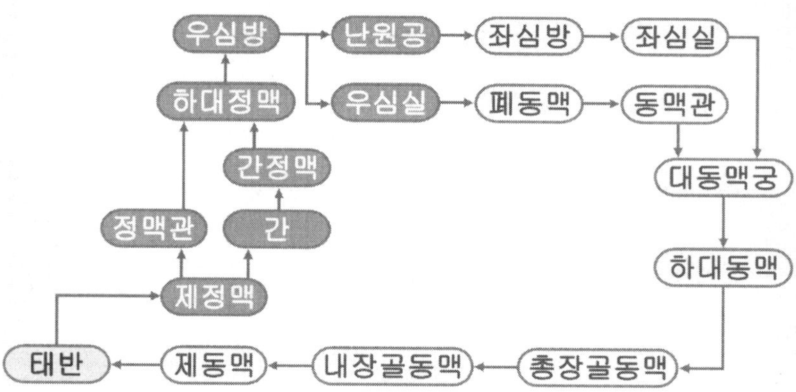

그림 4-27 ◦ 태아순환(모식도)

표 4-8 ● 중요 동맥의 지지지역

동맥(=오름대정맥)	동맥이나 지지지역
상행대동맥 (ascending aorta : 어센딩 아오타)	관상동맥
동맥궁=동맥 활(부분) (aortic arch : 아오틱 아치	좌쇄골하동맥 좌총경동맥 무명동맥
무명동맥(innominate : 이노미네이트)	우총경동맥 우쇄골하동맥
쇄골동맥(subclavian : 서브클라비안)	액와동맥 추골동맥
액와동맥(axillary : 액실러리)	상완동맥
상완동맥(brachial : 브라키얼)	척골동맥 요골동맥
요골과 척골동맥 (radial and ulnar : 래디얼 엔드 얼나)	수장동맥궁 : 손과 손가락
총경동맥=온 목동맥 (common carotid : 커먼 캐로티드)	내(총)경동맥 : 전두골, 측두골에 분포하고 뇌(전뇌·중뇌), 눈, 후교통동맥, 전 맥락동맥으로 구성의(총)경동맥 : 경막, 안면부에 분포하고 설동맥, 안면동맥, 상악동맥, 후두동맥, 후이개동맥, 상행인두동맥, 중경막동맥 등으로 구성
하행흉대동맥 (descending thoracic aorta : 디센딩 소라식 애오타)	내장성 가지들 : 복강동맥간은 위동맥, 간동맥, 비동맥으로 가지를 뻗는다. 좌·우 총장골 동맥 상장간막 동맥(소장) 좌·우 신 동맥(신장) 좌·우 정삭 동맥(고환) 하장간막 동맥(대장)
총장골동맥=온 엉덩이동맥 (common iliac : 커먼 일리악)	외장골 동맥(다리) 내장골 동맥(골반벽과 내장)
외장골동맥=바깥 엉덩이동맥 (external iliac : 익스터널 일리악)	대퇴동맥
대퇴동맥(femoral : 피모랄)	슬와동맥
슬와동맥(popliteal : 포플리티얼)	후경골동맥 전경골동맥
경골동맥(tibial artery : 티비얼 아터리)	족저궁동맥, 족저

제 4 장

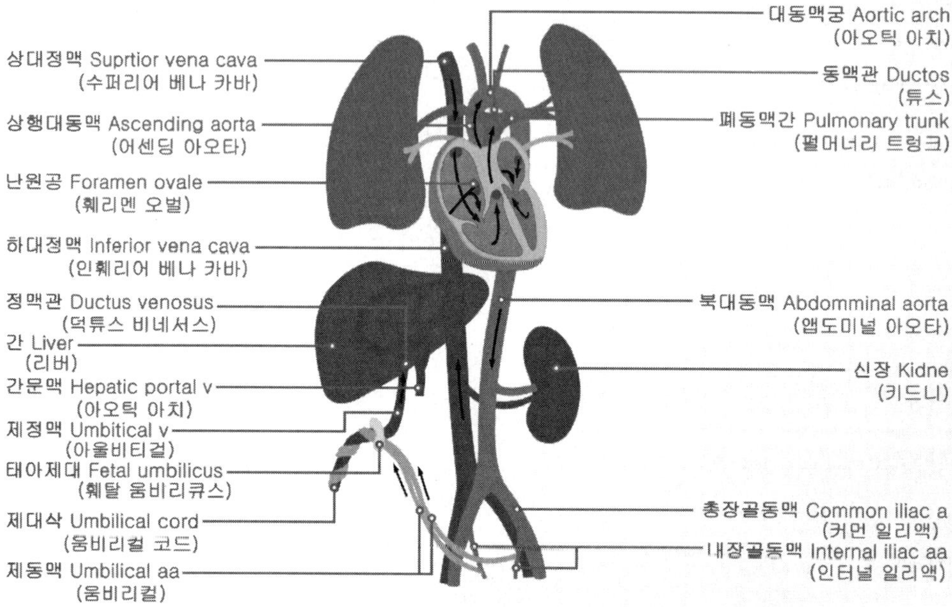

그림 4-28 • 태아순환(순환도)

태아와 임신한 모체 사이의 순환으로 모체의 자궁 내에서 발육, 성장하는 태아는 폐와 소화기의 활동이 없으므로 산소 및 영양물질을 모체 혈액에서 얻고 이산화탄소나 노폐물은 혈액을 통하여 모체에 되돌려 보낸다. 태아와 모체의 혈액을 교환하는 장소가 자궁벽에 만들어진 태반이다(그림 4-27, 그림 4-28 참조).

Lesson

7 표 피

01 | 표피의 원리

표피(epidermis : 에피더미스)는 발생학적으로 외배엽에서 유래하며 피부와 피부의 다양하게 파생되는 물질들(머리카락, 선, 손톱 및 감각 수용기)로 형성되어 있다. 피부는 특수한 기능을 행하기 위해서 구조적으로 결합된 많은 조직들로 이루어져 있다.

02 | 표피의 기능

① 체온을 조절한다.
② 안쪽에 있는 몸의 조직들을 보호한다.
③ 외부적 환경으로부터 자극을 수용한다.
④ 물과 염류 및 일정한 유기합성물을 분비한다.
⑤ 비타민 D 합성을 이루어낸다.
⑥ 특수세포를 통해서 면역성의 증진을 부여한다.

03 | 표피의 구조

1. 표 피

표피(epidermis : 에피더미스)는 바깥쪽의 얇은 부위로 혈관이 없는 게 특징이다. 2개의 중요한 층과 여러 개의 작은 층들로 구성되어 있다(그림 4-29 참조).

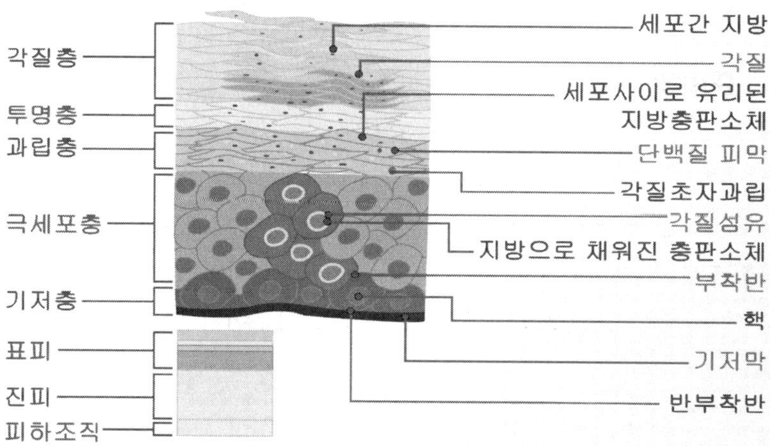

그림 4-29 ● 표피조직

(1) 각질층

각질층(stratum corneum : 스트레이텀 코니엄)은 표피의 최외층으로 25~30줄의 생명을 잃은 편평상피세포들이 각질화되어 있는 두꺼운 층 세포는 핵이 없으며, 각질(keratin : 케라틴)로 차 있고, 끊임없이 표면에서 계속 벗겨지고 교체된다.

(2) 투명층

투명층(담명층, stratum lucidum : 스트레이텀 루시덤)은 각질층 아래의 광택이 나는 층으로서 손바닥과 발바닥에만 볼 수 있으며, 세포질 안에 엘레이딘(eleidin)이라는 반유동성 물질이 차 있다.

손바닥과 발바닥의 두꺼운 피부 부위에만 있다. 투명층에서는 세포가 각질화되어 핵을 볼 수 없으며 투명하고 편평한 죽은 세포들로 구성된다.

(3) 과립층

과립층(stratum granulosum : 스트레이텀 그래뉼로섬)은 3～5층의 납작해진 세포로 구성되어 있는 층으로, 세포질 안에는 불규칙한 각질화된 과립을 가지고 있으며, 핵은 위축되어 퇴행성 변화를 일으키고 있다.

(4) 배아층

배아층(stratum germinativum : 스트레이텀 저미나티범)은 표피의 최내층으로, 영양분을 수용하는 표피세포로 포함되어 있다. 세포들은 계속해서 나누어지며 체표면으로 각질이나 때가 되어 밀려난다.

① 유극층(stratum spinosum : 스트레이텀 스피노섬) : 두 번째로 가장 깊이 있는 층으로, 다면세포, 신경세포가 들어 있다.

② 기저층(stratum basale : 스트레이텀 베이설) : 가장 깊이 있는 층으로, 기저층 세포 내에는 세포분열상이 관찰되고 입방형에서 원주형의 세포로서, 세포가 계속해서 재생산되는 부위이다. 또한 멜라닌 색소과립도 다량 함유되어 있다.

2. 진 피

진피(dermis : 더미스)는 피부 내측의 두꺼운 부분으로 단단하기 때문에 다량의 콜라겐 섬유 외에 탄성섬유, 혈관, 신경, 평활근 섬유 등의 결합조직에 서로 섞여 구성된다. 혈관, 신경,

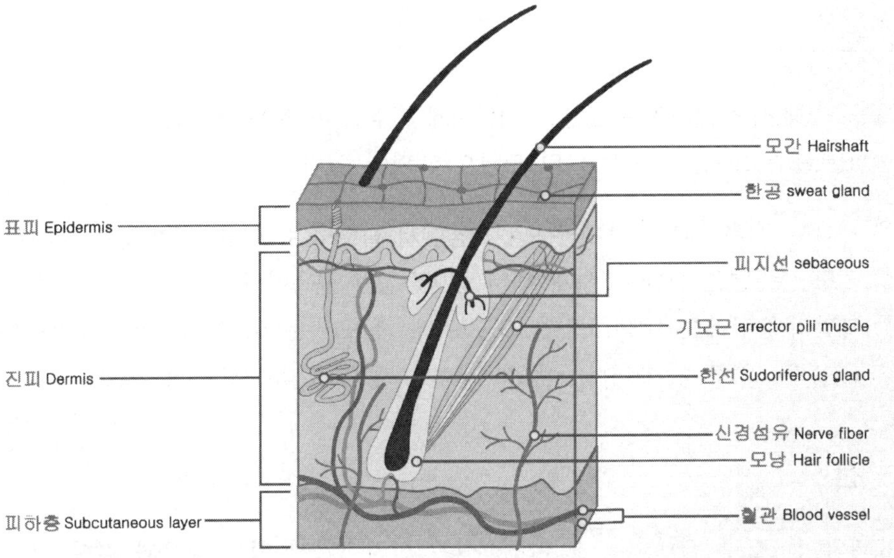

그림 4-30 ◦ 피부의 구조

선 및 모낭을 포함한다. 인체를 필수적으로 서로 결합하는 강하고 신전이 가능한 층이다(그림 4-30 참조).

(1) 유두층

유두층(papillary : 파필러리)은 진피의 표층으로 작은 유두가 솟아올라 있어 피부 표면이 울퉁불퉁한데 특히 손바닥, 발바닥에서는 유두가 일정한 배열을 이루고, 이에 따라 피부표면에서도 서로 평행하는 융기선이 특수한 무늬를 나타낸다.

㉠ 손가락에서의 무늬는 지문, 손바닥에서의 무늬는 장문, 발바닥에서의 무늬는 족척문이다.

(2) 망상층

진피의 가장 깊은 층으로 결합섬유다발이 비교적 굵고 그물 모양을 이루나, 혈관, 신경 및 다른 세포들의 주행방향이 인체 각 부위의 기능에 맞도록 피부표면에 평행하므로 위치에 따라 각기 다른 주름이 생기게 마련이다. 이를 랑거선이라 하며 피부절개시 이 선과 직각으로 시술하면 창구가 커지고 평행하게 자르면 창구가 작고 결합조직 섬유다발이 깨끗하게 잘려진다.

04 | 표피 변형물과 부속기관

1. 모

모(hair : 헤어)는 인체를 보호하고, 따뜻하게 해주고 촉각감지를 해준다. 모간(표면상부), 모근(표피를 뚫고 모낭을 둘러싼다) 및 모낭으로 되어 있다.

① 새로운 털은 세포분열에서부터 모낭에서 발달하여 케라틴 단백질로 구성된다.
② 기모근은 털을 그대로 서게 해서 잡아당기는 근육이다.
③ 모발의 종류에는 두모(머리털), 미모(눈썹), 첩모(속눈썹), 수모(수염), 이모(귓속털), 비모(콧속털), 액모(겨드랑이털), 음모(생식기털) 등이 있다(그림 4-31 참조).

2. 선

표피의 선(gland : 글랜드)은 외분비선이다. 선의 3가지 형은 다음과 같다.

(1) 피지선

피지선(sebaceous : 시베이셔스)은 지방선이며, 피지는 털과 모낭 사이에서 피부의 표면으로 나오고 피부의 표면에 피지를 분비하여 피부를 보호하는 단일포상선으로 손 · 발바닥을 제외한 온몸에 분포하고 특히 두피나 안검에 많이 있다. 털을 축축하게 적시고, 피부가 물에 젖지 않도록 한다.

(2) 한 선

한선(sudoriferous : 슈더리퍼러스)은 1일 약 700~900[mg]의 땀을 분비하여 체온조절과 배설작용을 하는 코일 모양의 단순 관상선이다. 땀샘이며, 다음의 3가지 형태가 있다.

① 아포크린(apocrine) 한선 : 치골과 액와에 있다. 단백질에 많은 유백물질을 분비한다. 대개 모낭으로 연결된다.
② 에크린(ecrine) 한선 : 전신에 폭넓게 분포되어 있다. 깨끗한 땀을 생성한다. 관은 대개 피부로 열린다.
③ 귀지(ceruminous, 서루미너스) 한선 : 외이도에 있다.

(3) 유 선

유선은 피하조직 내에 있는 변형된 한선이다. 넓게는 아포크린에 속한다.

㉮ 성인여성의 유방 내에 있다.

3. 손 · 발톱

손 · 발톱(nail : 네일)은 표피의 세포에 의해서 생성되고, 각질화된 딱딱한 세포로서 손가락과 발가락의 끝부분 표면의 윗부분에 발생된다(그림 4-31 참조).

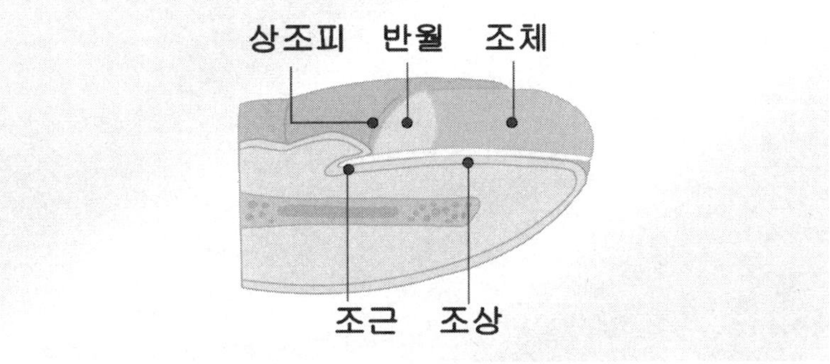

그림 4-31 • 손톱의 구조

제 5 장
의용생체측정

1. 생체전기신호의 측정
2. 생체신호측정기
3. 측정기기의 성능 평가
4. 변환기와 생체전기신호의 유도
5. 생체전기신호용 전극

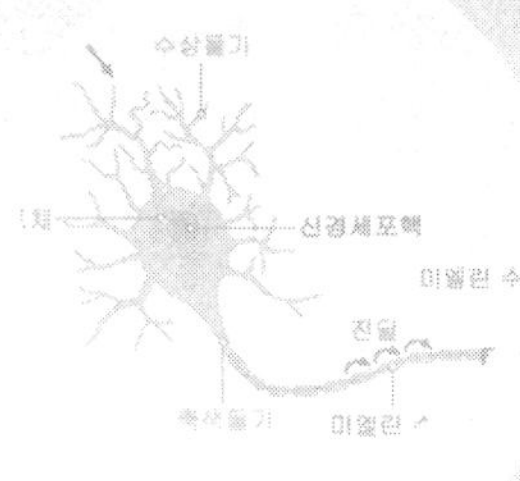

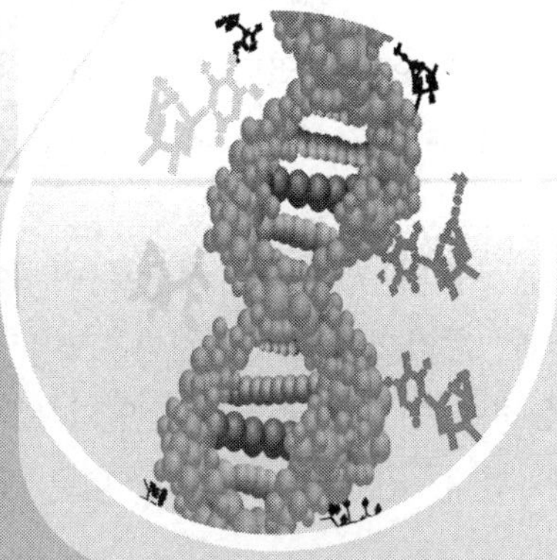

Lesson

1 생체전기신호의 측정

생체신호는 환자를 진료하는 데 중요한 자료로 사용된다. 따라서 정확한 생체신호의 측정은 진단시 매우 중요한 전제 조건이 되며 신호들의 물리적 특성을 고려하는 것이 우선시 되어야 한다. 생체로부터 발생하는 신호는 크게 전기적인 신호와 비전기적인 신호로 나누어진다. 전기적인 신호란 자발적으로 전기신호를 발생시킬 수 있는 무수한 세포를 가지고 있는 인체의 미세한 전위 활동을 말하는 것으로 이것은 전자, 전기적인 측정기를 이용하여 측정할 수 있다.

㉠ 전기적인 신호는 심전도, 뇌파, 근전도 기록 등이 있다. 비전기적인 신호에 대해서는 혈압, 혈류, 맥박, 체온, 호흡 등과 같은 생체현상 등이 있으며 이들은 트랜스듀서나 카테터(catheter) 등을 이용하여 측정할 수 있다.

01 | 생체전기신호 측정의 이해

생체신호를 측정하는 데 있어서 우선시 될 점은 측정대상의 생체적·생리적 특징을 명확히 이해하는 것이다. 하지만 아무리 측정대상에 대해 깊이 이해하였다고 하더라도 생명체는 기계공학처럼 논리화되어 있지 않고 생체라는 특수한 매개가 있기 때문에 아직도 우리가 연구해야 할 분야가 많다.

생명체가 생명을 유지하고 활동하는 것은 생체 각 부분의 독립적인 역할로 이루어지는 것이 아니라 전체가 서로 유기적으로 연결된 시스템적인 운영으로 이루어진다. 그러므로 생체측정에 있어서는 생체에 대한 시스템적 사고를 통하여 무엇을 측정할 것인가를 명확하게 이해하고 이에 따른 적절한 측정방법을 선택해야 한다. 인간의 생체 시스템은 매우 복합적인 동시에 독립적인 전기적 신호를 가지고 있어 특정한 부위나 조직에 대한 측정이 가능하다. 생체의 중요부위와 현상에 따른 독립적인 신호의 특성을 표 5-1과 같이 전자, 전기적인 수치와 단위로 그 특성을 표현할 수 있다.

표 5-1 ● 특정 부위간의 생체신호의 특성과 측정법

생체현상		측정자료	사용전극, 또는 트랜스듀서	대표치 (p-p)	대표치의 주파수특성[Hz]
순환기계	심장전위	심전도	표면전극	2[mV]	0.05~80
		벡터 심전도	표면전극	2[mV]	0.05~80
		태아 심전도	표면전극(모체)	10[μV]	2~100
	혈 압	상박 동맥압	압력 트랜스듀서	120[mmHg]	DC~20
		대퇴 동맥압	수은 혈압계	120[mmHg]	DC~20
		정맥압	압력 트랜스듀서	9[mmHg]	DC~20
			수(水)혈압계	12[cm H_2O]	–
		간접 동맥압	코르트코프 마이크로폰 혈압계	120/80[mmHg]	30~500
		비교 동맥압	맥파계	비교	0.05~10
			임피던스 프레티스모그래프	0.1[%] 변화	0.05~10
	혈 류 량	말초 혈류량	전자 유량계	1000[ml/m]	DC~50
			열선식 유량계	1000[ml/m]	DC~50
			초음파 유량계	1000[ml/m]	DC~50
		심장 출력	대동맥용 유량계	5000[ml/m]	DC~50
			색소희석	5000[ml/m]	–
	혈액량	혈액량	개량된 색소희석	5500[ml]	–
	승모판기능	초음파 에코	T-M모드 초음파장치	16[cm/s]	DC~50
호흡기계	호흡	pneumogram (뉴모그램)	서미스터 호흡계	550[ml/호흡]	0.05~2
			임피던스 호흡계	550[ml/호흡]	DC~2
	호흡유량	pneumogram (뉴모그램)	신축성 힘 게이지	550[ml/호흡]	DC~2
			압력 트랜스듀서	20000[ml/m]	DC~2
			부착호흡 유량계		
	호흡량	spirogram (스피로그램)	spirometer(스피로미터)	4000[ml]	DC~0.5
뇌기능	전기활동	뇌파	두피 전극	50[μV]	0.5~100
			피질 내 전극	50[μV]	0.5~100
	유발반응	세포 내 전위	미소 전극	100[mV]	1~10[kHz]
		세포 외 전위	침 전극	50[μV]	1~1[kHz]
	눈의 반응	망막 전위	콘택트렌즈 전극	100[μV]	0.05~20
근기능	근전위	근 전도	침 또는 표면전극	1[mV]	10~5[kHz]
		자극 전도	침 또는 표면전극	1[mV]	10~5[kHz]
	평활근반응	위 전도	표면전극	20[mV]	0.05~2

02 | 외부자극에 대한 오감의 반응기전(전기수용기)

인간의 감각기관이란 인체의 내·외부에서 전달되는 자극을 받아들여 자극을 중추신경에 전달하는 기관이다. 인간의 시각, 후각, 청각, 미각과 같이 어떤 감각세포나 감각기관이 환경변화(자극)를 직접 수용하는 세포를 수용기(Receptor : 리셉터)라 한다. 수용기는 신경말단이 자극을 받으면 국소적으로 전류의 흐름이 생기게 되는데, 내·외부 자극에 의해 탈분극이 발생하는 현상을 수용기전위라고 한다. 감각은 감각수용체와 신경전달 경로의 과정에 따라 체성감각(일반감각)과 특수감각으로 분류된다. 감각수용체들은 모든 정보를 신경계에 전달하는 과정이라고 한다. 체성(일반)감각은 몸 전체에 분포되어 있고 구조적으로 단순하며, 촉각, 압각, 온각, 냉각, 통각 등의 피부감각이 체성감각에 속한다. 특수감각은 더 특성화된 감각수용체를 가지며 광범위한 신경경로를 통해 신경자극을 뇌에 전달하는데, 시각, 청각, 후각, 미각, 촉각, 평형감각 등이다. 모든 감각들은 감각수용체는 특정하게 나누어진 세포나 다세포의 기관이 환경변화(자극)로부터 정보를 받고, 뉴런을 자극해 뇌의 감각섬유로 정보를 보낸다. 신피질에서 자극을 인식하게 되면 인체는 그 자극을 인지하게 된다. 즉 인간의 감각은 체외에서 일어나는 자극이나 충격을 몸에 전달하고, 우리 몸 체내에서 일어나는 기전 현상을 느끼게 해서 우리 몸의 항상성을 유지하는데 중요한 역할을 한다. 감귤을 통해 인체의 4가지 감각이 외부로부터 인식되는 과정을 표 5-2에 나타내었다.

표 5-2 ● 체외 4가지 감각이 외부에서부터 인식되는 과정

체외정보의 전달과 인식				
정보의 흐름	시각	미각	후각	청각
감각섬유 자극	망막간상, 원추세포	미뢰 수용체세포	코속 후각세포	달팽이관 유모
감각섬유 자극	시간신경섬유	감각섬유(뇌신경)	후각신경섬유	청각신경섬유
CNS(뇌의척수)로 자극전달	중뇌, 신피질	신피질	신피질	중뇌, 신피질
자각	작음, 둥근, 주황	좋은 맛	좋은 냄새	씹는 소리
인식	감귤을 봄	감귤의 맛	감귤의 냄새	감귤을 먹는 소리

1. 인체 감각수용기의 종류와 수용기전위의 변화요인

수용기(Receptors : 리셉터)는 특유의 적합자극을 받아들여 구심성 신경섬유의 충격으로 전환하는 전환기 구실을 한다. 수용하는 적합자극에 따라 크게 감각 수용기는 5가지로(광수용기 · 온도수용기 · 통각수용기 · 화학수용기 · 기계수용기) 분류한다.

(1) 인체의 감각수용기의 종류

1) 광수용기

광수용기(Photo receptors, Light receptors : 포토 리셉터, 라이트 리셉터)는 인체 중 눈에서만 발견되며 수용기 퍼텐셜을 일으킬만한 충분한 강도의 빛에너지가 주어지면 반응한다.

2) 온도수용기

온도수용기(Thermo receptors : 써모 리셉터)는 인체의 온도변화에 민감하게 반응하게 된다.

3) 통각수용기

통각수용기(Pain receptors, nociceptors : 페인 리셉터, 노시셉터)는 인체에 상해를 일으키는 강렬한 자극에 반응을 하며 반응 정도를 감지하는데 활성화하는 요인으로는 기계, 전기, 온도, 광, 독성 화학물질의 자극 등이 있어 통증을 만든다.

4) 화학수용기

화학수용기(chemo receptors : 키모리셉터)는 pH, 체내대사물 등 화학물질의 양이나 농도를 감지한다. 후각과 미각에 관여하는 수용체이다.

5) 기계수용기

기계수용기(Mechanoreceptors : 메카노리셉터)는 수용체의 형태를 변화시키는 힘을 감지하는 수용체이다.

① 기계수용체 : 물리적 변화에 반응하고 가장 다양한 종류의 수용체가 포함된다. 촉각에 반응하는 피부수용체, 근육의 길이와 장력을 감지하는 수용체, 청각과 평형각을 감지하는 수용체 등으로 분류한다.

② 통증수용체의 분류 : 각각의 통증수용체가 기계적 온도, 화학적 자극에 대해 민감도가 다르기 때문에 민감도 문제의 해결책으로 통증수용체(nocireceptor : 노서리셉터)를 독립적으로 분류한다.

(2) 수용기전위의 변화요인

인체의 수용기전위(Receptor Potential : 리셉터 퍼텐셜)가 환경요인에 따라 자극 변화를 그림 5-1에 그래프로 나타내었다.

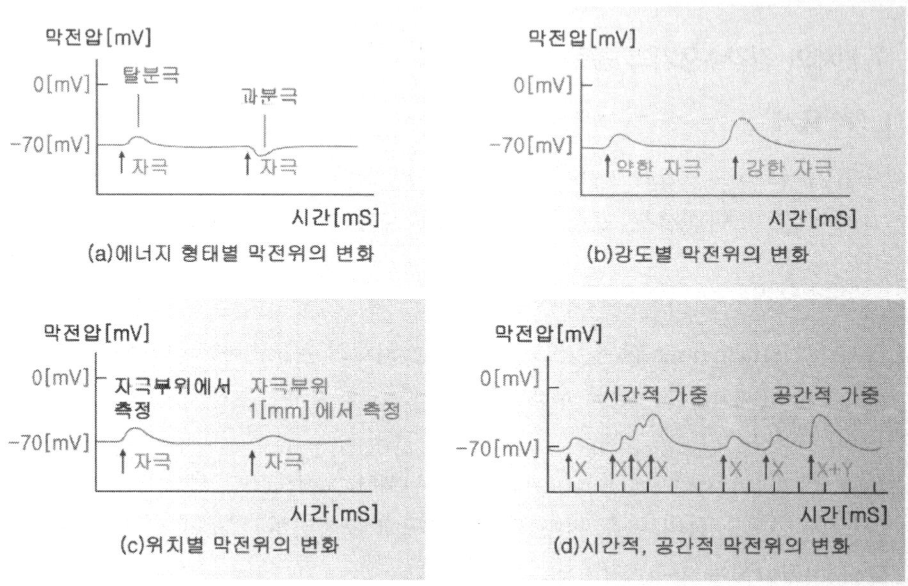

그림 5-1 ● 환경요인(자극)에 따른 변화

① 막전위는 탈분극과, 과분극을 통해 에너지 형태로 바뀐다(그림 5-1(a)).
② 강 · 약 힘의 조절로 막전위는 변화한다(그림 5-1(b)).
③ 막전위는 생체 위치별로 변화하고 자극의 발생위치가 다르다(그림 5-1(c)).
④ 시간적, 공간적 막전위의 자극강도에 따라 변화한다(그림 5-1(d)).

2. 인체의 감각기관의 작용기전

인체의 감각은 환경요소에 따른 자극변화에 따라 자극의 실체를 감지할 수 있다. 이러한 공간적 요소에 대한 정보는 중추에서 국소순위편제(topographic organization : 토포그래픽 오거니제이션)를 유지하여 처리된다. 시각은 망막지도(retinotpic map : 레티노토픽 맵), 청각은 음계지도(tonotopic map : 토노토픽 맵) 그리고 피부는 체표지도(somatotopic map : 소매토토픽 맵)를 구성하여 인체의 해당부위에 정보가 전달된다. 어떤 수용기는 지속적인 자극에 대하여 수용기 전압이나 활동전압이 지속되지 않고 바로 순응하여 소실된다. 소실되는 종류의 수용기는 자극이 있는 시간적 요소에 대한 정보를 전달하는데 적당하지 않다. 반면 다른 수용기들은 자극이 지속되는 동안 유발된 수용기 전압이나 활동전압이 쉽게 적응하지 않고 지속적으로 유지된다. 이런 종류의 수용기들은 자극이 갖는 시간적 요소에 대한 정보를 중추에 전달하는데 중요한 역할을 한다.

(1) 감각기관의 자극 전달

흥분전도는 보통 자극의 전달이며 신경체에서 축색을 향하여 일어나며, 시냅스를 거쳐 전도되어 다음 뉴런의 신경체 또는 효과기에 흥분이 전도된다. 자극이 시냅스를 통해 전달되는 과정을 그림 5-2에 나타내었다.

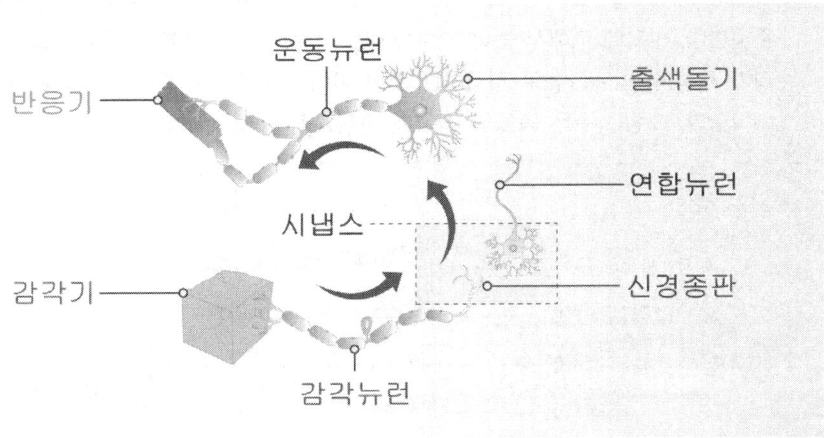

그림 5-2 • 자극이 시냅스를 통해 전달되는 과정

① 기전은 각각의 자극의 상황에 따라 다르게 나타나며 모두 감수기의 이온에 대한 막투과성을 변화시킨다. 이온 이동이 촉진 혹은 저해되어 궁극적으로 막전압의 변화가 발생하고, 수용기의 센서 퍼텐셜에 변화를 일으킨다. 그리고 센서 퍼텐셜 변화는 수용기 세포의 탈분극을 일으킨다.

② 감수기의 탈분극은 전기반응이 긴장적으로 주위에 전달되며, 축색기시부의 탈분극 크기가 역치 전압을 넘으면 그것은 액션 퍼텐셜(Action Potential) 형태로 전환이 된다. AP전압을 일으키는 감수기전압을 발생전압(generator potential : 제네레이터 퍼텐셜)이라고 한다.

③ 자극은 액션 퍼텐셜 빈도수(AP frequency : 에이피 프리퀀시)[impulse/s]=[Hz]로 암호화된다. 센서 퍼텐셜이 커지면 액션 퍼텐셜 빈도수(AP frequency)도 증가하고 이때 전달된 정보는 다음 시냅스에서 해독되는데, 도착한 액션 퍼텐셜 빈도수(AP frequency)가 크면 흥분 시냅스 후전위 EPSP(excitory post synaptic potential : 엑시토리 포스트 사이냅틱 퍼텐셜)도 커진다. 그리고 EPSP가 어떤 역치를 넘으면 새로운 AP를 생성한다.

(2) 감각기관의 감수기의 적응

① 자극에 지속적으로 노출되어 자극의 민감도가 변화하면 그 자극에 대한 반응값이 점차적으로 약해지는데 이러한 반응을 감각순응(sensory adaptation : 센서리 어댑테이션)이라 한다.

㉔ 한 장소의 사물을 계속 응시할 때 사물은 시야에서 사라지지 않는다. 우리는 의식하지 못하지만 눈은 계속해서 움직임으로써 망막에 맺혀진 상이 계속해서 변화하는 것 같이 느껴진다. 비록 감각순응 때문에 자극에 대한 민감도는 떨어지나 감각순응에 의해서 우리는 정보가 없는 일정한 색채, 냄새, 거리의 소음 등에 주의가 분산되지 않고 환경의 유용한 정보라고 할 수 있는 변화에 주의를 줄 수 있다. 우리의 감각수용기는 새로운 것을 주시한다. 반복에 의해서 눈이 지루해지면 더 흥미로운 것에 주의를 기울이는데 이것은 우리가 세상을 있는 그대로 지각하는 것이 아니라 지각하기에 유용한 대로 지각한다는 것을 의미한다. 그림 5-3은 동물의 감각의 순응도를 나타내었다.

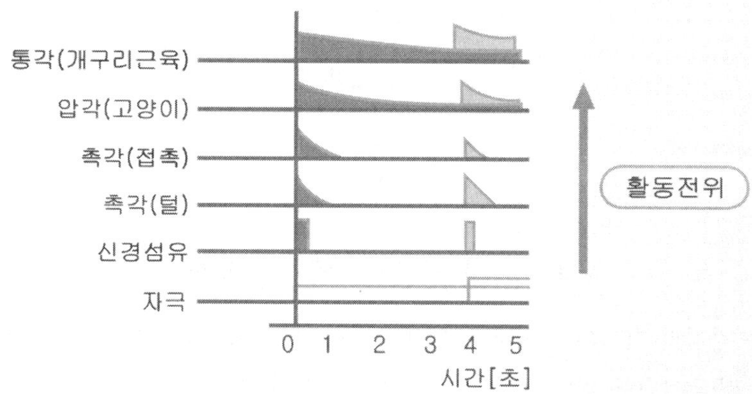

그림 5-3 • 동물의 감각 순응

② 통각이나 압각은 자극을 계속 주면 반응이 계속 일어나므로 순응이 되지 않는다. 그러나 촉각이나 신경섬유에서는 동일한 자극이 지속되더라도 반응이 지속적으로 나타나지 않으므로 순응이라 한다. 촉각의 감수기는 빨리 적응하는 반면에 우리의 근육, 힘줄, 관절에 있는 감수기들은 느리게 적응하고 이 두 가지 작용기들은 자극 강도의 변화량을 감지한다.

㉠ 서서히 적응하는 작용기는 자극 강도에 비례해서 반응하게 된다.

㉡ 급속히 적응하는 작용기는 자극의 시작과 끝에만 반응하게 된다.

③ 통각이나 압각과 같이 우리 생명을 보호하는 감각기는 순응이 되어서는 안되며 인체의 아픔이나 통증이 멀어져야 건강하게 살수이다. 그렇지만 생명 유지에 꼭 필요하지 않

은 촉각과 같은 감각기는 쉽게 순응하여 반응하는데 필요한 에너지를 아낄 수 있게 된다.

(3) 인체의 자극 강도와 감각량

인체 내·외에서 자극을 받으면 수용기는 수용기전위를 발생하게 되며, 수용기전위가 문턱치(역치 : Threshold : 스래셔) 이상이 되면 활동전압(Action Potential : 액션 퍼텐셜)이 발생한다. 인체에서 활동전압(Action Potential : 액션 퍼텐셜)의 빈도는 수용기전위의 크기와 비례하며, 활동전압의 빈도는 자극의 강도에 비례한다. 인체 내·외의 활동전압의 빈도, 수용기전위, 지속시간을 그림 5-4에 나타내었다.

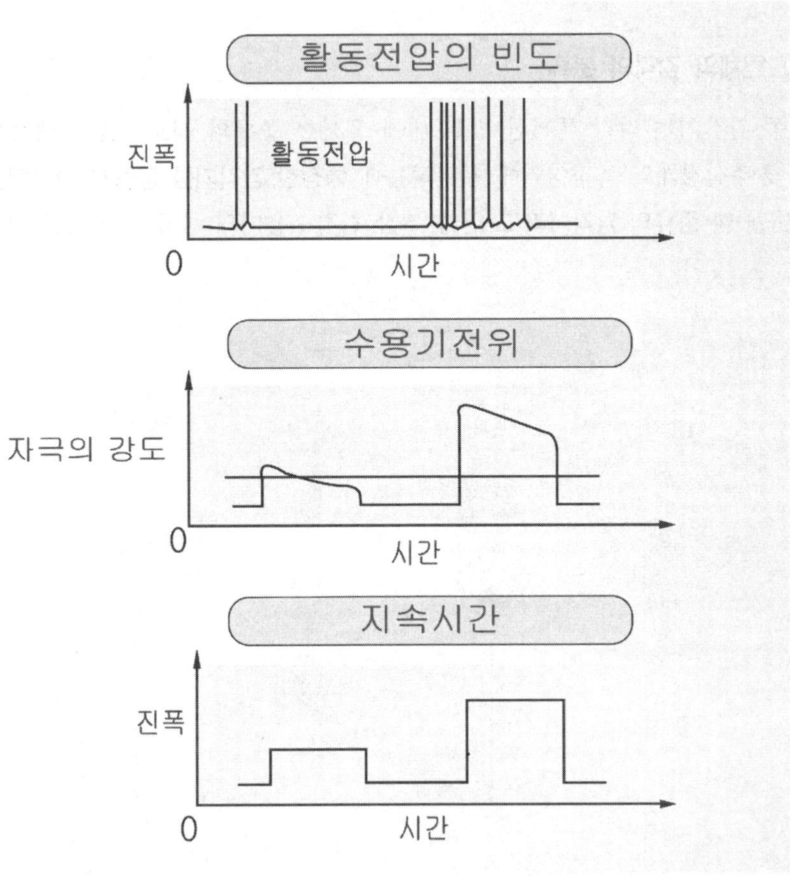

그림 5-4 ▪ 인체의 활동전압의 빈도, 수용기전위, 지속시간

(4) 감각기관의 감각신경계의 연결성

수용체전위는 연접 후 전위처럼 국소적으로 유발된 후 전기적으로 퍼져간다. 특정 감각수용체가 길이상수에 비하여 상대적으로 작은 경우, 즉 수용체가 전달경로에 있는 다음의 세포와 접촉하는 경우에는 수용체전위 자체가 연접말단의 신경전달물질 유리를 적당히 조절할 수 있으며, 이는 다시 연접후전위(postsynaptic potential : 포스트사이냅틱 퍼텐셜)를 유발하고 다음 세포의 활동전위의 주파수를 변화시킨다. 이런 현상은 많은 수용체에서 일어나고 광수용체, 청각, 평형수용체처럼 수용체전위를 유발시키거나 활동전위를 형성하지 않는 수용체에서 나타난다. 하지만 일부 수용체는 수용체전위가 몇 [mm] 이상 지나면 소실됨에도 불구하고 정보를 먼 곳에 전달해야 하고 이런 경우 변환기능이 일어나는 지점에서 시작되는 대부분의 수용체는 활동전위를 전파한다.

(5) 인체의 감각의 분류

각종 감각기는 각각 특정한 범위 내에 유사한 종류의 정보만을 선택적으로 받아들이고 이를 중추신경계의 특정영역에 전달하는데 특정한 감각기를 통해서 전달되는 일련의 유사한 감각들을 한 종류의 감각이라고 한다. 5감 감각수용기의 종류와 형태를 그림 5-5에 나타내었다.

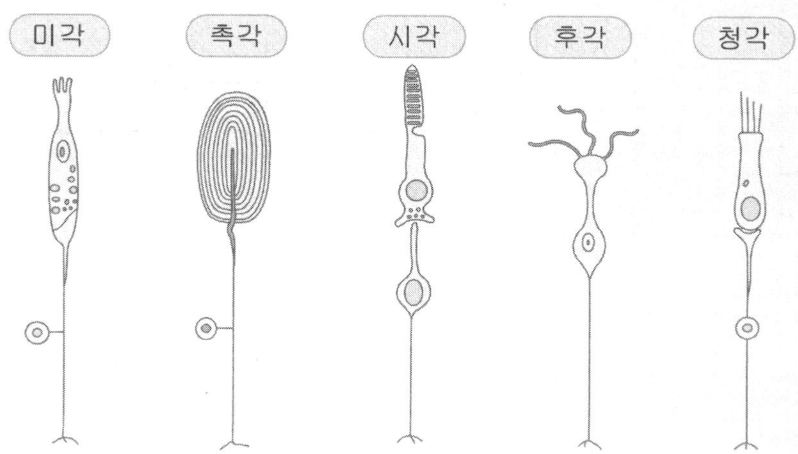

그림 5-5 • 5감 감각수용기의 종류와 형태

1) 내수용성 감각

우리의 몸은 체외에서 오는 자극 이외에도 체내에서 발생한 정보를 받아들이는 종류의 감각들(평형감각이나 위치감각 등)의 감각기는 신체 내부에 있고 실제로 감각기가 활동하고 있으나 주관적으로는 감각을 느끼지 아니하고 간접적으로만 감각을 느끼게 하는 것들도 있다. 삼투 감수체나 화학 감수체 등이 흥분하면 갈증을 느끼거나 숨이 가쁘다는 느낌이 간접적인 감각을 일으킨다. 신체 내부에 있는 감각기에서 비롯되는 종류의 감각들을 일컬어 내수용성 감각이라고 한다.

2) 감각의 세분

각 종류의 감각을 다시 아종의 다른 감각으로 세분하여 감각의 질이라 부른다.

㉡ 청각은 주파수가 다른 여러 음질로 나눌 수 있고 시각에는 적, 녹, 청의 질(색)이 포함되어 있으며 미각은 신맛, 단맛, 짠맛, 쓴맛들의 질(맛)로 나뉜다.

3) 감각의 종류

시각, 청각, 미각, 후각, 평형감각을 포함하는 특수감각과 촉각, 압각, 온각, 냉각을 포함하는 체성감각, 그리고 근육과 내장에서 느끼는 내장감각이 있다. 감각이 인지 작용이 배제된 직접적인 자극에 대한 지각이라면 감성은 보다 여러 요소에 영향을 받는다. 즉 특수감각과 체성감각, 내장감각이 복합적으로 작용하여 여기에 인지 요소까지 함께 작용한 결과가 감성을 만들어낸다.

3. 인체의 체성감각

피부의 네 가지 감각점들은 신경에 의해 대뇌피질과 연결되는데, 감각점과 연결되어 있는 대뇌피질의 부분이 '체성감각 영역'이다.

① 체성감각은 두 가지로 나누면 크게 피부감각과 심부감각으로 나눌 수 있다.
  ㉠ 피부감각 : 촉각, 온각, 냉각, 통각 등이다.
  ㉡ 심부감각(내부감각) : 위치감각, 운동감각, 근력감각, 통각 등이다.
  ㉢ 체성감각 영역의 크기는 감각적의 분포에 비례하며, 감각점이 많다는 것은 체성감각 영역이 넓다는 것이며 체성감각의 각점 사이의 거리가 멀수록 감각점의 분포는 적다. 감각점 사이를 숫자로 나타낸 것이 역수값(1/감각점 사이의 거리)이고 역수값은 감각적 사이의 거리가 짧을수록 커지며, 역수값으로 체성감각 영역의 크기를 상대적으로 알 수 있다.

② 1차 체성감각로(모대계 Lemniscus : 램니서스)는 촉각, 압각, 관절 위치에 관한 정보를 전달

하는 역할를 하는데. 피부와 신체에는 특수한 각종 감각수용기가 있다. 파치니 소체(Pacinian Corpuscle : 패시니언 코퍼스클)는 압각 정보를 전달해 주는 특수수용기이고, 다른 압각수용기는 관절운동의 정보를 전달한다. 체모의 기저부에는 털의 운동을 탐지하기 위한 압각수용기가 있으며, 피부에는 여러 가지 압각수용기와 촉각수용기가 있다.

③ 온도감각은 특정한 수용기로 감지되지만, 통각은 피부와 기타 신체조직에 있는 자유신경종말에 의해 감지된다. 피부에 있는 수용기의 종류는 무수히 많으며, 우리의 피부감각의 여러 종류가 이들 수용기와 어느 정도까지 대응하는지 연구하고 있다. 피부구조와 피부감각기의 단층을 그림 5-6에 나타내었다.

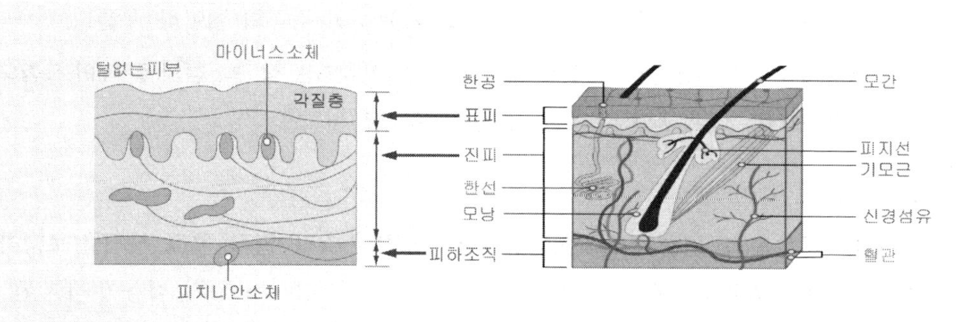

그림 5-6 ● 피부구조와 피부감각기의 단층

(1) 인체의 기계적 감각

촉각은 물질의 위치, 형태, 표면을 감지하며 강한 감수기들은 손바닥, 특히 손가락 끝, 혀, 입 안에 밀집되어 있다. 촉각작용은 각각의 수용기에서 모인 자극을 중추신경계에서 통합하여 공간적인 형태로 운동촉각기능계(tactile motor function : 택틸 모터 펑션)와 조합하여 인식한다. 털이 없는 피부에서 많이 발견되는 기계적인 감각은 다음과 같은 수용기들이 있다.

1) 마이스너소체

마이스너소체(Meissner's corpuscles : 마이스너 코퍼스클)는 피부 지각 신경의 끝에 있는 솔방울 모양의 기관으로 촉각소체라고 하며, 피부의 상피층 바로 아래 진피의 타원형 피막종말이며 장축은 피부에 수직으로 나열되어 있다. 이 작은 단위는 빠르게 순응하는 압력감수기들이 있으며, 압력의 변화량에만 반응하게 된다. 촉각소체의 수용기들은 촉각(10~100[nm])과 저주파의 진동(10~100[Hz])에 반응한다.

2) 메르켈세포

피부와 입의 점막 아래에 있는 지각 신경 끝부분의 감각기관으로 메르켈소체(Merkel's

cells) 또는 메르켈 촉각세포라고 한다. 하나의 신경섬유의 가지들이 많은 촉각상피세포에 분포하여 그룹을 이루고 있다. 메르켈 세포(Merkel's cells : 메르켈 셀)는 압력에 민감한 수용체들이고 이것은 액션 퍼텐셜 빈도수(AP frequency : 에이피 프리퀀시)가 압력의 크기에 반응할 뿐만 아니라 압력의 변화량도 감지한다.

3) 루피니소체

루피니소체(Ruffini's corpuscle : 러피니스 코퍼스클)는 피부의 표층에 평행으로 위치하는 평판상체로서 척추동물의 피부의 진피 위, 또는 점막 밑에 있다. 방추모양으로 근처의 축색돌기들을 부분적으로 캡슐화시킨다. 이 작은 단위들은 천천히 순응하는 작용기이므로 자극 강도에 비례하고 피부에 가해지는 압력이 클수록 액션 퍼텐셜 빈도수(AP frequency)는 커진다.

4) 파치니소체

파치니소체(Pacinian corpuscle : 파치니언 코퍼스클)는 지각신경의 말단장치로 피부의 비교적 깊은 곳에 위치하며 특히 손바닥과 발바닥의 피부에 많이 존재하고 널리 퍼져 있으며 몸통 전체의 피하층과 다른 여러 곳에 결합 조직에 존재한다. 여러 층의 피막을 가진 수용체의 전형적인 모양으로 양파와 같은 단면을 보이는데, 이것은 빠르게 순응을 하는 수용기이며 압력이 변화하는 속력[dp^2/dt^2]과 고주파의 진동(100~400[Hz])을 감지한다. 피부 수용체들의 파동, 압력, 촉감에 대한 각각의 반응을 그림 5-7에 나타내었다.

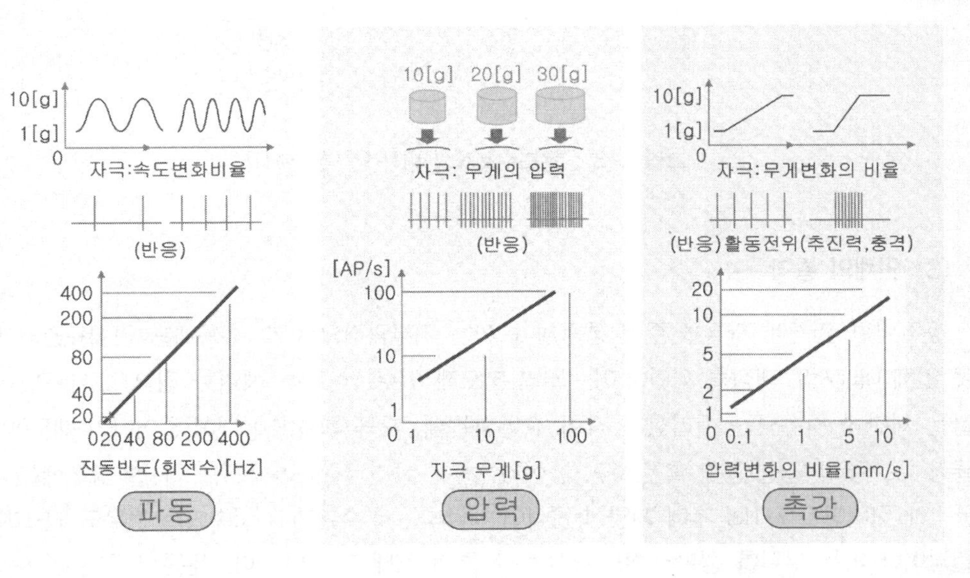

그림 5-7 • **피부수용체의 파동, 압력, 촉감에 대한 각각의 반응**

제 5 장

(2) 인체의 온도감각

인체에는 냉수용체(cold sensors : 콜드 센서) : 36[℃] 이하)와 온수용체(warm sensors : 웜 센서) : 36[℃] 이상)의 두 가지 온도 감각이 있다. 온도감각이란 온도 자극을 받아들여 피부감각으로 온(뜨거운)감각과 냉(차가운)감각으로 분화하며, 온도감각점으로는 온점과 냉점이 구별되는데 냉점의 수가 온점보다 더 많이 존재한다. 온도가 낮을수록(20~36[℃] 범위) 냉수용체의 액션 퍼텐셜 빈도수(AP frequency)는 증가한다. 그 반대의 경우도 온수용체에 액션 퍼텐셜 빈도수(AP frequency)가 적용된다(36~43[℃] 범위). 20[℃]~40[℃] 사이의 온도들은 온도감지 수용체들이 빠른 순응을 한다. 그 범위를 넘어서는 극한 추위와 더위는 장기적인 자극으로 남아 몸의 다른 부위들이 항상성을 유지하기 위해 순응해야 한다. 온도수용체는 입과 입술에 많이 분포되어 있고 인체 다른 부위는 상대적으로 덜 분포되어 있다. 온도수용체의 반응을 그래프를 그림 5-8에 나타내었다.

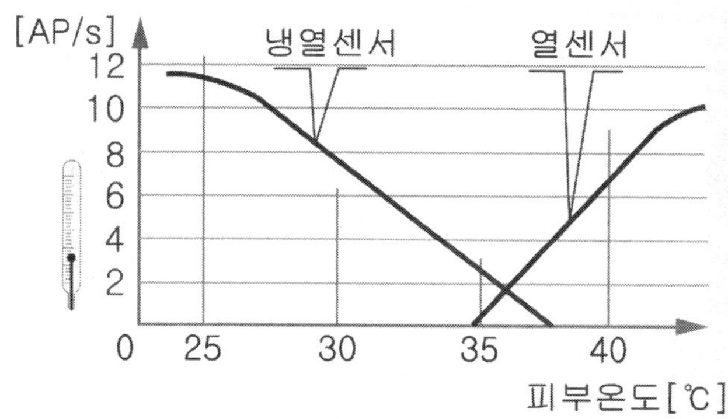

그림 5-8 ● 온도수용체의 반응(냉 · 온 센서)

(3) 인체의 통각

통각이란 인체에 자극을 주면 통증을 느끼는 피부감각으로 그 수용체는 인체표면의 모든 곳 인체 내에서도 내장을 제외하고는 널리 분포해 있다. 피부를 예리한 침으로 찌르면 매우 짧은 시간에 지속되는 예리한 통각이 유발되는데, 자극 후 0.1[s] 내에 일어나기 때문에 1차 통각, 초기통각, 급성 통각 혹은 예통 등이라 한다. 반면 특히 자극 강도가 큰 경우에는 초기 통각에 뒤이어 0.5~1[s] 후에 지연성 통각이 나타나는데 수분까지 지속되는 경우도 있으며, 작열감이나 아픈 부위를 정확히 알 수 없는 둔통의 형태로 나타난다. 둔통의 현상은 통증을 전달하는 신경섬유가 다르며, 초기 통각은 비교적 전도속도가 빠른 Aδ섬유 6~30[m/sec]에 의해, 지연성 통각은 전도속도가 느린 C섬유 0.5~2[m/sec]에 의해 전도된다. 통증수용체들의 전달로를 그림 5-9에 나타내었다.

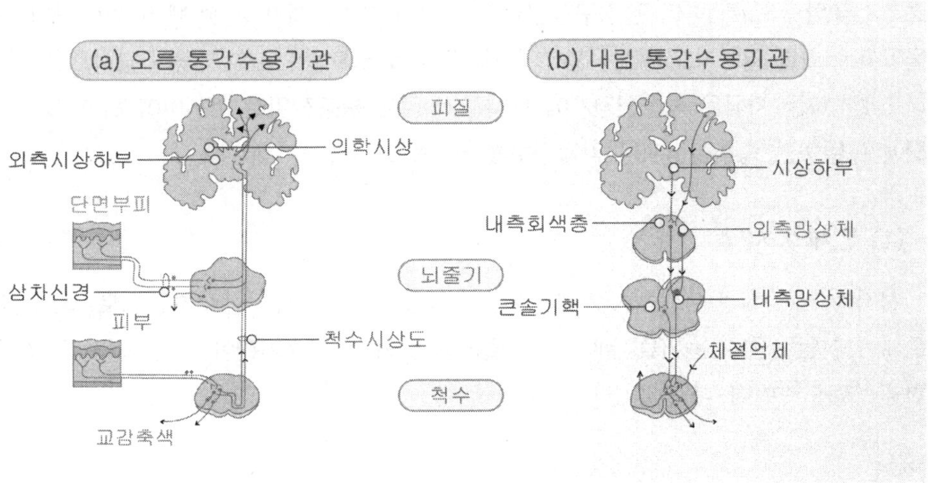

그림 5-9 • 통증수용체들의 전달로(오름, 내림)

통각 전달로의 종류는 다음과 같다.

① **말초전달로** : 1차 구심로 유해감수기의 말초가지에 존재하는 **통각 수용단백질**을 통해 전기적인 신호로 바뀐 통증 정보는 그 세포체가 존재하는 **척수후근 신경절**(dorsal root ganglion : 더설 루트 갱글리언)을 **거쳐 중추가지를 통해 척수후근**으로 유입한다.

② **척수후근 신경절**에는 많은 **신경전달물질**과 **신경조절물질**들이 함유되어 있는데 이것들이 **척수후근 시냅스 과정**에 관여한다. 중추전달로가 그 두 번째이며, **척수후근에서** 통증정보를 받아들이는 세포는 두 가지가 있다.

㉠ noceicpetive specific neuron(노세이펙티브 스피시픽 뉴런) : 이들은 말초 감수야에 가해지는 강한 기계적인 자극에만 반응하여 High threshold(하이 스레숄드) 세포라고 불린다.

㉡ wide dynamic range(와이드 다이나믹 레인지) 세포 : 이들 세포는 말초 감수야에 가한 기계적 자극에 대해 역치가 낮아 강도가 커짐에 따라 흥분발사 빈도가 증가하고 유해한 자극에 대해 가장 큰 반응을 보이는데 이들 세포에서 처리된 통증 정보들은 척수 반사의 형태로 척수전근에 존재하는 운동신경에 전달되거나 투사 신경세포에 전달되어 두 가지 척수시상로를 통해 상부중추로 전달된다.

4. 인체의 특수감각

특수감각은 복잡한 감각수용체를 가지고 있으며 신경통로를 통해 자극을 뇌에 전달하는데 시각, 청각, 후각, 미각, 평형감각 등이 있다. 환경변화를 인식하는 데에는 자극이 필요한데 흥분자극의 종류에 따라 감각구심섬유를 흥분시키는 단계가 가장 빨리 일어난다. 세포막의 물리적 변화를 일으키고 구심성섬유의 활동전위를 일으킴으로써 자극이 감각으로 변한다. 그러므로 모든 자극은 중추신경계에 도달하기 전에 활동전위로 바뀌어야 하고 그 활동전위가 뇌에 도달하면 중추신경계는 감각정보를 분석하고 판단을 내린다.

(1) 인체의 시각

시각(Vision : 비전)은 눈을 통해 빛의 자극을 받아들이는 감각기관으로, 좌우의 안구가 주체이고 안구근육, 눈꺼풀, 결막 및 눈물기관 등의 눈 부속기관이 있다. 눈의 구조와 관련신경을 그림 5-10에 나타내었다.

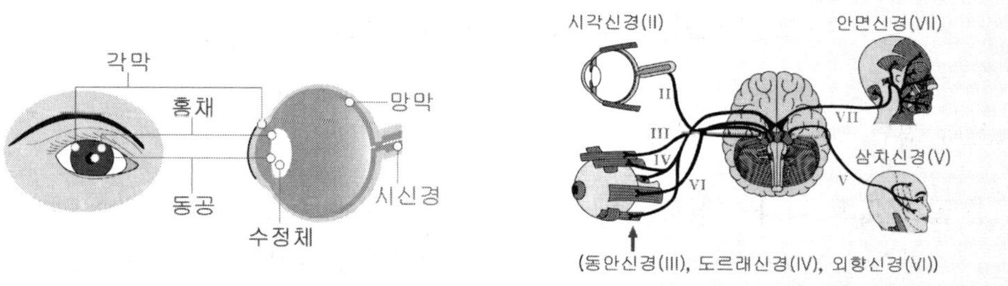

그림 5-10 • 눈의 구조와 관련 신경

① 감각기관은 눈이며, 수용기는 그 망막에 있다. 적합자극은 빛으로, 파장은 약 400~720[㎚] 의 전자기파가 자극을 준다. 시각신호는 시신경을 거쳐 대뇌피질 후두엽의 시각령에 이른다.

② 눈은 파장이 400~700[nm]의 가시광선(visible light : 비저블 라이트)을 감지하는 것으로 색을 띤 물체는 감지하는 색의 부분이 아닌 다른 부분의 빛을 흡수하고, 감지하는 색의 영역의 빛은 반사하기 때문에 우리는 감지하는 물체를 감지하는 색으로 인지할 수 있다. 파란 물체는 긴 파장(red : 레드)을 흡수하고 짧은 파장(blue : 블루)은 흡수하지 못하고 반사하기 때문에 우리의 눈은 감지하는 물체로부터 나오는 파란색으로 감지하는 물체를 인지하게 된다.

③ 각막(cornea : 커니어)은 안구의 가장 바깥쪽 표면으로 눈에서 제일 먼저 빛을 통과하는 부분이고 얇고 투명한 막으로 촉각감각과 통각감각을 인지할 수 있는 신경이 들어 있으며 각막은 피가 공급되지 않으며 대신 체외로부터 산소와 체내로부터의(Anterior chamber : 앤티리어 챔버) 영양분이 공급된다. 각막은 광학적 역할을 담당한 lens(렌즈)도 마찬가지이다. 눈의 조절과 가시광선범위를 그림 5-11에 나타내었다.

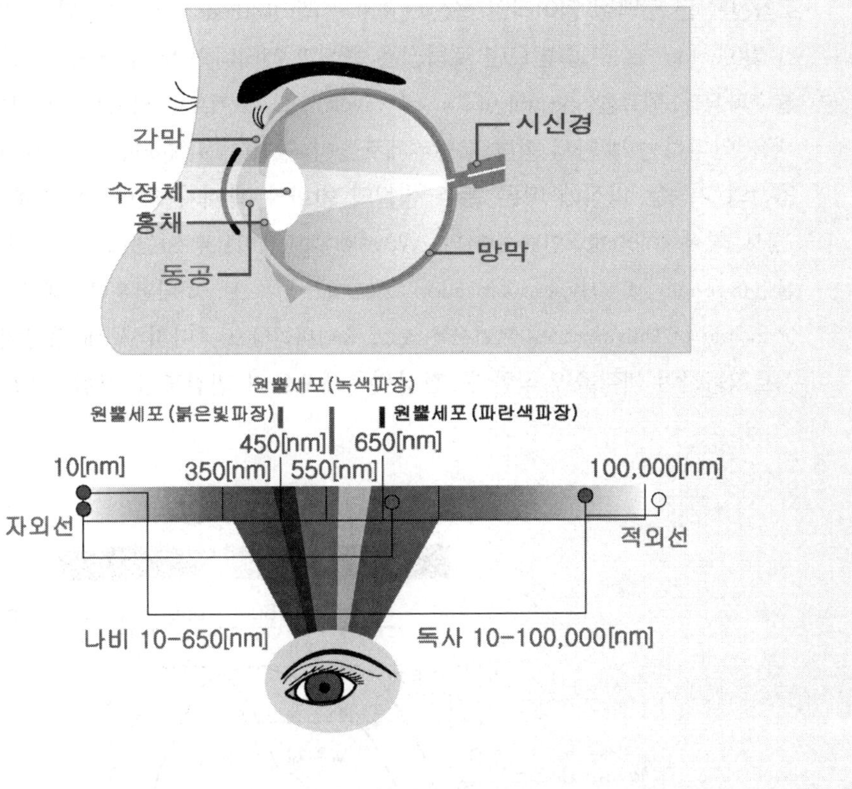

그림 5-11 ● 눈의 조절과 가시광선범위

④ 눈의 뒤쪽의 벽에는 망막(Retina : 레티나)이라는 신경조직이 있다. 이 망막은 광수용체(Photo receptors : 포토리셉터스)와 망막속신경(retinal inter neurons : 레트널 인터 뉴란)으로 이루어져 있고, 수정체(Lens : 렌즈)로 인해서 초점을 맞추고, 상, 하, 좌, 우 반전된 상(image : 이미지)이 망막에 투사된다. 망막은 전체적으로 약 0.3[mm] 두께 이하의 얇은 막이다.

⑤ 광수용체가 유리공간(vitreous chamber : 비트리어스 챔버)쪽으로 위치하지 않고, 반대편 쪽으로 위치한다. 그래서 빛은 여러 시신경세포를 투과해서 광수용체에 도달하고, 다시 그 신호는 빛이 들어온 역방향으로 전달되는 것이 특징이다.

⑥ 광수용체에는 간상세포(Rod : 로드)와 원추세포(Cone : 콘)로 두 종류가 있다. 미세한 색 변화에 반응하는 망막에 있는 중심와(fovea : 포비어)는 지름이 약 1.5[mm] 정도이다. 이 중심와 지역에는 간상세포는 없고, 약 34,000개의 원추세포들이 있다. 원추세포(Cone : 콘)는 간상세포(Rod : 로드)보다 민감하게 감지한다. 가장자리로 갈수록 원추세포수가 줄고, 간상세포수는 증가한다. 하나의 광수용체에는 약 1000~2000개의 원형조직(Disk

: 디스크)으로 구성되어 있고 각 조직들에는 약 3×10^9의 로돕신(Rhodopsin)들이 있다. 로돕신은 큰 단백질 덩어리인 옵신(Opsin)과 레티나(Retinal)로 구성되어 있다. 이 레티나가 빛(Photon : 포톤)을 받으면 로돕신은 옵신과 레티나의 두 부분으로 나누어지게 된다.

⑦ 흡수파장 스펙트럼(Spectral absorbed-wavelength : 스펙트럴 압서브드-웨이브렝스)에 따라 색을 인지하는 세 가지 종류의 원추세포들이 있다(S : 420[nm], M : 530[nm], L : 560[nm]). 옵신의 기능은 파장에 따른 흡수 성질의 변화와 관계가 있다. 원추세포로 들어가는 정보 중에 Intensity(인텐시티)와 Wavelength(웨이브렝스)는 2차원이나, 나오는 결과물은(Strength of Hyperpolarization : 스트렝스 오브 하이퍼폴라리제이션) 1차원이다(Principle of Univariance : 프린서플 오브 유니버리앙스). 따라서 세 종류의 원추세포들이 상호작용하여 색깔을 인식한다. 간상원추세포들의 민감도를 그림 5-12에 나타내었다.

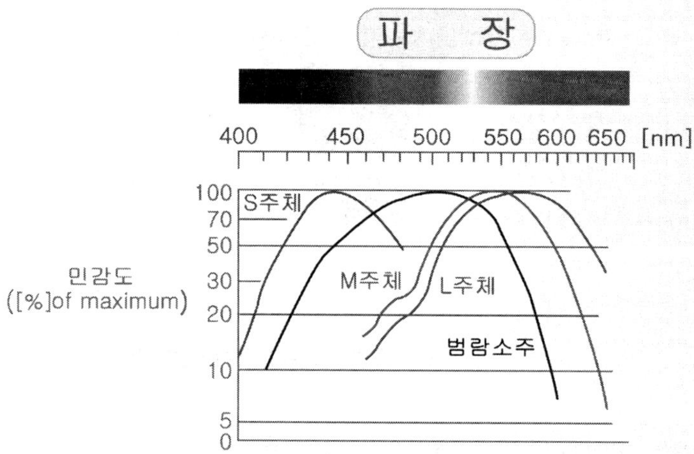

그림 5-12 ● 간상원추세포들의 민감도(S, M, L주체)

(2) 인체의 미각

미각은 화학적 감각의 하나로서, 미뢰 안에 있는 미세포를 통해 자극을 받아들이고 혀의 각 부분에 있는 미뢰들은 구조적으로 비슷하나 기본 미각에 대한 감수성이 서로 다르고 혀의 끝부분은 단맛, 앞부분은 짠맛, 옆부분은 신맛, 뒷부분은 쓴맛에 민감하다. 혀 속의 미각을 그림 5-13에 나타내었다.

① 미각은 주로 구강 내의 미뢰에 의하여 느끼는 감각이지만 후각과 더불어 구강 내에서 음식물의 물리적 상태에 의해 일어나는 촉각, 통각신경섬유 등의 영향을 받아 맛을 느끼게 하고 음식물의 선택이나 특수한 영양물질을 섭취한다.

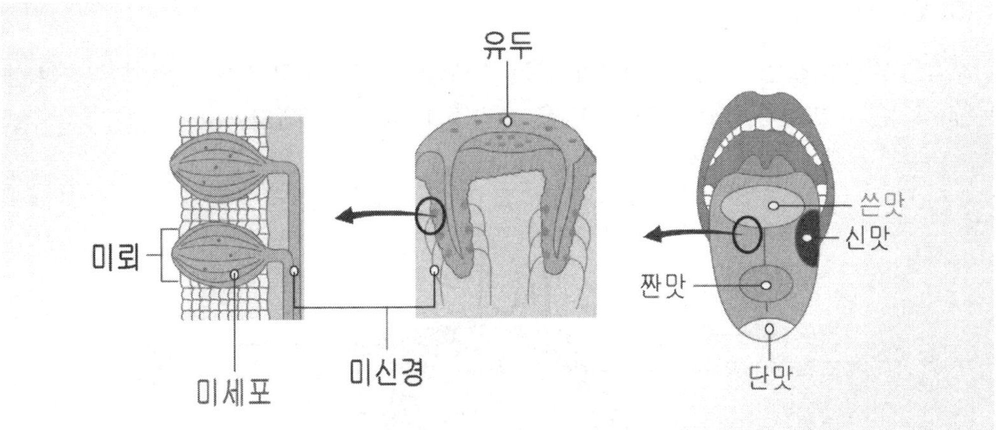

그림 5-13 ● 혀 속의 미각

② 미각에는 단맛, 짠맛, 신맛, 및 쓴맛의 4가지 아종(subgroup : 서브그룹)이 있다. 4가지 아종의 미각수용기는 혀의 부위에 따라 분포를 달리하고 있다. 즉 혀의 끝은 단맛과 짠맛, 혀의 옆 가장자리는 신맛, 그리고 혀의 뿌리 부위는 쓴맛에 특히 예민한데 음식물이 침에 의하여 운반되어 미뢰에 도달되면 미각세포의 모세포에 작용됨으로써 이들 세포들이 흥분하게 된다. 세포의 흥분으로 나타나는 수용기 전압 발생기전은 확실하게 알 수 없으며. 다만 미각물질이 세포막을 구성하는 인지질(phospholipid : 파스포울리피드)에 의해서, 단백질과의 결합에 의해서, 또는 전해질이 세포막 구성물질과의 전기적 상호작용에 의해서 비전해질은 수소결합에 의하여 수용기 단백질이 변형되고 세포막이 투과성을 변경하므로 수용기 전압을 발생시킨다.

③ 미각의 수용기는 혀 배부에 유곽유두(vallate papilla : 밸레이트 퍼필러), 측면에 분포하는 엽상유두(foliate papilla : 포울리어트 퍼필러), 산재성으로 분포하는 심상유두(fungiform papilla : 펀져폼 퍼필러)에 맛감각을 수용하는 미뢰(taste bud : 테이스트 버드)가 있다. 미뢰는 지지세포(supporting cells : 서포팅 셀즈)와 미세포(taste cells : 테이스트 셀즈)로 되어 있으며, 미세포는 5~20개의 비교적 가느다란 방추형의 털세포(hair cell : 헤어 셀)로 이루어진 타원형 기관으로 미신경의 종말이 접촉되어 있다. 흥분전도 속도는 106~1078[m/s]로 하나의 미뢰는 약 50개의 신경섬유의 지배를 받는다.

④ 미뢰는 안에 있는 미세포의 선단에 미모(taste hair : 테이스트 헤어)가 있으며 타액이나 물에 녹은 수용성 물질이 선단의 미모를 자극하면 미뢰의 미세포에서 발생한 감수체 전압이 미각세포와 연접을 이루는 신경말단에 전달된다. 구심성 흥분은 시상의 특정 감각핵을 거쳐 대뇌피질에 전달되며, 다른 체성감각과는 달리 대부분의 미각신경로는 교차됨이 없어 동측으로 미각 중추에 이르게 된다.

(3) 인체의 후각

후각은 냄새를 맡는 감각을 의미하며, 코는 기체상태의 자극물이 말초신경을 자극하여 생기는 감각기관을 말한다. 코의 구조(후각)를 그림 5-14에 나타내었다.

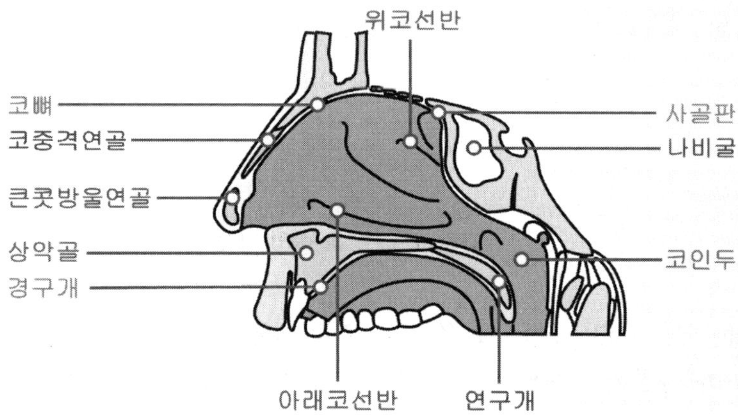

그림 5-14 ● 코의 구조(후각)

① 콧속 천장에는 후각상피가 있다. 후각상피 안에는 후각세포와 후각털이 많이 나 있다. 후각털은 점액 속에 묻혀 있는데 냄새를 내는 물질이 공기 속에 섞여 코 속으로 들어와 점액에 녹으면 후각털을 자극하게 된다. 자극은 후각세포에서 뇌로 연결되는 후신경을 통해서 뇌로 전달되어 냄새를 느끼게 된다.

② 후각은 일반적으로 여자가 남자보다 예민하고 어린아이가 어른보다 더 예민하다. 사람의 감각기관 중 후각이 가장 예민하여 쉽게 피로해진다.

③ 후상피에는 세 종류의 세포가 있다. 후세포와 이것을 지지하고 있는 지지세포(supporting cell : 서포팅 셀)이다. 지지세포의 주위에는 삼차신경의 자유신경종말이 있어 암모니아와 같은 강렬한 냄새나 기계적 자극 등에 대하여 반응한다. 후세포는 비강으로 가늘고 긴 돌기를 내어 점막 표면의 점막층에 묻혀 있다.

④ 냄새감각의 세기는 냄새를 발생하는 물질의 농도와 후상피 위를 흐르는 속도에 비례한다. 후각은 자극이 계속되면 쉽게 순응하여 소실되지만, 서로 다른 종류의 자극에 반응한다. 냄새가 있는 물질을 혼합하면 완화되지만 완전히 상쇄되는 일은 없다. 또 혼합함으로써 전혀 별개의 후각이 생기므로 악취를 제거하는 데 이용된다.

(4) 인체의 청각

① 귀는 외이(바깥귀), 중이(가운데 귀), 내이(속귀)로 구분된다. 외이는 귓바퀴에서 고막까지의 공간이고, 중이는 고막 안쪽의 귓속뼈(추골, 침골, 등골의 세 뼈의 구조이고 청소골이라고 한다)와 그 뼈들이 있는 공간, 내이는 중이 안쪽의 여러 기관들이 담겨 있는 곳이다.

② 귀는 소리를 듣고, 평형을 유지하거나 몸의 위치를 바로 잡는다. 귓속에 있는 전정기관과 반고리기관이 몸의 평형이나 위치를 잡는 것을 담당한다. 귀의 구조를 그림 5-14에 나타내었다.

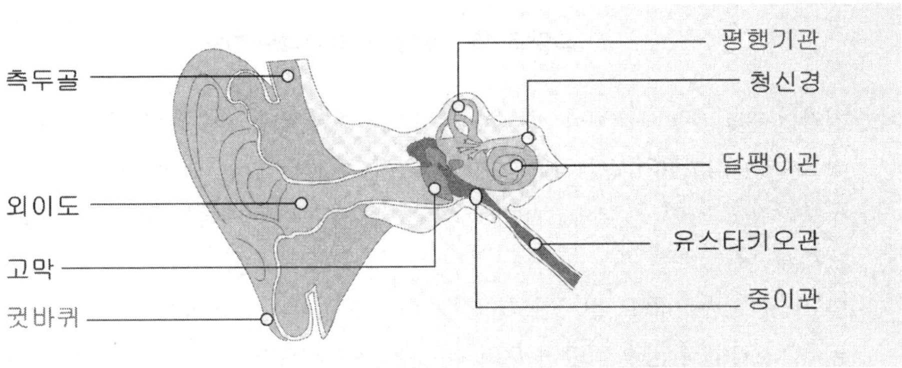

그림 5-15 • 귀의 구조

③ 귓바퀴가 외부의 소리를 모아서 귓구멍 속으로 전달하면 소리가 귓구멍 속의 외이도를 거쳐 고막에 전달하여 고막을 진동시킨다. 진동은 고막 안쪽에 있는 청소골로 전해지고 거기서 다시 달팽이관으로 전달된다.

④ 달팽이관의 각각의 지점들은 소리의 고유 진동수를 가지고 있어서 고유 진동수 소리에 해당하는 지점의 청각세포를 자극하게 되고 그 곳에 분포된 청각신경을 통해 뇌로 전달되어 소리를 느낀다.

(5) 인체의 평형감각

① 청각의 평형감각은 전정감각이라고도 한다. 전정감각에 의하여 중력장에서도 몸의 역학적 평형이 유지된다. 평형감각의 수용기는 반고리관 및 전정기관이며, 청각수용기와 함께 내이에 존재한다.

② 반고리관은 내이 안에 거의 직각으로 연결된 3개의 반원형으로 몸의 회전을 감각한다. 반고리관 내부는 내림프로 채워져 있으며, 또 일정 부위에 유모세포 집단이 있다. 회전운동을 할 때 내림프는 관성 때문에 회전이 늦어지므로 상대적 이동이 일어나고 상대적 이동에 의해 유모세포가 기울어지는 것이 자극이 된다. 달팽이관의 주파수 지도를 그림 5-16에 나타내었다.

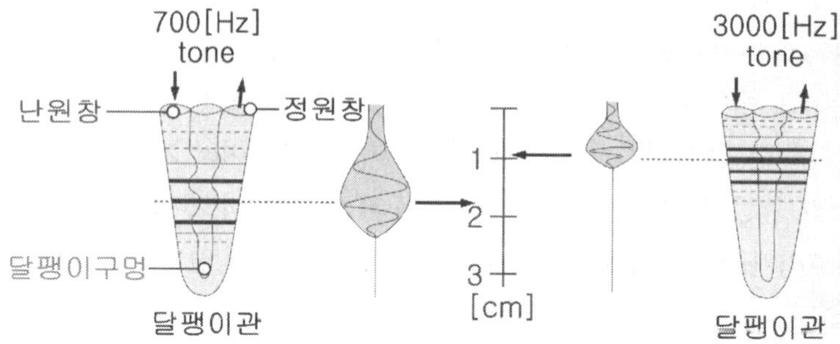

그림 5-16 • 달팽이관의 주파수 지도

③ 청각의 전정기관(위치 감각) 내부는 감각모를 가진 감각 세포층이 있고, 그 위에 이석이라고 하는 석회질의 알갱이가 놓여 있다. 몸이 기울면 이석이 감각 세포의 감각모를 구부러지게 하여 청각세포가 흥분되고, 그 흥분이 소뇌에 전달되어 몸의 기울기를 느끼게 된다.

④ 반고리관(회전 감각)은 림프가 가득 차 있는 3개의 반고리 모양의 관이 서로 직각으로 붙어 있으며, 관성에 의한 림프의 흐름을 감각 세포가 감지함으로써 회전 감각을 느낀다. 반고리관과 전정기관의 원리를 그림 5-17에 나타내었다.

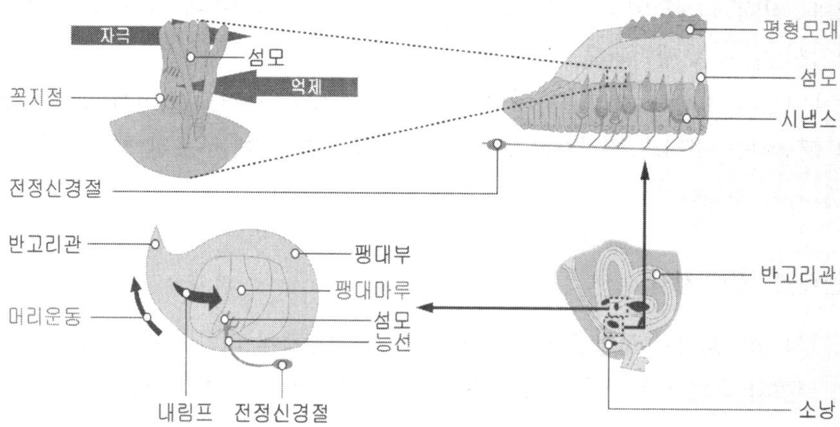

그림 5-17 • 반고리관과 전정기관의 원리

03 | 생체전기신호 측정의 고려사항

인체를 대상으로 하는 생체전기신호 측정의 경우 다음과 같은 사항을 고려한다.

① 생체현상의 측정은 인간을 측정대상으로 하고 있기 때문에 최우선적으로 안전성이 보장되어야 한다.

② 시스템적으로 작동하는 생체는 하나의 현상에 대해 유기적으로 연결된 많은 루프가 존재한다. 따라서 측정지점에 영향을 미칠 수 있으므로 배후의 시스템을 고려한 측정법과 검증이 필요하다.

③ 생체신호는 일반적으로 생체가 갖고 있는 고유의 잡신호를 수반하며, 또한 교류유도에 의한 잡신호의 영향이 매우 크기 때문에 잡신호를 제거하거나 줄일 수 있는 방법이 필요하다. 그리고 생체신호는 미세하고 저주파인 것이 많다.

④ 생체측정에서는 일반적으로 순간적인 현상을 적시에 검출해야 하기 때문에 의료기기에 대한 빠른 측정이 매우 중요하다. 따라서 복잡한 조작을 요하는 측정장비는 실용화될 수 없다.

⑤ 생체측정은 생체에 침해를 줄 수 있기 때문에 정밀도와 정확도가 다소 떨어지더라도 인체 피해를 최소화하는 방향으로 측정법이 선택되어야 하며 안전이 최우선되어야 한다.

⑥ 생체측정은 개인차가 상당히 크기 때문에 기기의 설계나 자료의 검증에 다양한 적용이 요구된다.

⑦ 특정한 생체부위의 신호를 측정할 때 그 신호에 대한 원인은 대단히 많기 때문에 분석적인 사고와 해석력이 필요하다.

⑧ 생체는 항상 활동하기 때문에 임의의 물리적인 변화가 발생되어 측정에 오차가 생길 수 있다. 측정대상자의 불안정한 상태로 인해 생리 상태를 크게 변화시킬 수 있으므로 장시간 측정에서는 생체의 리듬, 항상성, 적응, 대사에의 영향을 충분히 고려하여야 한다.

⑨ 취급자가 의사, 간호사, 의료진이므로 공학전문가가 아니기 때문에 측정기의 사용방법과 유지가 용이해야 한다. 그리고 의료진이 의료기기를 취급하기가 쉽고 조작이 어려우면 안된다.

Lesson

2 생체신호측정기

01 | 생체신호측정기

의료용 장비는 영상진단기기, 생체신호측정기, 분석기, 치료기, 재활기기, 인공장기, 의료정보시스템 등으로 분류할 수 있으며, 이들 중 생체 내에서 발생하는 생체현상은 각 생체부위의 생리학적 활동에서 발생하는 미약한 전위차(전기적 신호), 미약한 자기장, 압력의 변화, 유량의 변화 등을 측정, 측정신호를 분석하여 각종 질병을 진단하는 기기를 생체신호측정기라 한다.

일반적인 의료용 장비구조를 보면 측정장비와 환자의 치료에 필요한 의료기기 연결법과 신호처리장치의 출력장치를 그림 5-18과 같이 구성되어 있다.

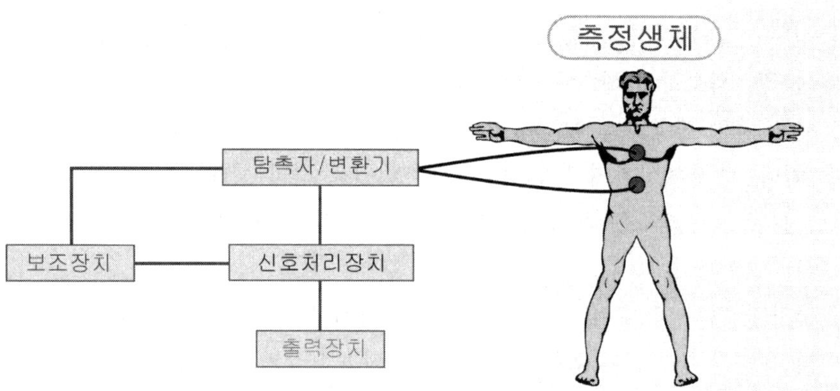

그림 5-18 ● 일반적인 의료용 장비의 구조

① 측정대상 : 의료용 장비가 측정하고자 하는 생체부위의 측정점으로 물리적인 양, 성질 또는 조건 등을 말한다.

㉥ 생체전위, 유량, 압력, 크기, 변위, 임피던스, 온도, 화학물질의 농도 등

② 탐촉자/변환기

㉠ 변환기(transducer : 트랜스듀서) : 주어진 형태의 에너지를 다른 형태의 에너지로 변환하는 장치이다.

㉡ 탐촉자 : 물리적인 측정대상을 전기신호로 변환한다.

③ 신호처리장치 : 탐촉자의 출력을 증폭 또는 필터링하거나, 센서와 출력장치의 임피던스 매칭의 목적으로 사용한다.

④ 출력장치 : 측정된 결과를 모니터, 프린터, 스피커 등의 출력장치와 연결하여 사용자가 인지할 수 있도록 하여 저장/보관이 가능하도록 표시하는 장치이다.

⑤ 보조장치 : 교정신호 생성, 장치들간의 제어 및 피드백, 센서 및 신호처리회로의 조정, 출력의 저장 및 전송을 목적으로 사용한다.

생체신호측정기의 핵심 기술은 생체로부터의 생체신호를 검출하기 위한 센서(검출기와 증폭기)기술, 인터페이스 및 신호처리 분석기술, 분석한 결과를 출력시키는 프린터 및 현시기술(現 : 나타낼현, 示 : 보일시), 안전문제를 고려한 회로설계 기술 등으로 구성되며, 주요 생체신호측정기는 혈류측정기나 호흡측정기 등과 같이 물리적인 특성을 나타내거나 생체현상기록기와 같이 인체에서 발생되는 전기적인 현상을 포함한 측정하고자 하는 양을 지시하거나 기록하는 심전계, 뇌파계, 근전계, 심자계, 뇌자계, 환자감시장치 등을 들 수 있다. 또한, 병원의 중환자실(ICU ; Intensive Care Unit : 인텐시브 케어 유닛), 응급실(ER ; Emergency Room : 이어전시 룸), 수술실(OR ; Operating Room : 오퍼레이팅 룸) 등에서 쓰이는 것들과 같이 하나의 장비에 기록, 조절, 경보 등의 기능을 동시에 갖추고 있는 측정장비들도 있다.

제 5 장

02 | 변위의 측정

변위 센서는 의료진단 시 인체의 정상 여부를 판단하는 장기와 조직, 모양, 기능 등의 측정을 위한 중요한 요소이다. 변위 센서들은 측정 시스템에서 직접 혹은 간접적으로 사용되며 변위의 직접적인 측정의 예로는 혈관 직경의 변화, 심실의 체적, 형태의 변화를 측정하는 것이다.

① **간접적인 측정의 예** : 심장의 운동을 간접적으로 검출하기 위해 심장의 운동으로 발생하는 **심장잡음을 마이크로폰 진동판의 움직임을 통해 측정**하는 것이다.

② **많이 사용되는 센서의 종류** : **전위차계**(potentiometer : 퍼텐쇼미터), **변형도 혹은 변형률**(strain gage : 스트레인게이)), 유도성 센서인 **선형 가변 차동 변압기**(LVDT ; linear variable differential transformer : 리니어 베어리어블 디퍼렌셜 트랜스포머), **커패시턴스 센서**(Capacitance Sensor), **압전 센서**(Piezoelectric Material Sensor : 파이조우일렉트릭 메터리얼 센서) 등이 있다.

Lesson

3 측정기기의 성능 평가

의료기기의 성능을 정확하게 측정하기 위해서는 측정기의 정적 특성과 동적 특성으로 평가하는데, 정적 특성은 직류나 낮은 주파수 성분의 입력에 대한 특성이고, 동적 특성은 교류 입력 또는 과도 특성에 관한 특성을 나타낸다. 측정기기의 성능 평가에서는 두 가지 성능을 동시에 고려하여 해석한다.

01 | 측정기기의 정적 특성

정특성(static characteristics : 스태틱 캐릭터리스틱스)은 변환기가 어떠한 입력에 대한 출력값이 과도기가 지나면 정상상태(steady state : 스테디 스테이트)에 이르면 더 이상 시간에 따른 변화가 없을 때 나타나는 특성을 말한다. 직류입력 또는 매우 낮은 주파수 성분의 입력에 대한 성분으로, 입력신호가 시간에 따라 느리게 변화하거나 시간에 따른 변화를 무시할 수 있을 때 양을 측정하는 경우 중요한 기준이 되며 입출력간의 동적 절단함수는 고려하지 않는다.

1. 레인지

변환기의 범위(레인지 : range)는 입력값이 변화할 수 있는 최대 허용 범위를 뜻한다.

2. 스 팬

입력의 최대값에서 최소값을 뺀 값으로 예를 들어 힘을 측정하기 위한 로드 셀(load cell)의 레인지가 0~50[kN]이면 스팬(span)은 50[kN]이라고 하며 성능을 말한다.

3. 오 차

측정결과의 값과 그 실제값의 차이이다(식 5-1).

$$오차 = 지시값 - 참값 \tag{5-1}$$

만약, 실제 온도가 25[℃]인데 지시값이 20[℃]인 경우 오차(error : 에러)는 −5[℃]가 된다.

4. 정확도

모든 측정에는 부정확 또는 불확실성이라는 오차가 수반되는데, 정확도(accuracy : 애큐러시)는 측정 시스템에 의하여 잘못 측정될 수 있는 값의 한계를 말한다. 식 (5-2) 보통 백분율 오차[%]로 표기한다.

$$오차율 = \frac{지시값 - 참값}{참값} \times 100[\%] \tag{5-2}$$

오차율(Accuracy : 애큐러시), 참값(true ualue : 트루밸류)

지시값(measured ualue : 미저리드 밸류)

측정기의 교정된 정밀도뿐만 아니라 발생 가능한 모든 오차들의 총합을 말하며, 우리가 자주 사용하는 온도 측정기는 ±2[℃]의 정밀도로 표현한다. 또한, 정밀도는 전체 레인지에 대한 백분율로 표현하기도 하는데, 예를 들면 다음과 같다.

① 측정 시스템에 의하여 잘못 측정될 수 있는 값의 한계이다.

② 발생 가능한 모든 오차들의 총합이다.

㉎ 전체 출력 레인지의 ±5[%] 정밀도에서 센서 레인지가 0~200[℃]일 경우일 때 지시값이 참값의 ±10[℃] 이내에 들어감을 의미한다.

5. 정밀도

정밀도(precision : 프리세이션)는 정확도와는 다른 개념으로서 측정결과로부터 실제결과를 선택할 수 있는 가짓수, 즉 측정치를 표시할 수 있는 유효숫자의 범위를 말하며, 측정의 반복성이나 재현성의 척도를 나타낸다.

6. 해상도

해상도(resolution : 레절루션)는 입력이 연속적으로 어떤 구간에서 변화할 때 변환기의 출력신호가 연속적으로 변하지 않고, 작은 단계로 점프하며 변화하는 경우가 있다. 확실하게 측정할 수 있는 가장 작은 증가량으로 측정 혹은 감별해 낼 수 있는 최소량을 의미하며 분해능이라고도 한다.

㉮ 비트[bit]는 디지털로 출력을 내는 센서의 경우에는 센서의 출력 데이터에 1[bit] 단계로 나타낼 수 있고, 이때의 분해능은 보통 1[bit]로 표현한다.

7. 변환기의 반복도와 재현도

변환기의 반복도와 재현도(repeatability and reproducibility : 리피터빌리티 앤드 리프로듀서빌리티)는 전부 반복적인 똑같은 입력에 대하여 똑같은 출력을 내는 능력을 나타내는 척도이다. 즉 주어진 시간 후에 동일한 입력에 대해 같은 출력을 제공할 수 있는 능력을 의미하며 반복적인 적용에 대한 오차는 대개 전체의 레인지에 대한 백분율[%]로 나타낸다. 각속도를 측정할 때의 반복도는 특정 각속도일 경우 전체 레인지에 대한 ±0.01[%]라고 표현된다.

8. 감 도

감도(sensitivity : 센서티비티)는 단위입력 변화에 대하여 출력이 얼마나 바뀔 것인가를 나타내며, 입력변수를 정상 작동구간 내에서 변화를 시키면서 출력의 변화를 측정하여 그린 교정곡선상의 기울기로 식 (5-3)과 같이 표시된다.

$$\text{정적감도} = \frac{\text{출력의 변화}}{\text{단위입력의 변화}} = \text{교정곡선의 기울기} \qquad (5\text{-}3)$$

㉮ 저항형 온도 센서의 경우 0.5[Ω/℃]이며 또한 감도는 입력 이외의 환경변화와 같은 주변 인자에 대한 민감성의 정도를 나타낼 때 사용된다.

그림 5-19에서 보면 입출력 교정(I/O calibration : 아이오 칼리브레이션)을 했을 때 1차함수인 경우에는 기울기에 해당하고, 1차 함수가 아닌 경우에는 입력의 값에 따라 다르다.

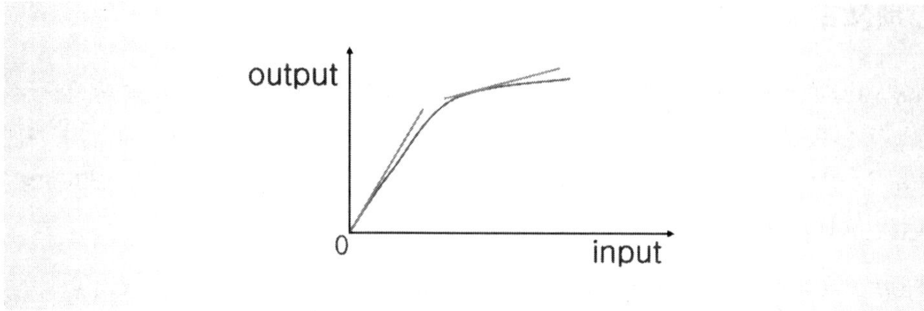

그림 5-19 ● 정적 감도(static sensitivity : 스테틱 센서티비티)

교정곡선(calibration curve : 칼리브레이션 커브)은 일반적으로 측정기의 교정결과를 그래프로 나타낸 곡선으로 측정기나 조정다이얼의 각각의 지시값에 그 정확한 값을 플롯하여 얻는 곡선으로, **기지의 입력값을 측정기에 적용시켜 그 결과로 발생하는 출력을 관찰하여 작성**한다.

9. 선형성

측정기에서는 **출력신호가 입력신호에 대하여 직선적인 비례관계를** 갖는 것이 이상적이다. 시스템이나 소자가 다음과 같은 특성을 가질 때 선형적이라고 한다.

① 입력 X_1에 대한 축력은 Y_1, 입력 X_2에 대한 출력은 Y_2일 때

② 입력 $X_1 + X_2$에 대한 출력이 $Y_1 + Y_2$이고, 입력 KX_1에 대한 출력이 KY_1이다.

입력이 허용한계를 초과하면 출력이 포화되기 시작하여 응답의 직선성을 상실하기 때문에 동작범위의 상한 또는 정격을 정한다. **선형성**(linearity : 라이너리티) 특성은 **계산이 용이하고, 제어시스템에 연결되었을 때 해석이 쉬우며 선형성을 표시하는 지표로 비선형성**(nonlinearity : 넌라이너리티)을 사용한다.

10. 비선형 오차

대부분의 변환기는 전체 동작 범위에 대해서 **입력과 출력의 관계가 선형이라고** 보는 경우가 많다. 즉, 입력변화에 따른 출력변화를 그래프로 표현할 때 직선이라고 정하는 것이다. 하지만 실제로 진정한 선형관계를 가지는 변환기는 대부분 없기 때문에 선형관계를 가정해 보면 오차가 어쩔 수 없이 발생한다고 볼 수가 있다.

비선형 오차(non-linear error : 넌 리니어 에러)는 **가정된 직선으로부터 어긋난 최대의 오차로 정의**된다. 이러한 오차를 수치적으로 표현하기 위해 여러 가지 방법들이 제시되고 있다.

① 출력 범위의 양끝 점을 잇는 직선으로 정하는 방법이다(그림 5-20(a)).

② 최소 자승법을 이용하여 모든 데이터값이 오차범위 내로 들어가는 최적의 직선을 구하는 것이다(그림 5-20(b)).

③ 최소 자승을 이용하면서 영점을 지나가는 직선을 구하는 방법도 있다(그림 5-20(c)).

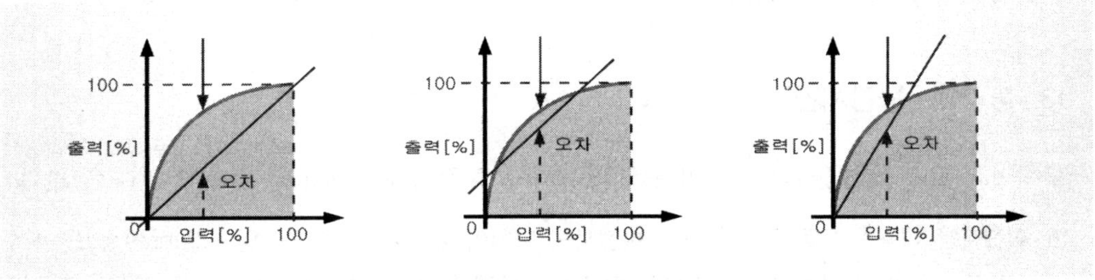

(a) 양쪽 끝을 잇는 직선 (b) 오차범위의 직선 (c) 영점을 지나는 직선

그림 5-20 ● 비선형 오차

그림 5-20은 세 가지 방법에 의하여 해당 오차가 어떻게 달라지는가를 보여 주고 있다.

㉱ 압력 변환기의 경우 비선형 오차가 전체 범위에 대하여 ±0.5[%]로 나타낸다.

11. 히스테리시스 오차

변환기의 출력은 같은 측정입력에 대해서도 출력값이 계속적으로 감소하는 과정인가 증가하는 과정인가에 따라서 달라질 수 있다. 이러한 현상을 **이력현상**(히스테리시스 : hysteresis)이라고 한다. 그림 5-21은 히스테리시스[1]를 갖는 출력을 나타낸 것으로 입력이 증가, 혹은 감소하는 관계로 출력값은 일치하지 않고 오차를 보인다.

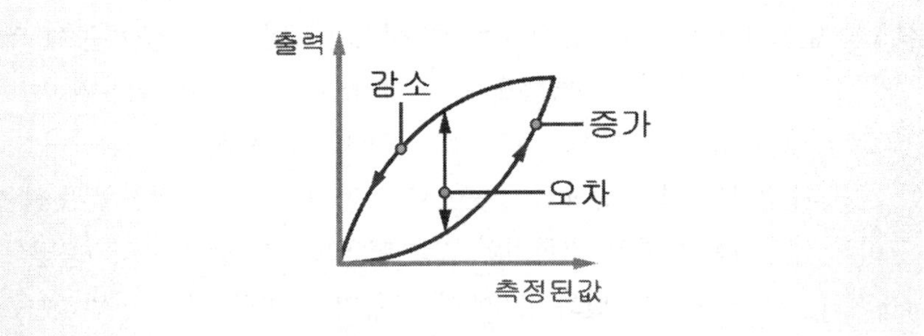

그림 5-21 ● 히스테리시스

1) 히스테리시스 : 어떤 물리량이 현재의 물리조건만으로는 임의적으로 결정되지 않고, 그 이전에 그물질이 경과해온 상태의 변화과정에 의존하는 현상이다.

12. 안정도

어떤 기간 동안 일정한 입력을 측정할 때 같은 출력을 유지하는 성능을 나타내는 것을 변환기의 안정도(stability : 스터빌리티)라고 한다. 드리프트(drift)는 시간에 대한 출력변화로서 자주 사용하는 용어이고 그리고 전체 출력 레인지에 대한 [%]로 나타낼 수 있는데 특히, 0인 입력에 대한 출력의 시간변화를 의미하는 것은 제로 드리프트(0, zero drift)이다.

13. 불감대 · 불감시간

출력이 나오지 않는 입력값의 범위를 변환기의 불감대(dead band : 데드 밴드)라고 한다.

㉬ 회전자를 이용한 유량계에 있어서 회전자의 마찰이 존재하기 때문에 임계값(threshold : 스레시홀드), 즉 특정 유량값 이상에서만 출력이 나오게 된다. 입력이 인가된 후 그 영향이 출력으로 나올 때까지 소요되는 시간을 불감시간(dead time : 데드 타임)이라 말한다.

14. 출력 임피던스

전기적 출력을 내는 센서가 전자회로에 인터페이스될 때 센서의 임피던스가 회로와 직렬 또는 병렬로 연결되게 되므로, 출력 임피던스(output impedance : 아웃풋 임피던스)를 확실히 확인해야 한다. 센서를 연결함으로써 회로의 특성이 크게 변화될 수도 있기 때문이다.

02 | 측정기기의 동적 특성

인체의 신호는 일정하거나 천천히 변화하는 의학신호의 시변적인 특성 때문에 의료 측정기기의 동특성을 살펴보아야 한다. 동특성(dynamic characteristics : 다이내믹 캐릭터리스틱스)은 입력이 인가되고 난 후에 출력이 안정될 때까지의 시간에 대한 동작의 특성을 의미한다. 빠르게 변화하는 양을 측정하는 경우 중요한 기준으로 측정기기의 입출력간의 동적 전달함수가 중요하다. 그리고 동특성은 대부분 전형적인 입력 형태에 대한 출력의 시간응답으로 표현하는데 그 대표적인 형태로는 입력변화가 0에서 갑자기 일정한 값으로 변하는 스텝 파형, 입력이 일정한 비율로 증가하는 램프, 또는 일정한 주파수를 갖는 사인파 등이 있다. 다음은 동특성을 나타내는 중요한 용어들이다.

1. 응답시간

입력이 인가된 이후로 변환기의 출력이 어떠한 정해진 값에 도달하기까지의 시간을 말한다. 그림 5-22에서 정상상태의 출력값의 95[%]에 도달하는 응답시간(response time : 리스폰스 타임)을 나타내고 있다.

㉠ 수은 온도계를 뜨거운 액체에 담갔을 때 온도계가 실제 온도의 95[%]까지 도달하기 위해서는 100초가 걸렸다고 하면, 이 시간이 바로 응답시간이다.

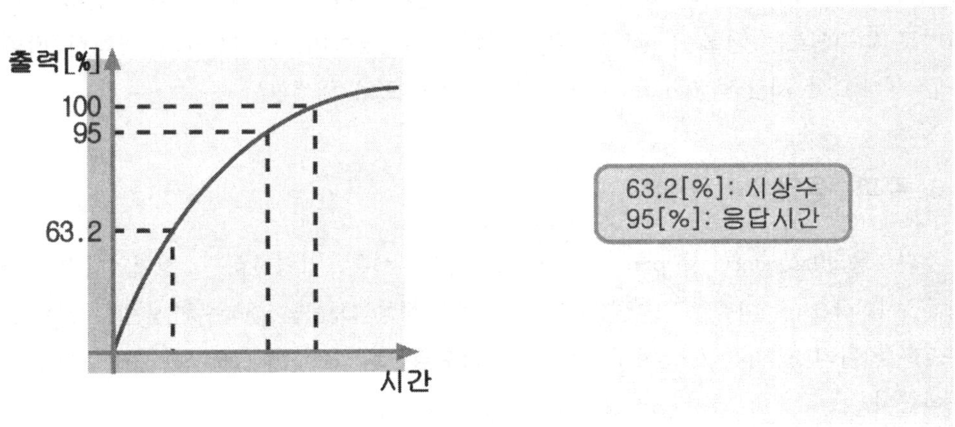

그림 5-22 • 계단파 입력에 대한 응답

2. 시상수

시상수(time constant : 타임 콘스턴트)라고 하는 것은 출력의 정상상태 값의 63.2[%]에 도달하는 시간을 의미한다. 공기 중에 놓인 열전대(thermocouple : 서모커플)는 시상수가 대개 40~100초 이내이다. 센서에서의 시상수값이 커지면 커질수록 입력에 대한 응답이 느리다는 것을 알 수가 있다.

3. 상승시간

정상상태 출력의 10[%]에서 90[%] 또는 95[%]까지 상승하는 데 소요되는 시간을 상승시간(rising time : 라이징 타임)이라고 말한다.

4. 정정시간

정정시간(settling time : 세틀링 타임)은 출력이 정상상태값의 2[%] 이내로 도달하는 데 걸리는 시간을 말한다.

입력이 시간에 따라 변할 때의 시간응답특성(과도특성)과 각각의 생체현상이 가지는 고유한 주파수성분의 특성이 있다.

5. 과도응답

과도응답(transient response : 트랜지언트 리스폰스)은 입력이 임의의 시간적 변화를 가했을 때 정상상태가 되기까지의 출력신호의 시간적 변화로 제어계의 동특성을 평가하는 수단의 하나로 입력신호는 임펄스(impulse)신호, 스텝(step)신호이며, 입력상태의 급격한 변화시의 응답 상태로서 시간영역(time domain : 타임 도메인)으로 해석한다.

6. 주파수응답

주파수응답(frequency rcsponse : 프리퀀스 리스폰즈)은 입력신호는 정현파입력(sinusoidal input : 사인어소이스 인풋)이며, 정현파입력에 대한 정상상태응답 주파수의 함수로 진폭비와 위상변화를 나타내는 곡선으로 구성된다. 주파수영역(frquency domain : 프리퀀스 도메인)으로 해석한다.

7. 전달함수

선형시스템의 전달함수는 입력과 출력신호간의 관계를 수학적으로 표현한 것으로 전달함수를 알고 있으면 주어진 입력에 대한 출력을 식 (5-4)와 같이 정확히 예측할 수 있다.

$$a_n \frac{d^n q_o}{dt^n} + a_{n-1} \frac{d^{n-1} q_o}{dt^{n-1}} + \cdots + a_1 \frac{dq_o}{dt} + a_o q_o$$

$$= b_m \frac{b^m q_i}{dt^m} + b_{m-1} \frac{d^{m-1} q_i}{dt^{m-1}} + \cdots + b_1 \frac{dq_i}{dt} + b_o q_i \qquad (5\text{-}4)$$

$q_o \equiv$ output, $q_i \equiv$ input, $t \equiv$ time,

a_i, $b_i \equiv$ parameter assumedconst.

측정기기의 동특성에서 입력측에 임펄스 함수 또는 계단함수를 인가하여 출력파형을 측정하는데 여기서는 계단함수의 경우를 0차, 1차, 2차계로 나눌 수 있다.

(1) 0차계

① 0차계(zero order system : 제로 오더 시스템)의 전달함수는 a_0와 b_0를 제외한 모든 a, b값이 0으로 되었을 때를 말하며 식 (5-5)와 같이 유도된다.

$$a_o q_o(t) = b_o q_i(t) \tag{5-5}$$

② 시간지연(time delay : 타임 딜레이)과 동적오차(dynamic error : 다이나믹 에러)가 존재하지 않고, 출력이 모든 주파수 성분에 대해 입력에 비례하기 때문에 이상적인 동적 특성을 제공하므로 **변위측정 퍼텐시오미터**(displacement measuring potentiometer : 디스플레이스먼트 메이저링 퍼텐시오미터)나 **선형 가변저항기**가 0차기기의 좋은 예가 된다.

(2) 1차계

① 1차계(1st order system)의 전달함수는 식 (5-6)과 같다.

$$a_1\frac{dq_o}{dt} + a_0 q_o = b_0 q_i => \frac{a_1}{a_0}\frac{dq_o}{dt} + q_o = \frac{b_0}{a_0} q_i => (\tau D + 1) q_o = K q_i \tag{5-6}$$

$$\text{전달함수} : \frac{\text{출력의 변화}\ q_o}{\text{입력의 변화}\ q_i} = \frac{K}{\tau D + 1}$$

a_1, a_0, b_0 : 상수, q_o : 출력변화, q_i : 입력변화

τ : 시정수(time constant : 타임 콘스턴),

D : 미분연산자(differential operator : 디퍼런셜 오퍼레이터)

② 2차계의 예로는 RC 저주파 통과필터가 대표적이다.

③ 2차계(2nd order system)의 특성

㉠ 2차계의 수학적 모델은 식 (5-7)과 같다.

$$\begin{aligned} & a_2\frac{d^2q_o}{dt^2} + a_1\frac{dq_o}{dt + a_o} q_o = b_o q_i => \frac{a_2}{a_0}\frac{d^2q_o}{dt^2} + \frac{a_1}{a_o}\frac{dq_o}{dt} + q_o = \frac{b_o}{a_o} q_i \\ & => \frac{1}{\omega_n^2}\frac{d^2q_o}{dt^2} + \frac{\zeta}{\omega_n^2}\frac{dq_o}{dt} + q_o = Kq_i \end{aligned} \tag{5-7}$$

제 5 장

$$\text{전달함수} : \frac{\text{출력의 변화}}{\text{입력의 변화}} = \frac{K}{D^2/\omega_n^2 + 2\zeta D/\omega_n + 1}$$

ω_n : 비감쇠 고유진동수(undamped natural frequency : 언댐프트 네츄럴 프리퀀스)

ζ : 감쇠비(damping ratio : 댐핑 래티오)

ⓛ 2차계의 예 : 가동코일형 계기

전류를 변위로 변환하는 계기, 가동코일에 흐르는 전류와 고정된 영구자석에 의한 자기장 자기력선속밀도 사이에 작용하는 전자기력을 이용한 지시전기계기이다. 감도가 높아서 교류용의 정류형 계기에도 사용된다.

Lesson

4 변환기와 생체전기신호의 유도

01 | 변환기

변환기(transducer : 트랜스듀서)는 물리적인 양(quantity : 퀀터티), 성질(property : 프로퍼티), 조건(condition : 컨디션) 등을 사용할 수 있는 전기적인 신호로 변환하는 소자를 총칭하는 용어이다. 측정시스템에서는 입력과 출력에 트랜스 듀서가 사용되는 데, 비전기적 양을 전기적신호로 변환하는 입력 변환기를 센서 전기신호를 다른 에너지로 변환하는 출력 트랜스듀서를 액추에이터(actuator)라고 한다. 현재 센서와 트랜스듀서를 같은 의미로 사용하는 경우가 많다.

표 5-3 ◦ 생체신호와 변환기 종류

생체 신호	변환기(transducer : 트랜스듀서)
근장력	strain gauge(스테인게이지), differential transformer(디프런티얼 트랜스포머)
혈 압	strain gauge식 전기혈압계
혈류량	전자유량계, 도플러식 초음파혈류계
심 음	micorophone(마이크로폰)
체 온	thermister(서미스터), thermoelectric couple(서모우일렉트릭 커플)
맥 파	광전식 맥파계, 용량식 맥파계, 임피던스식 맥파계
호 흡	차압식 유량계, thermister strain gauge(서미스터 스테인 게이지)식 호흡계
혈액 pH, PO_2, PCO_2	유리전극, 귀금속 전극 등

임상에서 주로 관심을 갖는 생체현상은 물리현상, 화학현상, 생물현상으로 크게 분류가 되며, 이러한 현상들의 비전기적 신호를 공학적 기법으로 처리하기 위하여 전기적인 에너지로 변환하여 임상에서 활용한다. 생체신호와 다양한 변환기의 종류를 표 5-3에서 보여주고 있다.

02 | 브리지 측정

많은 종류의 브리지 회로가 개발, 이용되어져 왔으며 그 중에서도 가장 간단하고 보편적인 형태의 브리지는 휘트스톤(Wheatstone) 브리지로서 주로 저항값의 측정에 이용되고 있다. 이를 응용하여 고저항 및 저저항, 인덕턴스, 커패시턴스. 어드미턴스, 그리고 컨덕턴스 등의 측정에도 브리지 회로가 이용되고 있다. 이러한 브리시 회로는 측정의 기본 도구로서 사용되고 변환기와의 인터페이스의 역할을 담당하고 있다.

1. 직류(DC) 브리지

(1) 휘트스톤 브리지

실제 저항값을 정확하게 읽어내야 할 필요가 있을 때 주로 회로를 이용하게 되는데, 측정하는 계기가 휘트스톤 브리지(Wheatstone Bridge)이다. 그림 5-23의 휘트스톤 브리지는 전원과 4개의 저항을 대칭으로 접속하여 만들고 그 사이에 검류계를 설치하여 전압을 가하면 회로에

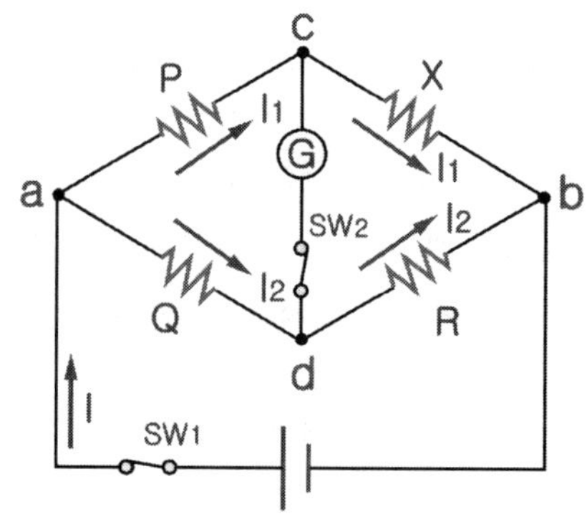

그림 5-23 ▪ 휘트스톤 브리지

전류가 흘러 각 저항에 전압강하가 발생한다. 검류계는 변화되는 전압의 변화를 나타낼 수 있는 어떠한 계기로도 대체가 가능하며, 검류계가 접속된 중간지점의 전압이 같아지면 전위차가 0이 되어 전류는 흐르지 않게 되고 검류계는 중간을 지시하게 된다. 저항의 전압강하는 저항에 비례하여 발생하므로 저항의 비례는 전압의 비례가 되어서 이를 이용하여 미지의 저항을 구하는데 이용한다.

휘트스톤 브리지(Wheatstone Bridge)는 저항성 변환기에 주로 사용되며 저항의 전압강하는 저항에 비례하여 발생하므로 저항의 비례는 전압의 비례가 되므로 이를 이용하여 미지의 저항을 구할 수 있다.

(2) 테브난 등가회로

불평형 상태를 검출하기 위하여 검류계가 필요로 하는 감도를 가졌는지 아닌지를 알기 위해서는 검류계의 전류를 계산하는 것이 필요하다. 다른 종류의 검류계들은 단위 편향(전류 감도)당 각기 다른 전류들이 필요할 뿐 아니라 각기 다른 내부저항을 가지고 있다. 사전 계산 없이는 어떤 검류계가 브리지 회로의 불평형 상태를 검출하기에 적당한 감도를 갖고 있는지 알 수가 없는데 이는 그림 5-24의 Wheatstone 브리지를 테브난 등가회로(Thévenin Equivalent Circuit : 테브난 이큐벨런트 설키드)로 변환함으로써 구할 수 있다.

첫 번째로 검류계를 회로로부터 제거했을 때 단자 c-d 점에 나타나는 등가전압을 계산하고, 다음으로 전지를 그 내부 저항으로 대치한 후 단자 c-d 점의 등가저항을 계산한다.

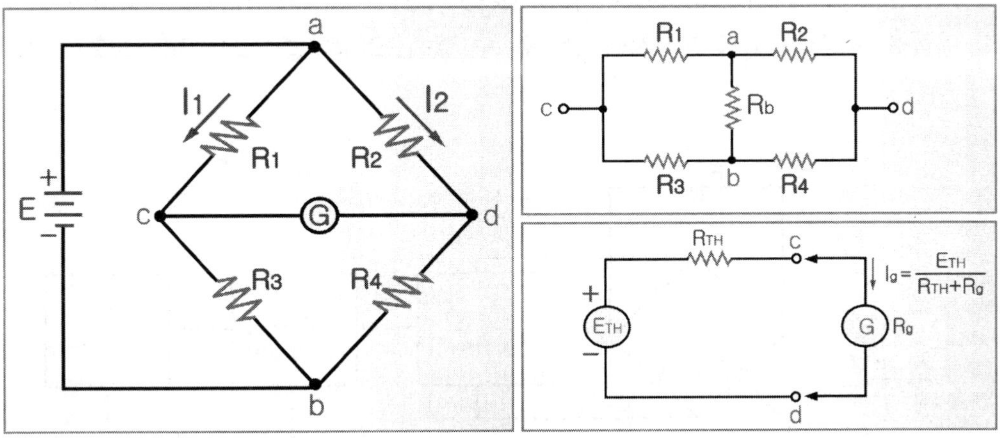

그림 5-24 ◦ 테브난 등가회로

제 5 장

(3) Kelvin 브리지 및 Kelvin Double 브리지

Kelvin(켈빈) 브리지는 그림 5-25와 같이 접촉 리드선의 영향(Effects of Connecting Leads : 이펙트 오브 커넥팅 리드스)을 제거하기 위해 Wheatstone 브리지를 수정한 형태이며 일반적으로 1[Ω] 이하의 저저항 측정에서 매우 높은 정확도를 갖는다.

켈빈 더블(Kelvin Double : 켈빈 더블) 브리지(그림 5-26)는 휘트스톤 브리지에 보조저항을 추가하여 두 쌍의 비례변을 가지고 있는 회로이며, 접촉저항이나 도선저항의 영향이 작다.

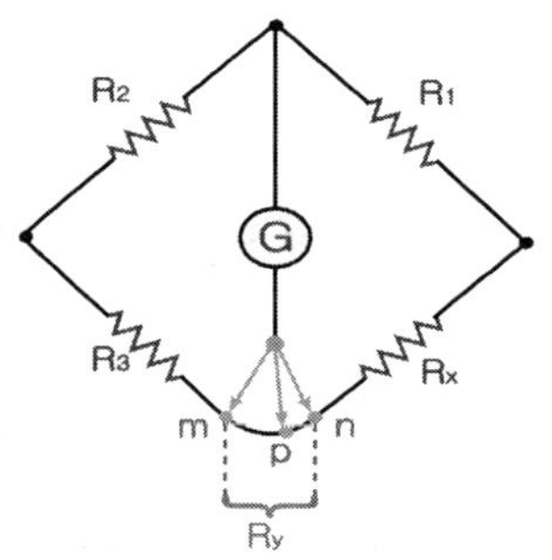

그림 5-25 • Kelvin 브리지

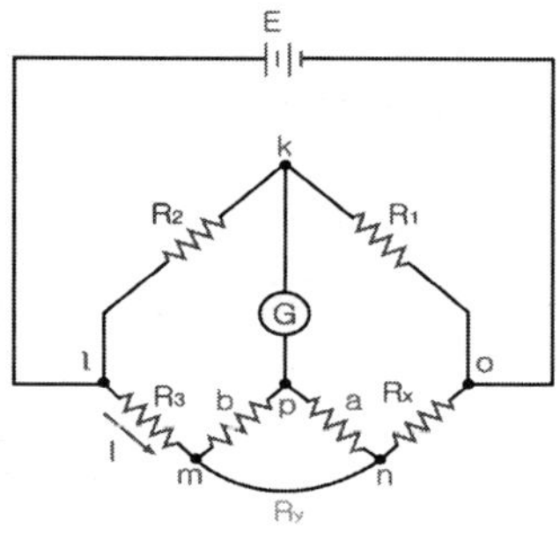

그림 5-26 • Kelvin Double 브리지

(4) Digital Readout Bridge

Digital Readout Bridge(디지털 리드아웃 브리지)은 실제의 브리지의 회로를 이용한 측정 방법은 변함없고, 브리지 회로에 디지털 회로를 적용하여 읽기를 수행하는데 있어서 디지털 판독을 제공함으로써 측정시에 발생할 수 있는 오차를 줄이고자 하는 회로이다(그림 5-27).

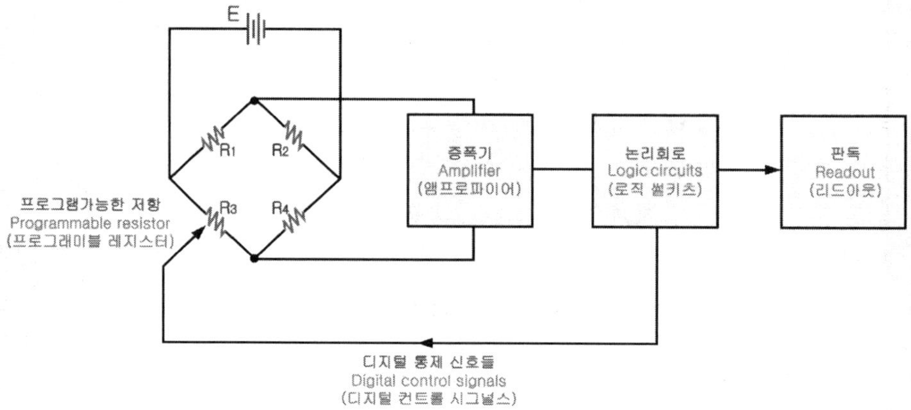

그림 5-27 • Digital Readout Bridge(디지털 리드아웃 브리지)

(5) 브리지의 응용

브리지 회로는 측정 및 제어분야에서 매우 다양하게 응용되고 있다. 그 중 하나가 Wheatstone 브리지를 이용하여 여러 종류의 전선에 대한 DC저항 성분을 측정하는 것이다. 이는 전선 자체에 대한 품질검사가 될 수도 있고, 전선이 이용되는 조립부품에 대한 검사가 될 수도 있는데, 예로서 모터의 권선자, 변환기, 솔레노이드, 릴레이 코일 등의 저항성분에 대한 측정을 들 수 있다.

2. 교류(AC) 브리지

모든 AC 브리지는 Wheatstone 브리지의 원리에 기초하여 각 변의 저항을 임피던스로 전원을 교류전원으로 검류계를 교류용으로 대체한 것이다. 인덕턴스나 커패시턴스의 측정에 사용되고 있다. AC 브리지에서는 브리지 회로의 각 변이 순저항이거나 임피던스 소자들로 구성되어 있다. 이러한 AC 브리지 회로는 단순히 미지의 임피던스 성분에 대한 측정에 국한되지 않고, 여러 전자회로에 응용되어지고 있다. 즉, 위상변이(shifting phase : 시프팅 펄스), 발진기나 증폭기로의 귀환경로의 제공, 여파, 그리고 음성신호의 주파수분석 등에 널리 사용되고 있다.

(1) 브리지 평형 및 불평형의 조건

AC 브리지의 기본형태는 그림 5-28과 같이 4개의 브리지변, 전원, 그리고 영위 검출기로 구성되어 있다.

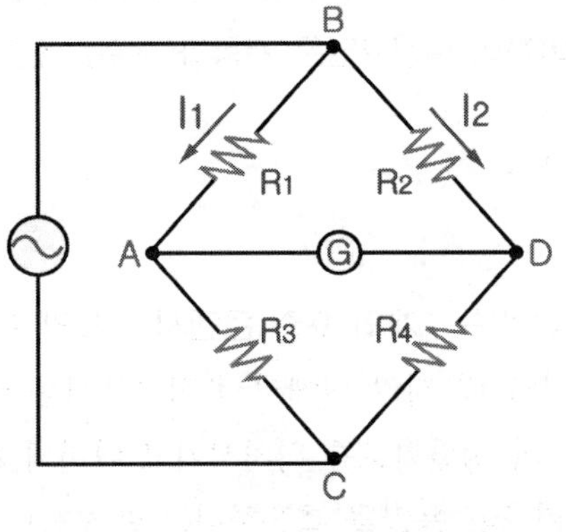

그림 5-28 ∘ AC 브리지 회로

제5장

그림 5-28의 브리지의 평행조건은 A점과 C점 사이의 전위차가 0일 때이며, 이는 B점과 A점 사이의 전압 강하와 B점과 C점 사이의 전압 강하가 크기와 위상이 같을 때이다.

식 (5-8)은 대부분의 경우에 가장 편리한 형태 이며, AC 브리지형태에 관한 일반식이다. 이는 AC 브리지가 평행이 되기 위해서는 서로 대각에 위치한 임피던스의 곱이 같으면 된다.

$$Z_1 Z_4 = Z_2 Z_3 \ (\mathrm{R}_1\ \mathrm{R}_4 = \mathrm{R}_2\ \mathrm{R}_3) \tag{5-8}$$

교류브리지의 평형조건에는 주파수가 관계되는 것이 있다. 이를 이용하여 주파수를 측성하며 마찬가지로 마주보는 변의 임피던스에 대한 위상각의 합이 식 (5-9)와 같이 같다.

$$\begin{aligned}
&(z_1 \angle \theta_1)(z_4 \angle \theta_4) = (z_2 \angle \theta_2)(z_3 \angle \theta_3) \\
&z_1 z_4 \angle (\theta_1 + \theta_4) = z_2 z_3 \angle (\theta_2 + \theta_3) \\
&\angle \theta_1 + \angle \theta_4 = \angle \theta_2 + \angle \theta_3
\end{aligned} \tag{5-9}$$

(2) Maxwell Bridge

Maxwell Bridge(맥스웰 브리지)는 브리지에 인덕턴스를 포함한 것으로 알고 있는 정전용량으로 미지의 인덕턴스를 측정한다(그림 5-29).

(3) Hay Bridge

Hay Bridge(헤이 브리지)는 맥스웰브리지를 변형시켜 측정변과 마주하는 변에 표준 콘덴서와 가변표준저항기의 직렬회로를 위치시키고 나머지 2개의 변에 페이스메이커를 위치시켜 인덕턴스를 측정한다. 미지의 측정코일은 저항과 순수한 인덕터의 병렬등가회로를 사용한다(그림 5-30).

(4) Schering Bridge

Schering Bridge(셰링 브리지)는 1개의 표준 콘덴서, 1개의 가변표준 콘덴서, 2개의 가변표준저항기를 이용하여 브리지의 네 개의 변에서 측정콘덴서를 놓는 측정변과 마주하는 변에 가변 콘덴서와 페이스메이커의 병렬회로를 위치시키고 나머지 2개의 변에 가변표준저항기와 표준콘덴서를 각각 위치시켜 정전용량을 측정한다(그림 5-31).

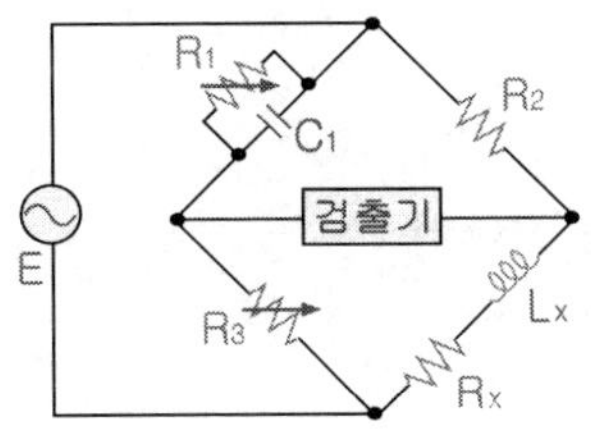

그림 5-29 • 맥스웰 브리지

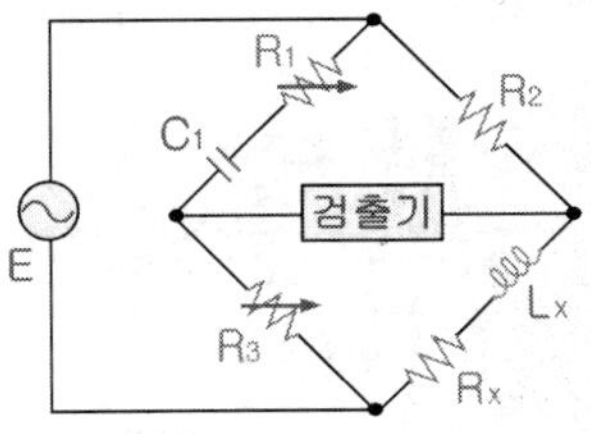

그림 5-30 • 헤이 브리지

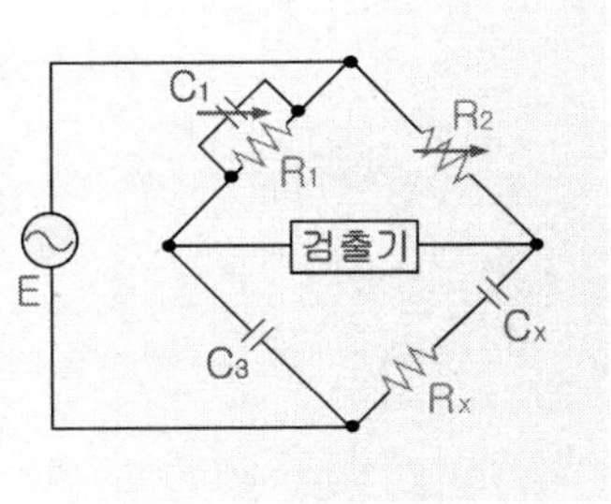

그림 5-31 • 셰링 브리지

03 | 생체전기신호의 유도

생체의 조직과 체액은 전기전도성을 가지고 있으므로 활성화된 세포 주위에는 전류가 흐른다. 생체에 전극을 부착하여 검출된 파형의 형태는 전극의 크기, 위치, 생체전기 발전기(bioelectric generator : 바이오일렉트릭 제네레이터)의 탈분극 및 재분극 과정의 일시적인 성질 등에 의해서 결정된다.

오늘날 임상에 쓰이고 있는 심전도 등 생체전기신호의 기록은 대부분 피부의 표면에 전극을 부착하여 감지되는 값을 기록하는 것이다. 그것은 세포에서 발생한 전기현상이 도체인 생체조직을 통하여 체표면에 전해져서 피부에 전위분포가 형성되기 때문에 가능한 것이다.

1. 생체전기현상

생체의 모든 기관은 세포로 이루어져 있으며, 활동전위라고 하는 세포막 내외의 전위차가 각 세포가 생체의 활동으로 인해 흥분상태가 될 때 생체활동이 변하게 되며 세포막 내외의 전위차가 생체전기현상의 기본이 된다.

신경세포에 전기자극을 가한 경우에 있어서 생체의 활동전위는 그림 5-32와 같은데 −65[mV]인 **안정상태**[2]에서 전기자극을 가하면 전위차가 작아져 일시적으로 +20~+30[mV] 정도가 되었다가 하향하여 안정상태 이하까지 벗어나게 되었다가 시간이 지나면 다시 원상태로 복귀한다.

---

2) 안정상태 : 세포 내측이 외측에 대해서 −60~−70[mV]의 전위차를 나타내는 정지전위상태이다.

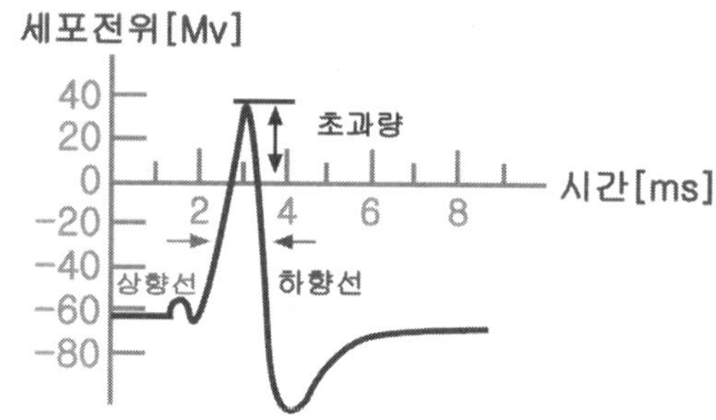

그림 5-32 ● 생체의 활동전위

① 단일세포에 대해 미소전극을 사용하여 측정한 신경세포의 예이며 임상시에는 생체 각 기관의 활동상태에 대한 복잡한 파형을 검출해야 하므로 매우 복잡하다.

그림 5-33은 생체조직의 임피던스를 나타낸 것으로 이것은 통상적으로 Z로 표시하며 식 (5-10)으로 나타낼 수 있다.

$$Z = \frac{v}{I} = \frac{1}{\left(\dfrac{1}{\rho + j2\pi f \varepsilon}\right)} \cdot \frac{l}{S} \tag{5-10}$$

여기서, S는 단면적, l는 길이, ρ는 평균저항률, ε는 생체조직의 평균유전율, f는 주파수이다. 즉, 생체조직의 임피던스 특성이 생체가 활동함에 따라 변화하는 특성을 이용하여 측정하는 능동적 방법이다.

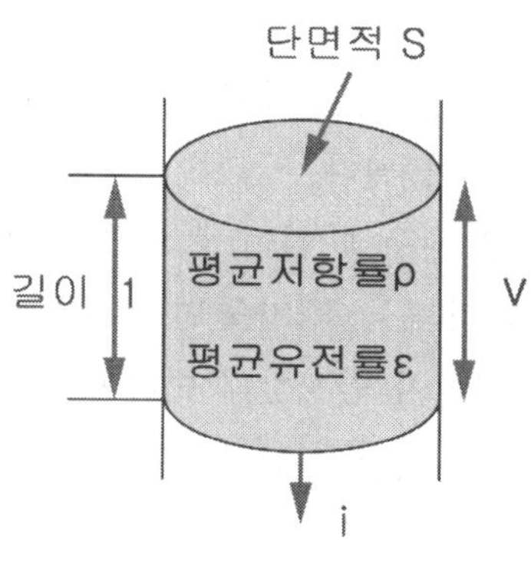

그림 5-33 ● 생체조직의 임피던스

표 5-4 • 생체전기현상의 특성

종 류	주파수 범위	전 압
뇌파(EEG)	수10[μV]	0.5~200[Hz]
망막전도(ERG)	수100[μV]	DC~수100[Hz]
심전도(ECG)	수[mV]	0.1~200[Hz]
근전도(EMG)	수[mV]	수십~수[kHz]
뇌유발전위	수0.1[μV]	0.5~수[kHz]
신경활동전위	수10[μV]	수십~수[kHz]
세포 내 활동전위	수10[mV]	DC~수[kHz]

② 생체전기현상의 특성은 표 5-4와 같이 생체전기신호의 종류에 따라서 신호에 포함된 주파수 범위와 신호의 크기가 다르기 때문에 전극의 종류와 장착 방법, 전위 증폭기의 방식 등을 각각의 신호에 맞게 측정 방법을 선택해야 한다.

2. 생체-전극계면 효과

전자기술이 발달함에 따라 생체전기현상을 용이하게 감지할 수 있는 고성능의 측정기기들이 개발되고 있다. 유도전극의 성질은 생체와 전극계면의 결합 때문에 생체전기현상의 측정에 있어서 매우 중요하다.

제 5 장

① 그림 5-34는 전극물질을 사용하여 인체의 표면으로부터 생체전기신호를 유도하는 신호의 흐름과정을 나타낸 것이다. 여기에서 e_o는 생체 내에서 발생된 기전력으로 생체 내에서 방사선 모양으로 퍼져나가 체표면의 특정점간에 e 전위차를 만들게 되는데 e는 이때 생체전기신호의 근원파로 작용하게 된다.

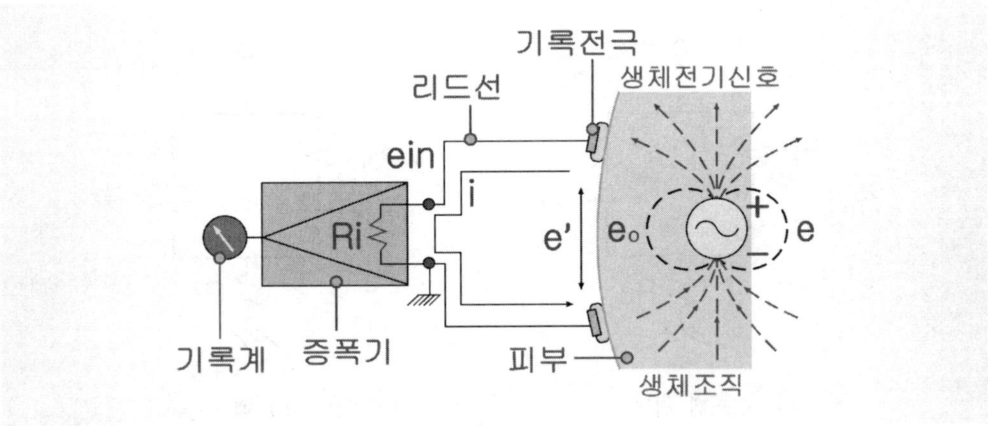

그림 5-34 • 생체-전기계의 연결구조

e는 생체 내의 표피 중 임피던스가 매우 높은 것을 경유하여 전극을 거쳐 증폭기에 접속되어 있다. 이때 신호가 용이하게 흐르게 하기 위해서 페이스트(계면물질)가 표피와 전극 사이에 도포되어 있다.

이 폐회로를 흐르는 전류 I는 각각의 임피던스로 인해 각 부분에 전압강하를 만든다. 이때 증폭기의 입력저항 e_i는 다른 부분의 임피던스보다 충분히 커야 하지만 증폭기 입력측의 전압 e_{in}을 e_i와 같게 할 수 있다.

② 전극의 임피던스는 피부의 임피던스에 비해 매우 낮은 것이 임피던스면에서 문제가 된다. 생체전기현상을 검출할 때 저항과 정전용량의 병렬회로로 피부의 임피던스는 그림 5-35와 같이 나타낸다. 전기적 특성은 표피와 전극을 접속하는 페이스트와 전극재료에 따라 달라진다.

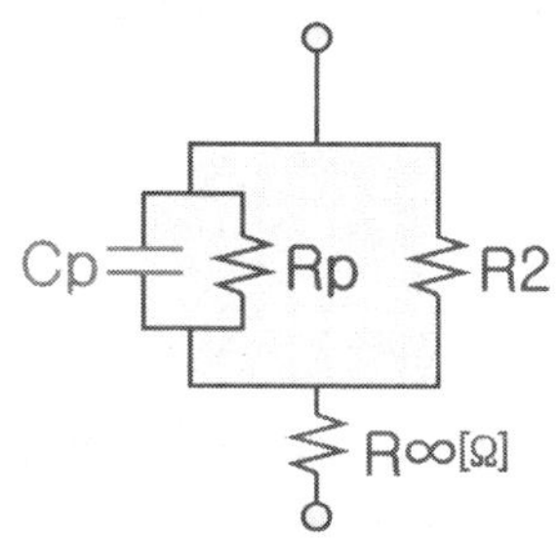

그림 5-35 ● 피부 임피던스의 등가회로

③ 그림 5-36은 의료용으로 사용되는 생리식염수 내에서 백금전극과 텅스텐 전극의 등가회로를 나타낸 것으로 Rp는 전극저항, Eres는 정지전위, Cp는 전기이중층용량이다.

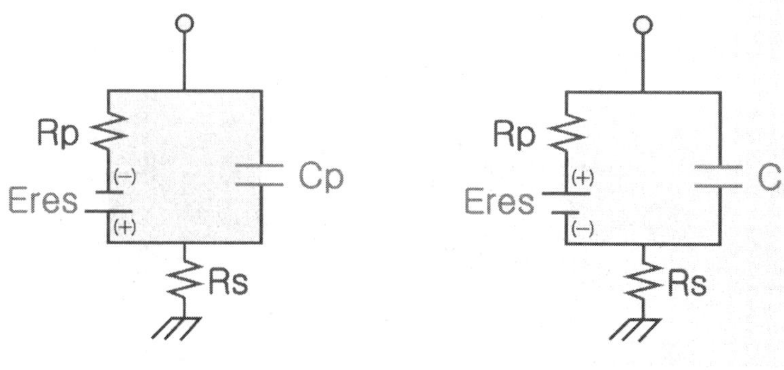

(a) 텅스텐 전극 (b) 백금전극

그림 5-36 ● 생리식염수 내에서 전극 임피던스의 등가회로

3. 생체전기의 유도

전극을 생체에 부착하여 생체전기현상을 유도할 수 있는데 이를 유도법이라 한다. 유도법에는 생체 내 두 지점간의 전위차를 유도하는 쌍극유도법(bipolar lead : 바이폴러 리드)과 생체 내 기준점과 임의의 불활성지점과의 전위차를 유도하는 단극유도법(unipolar lead : 유니폴러)이 있다(그림 5-37). 단극유도법에 의하여 절대전위의 측정이 가능하다. 단극유도법을 시행할 때 전장 내 임의의 한 점에 놓은 전극을 기록전극이라 하며, 기준점에 놓은 전극을 무관전극이라고 한다.

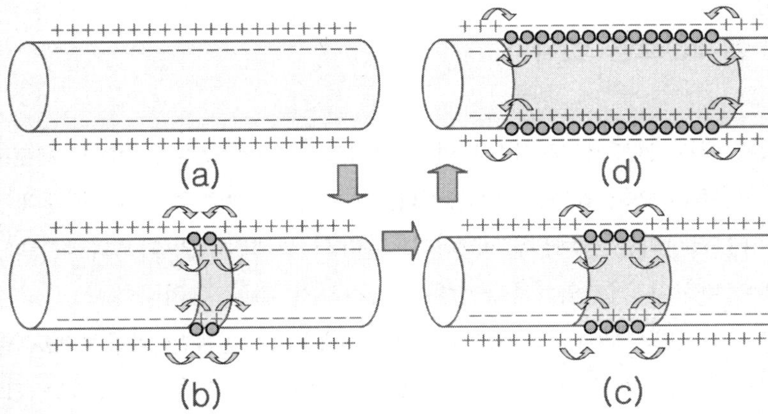

그림 5-37 ● 쌍극자 개념을 이용한 신경에서의 흥분과 회복

흥분된 조직은 흥분되지 않은 조직에 비해 전기적으로 음(−)이므로 양전하와 음전하의 배열에 의해 쌍극자(dipole : 다이폴)가 형성된다. 쌍극자 주위의 조직과 체액에는 전류가 흐르며, 주변에 전계를 형성한다. 심전도의 경우 심근세포는 등가적으로 전기이중층소스로 간주할 수 있고 이로부터 쌍극자 모멘트를 구할 수 있다. 평균 쌍극자 모멘트는 심장의 흥분에 따라 크기와 방향이 변하게 되며, 이 변화에 의해 체표면에 부착된 전극으로부터 신호를 검출하는 것이 심전도 신호이다.

Lesson

5 생체전기신호용 전극

01 | 생체신호용 전극

생체전기현상이란 인체에 형성되어 있는 전위로 인체에 있는 뉴런에서 세포막을 투과할 때 지나가는 이온들에 의해 발생하는 전류이다. 생체전기현상은 서로 다른 생체기관의 이온 농도차이로부터 발생되는 생체전위현상이다. 따라서 생체전극은 이온의 이동에 따른 변화를 전류변화로 바꾸어 전자의료측정기에서 처리하기 위한 장치이다.

심전도(ECG) · 근전도(EMG) · 뇌파(EEG) 등의 생체전기현상들은 임상적으로 널리 활용되고 연구되고 있는 생체신호이다. 이들 생체전기신호를 검출 · 기록하는 데에는 전극(Electrode : 일렉트로드), 증폭기(Amplifier : 엠플리피어), 기록기(Recoder : 레코더) 등이 필요하지만, 생체전기신호의 경우 신호가 미약하고 외래잡음의 영향을 쉽게 받을 수 있어서 의료용 전극은 안전성이 요구된다.

1. 전 극

인체의 전위와 전류를 측정하여 기록하기 위해서는 인체와 측정기기 사이에는 연결 단자가 있어야 한다. 이 연결단자 역할을 하는 것이 바로 전극이다. 항상 전위를 측정할 때는 전류의 흐름을 동반하게 된다. 전극의 기능은 생각보다 단순하지가 않다. 인체 내에서의 전류는 이온들의 이동에 의하고, 도선에서의 전류는 전자의 이동 때문에 전극은 이온전류를 전자전류로 바꾸는 변환기 역할을 수행하여야 하며 이러한 이유로 인해 전극의 동작 및 사용시 여러 문제가 발생한다.

2. 분극형 및 비분극형 전극

전극은 전극과 피부 사이에 전류가 흐를 때 생체에 현상이 발생하는가에 따라 분극형 및 비분극형으로 분류할 수 있다.

(1) 분극형 전극

전극과 피부 사이에 흐르는 전류가 모두 변위 전류로만 이루어지기 때문에 실제로 전하가 전극과 피부 사이를 이동하지 않는 전극이다. 하지만 그로 인해 분극형 전극은 일종의 커패시터의 특성을 갖는다.

(2) 비분극형 전극

전극과 피부 사이에 흐르는 전류가 에너지를 필요로 하지 않는 자유로운 전하의 이동에 의한 것으로 과전위가 존재하지 않는 이상적인 전극이다. 하지만 실제로는 이러한 전극을 만들 수 없기 때문에 그림 5-38과 같이 비분극형 전극에 가까운 Ag-AgCl(은-염화은) 전극이 가장 많이 사용되고 있다.

(3) 은-염화은 전극

피부와 금속전극간에는 분극에 의한 전위차가 발생하며, 이는 전극의 재질이나 전해질의 종류에 따라 전위차가 다르게 나타난다. 일반적으로 수십[mV] 정도에 이른다. 분극전압을 최소화하기 위해 은을 몸체로 한 표면에 염화은(AgCl)을 부착시켜 분극전압을 200~300[μV]로 낮춘 은 -염화은(Ag-AgCl) 전극을 생체표면 전극으로 많이 사용한다. 기준전극으로 사용이 가능한 은-염화은 전극의 구조를 그림 5-39에 나타내었다.

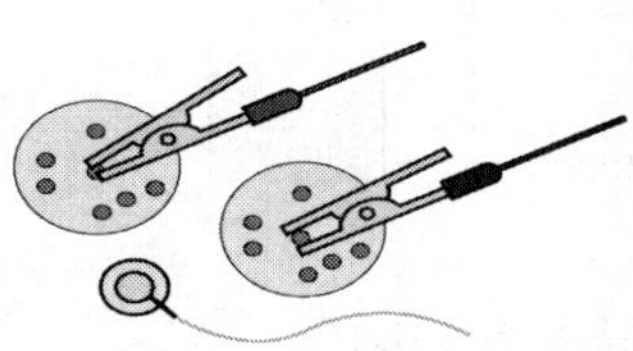

그림 5-38 • 은-염화은 전극

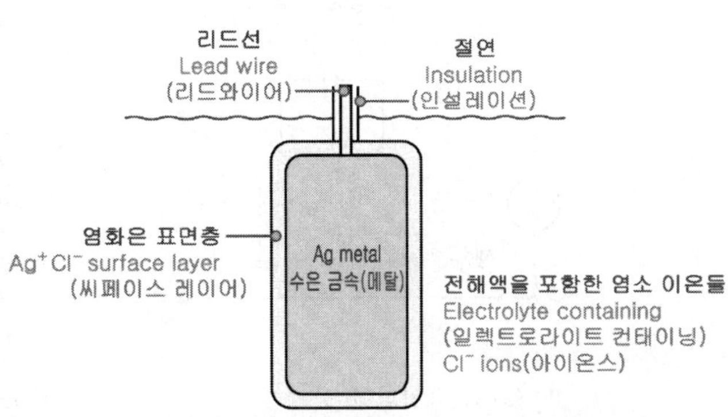

그림 5-39 • 기준전극으로 사용이 가능한 염화은 전극

(4) Beckman 전극

① Beckman(베크만) 전극은 은－염화은(Ag-AgCl) 입자를 가압 성형한 비분극 전극이다.
② 케이스 내부는 페이스트(젤) 구조로 전극과 피부간 접촉이 없다.
③ 전극과 피부간 분극전압 12[μV]/12[hr], 임피던스 300[Ω] 이하로 타 전극의 1/10 수준이다. Beckman 전극의 구조를 그림 5-40에 나타내었다.

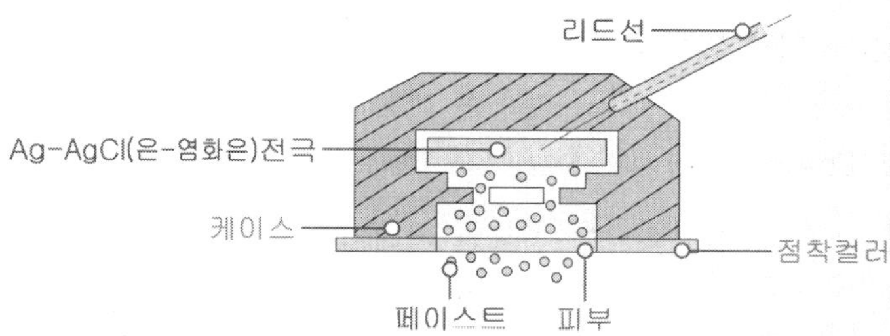

그림 5-40 ● Beckman 전극의 구조

3. 피부접촉저항

피부는 각 층의 임피던스를 갖기 때문에 의료용 전극을 부착하기 전 피부의 각질층을 얇게 제거하거나, 땀의 성분제거 및 고형 미립자가 포함된 전극페이스트(젤)를 피부표면에 도포하여 피부접촉저항을 낮추고 있으나 수[KΩ] 정도의 피부접촉 저항값을 갖는다. 전극임피던스와 의료용 측정기기의 회로도를 그림 5-41에 나타내었다.

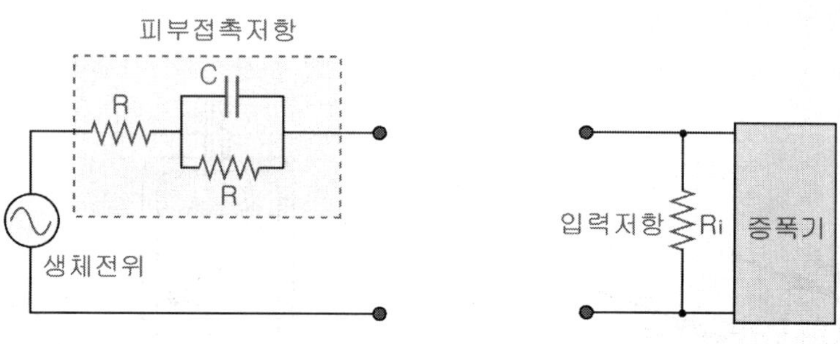

(a) 전극임피던스 (b) 의료용 측정기기

그림 5-41 ● 전극임피던스와 의료용 측정기기

4. 유도형 전극의 분류

유도형 전극은 표면전극, 내부전극, 미소전극으로 분류하는데 **표면전극**은 피부나 점막에 부착하여 사용하고, **내부전극**은 생체 내에 삽입하거나 장착하는 전극을 말하고, **미소전극**은 단일세포 내에 찔러 넣어 막전위를 기록하는 데 사용하는 전극을 말한다.

(1) 표면전극

표면전극(surface electrode)은 인체 표면에서 여러 가지의 생체신호를 측정하기 위해 사용된다. 인체표피에 부착하여 **생체전위변화를 검출하기 위해 전해질**(페이스트나 젤)을 사용하며 피부접촉저항을 감소시킨다. 표면전극으로는 그림 5-42와 같은 종류가 있다.

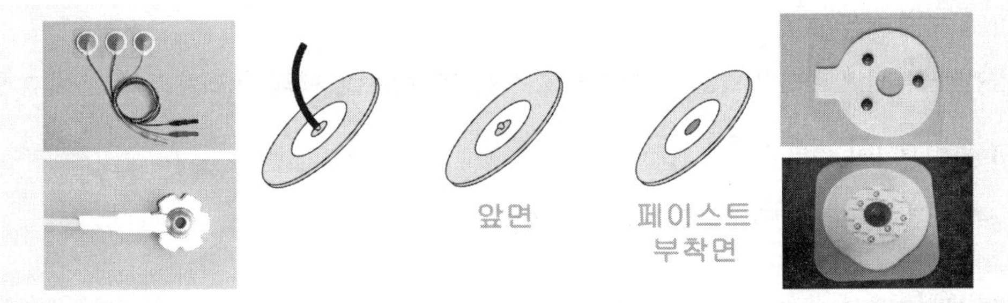

그림 5-42 ● 일반적인 표면전극의 형태

1) 금속판 전극

금속판(Metal Plate : 메탈 플레이트) 전극은 **심전도**(ECG), **근전도**(EMG), **안전도**(EEG) 등의 생체신호측정에 사용한다.

2) 흡입전극

흡입(Suction : 석션)전극은 심전도 가슴전극(Precordial : 프리쿼다이얼)으로 전해질 또는 접착제 없이 공기의 흡입으로 인해 빠른 시간 내에 짧은 측정이 가능하다. 흡입전극은 그림 5-43에 나타내었다.

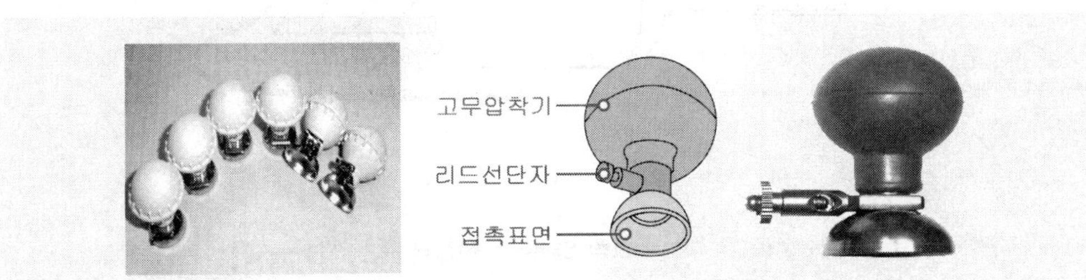

그림 5-43 ● 흡입전극

3) 가요성 전극

가요성(Flexible : 플렉시블) 전극은 도전성 패드를 사용하여 피부표면에 비교적 넓은 부위의 굴곡에 맞추어 부착한다.

4) 표면전극이 갖추어야 할 조건

① 오랫동안 안정적으로 접촉을 유지하여야 한다.
② 전류가 흐르기 쉬워야 한다(접촉저항이 낮을 것).
③ 분극전압이 적어야 한다.
④ 잡음이 발생하지 않아야 하며 접촉저항 변화, 분극변화에 대하여 안정성이 보장되어야 한다.

5) 전극의 재료

양은(구리, 니켈, 아연의 합금), 스테인리스 스틸, 은, 텅스텐, 백금, 이리듐 등이 쓰이고 있다.

6) 표면전극의 종류

금속판 전극, 흡착전극, 부유전극 등이 있다.

(2) 내부전극(침전극)

침전극(Internal electrode)은 피부 내에 삽입하는 전극의 형태와 무선송신회로를 체내에 삽입하는 형태의 전극으로 나눌 수 있다.

체내에 찔러 넣은 침전극은 주로 근전도 및 뇌파의 측정 등에 이용되는데 침전극은 두피 내에 찔러 넣으므로 접촉저항도 떨어지고 전극의 고정도 안정되어 환자가 불안감과 아픈 것만 참을 수 있다면 표면전극보다 우수한 특성을 나타낸다(그림 5-44 참조).

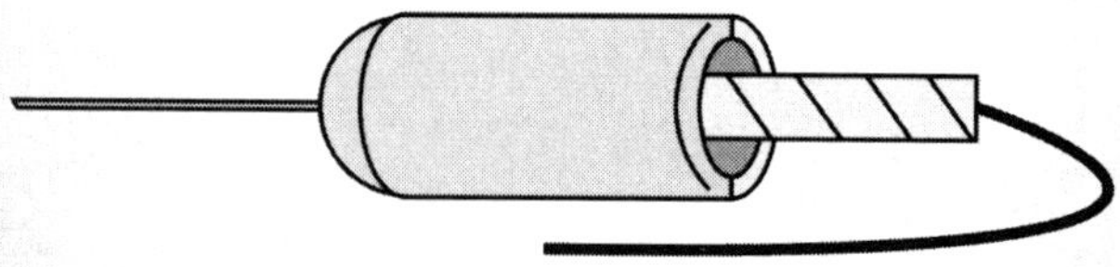

그림 5-44 • 침전극

① 인체의 피하에 삽입하여 측정하고자 하는 신호원 세포에 근접하여 생체신호를 검출한다.
② 분극 표피의 잡음효과가 없으므로 전극과 전해질의 접촉이 좋아 페이스트나 젤 사용이 필요 없다.
③ 분극이나 피부접촉저항을 줄일 수 있다.
④ 전극의 고정상태가 우수하여 잡음에 비교적 영향을 받지 않는다.

침전극에는 여러 가지 종류가 있으며, 일반적으로 특정한 생체전기신호를 측정하는 데 필요한 전극은 그 용도에 맞게 직접 설계 및 제작을 하여 사용하게 된다(그림 5-45, 그림 5-46 참조).

인체 내부의 생체신호를 측정하는 데 사용되는 **내부전극**(internal electrode : 인터널 일렉트로드)의 특성은 **세포외 용액**(extracellular fluid : 엑스트라세룰러 플루이드)**이 전해질의 역할**을 수행하므로 따로 전해질 젤을 사용할 필요가 없으며, 전해질-피부 인터페이스 및 그에 따르는 제약조건들이 문제시되지 않는다.

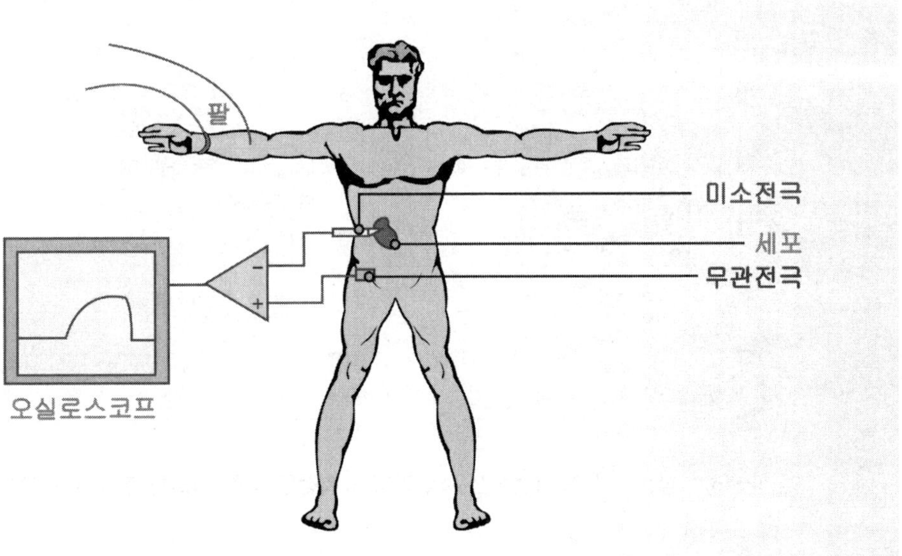

그림 5-45 ● 침전극을 이용한 세포의 전위변화측정

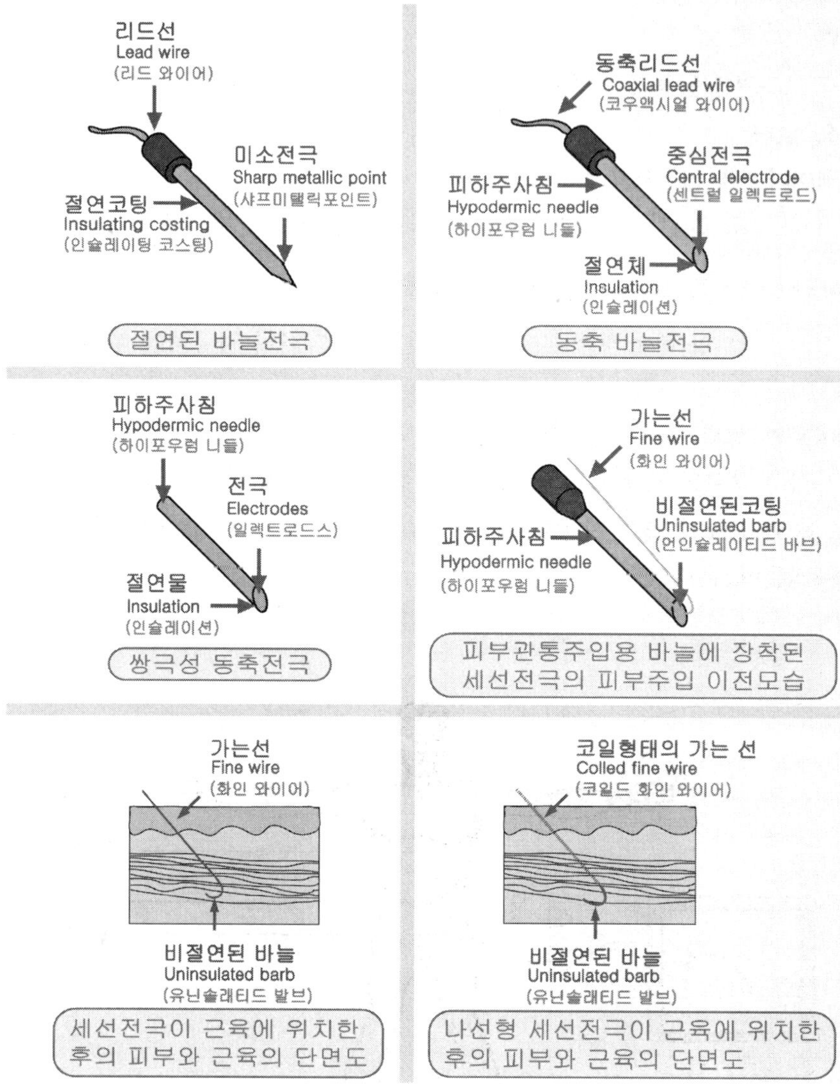

그림 5-46 • **침전극의 종류(생체전위의 경피적 측정을 위한 바늘형 전극과 도선전극)**

1) 내부전극의 종류

내부전극은 피부 또는 조직의 내부에 삽입할 수 있는 바늘전극(Needle Electrode : 니들 일렉트로드)과 수술을 통하여 삽입하는 전극으로 카테터(Catheter) 전극 등이 있고 Coaxial Needle (코엑슈얼 니들) 전극, 코일(Coil)선 전극 등도 있다.

① 동심형 일심 침전극

㉠ 응용분야 : 신경 · 근단위의 활동전위 유도시에 사용한다.

㉡ 특 징

ⓐ 끝이 절단되어 노출된 50~100[μm] 크기의 에나멜 구리선을 봉입, 고정된 형태이며 봉입선과 외장침 사이의 전위차를 기록하도록 되어 있다.

ⓑ 근육 개개의 NMU(신경 · 근단위) 활동전위를 분리하여 유도하는 데 좋고 가장 많이 이용된다.

② 이심 침전극(쌍극침 전극)

㉠ 응용 분야 : 일심 침전극보다 국한된 부위에서의 전위 유도한다.

㉡ 특 징

ⓐ 두 개의 에나멜 구리선 봉입한다.

ⓑ 봉입선의 두께, 거리에 따라 진폭 변화의 단점이 있다.

③ 미소 침전극

㉠ 응용 분야 : 신경, 근단위(NMU) 내에서 단일 섬유근의 활동전위 유도시 사용한다.

㉡ 특징 : 전극의 첨단 직경은 1[μm] 이하이다.

④ 다극 침전극

㉠ 특 징

ⓐ 같은 근육 내에 발생하는 다수의 활동전위를 동시에 기록할 수 있다.

ⓑ 외경 1[mm] 정도의 외장침 안에 5~6줄의 가는 도선을 봉입한다.

2) 내부전극의 용도

내부전극은 근전도(EMG)나 뇌전도(EEG) 신호의 측정에 주로 이용되며, 수술시 심전도(ECG) 측정용으로 이용된다.

(3) 미소전극

미소전극(그림 5-47)은 세포 외와 세포 내에 사용하는 전극이 있으며 주로 전기생리학의 연구에 사용되고 있다. 세포 내에 삽입하고 그 전위를 안정되게 하기 위해서는 전극의 첨단 직경은 최소한 1[μm] 이하로 줄여야 한다.

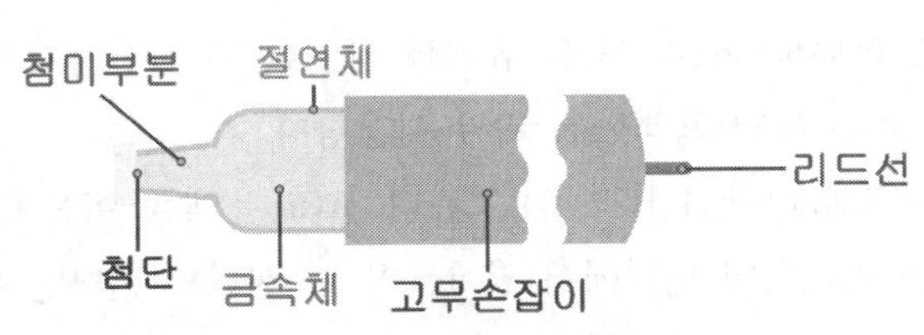

그림 5-47 ◦ 미소전극의 구조

제5장

그림 5-47과 같이 미소전극은 텅스텐, 스테인리스 스틸, 백금－이리듐 선 등을 전해연마하여 첨단을 가늘게 한 금속 미소전극과 유리관을 강하게 가열하여 만든 유리관 미소전극이 있으며 전위차가 적정해야 하며, 전류적정 측정에 쓰이는 지시전극, 미소전극 에는 백금, 수은 적정전극 등이 있다. 특히 세포 내에 찔러 넣을 정도의 가는 전극을 사용할 때는 유리관 미소전극이 주로 이용된다(그림 5-48).

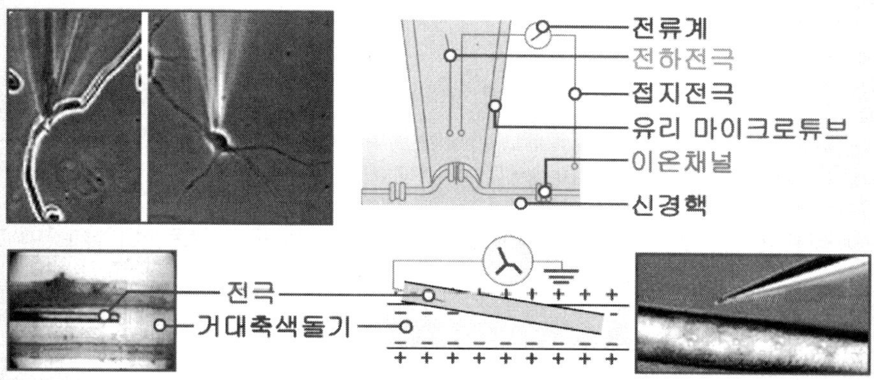

그림 5-48 ● 미소전극

① 세포막(Cell Membrane : 셀 맴브레인)의 전기 생리학적인 현상을 연구하기 위해 사용된다.

② 세포막 관통을 위한 초소형 팁(0.05~10[μm])을 사용한다.

③ 미소전극의 용도 : 주로 신경세포나 근세포 등의 전기 생리학적 현상 연구에 사용되고, 세포 내(Intra-cellular : 인트라-셀룰러) 미세전극, 세포 외(Extracellular : 엑스트라 셀룰러) 미세전극이 있다.

④ 금속미세전극 : 금속으로 끝을 가늘게 제조한 후 주변부위를 절연시켜 환자에게 사용한다.

㉠ 재료 : 스테인리스강, 텅스텐, 백금, 백금-이리듐 금속 등을 사용한다.

㉡ 금속미세전극은 폴리염화비닐 또는 유리관 등으로 피복을 하고 금속선단을 노출시켜 직경 0.05~1[μm] 정도로 연마하여 사용한다.

⑤ 유리 마이크로피펫(Micropipet)전극 : 유리를 가열한 후 신장시켜 가늘게 만들고 후 내부를 KCl(염화칼륨) 등의 용액으로 채워 사용한다.

㉠ 재료 : Borosilicate(버러실러케이트) 유리, KCl 용액을 이용한다.

㉡ 유리세관을 가열하여 양단에서 잡아늘인 후 선단의 팁부분 직경을 1[μm] 이하로 연마하여 피펫으로 가공하여 사용한다.

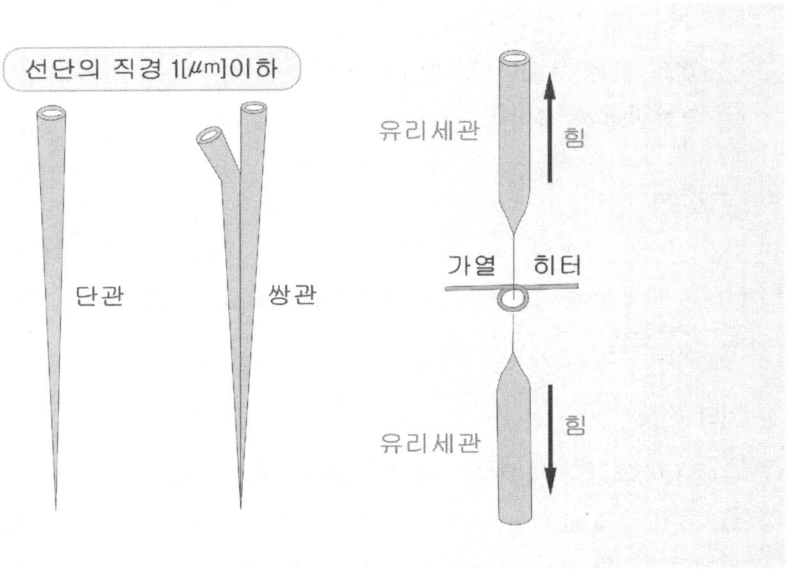

그림 5-49 • 유리 미세 전극 종류 및 구조

㉢ 유리의 표면에는 표면전하가 분포하며, 표면전하 감소를 위하여 피펫 내부에 3[mol] 정도의 고농도 KCl(염화칼륨) 용액을 채워 사용한다. 유리 미세전극 종류 및 구조를 그림 5-49에 나타내었다.

(4) 자극용 전극

측정용 전극은 대부분 자극용 전극으로 사용 가능하고 부적절한 전극을 쓰면 피부를 통하여 외부 이온이 생체로 침입해 자극을 주는 일이 있으므로 안전성이 보장된 은이 주로 쓰인다.

(5) 기타 의용생체전극

1) 절연전극(정전결합형 전극)

장시간 생체표면에 전극을 부착할 경우 페이스트나 젤의 경화현상 및 분극을 최소화하기 위해 절연박막을 만들어 교류정전결합에 의한 체전위변화분만을 유도하는 전극을 절연전극이라 한다.

2) 절연박막 재료 및 조건

① 절연박막재료 : 산화알루미늄, 산화탄탈륨, 산화실리콘, 티탄산바륨 등이다.

② 절연박막재료의 조건

㉠ 유전율이 높아야 한다.

㉡ 누설저항이 커야 한다.

㉢ 염소 이온 부식에 강하여야 한다.

㉣ 경화변화가 작아야 한다.

3) 자극전극

자극용 전극은 생체로부터 신호를 받아들이는 전극과 달리 전극을 통해 생체에 전류를 흐르게 하여 자극을 준다. 통상 전기자극 치료용 의료기기에 쓰이며, 패드형, 전극 흡인형 전극 등이 사용된다.

4) 기타 전극

① 금속 디스크형 전극(Metal Disk Electrode : 메탈 디스크 일렉트로드) : 뇌전도(EEG)용이다.

② 금속판전극(Metal Plate Electrode : 메탈 플레이트 일렉트로드) : 근전도(EMG)용이다.

③ 콘택트렌즈형 전극(Contactlens Electrode : 콘택트런스 일렉트로드) : 망막전도(ERG)용이다.

(6) 생체전극과 작용

1) 전극전위 / 반전지전위

금속전극을 전해질 속에 담그면 금속의 이온일부가 전해질 용액으로 방출된다. 반대로 전해질 용액 속의 같은 금속이온은 금속전극과 결합하게 된다. 이는 산화환원작용에 의해 발생되며, 금속과 전해질 용액 속의 전하 농도차에 의해 전위차가 발생한다. 이를 전극전위(Electrode Potential : 일렉트로드 퍼텐셜), 반전지전위(Half Cell Potential : 하프 셀 퍼텐셜)라 한다.

2) 전극오프셋전위

전극오프셋(Offset)전위는 2개의 전극 사이에서 발생하는 반전지전위차를 전극오프셋전위라고 한다. 생체신호측정에서 전극간에 발생하는 전극오프셋전위는 매우 불안정하고 불필요한 신호이며 가능한 낮게 하여야 한다. 금속전극 중 은-염화은(Ag-AgCl)전극은 비분극 전극으로 은(Ag)과 전해질간에 전극오프셋전위를 낮추어 준다.

02 | 생체전기현상에 이용되는 증폭기

생체전기현상은 생체에서 발생하는 특수한 현상으로 신호가 아주 미약하며 특정 주파수로 구성되어 있으며, 잡음이 많고, 안정되지 않았을 뿐만 아니라 신호원의 임피던스가 높은 것이 주요한 특징이다.

따라서 인간을 측정대상으로 하는 생체현상의 측정은 안전성이 확실히 고려된 상태에서 효과적으로 검출되고 적절한 증폭과 검출이 필요하다.

생체신호의 증폭을 위한 증폭기는 다음과 같은 특성을 갖추어야 한다.

1. 고감도 증폭기

생체에서 발생하는 전위는 극히 미약하여 생체신호의 측정이 용이하지 않다. 또한 인간을 대상으로 하기 때문에 안전성을 충분히 고려하여 측정이 이루어져야 한다. 상당히 높은 감도의 증폭기가 필요하다.

㉮ 심전도는 약 1[mV], 뇌파는 10~100[μV] 정도로 작기 때문에 심전도는 1000배, 뇌파는 100만배 정도 증폭시켜야 한다.

① 일반적으로 증폭기에 유입되는 전압을 E_I, 출력전압을 E_O라 했을 때 E_O / E_I의 비율을 전압증폭도(A)라고 한다(식 5-11). 증폭기의 감도는 전압증폭률의 대수치를 20배하여 전압이득으로 나타내며, 그 단위로 [dB](decibel : 데시벨)를 사용하고 있다. 보통 심전계의 이득은 60[dB], 뇌파계의 이득은 120[dB] 정도로 설계되어 있다.

$$\text{전압이득}[\text{dB}] = 20\log(E_O / E_I) \qquad (5\text{-}11)$$

② 생체용 증폭기는 일반적으로 높은 이득 요구를 수용하기 위해 전치증폭기(pre-amplifier : 프리앰플리파이어)와 주증폭기(main amplifier : 메인 앰플리파이어)로 나누어 구성되며 전치증폭기는 생체와 결합하기 때문에 입력 임피던스를 크게 하고, 생체측에 전류가 흘러 들어가지 않게 설계되어 있다.

③ 주증폭기가 직접 기록계를 구동하여야 할 때는 큰 전력을 출력하는 전력증폭기가 필요하다.

제5장

2. 차동증폭기

두 개의 입력단에 차동적으로 주어진 입력신호에 의해서만 출력을 일으키는 증폭기이며, 잡음이 많은 생체신호는 반드시 잡음을 제거해야 하는데 잡음을 제거하기 위해 사용되는 것이 차동증폭기이다. 신호의 SN비(signal to noise ratio : 시그널 투 노이즈 레이쇼)를 향상시키기 위하여 고안된 것이 차동증폭기(differential amplifier : 디퍼렌셜 앰플리파이어)를 이용하여 '입력전압의 차이'를 증폭하는 것이다.

① 차동증폭기에는 (+), (−) 입력단자가 있다. (+), (−) 입력단자에 각각 같은 진폭의 동위상 입력을 주면 차동증폭기의 원리에 의해 두 입력의 차이를 증폭하게 되므로 그 출력은 0이 된다. 이와는 반대로 역위상 입력신호가 주어지면 증폭도 A에 상응하는 매우 큰 출력이 나타난다.

차동증폭기(그림 5-50)의 출력 V_{out}은 두 입력차 증폭의 원리에 의해 식 (5-12)와 같다.

$$V_{out} = \frac{R_2}{R_1}(V_2 - V_1) \tag{5-12}$$

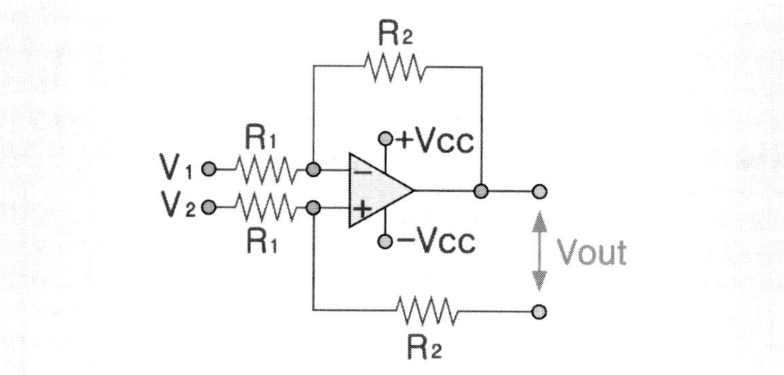

그림 5-50 • 차동증폭기

② 차동증폭기는 신호차에 의해서만 동작하는 것이 중요하다. 동위상 입력에 대한 증폭률을 A_C라 하고, 역위상 입력에 대한 증폭률을 A_D라 할 때 식 (5-13)과 같다.

$$R = A_D / A_C \tag{5-13}$$

R을 판별비 또는 동상 모드 제거비(Common Mode Rejection Ratio : 코먼 모드 리젝션 레이쇼, CMRR)라고 하며 단위는 [dB]로 나타내며 식 (5-14)와 같다.

$$\mathrm{CMRR[dB]} = 20\log(A_D / A_C) \tag{5-14}$$

판별비는 차동증폭기의 중요한 성능 지표로서 동위상 신호에 대한 억제능력을 나타낸다.

③ 차동증폭기는 동위상의 입력신호를 억제하고 역위상 입력신호를 증폭하는 증폭기가 우수한 성능으로 인정받는다. 일반적으로 교류장해나 잡음 등은 동위상 신호이고 생체신호는 역위상 입력신호이므로 이것들을 차동증폭기에 동시에 입력하면 잡음만이 제거되므로 생체신호 측정에 대한 신뢰성이 개선된다. 일반적으로 사용되는 의료용 측정기는 이를 보완해 그림 5-51과 같이 3개의 연산증폭기로 구성된 차동증폭기를 사용한다.

그림 5-51과 같은 구조는 저항측면에서는 입력저항을 더욱 증가시키고 출력저항을 더욱 낮추는 완충증폭기 역할을 하며 출력측면에서는 동상신호를 제거하는 차동증폭기의 특성과 가변저항 R_g의 조절을 통한 이득의 조절 용이성을 얻을 수 있다.

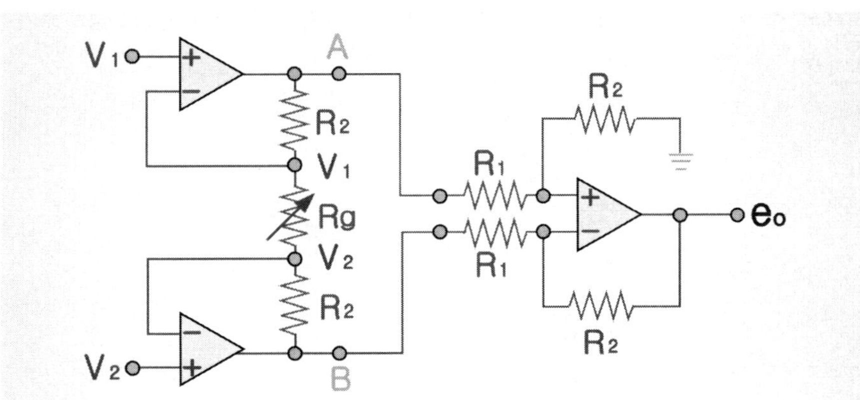

그림 5-51 • 일반적인 구성된 의료측정용 차동 증폭회로

3. 고입력 임피던스 증폭기

인체의 피부표면으로부터 전기적 현상을 유도하기 위해서는 피부에 전극을 부착하여야 하는데, 피부는 전기적 현상에 따라 높은 전기저항을 가지고 있으며 정전용량 성분도 있다. 따라서 증폭기의 입력회로에는 생체 기전력과 직렬로 피부 임피던스가 결합되는 것이 되므로 신호원에 이어지는 임피던스 Z_S는 대단히 커지게 된다.

① 신호원 임피던스 Z_S는 증폭기의 입력 임피던스 Z_{in}과 직렬로 결합하므로, 생체기전력을 E로 하면 증폭기의 입력전압 E_{in}은 식 (5-15)와 같다.

$$E_{\mathrm{in}} = E\frac{Z_{\mathrm{in}}}{Z_{\mathrm{in}} + Z_s} \tag{5-15}$$

따라서 $Z_{in} \gg Zs$일 때만 충분히 큰 E_{in}이 얻어지기 때문에 증폭기의 입력 임피던스 (Z_{in})를 충분히 높게 하지 않으면 충분한 입력전압 E_{in}을 얻을 수 없다.

② 생체용 고입력 임피던스 증폭기가 필요한 것은 이와 같은 임피던스 때문이다. 즉 심전계에서는 10[MΩ], 뇌파계에서는 100[MΩ] 정도의 입력 임피던스가 요구된다. 또 미소전극용의 전치증폭기는 전극저항이 1000[MΩ] 정도이므로 적어도 1000배 이상의 입력 임피던스가 필요하다.

③ 높은 출력 임피던스 회로를 갖는 장치에 낮은 입력 임피던스 회로를 결합하려는 경우에는 임피던스의 균형이 깨지게 된다. 따라서 이러한 결합시에는 증폭기의 입력부에 높은 입력 임피던스를 갖는 증폭기를 결합시켜야 한다. 이 특수한 증폭기를 완충증폭기라고 하며 완충증폭기는 높은 입력 임피던스, 낮은 출력 임피던스, 증폭률은 1이라는 특징을 갖는다.

제6장
센서와 의용생체 센서

1. 용량성과 유도성 센서
2. 위치 센서
3. 힘과 압력 센서
4. 온도측정 센서
5. 광센서
6. 의료용 센서
7. 생체 센서

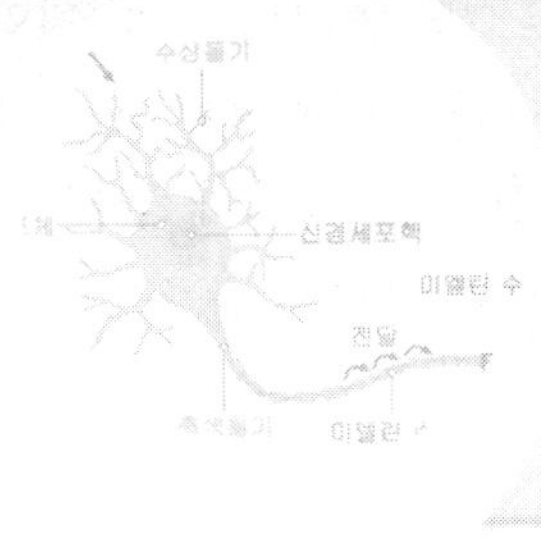

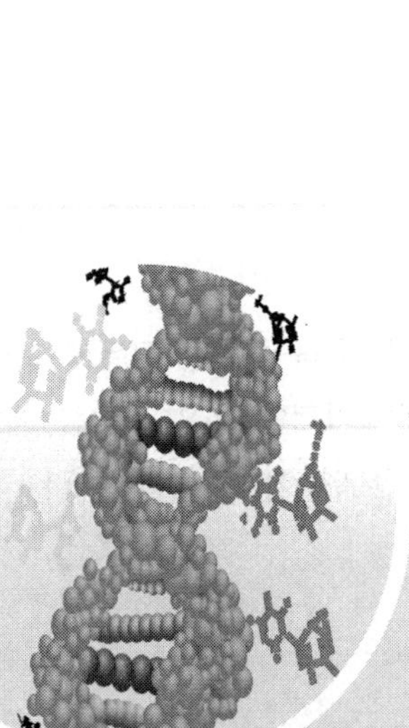

Lesson

1 용량성과 유도성 센서

센서(sensor)는 측정하고자 하는 물리적 신호를 전기적인 신호로 변환시키는 요소로 정의된다.

인간이 외계, 즉 인체의 외부로부터 정보를 얻는데 없어서는 안되는 도구이다. 인간은 감각기관을 통하여 정보를 얻고 있는데, 이 감각기관은 어떠한 기계도 영향을 미치지 못할 만큼 우수하다. 하지만 현대사회는 공업제품의 생산효율을 높이거나 5감(시각, 청각, 촉각, 미각, 후각)으로 느낄 수 없는 분야에 관한 정보를 더욱 필요로 하게 되었다. 이러한 필요에 의해서 센서가 인간의 감각기관들을 대신하여 그 기능을 보완하게 되었다.

현재 개발 중에 있는 USN(Ubiquitous Sensor Network : 유비쿼터스 센서 네트워크), 센서 네트워크란 주변에서 일어나는 모든 생산활동, 사무활동 등 생활에 관련된 모든 것들에 전자태그[1]를 부착해 이를 네트워크화하여 실시간 정보를 전달해 줌으로써 생산활동을 인지 및 관리하는 기술이다.

01 | 용량성 센서

용량성 변환기는 우수한 주파수 응답을 가지며, 정적 및 동적 현상 모두를 측정한다. 이것의 단점은 온도변화에 민감하며 긴 리드 길이 때문에 불규칙적인 혹은 신호를 왜곡할 가능성이 있다. 면적 A, 거리 x인 양극 사이의 용량성분을 보면 식 (6-1)과 같다.

$$C = \varepsilon_0 \varepsilon_r \frac{A}{x} \tag{6-1}$$

1) 전자태그 : 사물에 아주 작은 칩을 부착해 그 사물의 상태 등을 실시간으로 산출 전송하기 위해 만든 장치이다.

ε_0 : 자유공간 유전상수

ε_r : 부도체의 상대유전상수(공기 중에서는 1)

x : 거리

A : 면적

원칙적으로 ε_r, A, x의 세 파라미터의 변화에 의해 변위를 관찰하는 것이 가능하다. 그러나 가장 일반적으로 쉽게 사용하는 방법은 두 평판사이의 간격(x)을 변화시키는 것이다(그림 6-1).

정전용량형 압력 센서를 사용한 예를 보면, 그림 6-2는 두 개의 양측금속 다이야프램은 본체 중심부를 관통한 연결축에 연결되어 있고, 그 연결축 중앙부에는 원판상 금속판인 가동전극이 있으며, 이 가동전극 양쪽에는 세라믹 소재의 고정전극이 있어 양 전극 사이의 정전용량을 발생하고 있다.

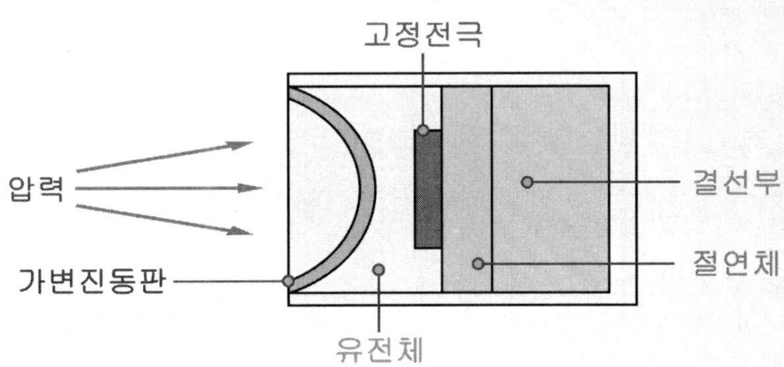

그림 6-1 • 용량성 센서

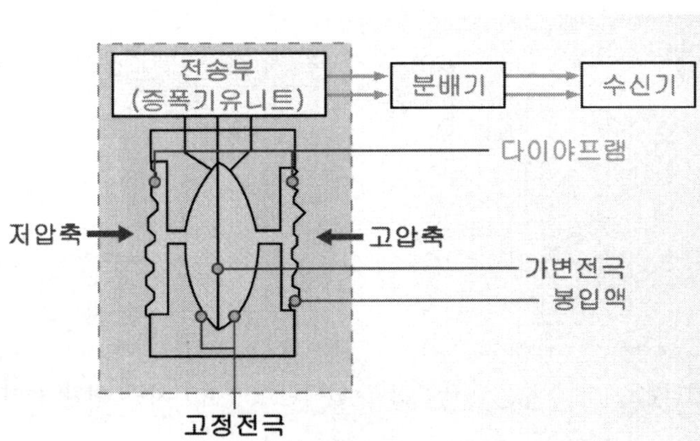

그림 6-2 • 용량형 압력 센서의 내부구조

제 6 장

압력이 다이아프램에 가해지면 양측 압력차에 의해서 이동 전극이 좌로 이동, 측고정전극의 좌측용량은 증가, 우측은 감소됨으로써 이것을 측정하면 차압 또는 압력이 구해지는 것이다.

① 용량형 센서의 용도 : 흉부심박동음, 상박의 박동, 요골박동 등을 측정한다.

② 용량형 센서의 장점 : 비접촉성, 성형성, 주파수 특성 등이 우수하다.

02 | 유도성 센서

코일 내 core(코어)의 이동이 유발하는 inductance(인덕턴스)의 변화로 변위측정하며, 유도성 변환기에서 힘은 한 쌍의 코일에 인덕턴스비 변환 혹은 단일 코일의 인덕턴스 변화에 의해 대략 측정된다. 인덕턴스 성분 L은 코일의 세 가지 요소 중 어떤 한 가지를 변화시킴으로써 거리를 측정하는데 식 (6-2)가 사용된다.

$$L = n^2 G\mu \tag{6-2}$$

n : 코일의 감은 수

G : 기하적 상수

μ : 매체의 유효투자율

이들 각각의 요소들은 기계적인 값들에 의해서 변환된다.

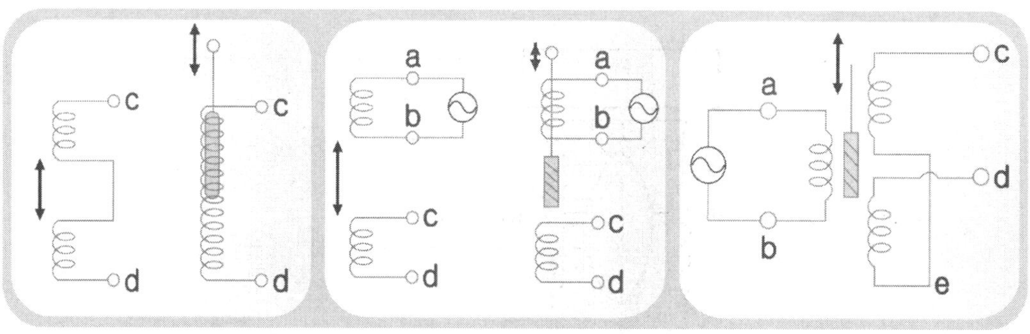

(a) 자기 인덕턴스 (b) 상호 인덕턴스 (c) 차등 변환 형태의 인덕턴스 변환기

그림 6-3 • 인덕턴스 회로도

그림 6-3(a)는 자기 인덕턴스이고, (b)는 상호 인덕턴스이다. 그리고 (c)는 차등 변환 형태의 인덕턴스 변환기이다.

코일에 인덕터 코어(자성체)의 위치변동에 따라 코일에서 유도기전력의 변화를 이용한 센서를 유도성 센서라고 한다. 유도성 센서는 주변 환경의 유전성에 영향을 받지 않지만, 자성체 근처에서는 외부자장에 의한 영향을 받게 된다. 유도성 센서는 심장의 치수를 측정하고 유아의 호흡을 제어하며 동맥의 직경 확인 등에 이용한다.

인덕턴스 변환기는 주위의 유전체 특성에 의해 영향을 받지 않는다는 장점을 갖고 있다. 그러나 인덕턴스 변환기는 자계물질 근접에 의한 외부자장에 의해 영향을 받을 수 있다. 한 개의 이동 철심을 이용한 가변 인덕턴스가 그림 6-3과 같다. 이동요소의 변화나 혹은 코일 내 자기 철심의 이동으로 인해 코일의 자기 인덕턴스의 변화가 생긴다는 원리에 의해 인덕턴스 변환기는 작동한다. 인덕턴스 변환기는 낮은 전원으로 구동이 가능하고 인덕턴스의 변화가 크기 때문에 원격측정 분야에서도 사용가능하다. 상호 인덕턴스 변환기는 분리된 두 개의 코일을 이용하여 그 자계 결합 변형의 변화를 측정하는 데 사용된다.

인가된 힘에 의해 주파수가 변하는 LC 발진기의 성분으로 코일이 사용된다. 변환기의 이러한 형태는 특히 원격측정법 시스템에서 사용되며 단일 코일에서 국부 발진기의 주파수를 조정한다. 변환기의 히스테리시스 오차는 기계적 성분의 거의 전체에서 제한된다.

유도성 센서는 정적 및 동적 측정에 반응하며 연속적인 분석 및 높은 출력을 갖는다. 유도성 변화기의 단점은 주파수 응답(인가된 힘의 변화)이 force-summing(포스 서밍) 성분의 구성에 따라 제한된다. 더욱이 외부의 자계가 오동작의 원인이 된다.

Lesson

2 위치 센서

위치 센서는 회전각과 직선이동, 변위뿐만 아니라 운동의 측정에도 사용된다. 대부분의 경우 위치정보로부터 속도정보 계산이 가능하다. 즉, 센서를 이용하여 가속도를 구한 다음 가속도를 적분하여 속도를 구한 후 알아낸 속도를 적분하여 위치를 구하는 원리이다.

① 위치 센서 장점 : 정확성이 높다.

② 위치 센서 단점 : 재밍[2](Jamming)에 취약하고 터널과 같은 인공위성으로부터 직선거리에서 벗어날 때는 사용되지 않는다.

01 | 전위차계

전위차계(potentiometer : 포텐쇼미터)는 저항기를 통해서 위치정보를 가변전압으로 변환한다. 확실하게 값이 정해진 저항과 짝지으면 직류전류를 정확하게 측정할 수가 있으며 저항체와 그 위를 움직이는 슬라이더(또는 브러시, 와이퍼)로 구성된 가변저항으로 구성되어 있다.

① 형태에 따라서는 회전변위측정 또는 직선변위측정에 사용할 수 있으며 궁극적으로 변위를 전위차(potential difference : 퍼텐셜 디퍼런스)로 변환시켜 위치를 측정하는 장치이다.

② 전위차계의 원리는 표준전압을 기준으로, 구하려는 전압이나 기전력을 그 기준과 평형되게 하여 전압 또는 기전력의 값을 측정한다.

2) 재밍(Jamming) : 레이더 추적 따위에 대한 전파교란이다.

③ 평형은 고감도의 검류계로 검출하는데 저항기의 스위퍼(sweeper)가 위치의 변화로 움직임에 따라서 전체 저항에 비해 스위퍼의 접점을 기준으로 전·후의 저항의 비율을 변화시켜 만들 수 있다.

전위차계의 이러한 전압 분배 성능 때문에 저항에 비례하는 출력을 나타내며 그림 6-4와 같다.

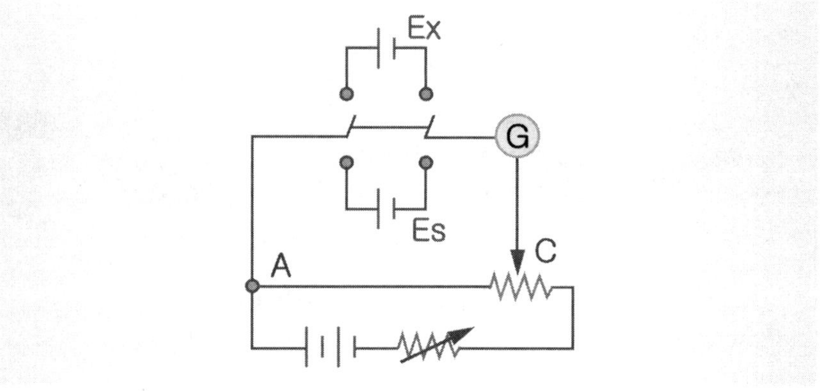

그림 6-4 • 전위차계

④ 전위차계의 장점 : 측정하고자 하는 전압과 기전력에서 전류를 받지 않거나, 흘려보내더라도 매우 미소한 값에 국한된 상태에서도 측정할 수 있다.

⑤ 전위차계는 종류에 따라서 회전과 직선으로 이동할 수 있으므로 회전과 직선의 운동을 측정할 수 있다.

⑥ 회전형 전위차계는 여러 번 회전이 가능하기 때문에 많은 횟수의 회전운동을 측정하는 데에 사용되고 있다. 전위차계는 권선이 감겨 있거나 표면에 저항물질의 얇은 필름(전도성 플라스틱)을 증착시킨다.

⑦ 박막 전위차계의 장점 : 잡음이 적고 출력이 연속적이다. 그리하여 이 형태의 저항기에서 출력을 미분하여 속도값을 생성하는 것이 가능해진다.

⑧ 권선형 전위차계의 단점 : 출력이 계단식이기 때문에 연속적이지 아니하므로 미분을 할 수가 없다.

⑨ 전위차계는 인코더(encoder)와 같은 다른 센서와 같이 사용하기도 하고 단독으로 사용되며, 그림 6-5는 전형적인 상용 전위차계를 나타낸 것이다. 이러한 경우 전위차계는 시작위치를 나타내고 인코더는 관절과 링크의 현재 위치를 나타낸다. 따라서 센서의 조합으로 최대의 정확성을 가지고 또한 최소 입력 요구사항을 충족시키는 것이 가능해진다. 이러한 전위차계의 장·단점은 표 6-1과 같다.

제 6 장

표 6-1 ● 전위차계의 장·단점

전위차계의 장점	전위차계의 단점
출력이 크며 비용은 적게 든다.	기계적 마찰이 크고 분해능에 제약이 있다.
온도보상이 용이하다.	진동에 약하고 수명이 짧다.
직류회로 및 교류회로 사용이 가능하고 증폭 회로가 불필요하다.	변위가 커야 하며 응답속도에 대하여 한계가 있다.

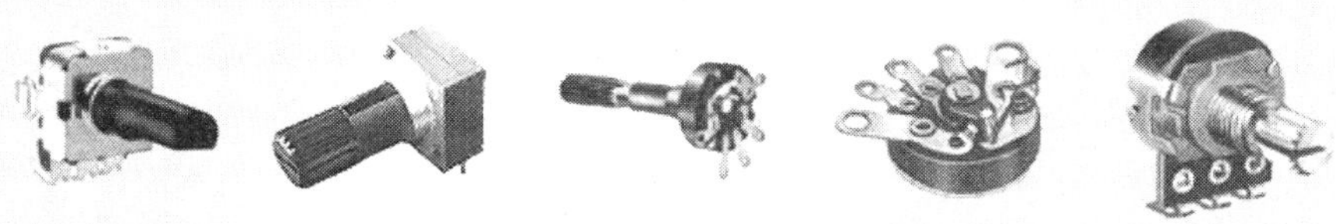

그림 6-5 ● 상용 전위차계

02 | 인코더

인코더(encoder)는 직선운동이나 회전운동을 하는 물체의 변위나 속도를 검출하기 위한 센서로서 디지털 출력이 나온다. 즉, 디지털 전자회로에서 어떤 부호계열의 신호를 다른 부호계열의 신호로 바꾸는 변환기라고 한다.

① 디지털 출력을 위한 인코더 휠(wheel) 또는 막대(stick : 스틱)가 작은 부분으로 구분되어 나누어져 있고, 각 구획은 투명하거나 불투명한데 이것은 비반사형 또는 반사형으로 구성할 수 있다. 한쪽에서 발광 다이오드(LED)와 같은 빛을 인코더 휠 혹은 막대의 다른 방향쪽에 광선을 주사하고 포토 트랜지스터(photo transistor)와 같은 광감지 센서를 이용하여 감지한다.

㉮ 빛이 통과하여 휠의 각도 위치(또는 막대의 경우, 직선 위치의 경우)가 빛이 통과하는 곳이라면 반대쪽의 센서는 켜지고 높은 신호를 가진다. 이와 반대로 휠의 각도 위치가 빛이 통과하지 못하는 곳에서 멈추게 된다면 센서는 꺼지게 되고 출력은 낮아질 것이다(디지털 출력 off, 즉 0). 휠은 계속 회전하기 때문에 센서는 연속적으로 신호를 보낼 수 있게 되는 것이다. 만일 신호가 계수(count)된다면 휠의 대략의 전체 각 변위(total angular displacement : 토털 앵귤러 디스플레이스먼트)는 언제나 측정할 수 있다.

② 인코더에는 절대위치형(absolute : 앱솔루트)과 증가형(incremental : 인크리멘털)의 두 가지 형태가 있다. 그림 6-6은 증가형 인코더이다. 이 형태의 인코더에서 불투명하고 투명한 구획의 면적(호)은 반복적이고 모두 같다. 각각의 면적이 항상 일정한 각운동을 가리키는 것은 모든 호(arc : 아크)는 같은 크기이기 때문이다. 만일 휠이 오직 두 개의 부분으로만 나누어져 있었다면 각 부분이 나타내는 각도는 180[°]가 되며 분해능 또한 180[°]이다. 그 호 내에서는 변위나 위치에 대해 좀 더 확실한 정보를 나타내는 것은 불가능하게 될 것이다. 만약 분할이 가능하게 된다면, 정확성 또한 정밀하게 될 것이다. 즉, 광학 인코더의 분해능은 호의 불투명하고 투명한 면적의 수와 관계가 있다. 전형적인 증가형 인코더는 512에서 1,024의 호를 가질 수 있고 0.7[°]에서 0.35[°]의 분해능으로 각 변위를 나타낼 수 있다.

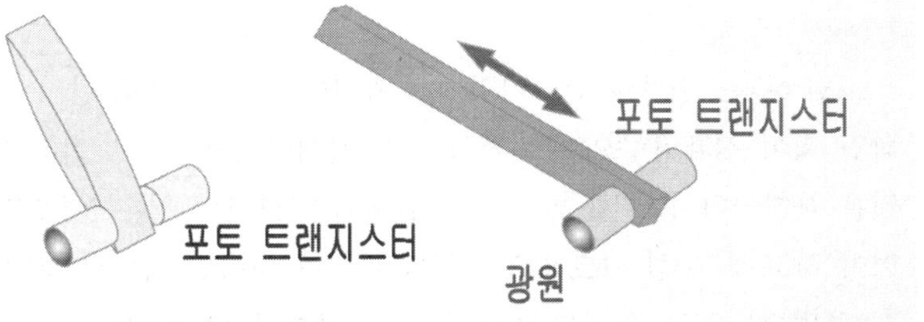

(a) 회전증가형 인코더 (b) 선형증가형 인코더

그림 6-6 ◦ 단순 형태의 회전증가형 인코더와 선형증가형 인코더

㉠ 광학 인코더 : 재료에 구멍을 뚫거나 자르거나 하는 방법으로 만들어진 투명한 부분과 유리와 같이 투명한 재료를 사용해서 만든 투명한 부분으로써 구성이 모두 가능하다. 대부분의 인코더 휠은 어떤 부분에서 빛이 반사되게 하였고, 또 어떤 부분은 반사되지 않게 에칭(etching)되어 있다. 이 경우 수광 센서와 발광 센서는 모두 휠의 같은 방향에 위치한다.

㉡ 증가형 인코더 : 적분기와 원리는 같지만 단지 각 위치의 변화만을 출력한다(그것은 변위라고 할 수 있는 위치의 변화를 나타낸다). 따라서 실질적으로는 직접 어느 위치에 있는지를 표시하거나 출력할 수가 없다. 다시 말하면 증가형 인코더는 얼마나 많이 움직였는지를 알 수 있지만, 초기 위치를 알지 못한다면 실질적인 위치를 센서로부터 식별할 수가 없게 되는 것이다. 즉, 시작점이 어딘가에 따라서 최종 위치가 다를 수 있다는 것이다.

㉢ 제어기는 실질적으로 인코더에 보내는 신호의 수를 계수하고 전체 위치변화를 결정하기 때문에 증가형 인코더는 적분기와 같이 동작하게 되고 위치신호를 적분하

제
6
장

게 되며 제어기가 시작위치를 알지 못한다면 위치를 알 수가 없다. 그러므로 증가형 인코더를 사용하는 모든 시스템에서는 위치추적을 하기 위하여 시스템을 처음 운용할 때 리셋(reset)을 해야 한다. 따라서 제어기가 리셋 위치를 알고 있으면 언제나 변위를 쉽게 알 수가 있게 되는 것이다.

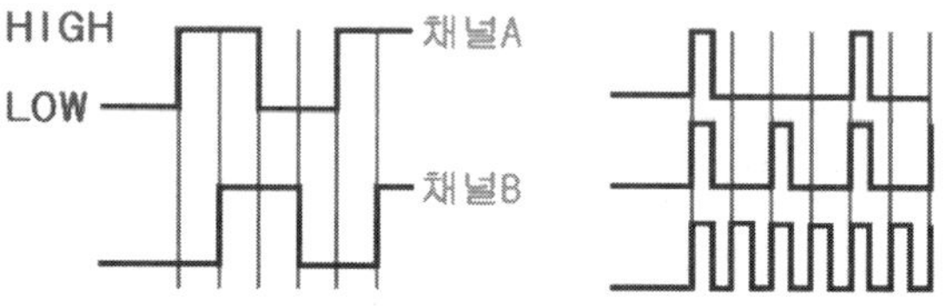

그림 6-7 • 증가된 인코더의 출력신호

그림 6-7은 증가형 인코더의 출력을 보여주는 것으로 단지 한 쌍의 호만 사용하면 휠이 시계방향으로 회전하는지, 시계반대방향으로 회전하는지를 결정하는 것은 불가능하다. 이를 보완하기 위해서 인코더의 휠은 두 쌍의 호를 가지고 있어야 하고(두 채널) 서로 1/2 스텝씩 차이가 나야만 하므로, 따라서 두 쌍의 호에서 출력되는 신호도 1/2 스텝씩 서로 차이가 나게 된다.

㉣ 제어기는 두 개의 신호를 비교하고 다른 신호에 대해서 어느 신호가 하이(high, 1)에서 로우(low, 0)로 바뀌는지, 또는 그 반대의 경우인지를 결정하게 된다. 이 비교를 통하여 제어기는 회전방향을 결정하도록 설계되거나 프로그래밍할 수 있다.

실질적으로 호의 개수의 증가 없이 증가형 인코더 출력의 분해능을 두 배로 늘릴 수가 있다. 이것은 로우(low)에서 하이(high)로 바뀌는 펄스가 시작한 모서리 부분에서 신호변화를 결정하는 것과 더불어서 하이(high)에서 로우(low)로 신호의 변화를 추적하는 모서리 부분에서도 마찬가지로 변화를 계산함으로써 결정할 수 있다. 이때에도 모든 신호변화에서 신호의 계산은 모두 동일하며 두 개의 채널로 두 배의 계수를 함으로써 4배의 분해능을 구현할 수 있게 되는 것이다. 증가형 광학 인코더를 대체하는 것이 절대위치(absolute : 앱솔루트) 인코더이다. 절대위치 인코더는 휠의 각 변위를 구현하는 각각의 부분은 특수한 신호를 출력하는 반투명하거나 투명한 호의 조합으로 구성되어 있다. 이러한 특징 때문에 시작점에 대한 정보가 없이도 휠의 정확한 위치를 결정할 수 있는데 다시 말하면, 시작할 때마다 제어기는 휠의 위치를 고려하여 결정할 수 있다는 것이다.

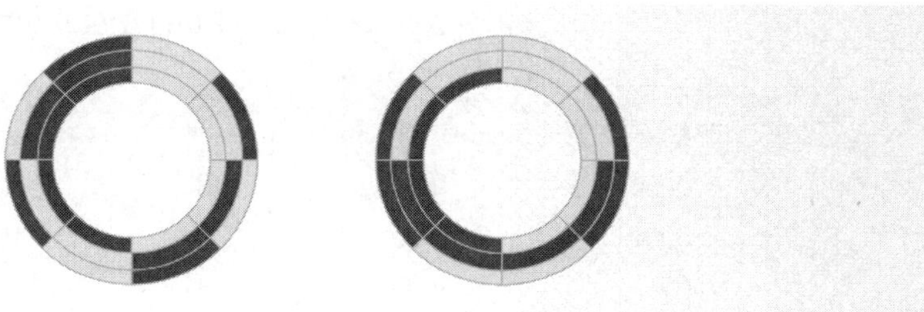

(a) 이진 코드　　　　　(b) 그레이 코드

그림 6-8 • 절대위치 인코더

ⓜ 그림 6-8에서 호는 다중 열을 가지고 있고 각각의 열은 다른 것과 배열이 전부 다르다.

ⓐ 첫 번째 열은 단지 하나의 투명하고, 하나의 불투명한 호를 가지고 있을 것이다(하나는 on, 하나는 off).

ⓑ 다음 열은 4(22)개를 가지고 있다.

ⓒ 다음 열은 8(23)개를 가지고 있다.

각 열은 광센서 조합과 자기 자신의 광원을 가지고 있어야 하고 즉, 각 센서의 조합은 하나의 신호를 내보낸다. 그림 6-8과 같이 호에 4개의 열을 가지는 인코더는 $2^4=16$가지의 다른 조합을 가지고 있고, 각 구획은 22.5[°]의 각을 표현할 수 있다. 이는 22.5[°]의 각도 범위 안에서 제어기는 인코더의 위치를 결정할 수 없다. 즉, 분해능이 22.5[°]가 된다는 것을 의미한다. **더 많은 호나 비트**(bit)**를 가지기 위해서는 분해능을 증가**시키면 된다. 비록 증가형 인코더와 같이 구획을 1,024개를 가지는 것은 가능하지만, 수가 커지면 커질수록 비트수도 증가해야 한다. 그러므로 한 호에서 1,024개의 구획을 가지기 위해서 제어기는 인코더마다 막대한 10($1{,}024=2^{10}$)비트(bit)의 정보를 읽어야만 한다. 6개의 관절에 6개의 인코더가 있다고 가정한다면 단지 위치정보만을 위해서 60줄의 정보가 제어기로 보내지며 절대위치 인코더와 증가형 인코더 간의 장·단점을 고려해야만 한다.

ⓗ 그림 6-8에서 **그레이 코드**(gray code)와 **이진 코드**(binary code : 바이너리 코드) 사이의 다른 점을 보여주고 있다.

ⓐ **이진 코드 시스템**에서는 **비트가 두 개 이상이 동시에 변화**하는 경우가 대부분이다.

ⓑ **그레이 코드**는 **특정 위치에서 항상 한 비트가 앞, 뒤 방향에서 변화**한다. 이진 코드와의 차이점은 인식방법이 디지털 측정을 통해서 다르다는 것과 신호의 값이 상수의 형태로 읽히는 것이 아니라 측정된다(샘플링된다)는 점이며, 다음 신호가 읽혀질 때까지의 신호가 유지된다.

제6장

표 6-2 ● 그레이 코드와 이진 코드의 비교

수	Gray Code (그레이 코드)	Binary Code (바이너리 코드)	수	Gray Code (그레이 코드)	Binary Code (바이너리 코드)
0	0000	0000	6	0101	0110
1	0001	0001	7	0100	0111
2	0011	0010	8	1100	1000
3	0010	0011	9	1101	1001
4	0110	0100	10	1111	1010
5	0111	0101	11	1110	1011

ⓒ 이진 코드에서는 동시에 하나 이상의 신호가 변한다면 모든 신호는 동시에 정확히 변하는 것을 의미하는 것이 아니므로 측정됨의 모든 변화는 발견할 수 없다.

ⓓ 그레이 코드에서는 변화가 단 한 번 있기 때문에 시스템은 항상 이 변화를 찾을 수가 있다. 표 6-2는 처음 12개의 숫자들에 대한 그레이 코드와 이진 코드의 목록을 나타낸 것이다.

ⓢ 광학 인코더는 운동 형태의 종류에 따라 조금씩 차이가 나지만 직선과 회전 방식에 모두 쓰이며 항상 같은 출력 방식의 원리로 작동한다.

03 | 선형 가변미분형 변압기

선형 가변미분형 변압기(Linear Variable Differential Transformer : 리니어 베어리어블 디퍼런셜 트랜스포머 : LVDT)는 기계적 변위를 전기적인 신호로 바꿔 주는 LVDT는 코어(core or armature : 코어 오어 아마추어)의 이동으로 1차 코일에서 2차 코일에 유도되는 자속의 변화, 즉 상호 인덕턴스를 변화시키는 변환기(transducer : 트랜스듀서)로서 기계적 · 전기적으로 분리되어 움직일 수 있는 코어의 변위에 비례하여 전기적 출력이 발생된다. 선형 가변미분형 변압기의 구성은 코일이 감기는 포머(former), 코어(core), 코어를 지지해 주는 지지봉, 그리고 케이스(case)로 구성되어 있다.

① 변압기(transformer : 트랜스포머)는 전기적인 에너지를 같은 형태의 에너지로 변환하는 장치이고 전압 대 전류의 비율로 변환하고 만약 손실이 없으면 전체 출력 에너지는 전체 입력 에너지와 같게 되는 것이다.

② 변압기는 코일이 감긴 권선의 횟수에 따라 전압이 증가 또는 감소하므로 상당전류는 전압에 반대로 변환되는데 이것은 두 코일의 권선수가 다르기 때문이다.

③ 전기 에너지는 코일을 통해 자속(flux : 플럭스)을 생성하게 되며, 이때 자속은 권선수에 비례하는데 2차 코일에서 전압을 유도하게 된다. 2차 코일에 감긴 횟수가 크면 클수록 전압은 더욱 커지나 이에 반대로 전류는 더욱 작아지게 된다. 하지만 2차측의 유도된 전압은 자속의 세기에 따라 좌우되지만 만약 철심 코어가 없다면 자기장의 힘이 감소하고 자기력선(flux line : 플럭스 라인)은 분산되고 따라서 2차측의 유도전압은 간단하게 되는 것이다.

④ 철심 코어가 존재한다면 자기력선은 내부로 집중하게 되어 자기장이 강해지면서 유도전압도 강해진다.

이러한 방식으로 그림 6-9에서 나타낸 것과 같이 선형 가변미분형 변압기에서 가변전압을 생성하게 되며, 선형 가변미분형 변압기의 출력은 코어의 입력위치에 따라서 정확히 선형적인 성격을 띠게 되는 것이다(※ displacement : 디스플레이스먼트, 변위).

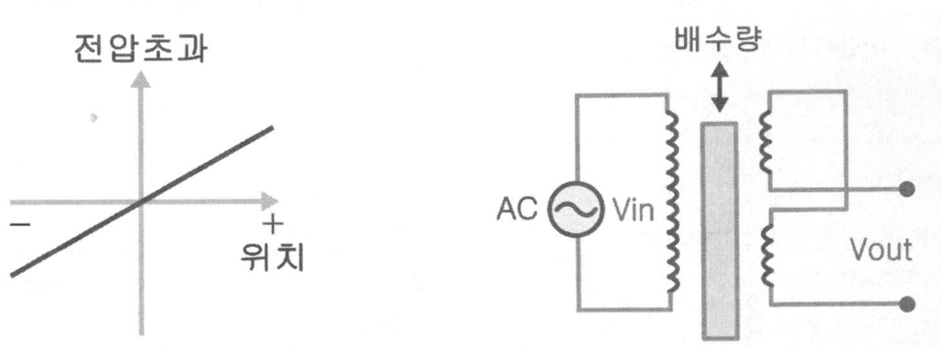

(a) 선형 가변미분형 출력 특성　　　(b) 선형 가변미분형 변압기의 구조

그림 6-9 • 선형 가변미분형 변압기의 출력특성 및 구조

04 | 리졸버

리졸버(resolver)는 선형 가변미분형 변압기의 원리와 매우 비슷하지만 각운동(angular motion : 앵귤러 모션)의 측정에 사용된다. 리졸버는 변압기의 일종이며, 1차 코일은 회전축에 연결되어 있고 슬립 링(slip ring)을 통해서 교류전류를 공급하는 변압기라고 할 수가 있다.

① 리졸버는 공간적으로 직각인 2쌍의 권선을 갖는 전기자와 계자로 되어 있으며, 철심과 코일로 구성되어 있다. 싱크로 전기기계가 3상의 소자인 데 비하여, 리졸버는 2상의 소자이다. 리졸버의 한 입력이 전압 V로 여자가 되고, 그때의 전기자의 기계적 각도를 θ라고 하면, 이들 2개의 입력조건이 하나의 벡터를 나타낸다.

② 리졸버는 서로 90[°] 떨어진 두 개의 2차 코일을 가지고 있다. 전기자의 1차 코일이 2차측 코일과 평행할 때 코일에서 생성되는 전압은 최대가 되며 다른 2차측 코일은 수직위치에 오게 되며, 이 경우엔 전압은 발생하지 않고 전기자가 회전함에 있어서 궁극적으로 첫 번째 1차측 코일에는 전압이 0으로 떨어지게 되는 반면에, 두 번째 코일에서는 최대전압이 발생하게 된다.

둘 사이에 모든 다른 각도에서는 1차측 코일과 2차측 코일간의 해당 각도에서의 사인(sine), 코사인(cosine) 함수값에 따라 비례적으로 전압이 발생한다.

③ 리졸버의 출력은 아날로그이지만, 그것은 사인과 코사인 각과 같고 이 값은 후에 계산하기 위해 제거되며 보통 인코더는 인크리멘탈식[3]이라서 절대위치를 잡기 힘든데 리졸버 타입은 회전각을 그대로 읽어낼 수 있으므로 절대치 인코더로 볼 수 있다. 그리고 리졸버는 신뢰할 만하며, 강인하고, 정확하다. 그림 6-10은 리졸버의 구조와 출력곡선을 나타낸 것이다.

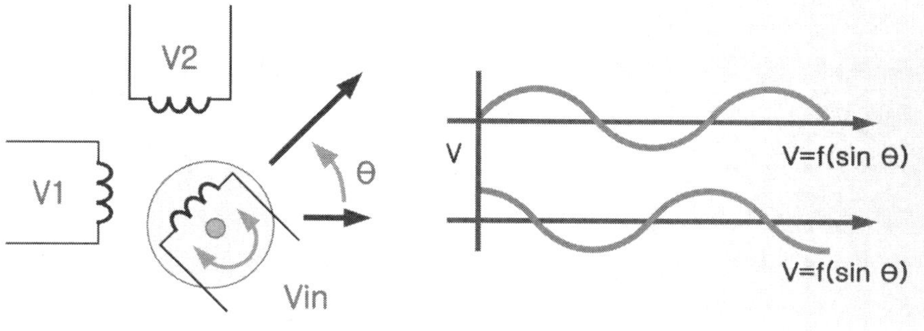

(a) 리졸버의 구조 (b) 리졸버의 출력곡선

그림 6-10 • 리졸버의 구조 및 출력곡선

3) 인크리멘탈식 : 직전의 변환으로 얻어진 값에 비교적 간단한 계산을 적용한다.

Lesson

3 힘과 압력 센서

01 | 압전 센서

압전물질(piezoelectric material : 피에조일렉트릭 머티어리얼)이 전압에 노출된다면 압축된다. 이 물질이 압축되면 전압을 발생한다.

① 압전효과 : 압전소자에 압력이나 힘을 가했을 때 압전소자 표면에 전압이 발생하며 또한 반대로 전압을 가했을 때 압전소자의 크기에 변형을 일으키는 현상을 뜻한다. 즉 센서로서의 기능과 변환 트랜스듀서의 기능을 보유하고 있는 대표적인 스마트 재료라 할 수 있다.

② 최근에는 기존의 상용 센서로는 적용이 힘든 분야의 응용을 위해 소형 압전 센서나 필름형 압전박막 센서를 개발하기 위한 연구를 많이 수행하고 있으며, 특히 구조물의 형상에 구애받지 않고 넓은 범위에서 한꺼번에 감지할 수 있는 압전 스마트 레이어가 주목받고 있다.

③ 축음기(phonograph : 포노그래프)처럼 패여 있는 홈에 의해서 생기는 가변압력으로부터 전압을 발생시키는 데 사용된다. 그림 6-11은 압전물질의 성질에 대해서 표현한 것이

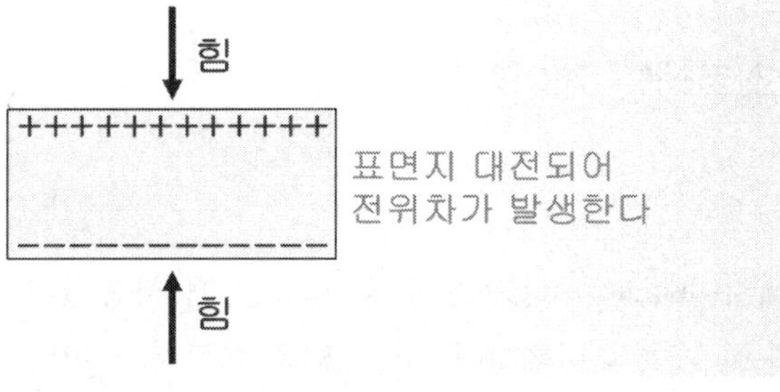

그림 6-11 ∘ 압전물질의 성질

다. 이와 비슷하게 압전 센서는 압력이나 힘을 측정하는 데 사용되며 이때 아날로그 출력전압은 사용하기 전에 충분히 조정되고 또한 증폭되어야 한다.

㉠ 압전물질 : 석영, 티탄산바륨

㉡ 압전 센서의 용도 : 압력, 힘, 가속도 측정에 이용되며, 의료용으로는 심음측정용, 혈압측정용 및 혈류의 측정에 이용한다.

02 | 힘-감지저항기

힘-감지 스위치 인터링크 일렉트로닉스(Interlink Electronics)에 의해 생산되는 FSR(Force Sensing Resistor : 포스 센싱 레지스터)은 고분자 후막(thick-film : 시크필름) 표면에 수직 힘이 증가되면 저항이 감소하는 특성을 가진 장치이다. 그리고 고분자의 두꺼운 필름 표면에 수직으로 힘이 증가되면 저항은 감소하는 특성을 가진 고분자의 두꺼운 필름장치이다. 10~10,000[gr]의 힘이 변화할 때 저항값은 500[kΩ]에서 약 1[kΩ]까지 변화한다. 그림 6-12는 힘-감지저항기이다.

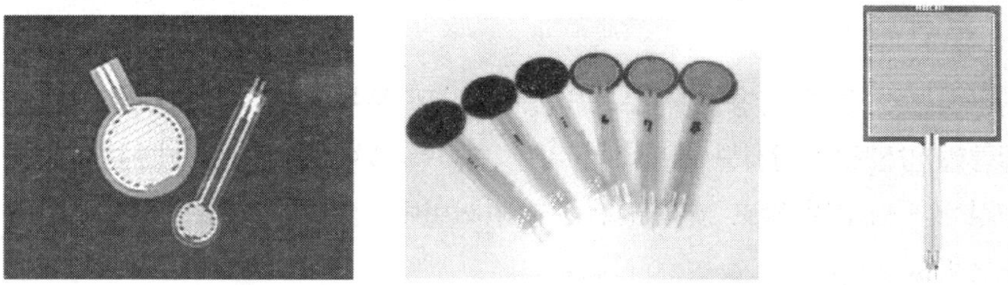

그림 6-12 ● 전형적인 힘-감지저항기

03 | 스트레인 게이지

스트레인 게이지(strain gauge)는 힘을 측정할 때 사용된다. 스트레인 게이지의 출력은 가해진 힘의 함수인 응력에 비례하여 가변저항의 성분처럼 된다. 즉, 저항을 측정하면 가해진 힘을 찾아낼 수 있다.

그림 6-13은 스트레인 게이지의 회로도를 간단하게 나타내었는데, 이 스트레인 게이지는 일반적으로 휘트스톤 브리지(Wheatstone bridge) 내에서 사용되어 변화량을 검출한다. 조화롭게 균형이 잡힌 휘트스톤 브리지는 A점과 B점에서 비슷한 전위를 가져야만 하며, 4개의 저항에서 임의의 저항이 변화하면 두 접점 사이에 전류가 흐를 것이다. 따라서 우선 검류계(galvanometer : 갈바노미터)에서 전류가 흐르지 않도록 각 저항을 조정해야 한다.

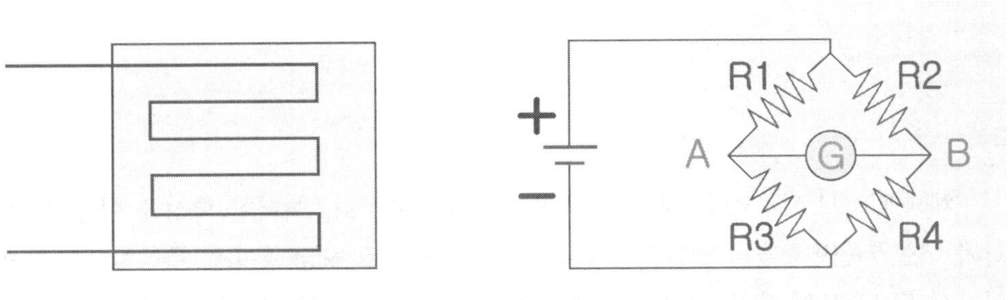

(a) 스트레인 게이지의 구조 (b) 휘트스톤 브리지 회로

그림 6-13 ● 스트레인 게이지의 구조 및 휘트스톤 브리지 회로

① R_1을 스트레인 게이지라고 가정하고 응력을 준다면 R_1값이 변화하고 휘스톤 브리지에 불균형이 발생하게 된다. 그리하여 A와 B 사이에는 전류가 흐르게 되고 그리고 전류 흐름이 0이 될 때까지 다른 저항 중 하나를 세밀하게 조정하게 되면 스트레인 게이지의 저항변화는 식 (6-3)과 같다.

$$\frac{R_1}{R_3} = \frac{R_2}{R_4} \quad \therefore \ R_1 R_4 = R_2 R_3 \tag{6-3}$$

② 스트레인 게이지의 원리는 금속 저항체는 저항값이 크나 적으나 전류를 흘리지 않으려는 성질이 있다. 즉, 전기저항이 있고, 측정값은 전기저항으로 나타내는데 저항값은 금속의 종류에 따라 다르다. 같은 재질(합금도 포함)이면 일반적으로 가늘고 긴 것일수록 저항치가 크다.

㉠ 전기 동선을 보면 굵은 동선은 단위시간에 흘리는 전기의 양이 크고, 즉 저항이 작다는 것을 말할 수 있고 이와 반대로 가는 동선은 흐르는 전기의 양이 적고, 즉 저항이 크다는 것과 같다.

제 6 장

Lesson

4 온도측정 센서

도체에 있어서 전기저항은 온도의 변화에 따라 변화한다. 이러한 특성을 이용, 단위온도변화에 대한 저항변화율을 안다면 변화하는 저항치만으로 해당 온도를 측정할 수 있게 된다. 여기서 단위온도에 대한 저항 변동률은 온도계수라 하며, 온도증가시 저항치가 증가하고 정(+)의 온도계수, 저항치가 감소하면 부(−)의 온도계수라고 한다. 주로 온도측정에 사용하는 금속재질은 정(+)의 온도계수를 갖고 있으며, 온도측정에 사용되는 재질은 백금, 니켈, 동 등이며 재질이 순수한 것일수록 온도계수는 커지고 그 값도 일정해진다.

인체의 체온을 측정하는 데에는 수은온도계(수은체온계)·열전대온도계·서미스터온도계(전자체온계) 등이 쓰이며, 적외선 센서는 Thermograph System(써모그래프 시스템)으로 구성하여 관절염, 동상, 화상, 피부손상, 말초순환장애, 유방암 등의 진단에 활용된다.

① 온도라는 것은 원자 또는 분자가 갖고 있는 운동이나 진동 에너지의 크기를 나타내며 이때 발생하는 에너지가 열이다. 즉, 온도는 물리적 상태량의 일종이며 온도를 직접 측정할 수는 없고, 압력, 변위, 전압, 저항, 주파수 등의 다른 물리량으로 바꾸어 측정하여야 한다. 보통의 재료나 전자의 소자는 온도에 따라서 전기 특성이 변화하기 때문에 모두 온도 센서가 될 수 있는 것이지만, 정밀도, 검출온도 영역, 신뢰성, 온도특성, 양산성, 가격 등의 면에서 사용하는 용도와 목적에 적합한 것이 사용되고 있다.

온도 센서를 분류하면 센서 종류에 따른 방법, 감지원리에 따른 방법, 측정방법에 따른 여러 가지 방법이 있지만 일반적으로 측정방법에 의한 분류방법이 널리 쓰이고 있다. 측정방법으로는 접촉식 센서와 비접촉식 센서로 나눌 수 있다.

㉠ 접촉식은 측정 대상물에 직접 열적으로 접촉시켜 열평형상태에 도달한 뒤 온도를 측정하는 것이며, 접촉식은 측정 대상물의 열에너지가 온도 센서로 이동하므로 측정 대상물의 온도변화를 일으킬 수 있어 정확한 온도측정이 어려울 수 있다. 따라서 측정 대상물의 열용량이 센서소자에 비해 충분히 커야 영향을 줄일 수 있다.

표 6-3 • 온도 센서의 종류와 특성

종 류	원 리	사용온도[℃]	비 고
백금저항 온도 센서	저항 변화 (접촉식)	−260~630 영역에서는 표준온도 센서로 사용	온도에 따라 백금의 저항치가 변하는 원리를 이용한 것으로 사용하는 온도 센서 중 가장 정확도가 높아 대부분 절연물질이 충전된 보호관에 넣어 사용하며 정밀한 측정이 요구되는 염색, 화학공업이나 프로세서 제어용으로 많이 사용하고 있으나 가격이 비싼 것이 흠이다. 고정밀도, 직진성이 우수하다.
방사 (복사) 온도계	비 접촉식	50~2000	측정 대상물의 표면에서 발생하는 열방사(복사)를 이용한 것으로 비접촉식이며, 단색 파장대복사와 두 개 파장대복사를 이용하는 방식이 있다. 철강, 요업에서 많이 사용하며 최근에는 저온복사온도계가 실용화되어 열전대들을 대체해 가고 있다.
유리 온도계	열팽창	−50~500	저가격
열전대	열 기전력	−200~1600	두 종류 금속선의 접합점 양단에서 발생하는 기전력 변화를 이용한 것으로 철강, 발전소, 중화학 등 공업용으로 많이 사용되고 있으나 대체로 백금저항 온도 센서나 복사온도계에 비해 정확도가 떨어진다. 그러나 열전대는 IPTS(국제실용온도측도)에서 630~1,064.43[℃]까지 표준온도측정기로 사용하도록 규정되어 있으며 열전대의 백금선과 로듐선에 보호관을 씌워 산화되지 않도록 하여 사용한다. 직선성 우수, 저감도, 응답속도가 빠르다.
IC온도계	반도체 물성	−200~1600	서미스터나 열전대의 단점인 감도, 기준온도 등을 보완한 것이 IC 온도 센서이다. IC 온도 센서는 온도에 따라 P-N접합부의 전류전압특성이 변하는 것을 이용한 것으로 전류 출력형과 전압 출력형이 있다. 직선성 우수하다.
서미스터	저항 변화	−150~1300	금속산화물을 소결하여 만들며 온도에 따라 저항치가 변하는 특성을 이용한 것으로 정특성(PTC) 서미스터, 부특성(NTC) 서미스터로 나눈다. 온도 센서로 많이 사용되고 있으며 값이 싸고 소형이지만 직선성, 감도, 기준온도 등이 문제가 있다. 응답속도 빠름. PTC 서미스터는 모터 기동, 자기소거, 정온발열, 과전류보호용으로 사용 NTC 서미스터는 주로 온도감지, 온도보상, 풍속/액위/진공검출, 지연소자, 돌입전류방지 등으로 사용되고 있다. 현재는 기술개발의 진보로 고온용, 저온, 극저온의 서미스터들이 개발되어 사용 중에 있으며 응용범위도 폭넓게 확대되고 있다.
IC 온도센서	접촉식	−10~60 온도감도는 온도에 관계없이 일정하다.	IC 온도 센서는 서미스터나 열전대의 단점인 감도, 직선성, 기준온도 등을 보완한 것이다. IC 온도 센서는 온도에 따라 P-N접합부의 전류전압특성이 변하는 것을 이용한 것으로 전압 출력형과 전류 출력형이 있다.
기타	수정온도계는 매우 고감도이므로 특수용도로 많이 사용되고 있으며, 바이메탈, 수정온도계, 감온페라이트, NQR 온도계, 유리온도계 등 많은 종류가 있으나 정밀도가 떨어지고 응용범위가 제한되어 있어 많이 사용 안한다.		

제 6 장

㉡ 비접촉식은 측정 대상물에서 방사되는 자외선이나 주로 적외선을 검출하여 온도를 측정하는 방법이다. 비접촉식은 측정 대상물과 직접 열에 접촉하지 않으므로 측정 대상물의 온도변화를 일으킬 수 없으며 측정 원리상 고가이고 계기의 정확도 등이 접촉식에 비해 떨어진다.

㉢ 이상적인 온도 센서는 측정 범위가 넓고 정확하며 소형이며 값이 싸야 되지만 이러한 모든 조건을 만족시키는 만능형 센서는 존재하지 않는다. 따라서 측정 대상물의 종류, 측정 범위 요구 정밀도, 가격 등을 잘 고려해 적합한 온도 센서를 선택하여 사용하여야 한다. 온도 센서의 종류와 특성은 표 6-3과 같다.

② 온도의 측정은 온도 센서를 측정 대상물과 열적으로 접촉시켜 양자의 온도를 같게(열평형 상태)하는 접촉식 측정이 있다. 양자의 온도를 같게 하는 방법은 센서 자체가 측정대상 온도를 견디며 동작을 해야 한다.

반면에 센서와 대상물을 접촉시키지 않고 열방사를 이용한 비접촉식 측정이 있다. 이때 센서는 자외선 또는 적외선 방사검출기이고 측정 대상물의 온도 센서와 자제의 온도와는 관계가 없다.

표 6-4는 접촉 방식과 비접촉 방식의 필요조건과 특징 등을 나타낸 것이다.

표 6-5는 온도 센서의 용도에 관하여 나타내었다.

표 6-4 ◦ 접촉 방식과 비접촉 방식의 비교

구 분	접촉 방식	비접촉 방식
필요 조건	• 측정대상과 검출소자의 충분한 접촉 • 측정대상에 검출소자를 접촉시켰을 때 전자의 온도(측정량)가 실용상 달라지지 않을 것	• 측정대상에서의 방사가 충분히 검출소자에 도달할 것 • 측정대상의 실효 방사율이 명확하게 알려져 있거나 혹은 재현이 가능할 것
특징	• 열용량이 적은 측정대상은 검출소자의 접촉에 의한 측정량 변화가 생기기 쉽다. • 운동하고 있는 물체의 온도는 측정하기 힘들다. • 측정 개소를 임의로 지정할 수 있다.	• 검출소자의 접촉을 필요로 하지 않으므로 측정으로 인해 측정량이 변화하는 일은 일반적으로 없다. • 운동하고 있는 물체의 온도를 측정할 수 있다. • 일반적으로 표면의 온도를 측정한다.
온도 범위	100[℃] 이하의 온도 측정에 용이하다.	일반적으로 고온 측정에 적합하다.
정도	일반적으로 눈금 범위의 1[%] 정도	일반적으로 10[℃] 정도
지연	비교적 크다.	비교적 적다.

표 6-5 • 온도 센서의 용도

온도 센서		온도 센서의 용도
의료, 측정	의료	진단, 보육기, 링겔액, 피부표면온도
	측정	기상관측, 표면온도, 해류, 인공위성
가전제품	건강/미용기	전자체온계, 아누스크리너, 헤어드라이어, 전기모포, 온수세정변기, 미용정발기, 전자모기향
	조리기기	전자렌지, 가스취반기, 커피메이커, 핫플레이트, 전기밥솥, 오븐렌지, 전자조리기, 토스터
	공조/냉난방기	급탕기, 에어컨, 히터, 솔라 시스템, 냉/난방기, 온풍/환풍기
	기타	AV기기, 냉장고, 다리미, 의류/이불/식기건조기, TV, 세탁기, 시계
산업용	농업	담배건조기, 온실재배, 보일러, 제차, 양돈
	공업	현상액, 탱크유면계, 기름온도, 로봇, 공작기계, 자동검사, 모터, 제빙기, 콘크리트 레벨
	어업	양어장 수온, 해수온도
	상업	냉동 쇼케이스, 자동판매기, 융성설비, 냉동 쇼케이스
사무기기	FAX, 프린터, 카메라, 화재경보기, CCTV, 모니터, 자동소등, 커튼, 엘리베이터, 에스컬레이터, 출입감지컴퓨터, 복사기	
자동차	액면감지, 서스펜션, 안전운전장치, 4WD제어, 고장진단, 트랜스미션, 연료분사, 과급랍제어, 속도조절, 노킹제어, 흡기제어, 냉각수온, 엔진 온도	
기 타	통신기기	AGE, 시간지연, 전화, CR발진기
		진공계, 풍속계, 가스분석계,

01 | 열전대

열전대(thermocouple : 서모커플)는 서로 다른 두 금속의 접합부에서 생겨나는 제벡(Seebeck) 효과를 이용한 온도 센서이다. 제벡 효과란 1921년 독일의 물리학자 제벡(T. J. Seebeck)이 구리와 안티몬 사이에서 발견한 현상으로 발견자의 이름을 따서 붙여졌다.

크로멜-콘스탄탄, 철-콘스탄탄, 크로멜-알루멜, 백금/10[%] 로듐-백금, 구리-콘스탄탄 등의 열전쌍재료를 사용한다.

1. 열전대의 원리

두 종류 금속선의 접합점 양단에서 발생하는 기전력 변화를 이용한 것으로 철강, 발전소,

중화학 등과 같은 공업용으로 많이 사용되고 있으나 백금저항 온도 센서나 복사온도계에 비해 정확도가 떨어진다. 하지만 열전대는 IPTS(국제실용온도측정도)에서 630~1064.43[℃]까지 표준온도 측정기로 사용하도록 규정되어 있으며 열전대의 백금선과 로듐선에 보호관을 씌워 산화되지 않도록 하여 사용한다.

① 열전대는 그림 6-14(a)처럼 다른 종류의 금속선 A, B의 양 끝을 접합해서 양 접점에 온도차를 주면 그 사이에 열기전력이 발생하여 열전류가 흐르게 되는데(제벡 효과) 이를 열전쌍이라고 한다.

② B쪽을 절단하여 놓으면 그림 6-14(b)에서와 같이 금속선의 종류와 접점에 가해지는 온도차에 따라 열기전력이 다르게 발생하게 된다. 금속선의 형상이나 크기 변화에는 상관이 없어서 A금속의 온도와 열기전력을 알면 B 금속의 온도를 알 수 있게 된다. 그러나 열전대를 이용한 측정은 발생되는 열기전력이 미약하기 때문에 정교한 신호처리계를 구성하여야 한다.

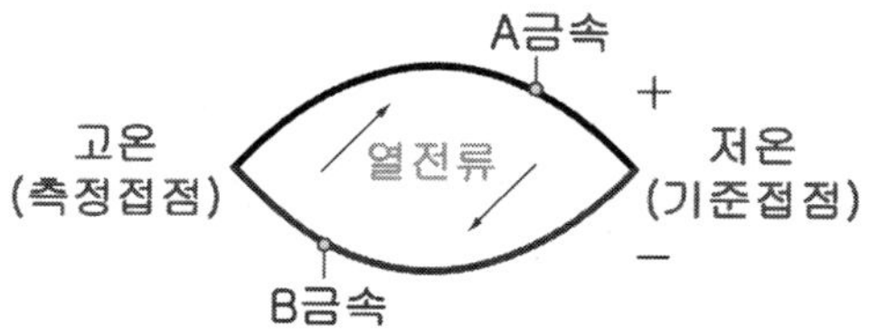

(a) 금속선 A·B의 양끝 접합

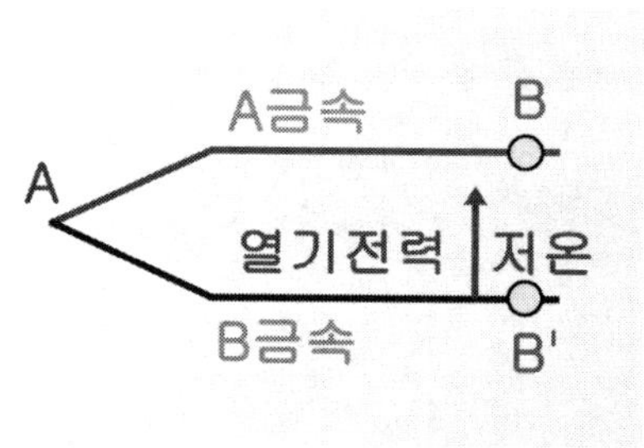

(b) B쪽의 금속을 절단시

그림 6-14 ◦ 열전류의 발생

2. 열전대의 종류

열전대를 구성하는 소선은 고온에 접촉한다. 그림 6-15는 열전대의 특성에 대해서 나타낸 것이다. 그리고 열전대의 조건은 다음과 같이 만족하여야 한다.

① 열기전력이 커야 한다.
② 온도와 열기전력 특성의 분산이 작아야 한다.
③ 열기전력 특성이 연속적이고 직선적이어야 한다.
④ 열적, 화학적, 기계적으로 안정해야 한다.
⑤ 경년(천천히 변화하는 현상) 변화가 적어야 한다.
⑥ 가공이 쉽고 가격이 저렴해야 한다.

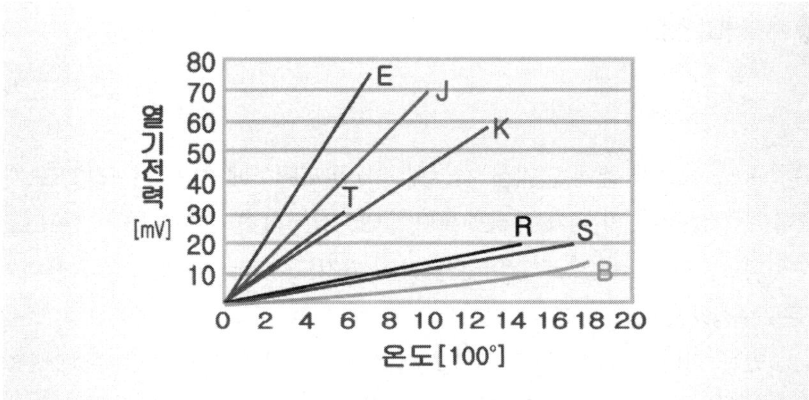

그림 6-15 ● 열전대의 열기전력 특성

현재 널리 사용되고 있는 열전대로는 구성재료에 따라 E, J, T, K, R, S, B의 7종류로 규격화되어 있다.

표 6-6은 열전대의 규격의 종류와 그 특징에 대해서 나타낸 것이다.

표 6-6 ● 각종 열전대의 특성

기호	+각	−각	온도범위[℃]	특 징
E	크로멜	콘스탄탄	−200~700	K에 비해 가격이 저렴하며, 열기전력이 크고, 환원성 분위기에 약하다.
J	철	콘스탄탄	−200~600	K와 E에 비해 가격이 저렴하고, 열기전력의 직선성이 양호하며, 품질 특성의 변동이 크고, 녹에 약하다.
T	구리	콘스탄탄	−200~300	가격이 저렴하고, 저온 특성이 좋다, 균질성이 좋고, 환원성 분위기에 적합하고, 열전도 오차가 크다.
K	크로멜	알루멜	−200~1,000	열기전력의 직선성이 좋으며, 내산화성이 양호하고 환원성 분위기에 약하다.
R	백금·로듐 (13[%])	백금	0~1,400	안전성이 좋으며, 분산이나 열화도 적다. 표준 열전대로 적합하고, 산화성 분위기에 강하고, 감도가 좋지 않다. 0[℃] 이하 저온 측정이 불가능하고, 환원성 분위기에 약하고, 가격이 비싸다.
S	백금·로듐 (10[%])	백금	0~1,400	
B	백금·로듐 (30[%])	백금	300~1,500	상온에서 열기전력이 매우 적으며, 보상 도선이 불필요하며, 가격이 고가이다.

크로멜 : 니켈·크롬 합금, **알루멜** : 니켈·알루미늄 합금, **콘스탄탄** : 니켈·구리 합금

02 | 서미스터

서미스터(thermistor)란 열에 민감한 저항체이며 온도변화에 따라 저항값이 크게 변하는 감온 반도체이다. 사용온도 범위가 −50~500[℃]로 일상적인 온도조절을 필요로 하는 모든 범위에 응용되며, 또한 소형으로 값이 저렴하고 고감도이므로 가전기기나 산업기기의 온도 센서 및 온도보상용으로 사용되고 있다.

사용되고 있는 서미스터는 세라믹 서미스터로 기본특성에 의해서 분류하면 크게 3가지로 나눌 수 있다. 그림 6-16은 전형적인 서미스터 실물을 나타낸 것이다.

① 온도가 상승함에 따라 전기저항이 지수 함수적으로 감소하는 부(−)의 온도계수를 갖는 NTC(Negative Temperature Coefficient : 네거티브 템퍼리처 코에피션트) 서미스터이다.

② 비직선적으로 전체 저항이 증가하는 정(+)의 온도계수를 갖는 PTC(Positive Temperature Coefficient : 포지티브 템퍼리처 코에피션트) 서미스터이다.

③ NTC와 동일한 특성을 갖지만 어떤 온도경계에서 전기저항이 갑자기 감소하는 급변 서미스터 CTR(Critical Temperature Resistance : 크리티컬 템퍼리처 레지스턴스)이다.

④ NTC 서미스터를 일반적으로 서미스터라고 한다.

⑤ PTC, CTR은 넓은 온도 범위의 온도 센서로서는 사용할 수 없다.

⑥ 온도가 특정한 온도(저항이 급변하는 온도)를 초과하는가의 여부를 검출하는 데에 사용하면 편리하다. 서미스터의 온도 특성에 대한 그래프는 그림 6-17과 같이 나타낼 수 있다.

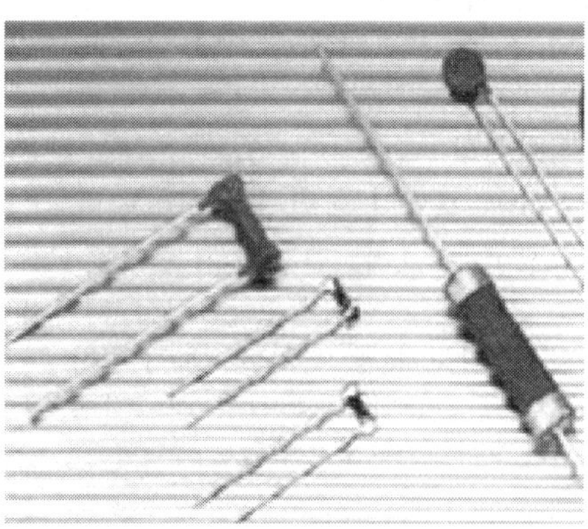

그림 6-16 • 서미스터

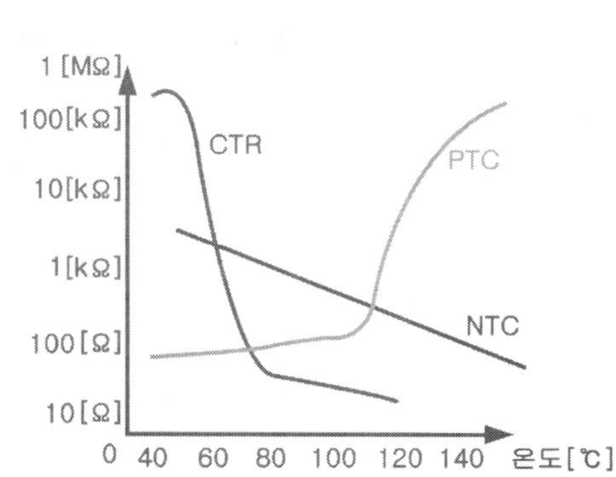

그림 6-17 • 각종 서미스터의 온도 특성

㉮ PTC에 전류를 흐르게 하면 발열하고 급변온도를 초과하면 저항이 크게 되어 전류가 감소해서 발열하지 않게 되므로 전자 보온 밥솥에 부착하여 내부온도를 일정하게 유지한다. 또 드라이어나 건조기에 부착하여 온도 스위치를 동작시킬 수 있다.

서미스터의 종류와 온도 범위에 대해서 표 6-7에 나타낸 것이다.

표 6-7 ▪ 서미스터의 종류 및 온도 특성

종 류	사용온도 범위	비 교
NTC	−50~400[℃]	각종 온도 측정(망간, 니켈, 코발트)
PTC	−50~150[℃]	온도 스위치(티탄산바륨)
CTR	0~150[℃]	온도 경보(산화바나듐)

1. NTC 서미스터

부(−)의 온도계수를 가지고 연속적으로 전기저항이 변화하는 서미스터로서, NTC라고 약칭되기도 한다. NTC 서미스터는 18세기 말에 Faraday가 NTC 특성을 발견한 이래 꾸준한 연구를 계속하여 1939년에 Bell 연구소에서 Mn(망간)−Fe(철)−Ni(니켈)계 산화물에 대한 특허출원 이후 트랜지스터 수신기 회로의 온도보상에 처음으로 상용화되었다.

① 그 이후 2차 대전에서 현재까지 사용온도에 따라

㉠ 저온용으로는 Mn(망간)−Co(코발트)−Ni(니켈)−Fe(철)계가 사용된다.

㉡ 고온용으로는 Co-Mn계에 Al(알루미늄), Zn(아연), Mg(마그네슘), Cr(크롬) 등을 첨가하거나 CeO_2-ZrO_2계가 사용되고 있다.

㉢ 서미스터의 특성은 상온비 저항값이 $10^{-2}\sim10^{4}$[Ω · cm]이고, B정수가 2000~10000[K] 정도이며, 온도계수(α)가 −3~−6[%/K]이다.

② NTC는 NiO(산화니켈), CoO(산화코발트), MnO(산화망간), Fe_2O_3(산화철) 등이 주성분으로 그 저항값은 공기 중에서도 안정하여 서미스터로서 매우 적당하다.

㉠ 현재 많이 사용되고 있는 것은 서미스터 정수가 2000~5000[K] 정도이고, 사용할 수 있는 온도 범위는 −50~300[℃] 정도이다.

㉡ NTC 서미스터는 트랜지스터 회로의 온도 측정, 온도 보상, 제어 또는 통신기기의 자동 이득조절 등에 많이 사용되고 있다.

2. PTC 서미스터

PTC 서미스터는 그 주성분인 **티탄산바륨**($BaTiO_3$)에 미량의 **희토류 원소**(Y : 이트륨, La : 란탄, Dy : 디스프로슘)를 첨가하여 **전도성을 갖게 한 N형 티탄산바륨계 산화물 반도체의 일종이다.** 즉, 온도변화에 대하여 큰 저항값 변화를 나타내는 저항기로서 $BaTiO_3$(티타산바륨)를 주성분으로 하여 도전성을 갖는 N형 반도체이다.

① 티탄산바륨 특유의 퀴리점에서 상의 전이에 따라 소자가 특정한 온도에 달하면 저항값이 급격히 증가하는 성질을 가진다.
② PTC 서미스터는 주위온도를 바꾸어 가면서 줄열에 의한 자기발열을 수반하지 않을 정도의 미소전압에서 측정된 저항-온도 특성에서 **저항값이 급격히 증가할 때의 온도를 저항 급변점 온도 또는 퀴리 온도**[4](TC)라 한다.
③ **퀴리 온도는 R_{min}(최소 저항값)의 2배 저항값에 대응하는 온도로 정의한다.** 또 온도를 상승시키면 일단 저항이 최대값을 나타낸 후에는 온도상승에 따라 반대로 저항값이 감소하는 성질을 나타낸다.

3. CTR 서미스터

어떤 온도에서 저항값이 급변하는 것을 CTR(Critical Temperature Resistor : 크리티컬 템퍼러처 레지스터) 서미스터라 한다. 즉 V-O(바나듐 산소)계 화합물은 어떤 온도에서 반도체－금속의 전리를 일으키고 전기저항값이 급격히 변화한다.

특히 VO_2(산화바나듐)는 70[℃] 부근에서 2자리 이상의 저항변화를 나타내므로 이를 이용하여 서미스터로 활용한다. CTR는 **특정 온도의 정점 측정, 온도 경보, 적외선 검출** 등에 이용할 수 있다.

---

4) 퀴리 온도 : 온도에 따라 상전위가 일어나서 전기저항이 변하는 온도

03 | 측온 저항체

1. 개 요

금속도체의 전기저항은 일반적으로 온도에 따라서 변화하며 이러한 성질을 이용해 전기저항을 측정하여 온도를 나타낸 것을 측온 저항체라고 말한다.

① 온도 센서의 소재로는 서미스터(thermistor), 백금 등을 이용한 측온 저항체(RTD), 적외선 센서, 열전대(thermocouple : 서모커플), 감온 페라이트 등 다양한 종류가 있는데, 이 중 저항식 온도 센서로 주로 사용되는 백금 측온 저항체는 저항식 온도계의 소자로 백금을 사용한 것으로 백금의 특징은 팽창계수가 유리와 거의 같아서 공기나 수분에 대해 매우 안정적이다.

② 고온으로 가열하여도 변하지 않고 또 단일 묽은 산에 대하여도 안정적이므로 여러 가지 기구의 제작에 적합한 특징을 가지고 있다.

③ 백금선을 이용한 백금 RTD의 현재 구조는 봉 형태로, 유리 에폭시 또는 기타 절연체 위에 요구되는 사양에 맞는 백금 저항선을 감고 그 주위를 절연물로 밀봉해 주는 형태가 대부분이다. 그림 6-18은 전형적인 측온 저항체이다.

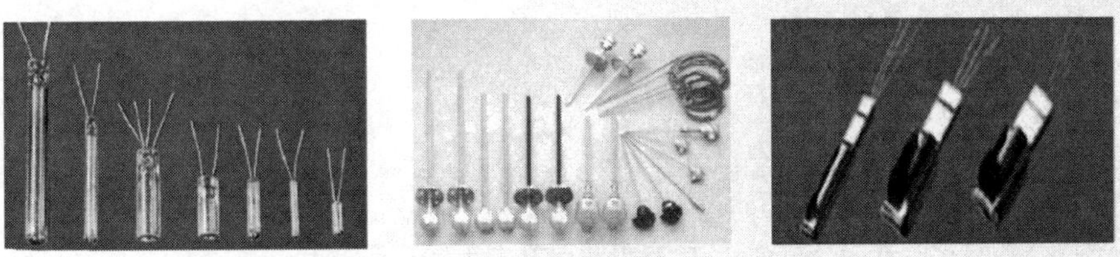

그림 6-18 • 백금 측온 저항체

④ 백금 저항 온도계는 국제 실용 온도 눈금의 표준 온도계로 쓰이는데, t[℃]에서의 저항을 R_t 로 하여 $R_{100} / R_0 < 1.3920$ 이라야 한다. 표준 온도계로서의 사용 범위는 대개 −183~630[℃] 사이이지만 실제로는 14[K]에서 1,600[℃] 정도까지 사용된다.

제 6 장

2. 측온 저항체의 특징

공업용으로 사용하고 있는 측온 저항체는 다른 온도 센서(sensor)에 비하여 다음과 같은 특징을 갖는다.

① 감도가 좋다.
② 안정성 · 재현성이 매우 우수하다.
③ 고정확도를 얻을 수 있다.

3. 측온 저항체의 종류

측온 저항체는 접촉식 온도 센서로서 열전대나 서미스터와 함께 널리 사용되고 있는데 저항체로는 백금, 구리, 니켈 등의 순수 금속을 사용하며, 표준온도계나 공업측정에 널리 이용되고 있는 것은 고순도(99.999% 이상)의 백금(Pt)이다.

(1) 백금 측온 저항체

실용화되어 있는 센서 중에서 가장 안정하다.

① 장점 : 온도 범위가 넓으며 정확도가 높아서 온도측정에 많이 이용된다.
② 단점 : 저항소자의 구조가 복잡하여 형상이 크고 응답이 느리며 진동이나 기계적 충격에 약하다.

(2) 니켈 측온 저항체

340[℃] 부근에서 온도계수의 변곡점이 발견된다.

① 장점 : 백금에 비해 저렴하고 저항계수가 크다.
② 단점 : 불순물에 의한 온도저항값 특성이 분산되고, 호환성 있는 니켈선을 얻기가 어렵다.

(3) 구리 측온 저항체

백금 다음으로 순도가 높고 저렴하다.

① 장점 : 온도 특성의 분산이 적은 안정된 소자이다.
② 단점 : 구리의 고유저항이 작고 현상이 크며, 고온에서 산화하기 쉽기 때문에 사용온도 범위가 좁다.

(4) 백금-코발트 측온 저항체

미량의 코발트 0.5[%]를 포함한 것으로 극저온용으로 저항값 및 저항 온도계수가 백금보다 크다.

측온 저항체의 종류와 특징들을 표 6-8에 나타내었다.

표 6-8 • 측온 저항체의 종류와 특징

종 류	구성재료	사용온도 범위	특 징
백금 측온 저항체	백금	−200∼640[℃]	• 사용 범위가 넓다. • 정확도, 재형성이 양호하다. • 가장 안정하며 표준용으로 사용 가능하다. • 20[K] 이하에서는 측정 감도가 나쁘다. • 자계의 영향이 크다.
구리 측온 저항체	구리	0∼120[℃]	• 사용온도 범위가 좁다.
니켈 측온 저항체	니켈	−50∼300[℃]	• 사용온도 범위가 좁다. • 온도계수가 크다.
백금-코발트 측온 저항체	백금-코발트 합금	2∼300[K]	• 재생성이 좋다. • 20[K] 이하에서도 감도가 좋다. • 실온까지 사용할 수 있다. • 자계의 영향이 크다.

Lesson

5 광센서

01 | 광센서의 개요와 분류

광센서(optical sensor)는 빛의 양, 물체의 모양이나 상태·움직임 등을 감각하는데, 눈의 구실을 하는 것이 렌즈이다. 예전에는 자연의 빛을 감지하는 것이었으나, 지금은 인공적으로 큰 빛을 발하여 그 빛이 물체에 부딪혀 반사되어 오는 것을 받아들여, 반사 물체의 움직임이나 빠르기 정도를 알아내는 구조가 많아졌다.

자외선·적외선 및 가시광선 영역의 광 자체 또는 광에 포함된 정보를 전기신호로 검출하는 소자이다.

① 광센서를 사용하면 로봇을 자동적으로 이동시킬 수가 있다. 빛을 전기신호로 변환하는 광센서는 일렉트로닉스의 발전 중에서 정보입수의 한 가지 수단으로서 대단히 중요한 역할을 하고 있다.

㉈-1 컴퓨터의 입력장치에 사용되는 테이프 리더, 카드 리더, 카메라의 노광계, 스트로보(strobo)의 발광량 제어 등 광센서가 중요한 역할을 하고 있다

㉈-2 역의 자동 검찰기, 자동 도어에 있어서 사람의 감지, 화재를 알리는 연기 감지기 등에도 광센서가 사용되고 있다.

② 초음파나 적외선을 로봇의 전방에서 발사하여 물체로부터 되돌아오는 빛의 강약으로 제 위치를 알며 장애물로부터 멀리 있으면 받는 빛은 약해지고, 가까워지면 강해진다. 그러므로 어느 일정한 빛의 세기에서 멈추어 서도록 로봇의 메모리에 입력시켜 놓으면 앞쪽에 물체가 있을 때 판단해서 동작하고 그 이상 앞으로 나가지 않고, 진행 방향을 바꾸는 것이다.

③ 센서 중에서도 주류를 이루는 것이 광센서이며, 특히 컴퓨터에 의한 이미지(화상, 도형,

문자, 물체 등)의 직접인식에 있어서 높은 정밀도의 이미지 센서 수요가 늘어날 것이다.

④ 광센서란 빛을 이용하여 물체를 검출하는 소자이다. 원리는 투광부에서 방사된 Pulse(펄스) 변조광이 검출물체가 검출영역에 들어감에 따라 수광소자에 입사광이 증가(또는 감소)하게 되고 이 증가(또는 감소)한 입사광이 정류신호 레벨이 동작 레벨에 도달하면 출력을 나타내어 주는데 발광소자, 즉 LED를 포함하고 있다.

⑤ 발광소자(LED)는 현재 파장이 480[nm] ~ 950[nm] 정도의 근적외선 파장 대역의 소자가 사용되고 있다. 이것은 수광소자의 분광감도 peek가 일반적으로 적외선 영역인 약 900[nm]이고, 또한 적외선 LED쪽이 가시광선 LED에 비해 양자효율이 높기 때문이다.

㉮ Si dope GaAs(적외) LED(950[nm])는 직접 천이형이기 때문에 양자효율은 약 10[%]로 높은데 비해서 N dope GaP(녹색) LED(565[nm])는 간접 천이형이기 때문에 양자효율은 약 0.5[%]로 낮아진다.

⑥ 의료용도 : 산소포화도 측정, 심박출량 측정, 임상-화학검사기기 등에 사용된다.

1. 광기전력 효과

광기전력 효과란 반도체의 접합부에 빛이 조사되면 전자와 정공의 흐름이 생겨 기전력이 발생하는 현상을 말한다.

① PN 접합 다이오드의 접합부에 빛을 조사하면 전자 - 정공쌍이 다수 발생하여 전극간에 기전력이 발생하며 이 기전력은 입사광의 강도에 따라 증가한다. 가장 많이 사용되고 있는 재료는 Si(규소) 결정으로서 자외광선 영역에서 근적외광선 영역까지 넓은 대역에 걸쳐 포토다이오드와 포토트랜지스터에 사용되고, 응답성이 빠른 PIN형, 애벌란치형의 포토다이오드에 이용되고 있다.

② 1차원 및 2차원 어레이 포토 센서로서 알려져 있는 MOS형 및 CCD 이미지 촬상 소자에 이르기까지 이용되고 있다.

③ 대표적인 센서로는 포토다이오드와 포토트랜지스터, 태양전지 등이 있다. 이 형식의 소자는 실리콘이나 게르마늄을 베이스로 한 반도체가 많고 감도영역은 가시광선에서 적외선까지다.

2. 광도전 효과

광도전 효과란 반도체에 빛이 조사되면 전자와 정공이 증가하고 광량에 비례하는 전류 증가가 일어나는 현상을 말한다.

① 광도전 효과형 재료 중에서 촬상관의 타깃 광전면 물질에 사용되고 있는 것은 가시광선에서는 Sb_2S_3(삼황화 안티몬) 증착막, PbO(산화납) 증착막 등이 있고 비디컨에 응용되고 있다. 적외광선에서는 PbO－Sb_2S_3 증착막이 자외선에선 Se(셀렌)계나 As_2S_3계 등의 비정질 증착막이 사용되고 있다.

② 빛이 조사되면 소자의 도전성이 양호해지는 소자가 사용되는데 대표적인 것으로는 CdS 셀이 있다. 감도는 가시광선의 중심 영역으로 소자는 비교적 응답이 늦다.

3. 광전자 방출 효과

광전자 방출 효과란 광전관 등에 사용되는 원리로서 전극부에 빛을 조사하면 광전자가 방출되는 것을 말한다.

표 6-9는 광센서의 종류와 특징을 나타낸 것이다.

표 6-9 ▪ 광센서의 종류

분 류	센 서	특 징	용 도
광기전력형 광센서	▪ 포토다이오드 ▪ 포토트랜지스터 ▪ 포토사이리스터	▪ 소형, 저가, 전원 불필요 ▪ 대출력 ▪ 대전류 제어	조도계, 광통신 스트로브, 광전 스위치 광릴레이, 조광 시스템
광전자 방출형 광센서	▪ 광전관 ▪ 광전자 증배관	▪ 미약광 검출, 펄스 카운터 ▪ 초고감도, 빠른 응답속도	정밀 광측정기기 초고속 · 미약광 검출
광도전형 광센서	▪ 광도전 셀	▪ 소형, 고감도, 저가	카메라 노출계, 포토릴레이, 광제어기
자외선 센서	▪ 자외광 감도 ▪ 포토다이오드	▪ 소형, 전원 불필요 ▪ 고감도	의료기기, 공해 분석기기
복합형 광센서	▪ 포토커플러 ▪ 포토인터럽터	▪ 전기적 절연 양호, 아날로그양에 의한 검출	무접점 릴레이, 광전 스위치, 레벨 제어

① 방출된 광전자의 수는 입사되는 빛의 강도, 즉 광자의 수에 비례하여 증가하지만 반드시 하나의 광자로부터 한 개의 전자가 방출되는 것은 아니다. 이 비율을 양자효율이라 한다. 광전자 방출을 일으키는 재료로는 안티몬(Sb)과 세슘(Cs)의 합금이나 세슘과 은(Ag)의 복합 재료가 있다.

② 대표적인 소자로서는 광전관이나 광전자 증배관이 있으며 출력이 크고 높은 감도가 얻어지기 때문에 아주 미약한 광의 검출이나 자외광선의 검출에 주로 사용되고 있다.

02 | 포토다이오드

1. 포토다이오드의 개요

광센서의 기본은 포토다이오드(photo diode)이다.

포토다이오드는 PN 접합에다 빛을 쬐면 캐리어가 발생되어 전류 또는 전압을 일으키는 현상을 이용한 소자이고, 발광 다이오드(Light Emission Diode : 라이트 이미션 다이오드 : LED)는 PN 접합에서 주입된 전류 캐리어가 재결합하거나 에너지 준위를 바꿀 때 빛을 방출하는 소자이다. 이것의 발전형으로서는 포토트랜지스터, 포토 IC 등이 있으나 모두가 포토다이오드가 그 기본으로 되어 있다.

그림 6-19는 포토다이오드의 여러 가지 실물의 종류를 나타낸 것이다.

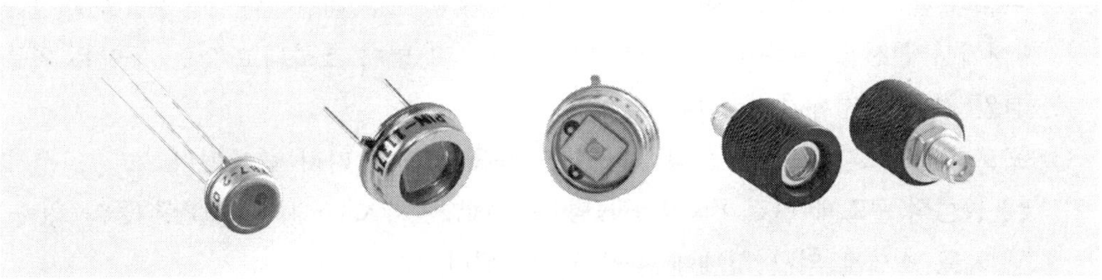

그림 6-19 ● 각종 포토다이오드

① 포토다이오드는 광 에너지를 전기 에너지로 변환하는 일종의 트랜스듀서로서 그 구성을 반도체의 PN 접합부에 광검출 기능을 부가한 센싱용 다이오드의 일종이다.

② 광과 물질 사이에는 물리적인 상호작용이 존재하는데, 일반적으로 물질이 광자를 흡수하고 그 결과 전자를 방출하는 현상을 광전효과라 부른다.

③ 광전효과의 결과로서 반도체의 접합부에 전압이 나타나는 현상을 광기전력 효과라고 부른다. 이 광기전력 효과를 이용한 소자가 포토다이오드이다.

2. 포토다이오드의 구조와 원리

포토다이오드는 N형 기판상에 P형층을 형성시킨 PN 접합부에 생기는 광기전력 효과를 이용한 소자이며 입사광을 유효하게 이용하기 위해서 표면에 반사방지층이 설치되어 있다.

① 포토다이오드의 재료는 PN 접합을 형성할 수 있어야 한다.

제6장

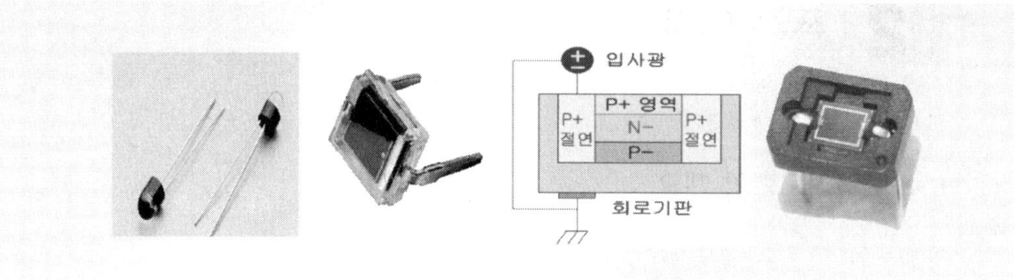

그림 6-20 ● 포토다이오드의 원리

㉮ CaGe(칼슘게르마늄), Si(실리콘), Ge(게르마늄), InGaAs(인듐갈륨비소) 등이 주로 사용되며 형상, 재료, PN 접합의 위치 등에 의해서 수광 파장의 영역이 달라진다. 그림 6-20은 포토다이오드의 원리와 내부 구조 및 실물을 나타낸 것이다.

② 입사광의 에너지가 반도체의 공핍층 전계에 의해서 정공은 P형으로, 전자는 N형으로 이동해 분리되고 P형은 양(+)으로, N형은 음(−)으로 대전된다. 이 양단을 결선하면 P형에서 결선을 통하여 N형으로 전류가 흐르고 빛이 조사되고 있는 동안은 외부의 전원 없이도 전류가 흐른다.

③ 포토다이오드의 종류는 물성적 구조와 사용 소재에 따라 분류된다.

㉠ 물성적 구조에 따라 PN형, PIN형, 포토애벌란치(APD)형, GaAsP형 등이 있다.

㉡ 사용 소재에 외관 형태에 따라서 분류된다.

㉢ 기능 및 응답특성에 따라 분류된다.

㉣ 파장감도와 용도에 따라 분류된다.

3. 포토다이오드의 특징

포토다이오드의 수광 영역은 주로 접합의 구조에서 정해지지만 일반적으로 400~1,100[nm]의 파장 영역에서 사용할 수 있고, 특히 700~900[nm]에서 감도가 최대가 된다. 입사광에 대한 광전류 출력의 직선성이 양호하므로 아날로그를 동작시키는데 적당하다.

포토다이오드의 특징은 다음과 같다.

① 응답속도가 빠르며, 신뢰성이 높다.

② 신호대잡음비가 높으며 암전류가 작으며, 수명이 길다.

그림 6-21은 포토다이오드의 구조와 특성을 나타낸 것이다.

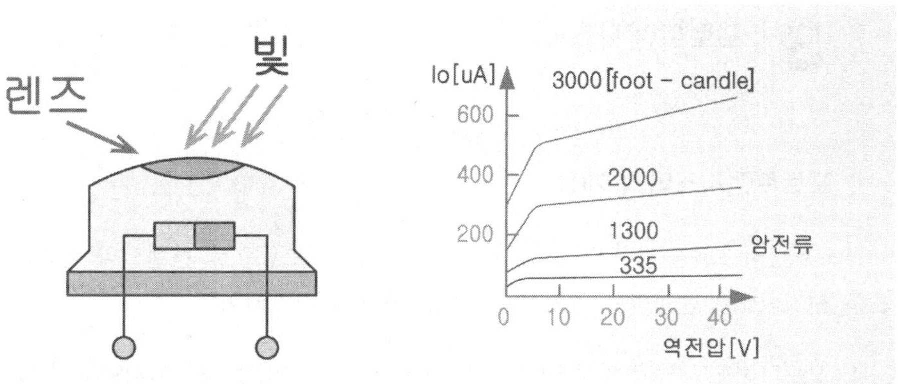

(a) 포토다이오드의 구조 (b) 포토다이오드의 특성

그림 6-21 • 포토다이오드의 구조 및 특성

4. 포토다이오드의 주요 용도

포토다이오드에는 여러 가지 종류가 많은데 포토다이오드의 사용목적, 용도, 요구 성능이 각각 다르기 때문에 용도에 맞게 선택하면 아주 효율적으로 성능을 발휘할 수가 있다. 표 6-10은 포토다이오드의 종류와 용도에 대해서 나타낸 것이다. 의료용으로 사용되는 포토다이오드는 많은 의료장비에 사용되고 있다.

㉮ 동맥의 산소포화도(SpO_2)를 측정하는 펄스 옥시미터에 사용된다.

표 6-10 • 포토다이오드의 종류와 주요용도

종 류	특 징	주요용도
PN형	• 자외선에서 적외선까지 광범위한 파장 영역을 가진다. • 입사광량에 대한 직선성이 우수하다. • 미약한 광에도 검출감도가 우수하다.	• 조도계 • 카메라의 노출계 • 화재 센서 • 분광 광도계
PIN형	• 응답이 빠르다. • 온도특성이 PN형보다 다소 나쁘다.	• 광통신 • 광 리모콘 • 레이저 디스크
APD형	• 광전류의 증폭작용이 있다. • 파장감도 영역이 넓다. • 암전류가 적다. • 응답이 빠르다.	• 광섬유에 의한 광통신
포토 센서 모듈형	• 앰프 내장형이어서 출력이 크다. • 파형 특성이 우수하다.	• 메카트로닉스 • 각종 광학계
GaAsP형	• 가시광역의 파장으로 일반적으로 가시광용이다.	• 카메라의 노출계 • 분광 광도계

제 6 장

03 | 포토트랜지스터

1. 포토트랜지스터의 개요

포토트랜지스터는 포토다이오드와 트랜지스터의 조합으로 광센서의 일종이다. 즉, 광신호를 전기신호로 변환하는 것을 목적으로 한 트랜지스터이다.

① 포토다이오드는 광센서 중에서도 매우 우수한 응답특성을 가지면서 측정 범위가 넓기 때문에 이용가치가 매우 높은 센서이지만, 최대의 결점인 출력전압이 매우 낮다는 단점 때문에 포토다이오드 단독소자로 사용되는 일은 거의 없고 대부분 증폭수단을 병용하여 복합소자로 구성되어 사용된다.

② 포토다이오드의 최대 결점을 해결하기 위해 가장 많이 사용되는 것이 포토트랜지스터이고 그 성질은 포토다이오드의 출력 특성에 트랜지스터의 모든 특성이 부가된 것이라고 할 수 있다.

㉠ 유리렌즈나 창이 달린 금속 케이스에 봉입한 것이다.

㉡ 세라믹스 케이스에 봉입한 것이다.

㉢ 투명수지를 쓴 몰드형이다.

③ 트랜지스터의 베이스와 컬렉터 사이의 PN 접합에 빛을 투과하면 전자와 정공이 발생하고, 전기장을 따라서 이동하여 광전류를 발생시킨다. 이 광전류를 직접 트랜지스터 작용으로 증폭시킨 것이 포토트랜지스터인데, 특히 수광면이 넓게 만들어져 있다.

④ 포토트랜지스터(그림 6-22)는 보통의 트랜지스터와 마찬가지로 3단자로 쓰는 것과 베이스 전극을 제거한 외견상 2단자인 것이 있는데, 양자 모두 동작은 거의 비슷하다.

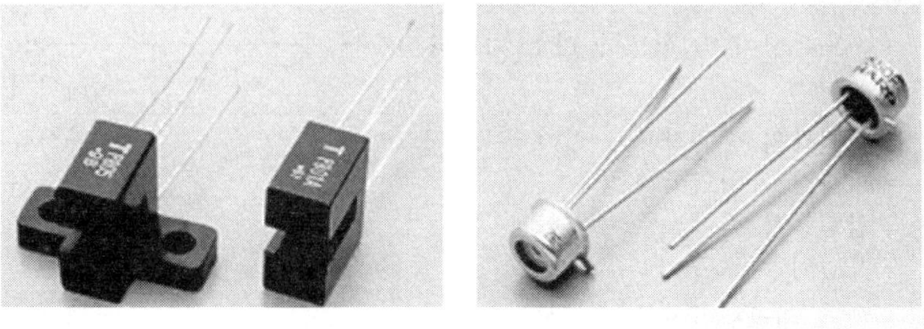

그림 6-22 • 범용 포토 트랜지스터

포토트랜지스터의 빛의 파장 특성은 반도체의 금지대폭에 의해 결정되므로, 상한은 게르마늄에서는 0.7[eV]에 상응하는 1.5[μm], 실리콘에서는 1.1[eV]에 상응하는 0.97[μm]가 된다. 이 부근에서 최고 감도가 얻어지는데, 이 이상이 되면 감도는 급속히 저하된다. 이보다 짧은 파장에서는 빛의 에너지는 충분히 커지지만 반도체 표면에서의 빛의 흡수가 커져서 감도가 내려간다. 광전류는 조명도에 비례하여 증대하는데, 입사광이 너무 크면 발열의 영향으로 증가율은 내려간다.

⑤ 포토트랜지스터는 감도는 좋으나, 입출력 사이의 직선성이 떨어지므로 광 스위칭 소자로 이용된다. 외광의 검출 외에 발광 다이오드와 짝지어 포토커플러, 포토 인터럽터로 이용되고 포토트랜지스터와 유사한 것에 반도체의 P-N-P-N 접합을 쓴 포토사이리스터(photothyristor)가 있는데 이것은 빛에 의한 대전류 제어에 쓰인다. 그러나 일단 동작하면 전압과 전류를 0으로 하지 않는 한 원래 상태로 되돌아가지 않는다.

⑥ 포토트랜지스터는 그림 6-23의 원리와 입사각의 각도와 같이 포토다이오드와 트랜지스터를 합친 소자로서 응답특성이 양호하면서 출력전류가 큰 광센서인 것이다.

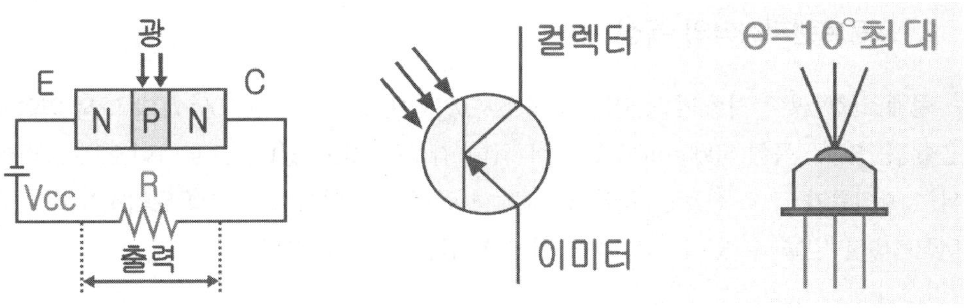

(a) 포토트랜지스터 원리　　(b) 기호　　(c) 입사광의 각도

그림 6-23 • 포토트랜지스터의 원리 및 기호

2. 포토트랜지스터의 구조와 원리

포토트랜지스터는 그림 6-24와 같이 N형 기판 위에 P형의 베이스 영역을 형성하고 또한 N형의 이미터를 형성한 구조로 되어 있다.

① 반도체 재료는 실리콘이고, 약간의 게르마늄이 사용되고 있다. 베이스 표면에 빛이 입사하면 역방향 바이어스된 베이스-컬렉터 사이에 광전류가 흐르게 되고 이 전류가 트랜지스터에 의해 증폭되어 외부 리드에 흐르는데 이것이 포토트랜지스터의 원리이다.

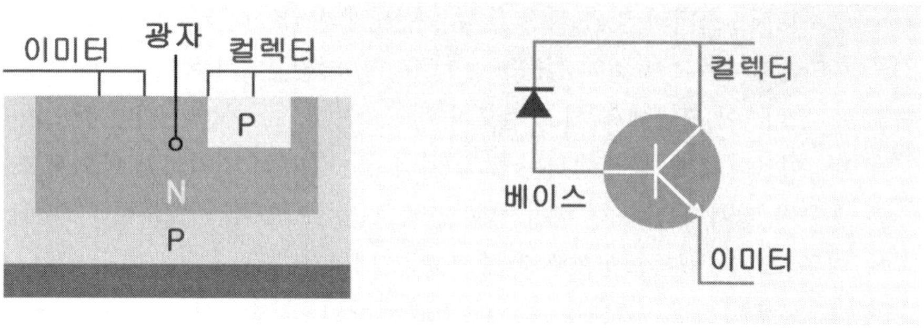

(a) 포토트랜지스터의 구조 (b) 포토트랜지스터의 등가회로

그림 6-24 ● 포토트랜지스터의 구조 및 등가회로

② 포토트랜지스터는 일반적인 트랜지스터형이다. 하지만 달링턴 트랜지스터형인 경우에는 전류는 다시 다음 단의 트랜지스터에 의해 증폭되므로 외부의 리드선에 흐르는 광전류는 처음 단과 다음 단의 트랜지스터 전류 증폭률과는 곱이 되므로 대출력이 얻어진다.

3. 포토트랜지스터의 특징

현재 가장 많이 사용되고 있는 수광소자로서 대개 500~1,610[nm]의 파장 영역에서 사용할 수 있고, 특히 800[nm] 부근에서 최대 감도를 갖고 있다. 포토다이오드에 비해 출력되는 광전류가 크고 신호는 동일 칩 내에서 증폭되고 있어서 전기적 노이즈가 적고 큰 신호대잡음비를 얻을 수 있다. 그 외 장점과 단점은 다음과 같다.

(1) 장 점

① 신뢰성이 높으며, 소형화할 수 있으며 전류증폭률이 크다.
② 기계적으로 강하며, 암전류가 적고, 가격이 싸다.

(2) 단 점

① 포토다이오드에 비해 입사광에 대한 광전류의 직선성이 나쁘다.
② 고감도일수록 응답속도가 늦고, 포화전압이 높다.

4. 포토트랜지스터의 주요용도

① 광전 스위치(포토커플러)
② 포토아이솔레이터
③ 단거리 광통신기

04 | CdS 광도전 셀

1. CdS 광도전 셀의 개요

광 도전체 CdS(카드뮴－황), CdSe(카드뮴－셀레늄)를 사용하는 센서를 보통 광도전 셀이라 한다.

① 광 반도체 소자는 크게 나눠서 수광소자와 발광소자로 나누어진다.

㉠ 수광소자는 광 에너지를 전기 에너지로 변환하는 소자이며 광기전력 소자와 광도전 소자로 나누어진다.

㉡ 발광소자는 전기 에너지를 빛으로 변환하는 소자이며, 각종 발광 다이오드이다. 광기전력 소자는 실리콘 광전지, 셀레늄 광전지 등이며 외부전압의 인가를 필요로 하지 않고 광 에너지에 의해 기전력을 걸어 빛의 강약에 따라 저항(전류)의 변화를 이용하는 소자이다(그림 6-25).

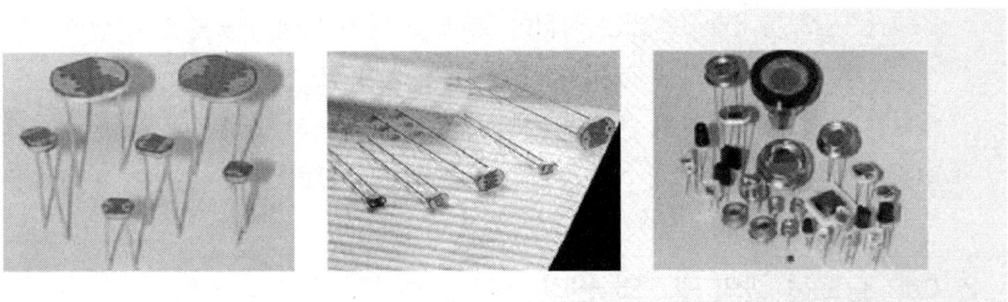

그림 6-25 • Cds 포토컨덕티브 셀(Cds Photoconductive Cells)

② 광기전력 소자는 포토다이오드, 포토트랜지스터 등 주로 실리콘을 바탕으로 한 PN 접합을 이용한 소자이고 광도전 소자는 CdS(카드뮴－황), CdSe(카드뮴－셀레늄), PbS(황화납) 등 다결정을 바탕으로 한 소자들로 나누어진다.

③ 광도전 셀(Photoconducvive Cells : CdS 포토컨덕티브 셀)은 빛이 닿으면 저항 없이 감소하는 광도전 효과(photoconductive effect : 포토 컨덕티브 이펙트)를 이용한 반도체 광센서이다. CdS는 크기에 따라서는 수십 [mW]에서 수[W] 이상의 것까지도 있으므로 때로는 센서 증폭기를 사용하지 않고도 직접 릴레이(relay) 등을 제어시킬 수 있는 수광소자이다.

㉮ 날이 어두워지면 자동으로 켜지게 하는 광 스위치로 사용할 수 있는 이용기술이 크게 필요치 않은 광센서이다.

제 6 장

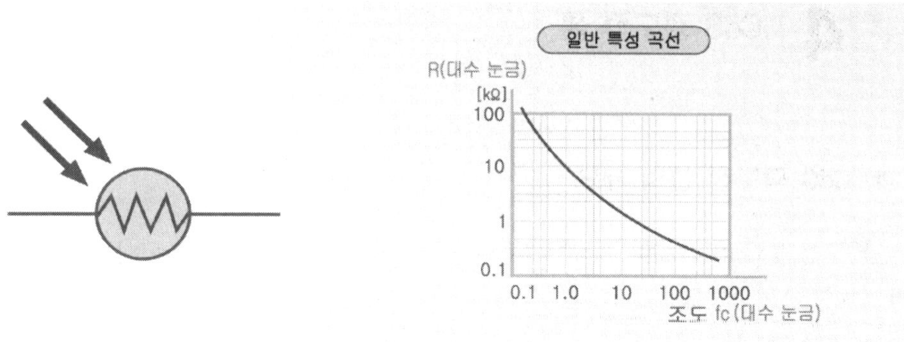

(a) 광전도 셀의 기호 (b) 광전도 셀의 단자 특성도

그림 6-26 • 광전도 셀의 기호 및 특성

④ CdS는 단결정 소자와 다결정 소자가 있는데 현재 시판되고 있는 제품은 대부분이 다결정 소자이다.
 ㉠ 다결정의 경우는 세라믹 등의 기판 위에 미세한 결정층을 형성시키기 때문에 임의의 형상으로 만들 수 있다.
 ㉡ 단결정의 소자에 비해 수광 면적을 크게 할 수 있다.
 ㉢ 높은 감도를 얻을 수 있는 장점이 있다. 그림 6-26에서는 광전도 셀의 기호와 단자의 특성도를 나타낸 것이다.

⑤ CdS는 분광감도 특성이 인간의 시감도 특성과 유사하기 때문에 주요용도로서 자동점멸장치용 센서, 카메라의 자동노출장치의 센서로 널리 사용되고 있다.

2. CdS 광도전 셀의 구조와 원리

CdS는 원형의 플라스틱 케이스 내에 황화카드뮴을 주성분으로 한 CdS 광도전체가 있고 양옆으로 두 전극이 있다. 투명창을 통해 CdS 도전체에 빛이 조사되면 CdS의 저항값은 조사광이 강해지면 낮아지고, 조사광이 약해지면 높아진다.

이와 같이 CdS의 저항값은 빛의 강약에 의해 변화하는 것으로 일종의 가변저항기와 같다.

3. CdS 광도전 셀의 특징

(1) 장 점

① 교류 동작이 가능하며, 가시광의 영역에 분광감도를 가지고 있다.

② 노이즈에 강하며, 비교적 큰 전류가 출력으로 잡힌다.

(2) 단 점

① 다른 광센서에 비해 응답속도가 늦다.
② 저조도 특성이 전력에 의존한다.
③ 가시광 영역에 분광감도를 가지고 있어 주위의 광이 노이즈로 작용하기 쉽다.

4. CdS 광도전 셀의 주요용도

① 룩스미터, 포토커플러
② 실내밝기 자동조절장치, 조도계

05 | 적외선 센서

체표면 온도에 의해 복사열이 방출되는 것을 이용하여 적외선 센서로 복사량을 측정하여 표면의 온도분포를 측정한다.

1. 적외선 센서의 개요

적외선은 파장이 가시광선보다 길고 전파보다 짧은 전자파의 일종이다.

① 자외선은 자연계에 존재하는 모든 사물로부터 방사되고 있으며 이들 물체들의 온도에 따라 파장이 달라질 따름이다.

㊐ 인간의 체온은 36~37[℃]이므로 9~10[μm]에서 피크를 가진 원적외선이 방사되며 약 400~700[℃]로 가열된 물체로부터는 3~5[μm] 피크를 가진 중적외선이 방사된다.

② 적외선을 감지하여 전기적 신호로 바꾸어 주는 적외선 센서에는 열로 변환해서 저항 변화나 기전력들의 형태로 출력하는 열형이 있고 반도체의 이동 간 에너지 흡수차를 이용한 광전도 효과나 PN 접합에 의한 광기전력 효과를 이용하는 양자형이 있다.
③ 적외선 센서(그림 6-27)는 일상생활에서도 많이 이용되고 있는데 자동 도어의 스위치, 적외선 리모컨, 서멀 카메라, 전자식 드라이어, 버스 출입문 등 근접 또는 통과 등을 검출하는 곳에서 많이 쓰인다.
④ 자연계에 존재하는 것은 그 온도에 따라서 적외광을 방출하고 있다.
㉠ 온도가 높은 것은 파장의 영역이 짧은 적외광을 방출한다.
㉡ 온도가 낮은 것은 파장이 긴 적외광을 내고, 이것은 플랑크의 흑체방사법칙을 적용한다.

제6장

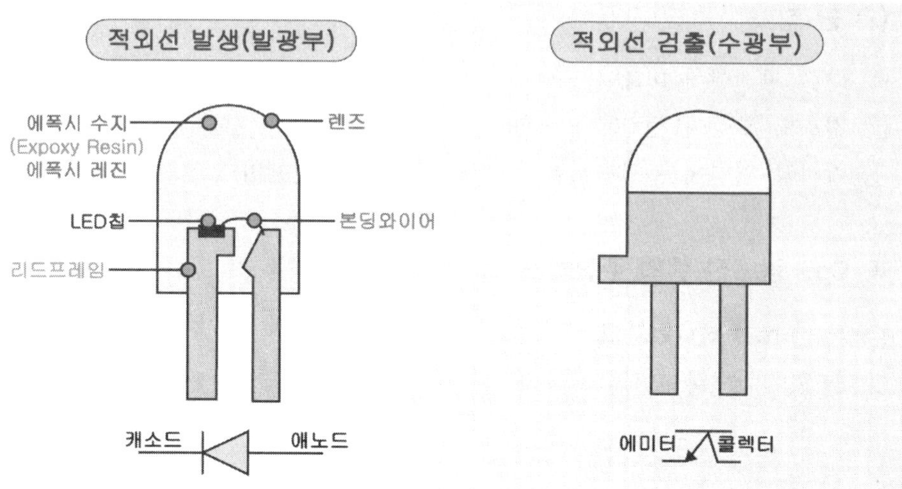

그림 6-27 • 적외선 센서

⑤ 자연계에 존재하는 모든 생물이나 식물 등의 그 온도가 매우 엄밀하게 제어되고 있으므로 그 온도변화에서 이상현상을 알 수가 있다. 또한 넓은 공간에 걸쳐 온도의 패턴은 모니터 링크 작업상 중요한 정보를 제공해 준다.

㉧ 해양상의 오염 모니터 링크에서는 오염된 영역의 물은 그 방사율이 다른 것에 의해서 확실히 구별할 수 있다.

적외선 센서는 이와 같이 모니터 링크나 적외광 검출에 사용되는데 그 중요성은 더욱 높아지고 있다.

2. 적외선 센서의 분류와 특징

적외선 센서에는 여러 가지 종류가 있지만 크게 나누면 **양자형**과 **열형**으로 나누어진다.

① **양자형**은 PbS(황화납), HgCdTe(수은-카드뮴-텔루륨) 등의 반도체를 사용하는 것이므로 **입사광의 광자 에너지에 의해서 여기되는 전자에 의해서 생기는 도전율의 변화**나 **기전력**을 **검출**하는 것이다.

㉠ **양자형**은 열형에 비해서 **감온, 응답속도가 우수**하고 종류도 많다.

㉡ **양자형 센서**에는 광기전력 효과를 중심으로 한 포토다이오드, 태양전지, 기타 광도전 효과를 응용한 PbS, CdS 셀 등이 있다.

그림 6-28은 적외선 센서의 구조 및 재료와 실물에 대해서 나타낸 것이다.

② **열형**은 흑체 방사에 기초를 두고 적외선 방사 에너지의 **흡수**에 **의한 온도변화**를 이용한 것이다.

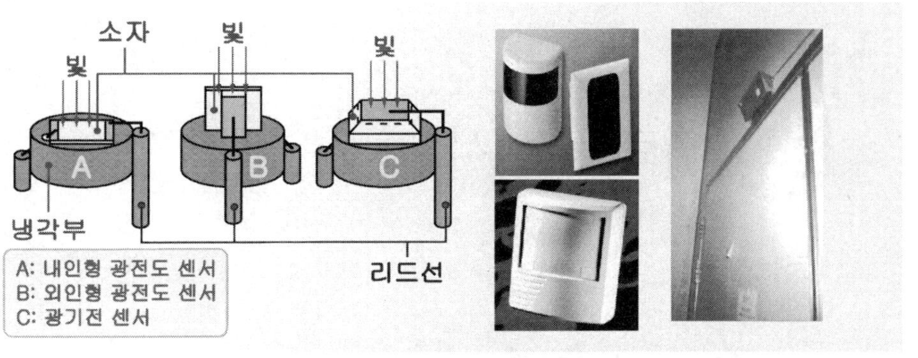

그림 6-28 ◦ 적외선 센서의 재료

㉠ 열형 센서에는 열기전력 효과를 중심으로 한 서모파일과 초전효과를 중심으로 한 PZT 등이 있다. 그러나 양자형은 감도의 파장 선택성을 갖는 점과 특히 중적외용과 원적외용에서는 감도를 높이기 위해 냉각을 필요로 하는 것이 많다.

㉡ 열형은 수[μm]에서 수십[μm]의 넓은 적외 파장 영역에 걸쳐 평탄한 감도를 갖고 또한 실온에서 사용한다.

㉢ 열형에는 도전율의 변화를 이용하는 서미스터 바로미터나 기전력을 검출하는 서모파일 등이 있지만 서미스터 바로미터는 바이어스 전압을 필요로 하고 서모파일은 출력이 작은 것이다.

3. 적외선 센서의 주요용도

초전형 적외선 센서(그림 6-29)는 포토 셀 광전관과 같이 광원이 필요한 센서와는 달리 광원을 필요로 하지 않는 수동형 센서이며 방범, 방화 분야에서 널리 이용되고 있다.

즉, 침입자 감지, 위험한 장소로의 사람출입 감지, 재난 감지 등 방범, 방재 시스템의 응용과 흔히들 사용하고 있는 인체 감지에 의한 커튼의 제어, 조명의 자동 점등과 소등, 자동 도어, 절수 드레인, 조리기로의 이용 등을 목적으로 하는 응용회로 등에 사용되고 있다.

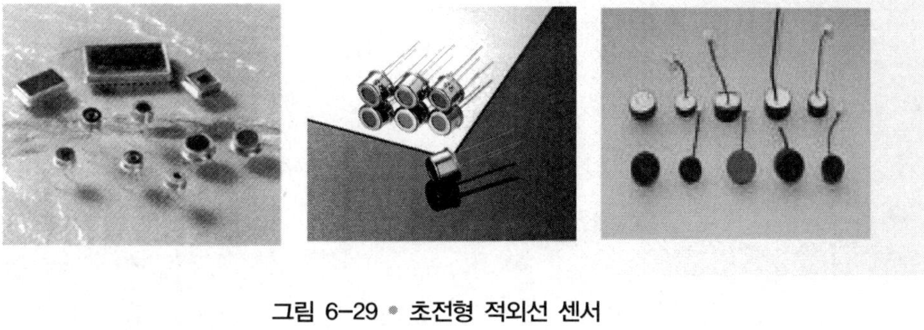

그림 6-29 ◦ 초전형 적외선 센서

Lesson

6 의료용 센서

01 | 의료생체 센서

생체에서 감지되는 정보를 센서로 측정하고 살아 있는 생체를 감지하여 질병의 진단이나 치료, 건강관리 등에 이용하는 센서를 의료용 센서라고 한다. 의료정보에 포함되는 내용과 정보는 생체조직의 형태를 반영하는 영상정보를 비롯해서 생리기능을 반영하는 물리량이나 화학량 등을 포함한다. 혈압, 체온, 혈류량, 호흡량, 심음, 맥박혈액의 pH, pO_2, pCO_2, 심전도, 혈액흡광도, 혈당치 등의 생체신호들을 측정하여 분석 및 기록하기 위해서는 물리・화학적 신호들을 전기신호로 변환한다. 생체정보에 대한 구체적인 측정 대상량으로 전기량, 기계량, 광학량, 물질량 등의 생체신호들을 전기신호로 변환하는 소자를 트랜스듀서 혹은 넓은 의미로 센서로 혼용되고 있다. 인체의 5 감각기관과 센서 관계는 표 6-11과 같다.

표 6-11 ● 인체의 5 감각기관과 센서

감각기관	센 서
시각(눈)	광센서
후각(코)	가스 센서
미각(혀)	이온 센서, 화학 센서
청각(귀)	초음파 센서
촉각(피부)	온도 센서, 압력 센서

1. 센서의 조건

감도(Sensitivity : 센시티비티), 선택도(Selectivity : 셀렉티비티), 안정도(Stability : 스탭빌리티), 복귀도(Reversibility : 리버시빌리티)를 일정수치 이상으로 안정적이어야 한다.

2. 센서의 분류

측정대상에 따라 물리량 측정 센서와 화학량 측정 센서로 분류하며 측정영역 및 측정대상은 표 6-12와 같다.

표 6-12 ◦ 물리량 측정 센서 / 화학량 측정 센서로 분류

측정대상	측정영역	검지대상
물리량 측정	• 광(Optical : 옵티컬)량 • 자기(Magnet : 마그넷)량 • 전기(Electrical : 일렉트리컬)량 • 열(Thermal : 써멀)량 • 역학(Mechanical : 머쉬니컬) • 초음파(Ultrasonic : 울트라소닉)	• 적외선, 가시광선, 자외선, 방사선 • 자장의 세기, 자속밀도 • 전위차, 전류 • 온 도 • 속도, 가속도, 유량, 압력 • 초음파
화학량 측정	화학(Chemical : 케미컬)	습도, 이온, 가스, 냄새, 맛
바이오센서		유기물

02 | 순환기능용 센서

압력, 유량, 유속, 전위 등의 물리화학적인 정보 등을 바탕으로 순환생리기능에 대한 정보가 이루어진다.

순환생리정보 중에서 압력, 유량, 기계량에 관련된 센서와 측정기술에 관한 내용을 알아본다.

1. 심 · 혈관 내압용 센서

심 · 혈관계와 관련된 압력의 변동 범위는 일반 공업측정에 비해 -10~40[kPa]로서 전압계를 이용하여 측정해야 된다.

제 6 장

표 6-13은 심 · 혈관 내압의 측정에 사용되는 센서를 나타낸 것이다. 소동정맥이상의 혈관측정에 한해서만 내압센서가 이용된다.

표 6-13 ● 심 · 혈관 내압용 센서의 종류

심·혈관 내압용 센서	심·혈관 내압 센서의 원리
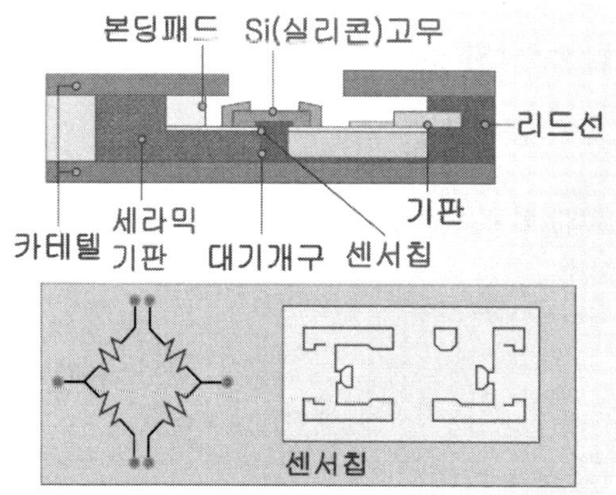	카테텔 끝에 소형의 압전소자를 내장한 카테텔형 혈압센서(직접법)에 의한 방법이다. (주파수 특성이 양호하기 때문에 내압파형을 매우 정확하게 측정할 수 있고 내압전달 라인에 의한 파형의 변형도 생기지 않는다.)
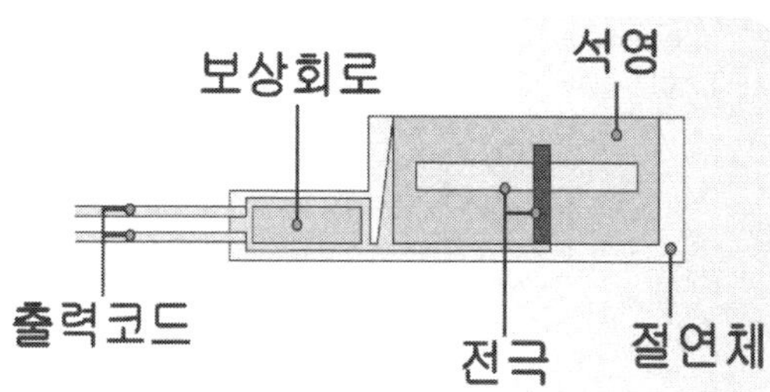	생리식염수를 넣은 도압관을 해당부에 삽입하여 체외에 설치한 전기혈압계와 연결하는 용량형 압력 센서이다. (카테텔이나 수압 돔 내에 기포가 혼입되거나 카테텔과 수압부 콤프라이언스에 의해 내압전달 라인에 기계적 공진이 생겨 내압파형의 변형이 생길 수 있다.)

① 세동정맥이나 모세관 내압의 동적 측정을 할 경우에는 세관을 삽입하여 압력계를 접속해야 하므로 압력계의 가동용적이 크면 정확한 측정을 할 수 없다. 이 경우에는 그림 6-30과 같이 액의 이동에 의한 내압 센서계의 용적변화를 보상하는 영위법이 사용된다.

② 염용액을 채운 마이크로피펫의 저항이 피펫 내 · 외압차에 따라 변화하는 특성을 이용하여 이 압력차를 상쇄하는 서보 제어를 하여 미소혈관의 내압을 측정한다.

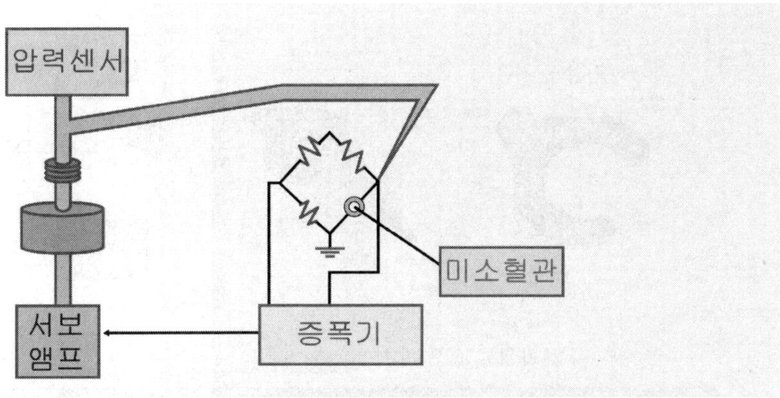

그림 6-30 ◦ 미소혈관 내압측정

2. 혈류측정용 센서

국소조직 또는 전체 조직(장기)을 대상으로 하는 혈류의 측정이나 단일혈관을 대상으로 하는 혈류의 측정 등이 있다. 조직을 대상으로 하는 경우 단위조직 중량당의 평균 유량으로 측정하며 단일혈관을 대상으로 하는 경우 유속이나 유량측정으로 측정하게 된다.

대표적인 침습법인 혈류측정법을 그림 6-31에 나타내었다. 전자혈류계법, 열선유속계법, 레이저 혈류계법 등이 단일혈관을 대상으로 하는 측정법으로 사용된다. 이 중 전자 혈류계법, 초음파 혈류계법이 노출된 혈관에 센서(프로브)를 직접 장착하는 방식이다.

① 전자 혈류계법은 혈관 벽두께, 혈관과 기전력이 큰 센서와의 밀착성 등이 영향을 주기 때문에 측정을 정확히 하기 위해서는 혈관 장벽두께의 보정, 최적화된 프로브 직경의 선정 등이 필요하다. 하지만 자계를 이용하기 때문에 크기가 커지면 생체의 내장에서 장기간 관측하는 데는 어려운 단점이 있다(그림 6-31(a)).

② 초음파 혈류계법에서 펄스파가 송신파로 사용되고 있으며 교대로 초음파 진동자 2개를 송수신으로 사용하여 혈류에 의한 전파시간차를 구하는 트랜션 타임 방식과 일정 거리의 혈류성분만을 초음파 진동자에서 거리분해능을 높인 펄스 도플러 방식이 있다.

㉠ 초음파 혈류계는 순간혈류량을 측정할 수 있고 혈관에 초음파를 조사하여 측정하게 된다.

㉡ 초음파 혈류계는 전자혈류계와는 달리 진동자를 작게 할 수 있어 생체의 내장을 장기간 관측하는 데에 있어 용이하고 수[MHz]의 고주파를 사용하기 때문에 텔레미팅이 좋고 SNR이 좋다는 이점이 있다(그림 6-31(b)).

제 6 장

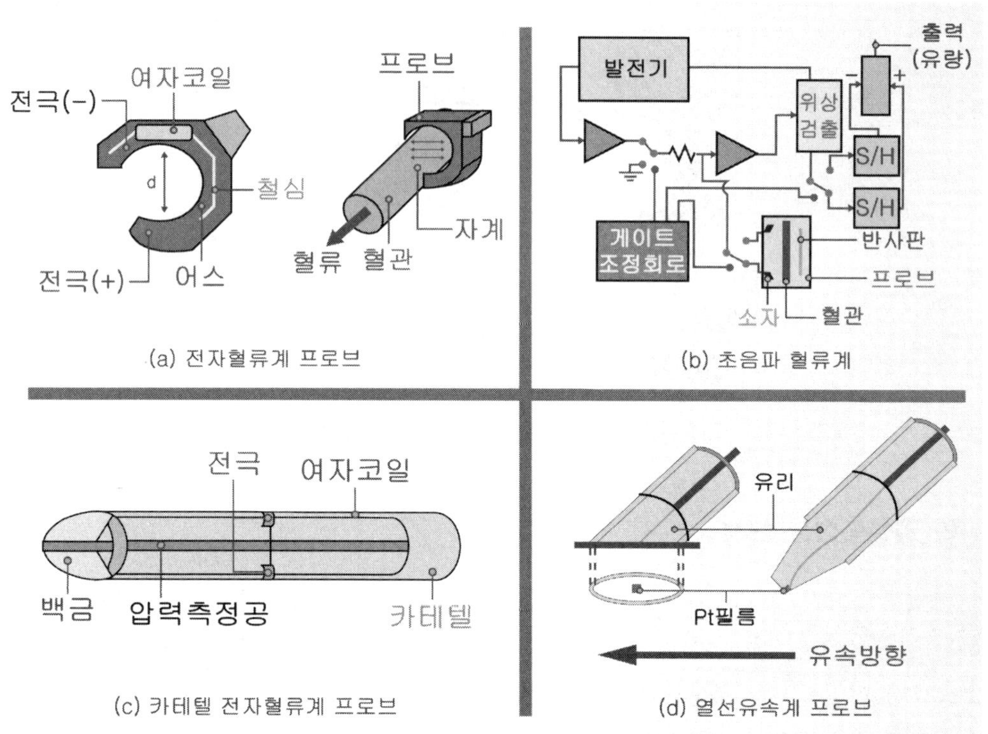

그림 6-31 ● 침습법 혈류측정법

③ **카테텔형 전자혈류계**(그림 6-31(c))로서 검출전극과 여자 코일을 카테텔 끝에 매입하는 방식과 **열선유속계**(그림 6-31(d))로서 박막이나 미세한 금속선에 전류를 흘림으로 인해 발열현상이 일어나 **전기저항 온도계수에 의한 온도를 검출**하여 온도와 방열량으로부터 유속을 측정하는 방식이 혈관 내에 삽입하여 검출하는 방식으로 개발되어 있다.

④ 레이저광의 **도플러 시프트**와 광섬유를 이용하여 측정하는 **광섬유 혈류계**가 개발되어 **모세관이나 세동정맥과 같은 미소혈관 내의 유속분포 및 유속측정**이 가능하게 되었다.

⑤ 표 6-14는 혈류측정법을 나타낸 것으로 **핵자기 공명 혈류계**는 혈류를 검출할 때 NMR(핵 자기공명) 신호의 시간변화성이나 강도가 혈류의 흐름에 의존하는 성질을 이용하는 것이다. NMR(핵 자기공명) 혈류계는 자화 벡터가 세차 운동할 경우 **크로스 코일 방식을 이용하여** 송신 코일에서 발생되는 고주파 자장과 이 신호가 직교하는 코일에 나타나게 되는 자기공명신호를 관측하는 것으로 이때 변조 코일을 이용하여 저주파 변조를 인가하여 **싱글사이드밴드에 신호를 검파하여 송신파의 리크를 최소화**한다.

표 6-14 ◦ 무침습법 혈류측정법

혈류측정법 구조	혈류측정법 원리
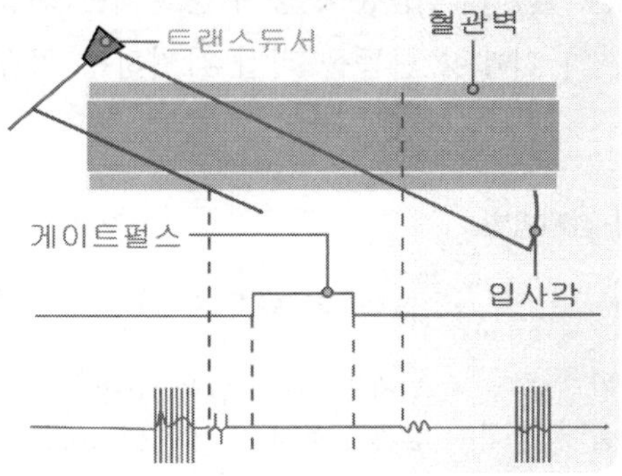	거리분해능을 가진 펄스 도플러법
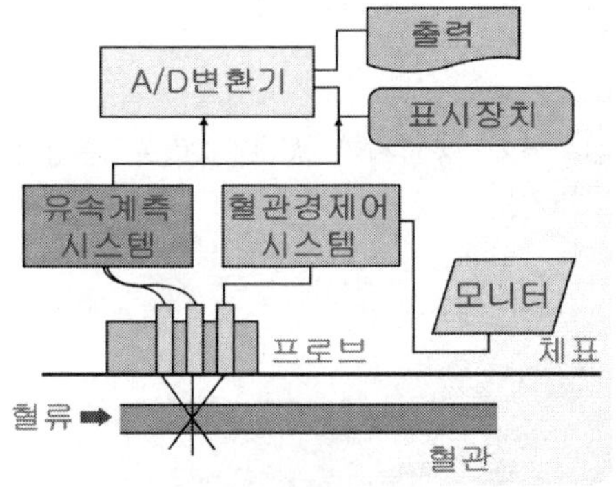	혈관의 크기를 혈관에 1본의 초음파 빔을 조사하여 혈관벽에 반사되어 오는 파로부터 구하는 동시에 다른 2본의 초음파 빔을 이용하여 유속을 측정하는 **초음파 도플러법**
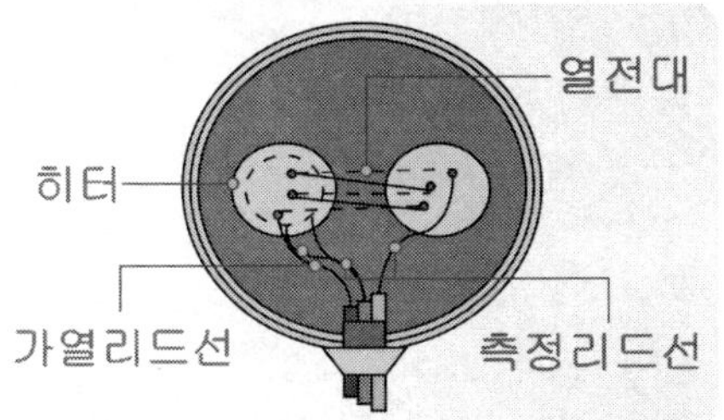	온도를 일정하게 유지하는 가열부와 비가열부 사이의 온도 차이를 측정혈류에 의한 열의 운반을 이용하여 피부혈류를 추정하는 **열적 방식**
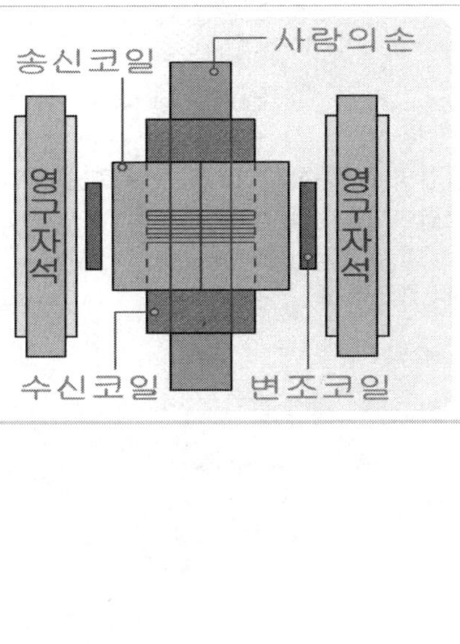	외부자장 내에 자기모멘트를 가진 원자핵(생체내에서는 수소원자핵)이 있을 때 특정 주파수의 전자파를 방출하거나 흡수를 일으키는 핵자기공명(NMR)을 이용한 **핵자기공명 혈류계**

3. 순환계용 센서

심근의 축력이나 변위, 혈관운동, 심장변운동, 심음, 심장의 박동운동 등이 순환계를 대상으로 한 기계량에 포함된다. 표 6-15에 심장과 혈관의 기계적 활동을 직접 감지하는 침습적 방법을 나타내었다.

표 6-15 • 침습적 검지방법

침습적 검지방법 구조	침습적 검지방법 원리
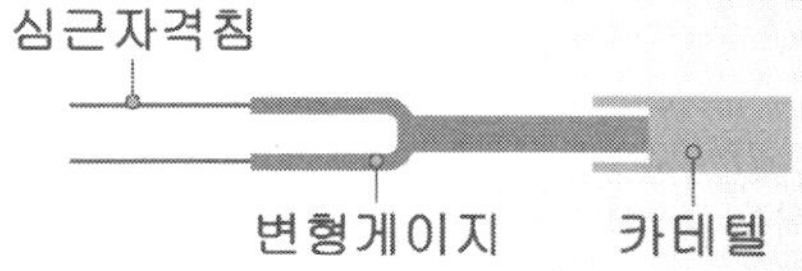	카테텔 끝에 U자형 수감 빔을 고정하여 그 끝에 부착된 침을 근육에 찔러서 삽입하는 방식이다.
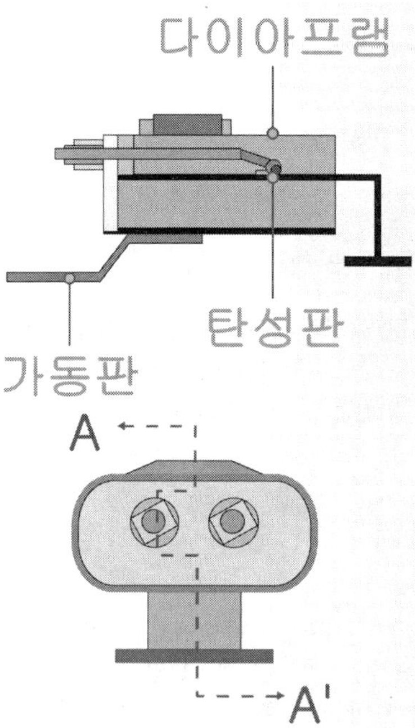	심실벽에 봉착시켜 심근수축력을 측정하는 방법이다.
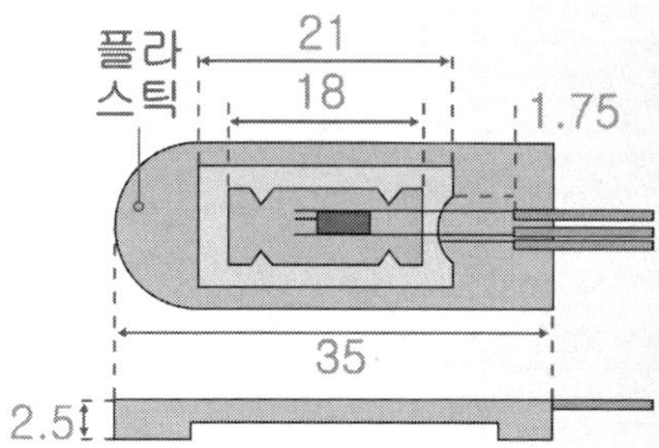	심실벽에 봉착시켜 심근수축력을 측정하는 방법이다.

침습적 검지방법 구조	침습적 검지방법 원리
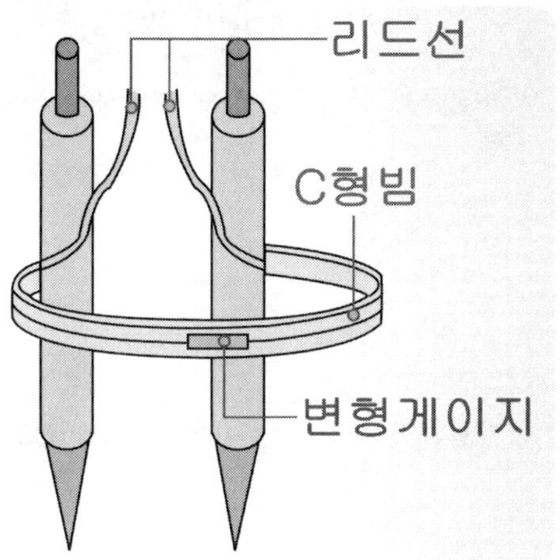	심근수축변위용 센서로 약 10[mm] 이격된 2개의 침에 C형 빔을 취부하여 빔의 변형을 반도체 변위 게이지로 검출하는 방식이다.
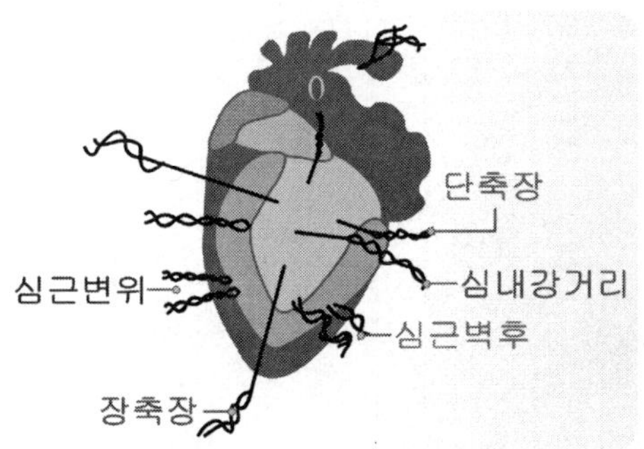	초음파를 이용한 심근벽 두께 · 심근 내 변위를 측정하는 방법으로 두 진동자 사이의 간격을 초음파 전파시간으로 구한다. 보통 심실벽의 운동측정에는 대향한 진동자의 방향을 정확하게 맞추는 것은 어려우므로 진동자 전면에 플라스틱 렌즈를 부착하여 송파 빔을 확장하여 수신을 용이하게 하고 있다.
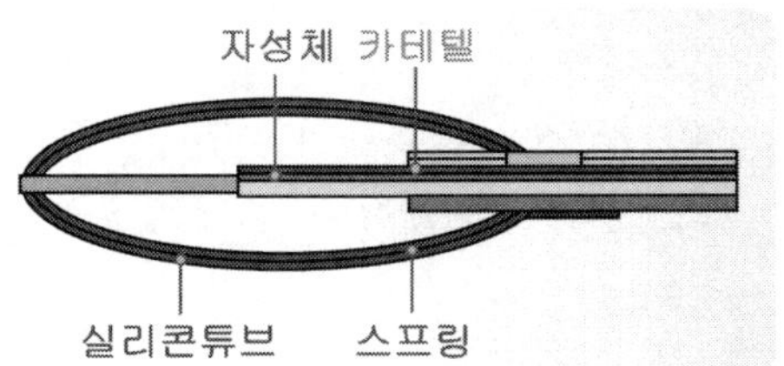	혈관 내경변화를 위해서 유도코일을 이용한 방법으로 카테텔 끝에 스프링을 취부하여 자성체 롯드를 고정시켜 롯드가 1차 코일과 2차 코일 권선부에 출입하는 구조이다.

마이크로폰이나 가속도 센서는 체표의 진동이나 혈관음, 심음의 측정에 이용된다.

① 심음은 혈류 속에서 나타나는 유지성의 진동과 심장의 수축함에 따른 밸브막의 개폐시에 나타나는 유지시간이 짧은 진동이 포함된다.

② 심음 마이크로폰의 종류를 표 6-16에 나타내었다.

표 6-16 ● 심음 마이크로폰 종류

심음 마이크로폰 구조	심음 마이크로폰 원리
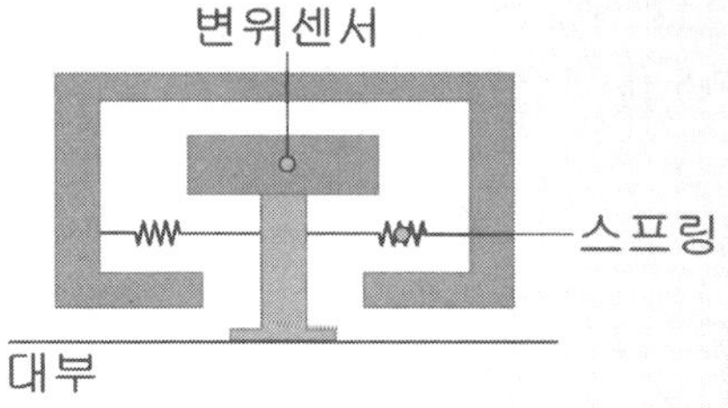	체표진동을 지지대를 통해 전달하는 직접전도형
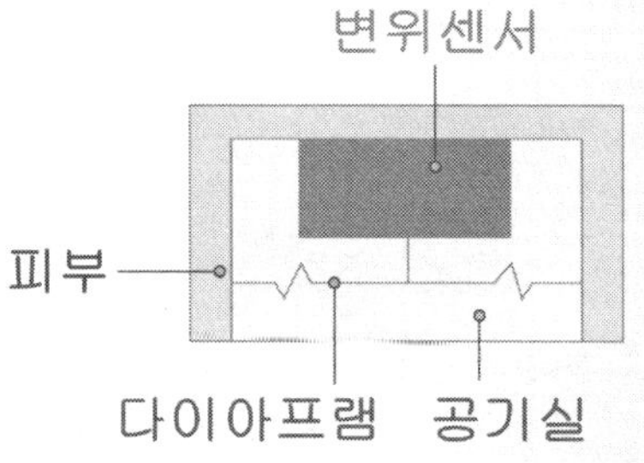	공기실의 공기진동을 이용하는 공기전도형
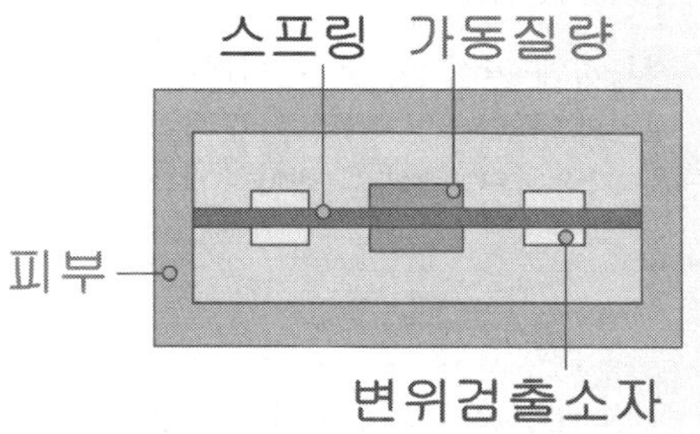	가속도 센서

03 | 호흡, 대사기능용 센서

1. 호흡형 센서

호흡측정시에 연속적으로 호흡기능을 측정하는 방법은 중병의 호흡관리에 중점을 두고 있다. 병의 상태파악을 주기적으로 진단, 호흡기 질환을 진단하는 방법은 호흡의 제 지표를 스파이로미터는 폐기능의 각종 검사가 주가 되어 반복 측정하게 된다. 흡기측정이 일반측정과 다른 것은 호기와 흡기의 서로 방향이 틀리다는 것, 흡출종기의 저유량에서 대유량까지 측정이 가능한 것, 그리고 일정치 않은 가스 성분 등이다.

(1) 스파이로미터

예비호기량, 폐활량, 최대 환기량 등을 측정대상으로 환기용량을 직접 측정하는 센서를 스파이로미터(spirometer)라 한다. 스파이로그램은 입으로 출입하는 가스량의 변화를 시간축으로 기록한 곡선이다.

표 6-17은 대표적인 스파이로미터이다.

스파이로미터는 폐의 공기순환에 대한 검사이기 때문에 폐질환 중에 환기장애를 수반하지 않는 질환은 검출이 되지 않는다.

표 6-17 ● 기계식 스파이로미터의 구조

기계식 스파이로미터 구조	기계식 스파이로미터 원리
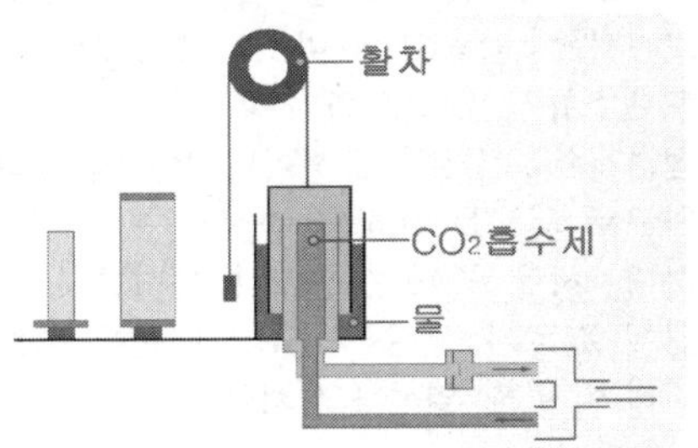	기계식 스파이로미터 이중벽 원통수조에 자유롭게 움직이는 원통이 활차에 의해 움직임으로써 원통에 붙어 있는 펜에 의해 변위를 직접 기록하는 구조(내부의 이산화탄소 흡수제는 폐쇄회로에 있어 환기량을 연속 측정하는 경우에 사용)
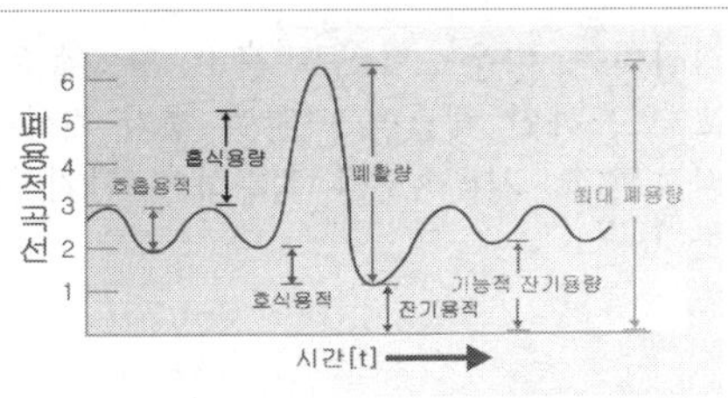	스파이로미터를 이용하여 측정할 수 있는 환기용량

(2) 날개차형 호기유량계

이 유량계는 호기에 의해 회전하는 날개차의 회전속도가 유량에 비례하는 특성을 이용한 센서이다. 표 6-18에 폐기능 검사에 사용되는 날개차형 유량계이다.

표 6-18 ● 날개차형 유량계의 구조

날개차형 유량계 구조	날개차형 유량계 원리
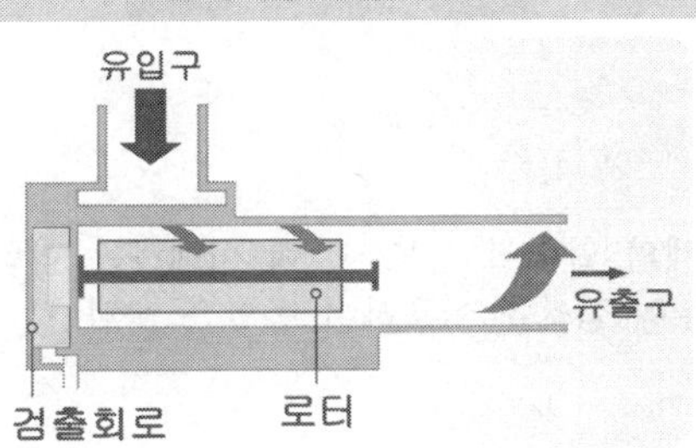	폐기능 검사에 사용되는 날개차형 유량계 고정날개에 의한 기류로 회전하여 로터를 회전시키므로 역방향으로는 회전하지 않는다(최저 회전감응유량은 2.5[L/m]).

제 6 장

(3) 차압형 호기유량계

차압을 이용하는 유량계로는 기체에 장애물을 설치하여 동압을 검출하는 것과 기체의 점성저항에 의해 검출하는 것이 있다. 표 6-19에 브리지형과 리리형, 차압형 호기유량계를 설명하였다.

표 6-19 ● 차압형 호기유량계의 구조 및 원리

차압형 호기유량계 구조	차압형 호기유량계 원리
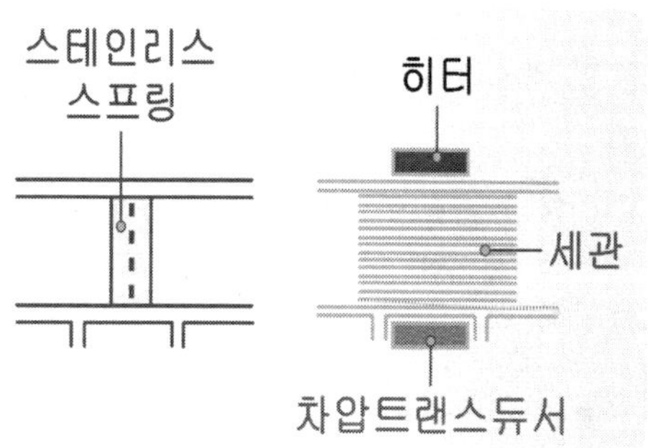	저항에 의한 차압검출법에 사용되는 스테인리스 미세관을 이용한 브리지형과 금속망을 저항으로 하는 리리형이다. 브리지형 : 압력차가 미소하므로 안정된 차압 트랜스듀서가 필요하다. 점성계수 : 기체의 조성이나 온도에 따라 변화하므로 점도를 요하는 측정 시는 보정이 필요하다. 사용 중에 수증기나 분비물에 의해 세관에 결로가 생길 수 있기 때문에 결로를 방지하기 위해 열선을 설치한다.
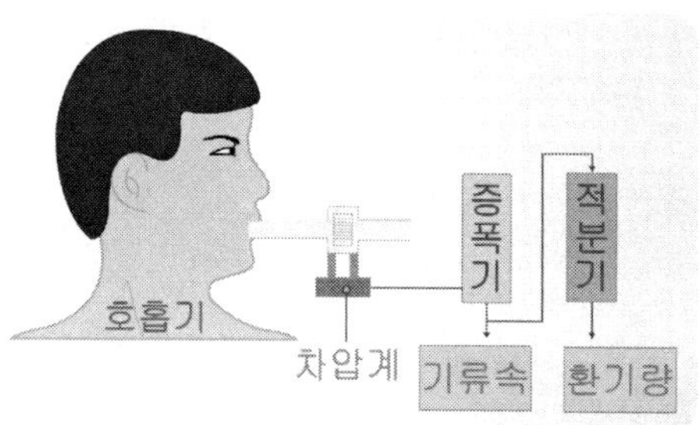	검사자는 마우스피스를 물고 코호흡을 멈추고 호흡하면 세관에 차압이 생겨 기류속도가 검출된다. 기류속도를 적분하여 환기량을 구한다.
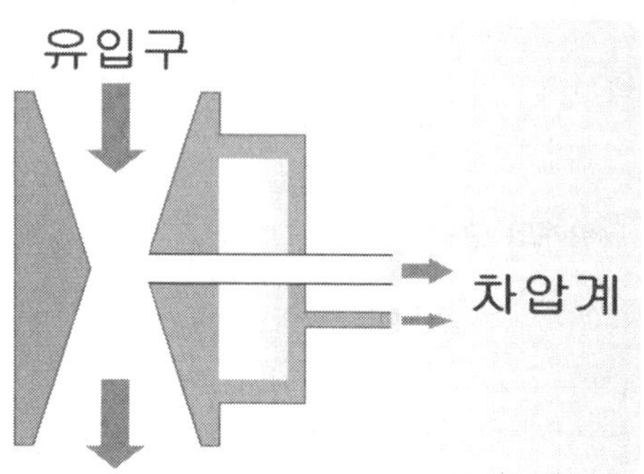	동압을 구하기 위해 사용하는 밴추리관이다.
$\frac{1}{2}\rho V^2 + p = 일정$	유체의 압력이 속도 V^2에 비례하는 식의 베르누이 정리를 이용하여 동압을 구한다.

(4) 열선형 호기유량계

유속을 열선이 기체 중에 빼앗기는 열량의 변화로부터 측정하는 방법이다. 표 6-20은 열선형 호기유량계이다.

표 6-20 ● 열선형 기류측정기의 구조 및 원리

열선형 기류측정기 구조	열선형 기류측정기 원리
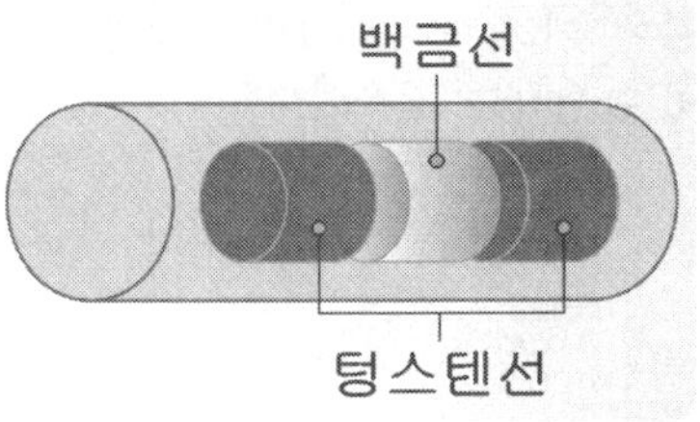 	기류의 방향검출은 3본의 검출선을 사용하여 열선으로부터 열의 이동을 검출하여 흐름의 방향을 판별한다.
$H=kl(T_w-T_g)\left(1+2\pi\frac{\rho C_p d}{k}v\right)$	열선이 빼앗기는 열량 v는 기체속도, ρ는 기체밀도, C_p는 정압비열, k 는 열전도율, l는 열선의 길이, d는 직경, T_w는 열선의 온도, T_g는 기체온도
$H=I^2 \cdot R[T]$	열선에서 방출되는 에너지 I는 열선에 흐르는 전류, $R[T]$는 온도 T에서의 저항값이다.
열선유량계의 특징	㉠ 기류저항이 작으며 응답이 빠르다. ㉡ 저유량에서 고유량까지 광범위하고 응답성이 좋다. ㉢ 가스 조정의 영향을 무시하지 못한다. ㉣ 열선이 미세해 단선, 오연 등으로 감도가 저하될 수 있다.

제 6 장

(5) 초음파 호기유량계

유체 내의 초음파 전파속도를 측정하는 방법이 초음파를 사용한 유량 센서로 사용된다. 초음파 호기유량계의 설명을 표 6-21과 같다.

표 6-21 ● 초음파 유량계의 원리

초음파 유량계 구조	초음파 유량계 원리
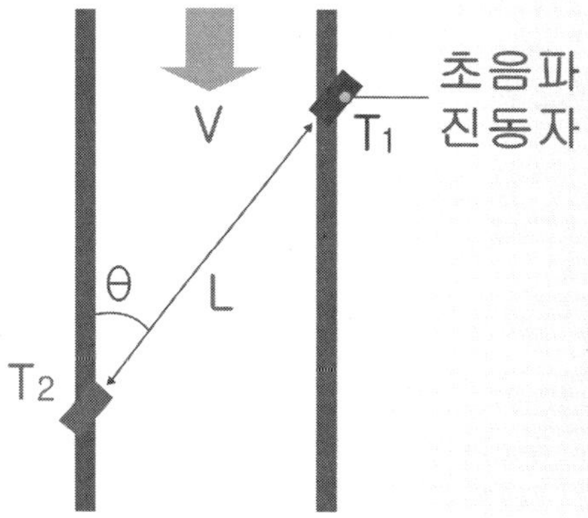	기체의 흐름에 대해 경사로 1쌍의 대향한 초음파 소자를 취부하는 경우이다.
$t_1 = \dfrac{L}{c + V\cos\theta}$	기체가 좌에서 우로 흐르고 있을 때 T_1에서 송신하고 T_2에서 수신되는 초음파의 전파시간(t_1)이고, L은 소자 간의 거리, θ는 관축과 초음파 빔이 이루는 각도, c는 음속, V는 유속이다.
$t_2 = \dfrac{L}{c - V\cos\theta}$	T_2에서 송신하고 T_1에서 수신되는 초음파의 전파시간(t_2)이다.
$\Delta t = t_1 - t_2 = \dfrac{2LV\cos\theta}{c^2 - V^2\cos^2\theta}$	초음파의 전파속도는 흐름방향으로는 빨라지고 역방향으로는 늦어진다. 이때 전파시간의 차를 구하는 식이다.
$V = \dfrac{c^2}{2L\cos\theta}\Delta t$	기체의 유속이 음속에 비해 충분히 작으므로 유속을 구하는 식이다.
초음파 호기유량계의 특징	㉠ 유속이 전파시간에 비례한다. ㉡ 음속은 2승에 비례하므로 음속이 기체의 조성, 습도, 온도에 변하기 때문에 유속도의 영향을 받아 측정 정확도가 낮아지는 결점이 있으므로 리얼타임으로 음속을 보정해야 한다.

(6) 와류형 호기유량계

유량을 기류 중에 와류발생체를 넣어 발생하는 와류의 주파수로부터 감지하는 방법이다. 표 6-22는 와류형 호기유량계이다.

표 6-22 ◦ 와류형 호기유량계의 구조 및 원리

와류형 호기유량계 구조	와류형 호기유량계 원리
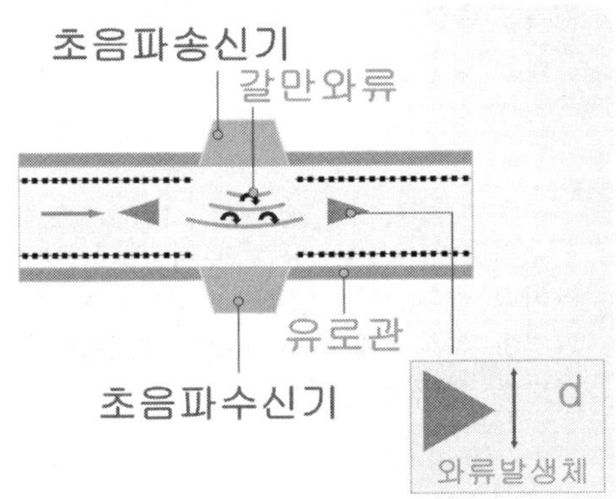	유체 중에 삼각주 모양의 물체를 놓으면 와류로 유속에 비례한 주파수의 와류가 발생한다. 삼각주의 안정된 와류를 발생시킬 수 있으므로 호기, 흡기에 대해서도 와류가 발생된다.
$t = S\frac{V}{d}$	와류발생 주파수 f를 구하는 식 V는 속도, d는 와류발생체의 폭, S는 펄스 와류발생 주파수는 온도, 습도, 기체조성뿐만 아니라 유속과 와류발생체의 크기로 결정된다.

04 | 초음파 탐상기

초음파 탐상기는 초음파를 사용하여 동재나 파이프 등의 각종 기계부품의 내부적인 결함들을 검출해내는 장치이다. 물체 내부의 조성이 변화되거나 부식 등의 결함이 있을 때 초음파의 반사파를 이용하여 검출한다.

표 6-23은 초음파 탐상기의 구조와 원리를 나타내었다. 실시간으로 검출할 수 있기 때문에 인체의 각종 질병 진단용으로 사용되고 있다. 다른 인체측정보다 초음파를 이용한 측정이 인체에 영향을 주는 부분이 적고 소형화된 제품을 만들 수 있기 때문에 의료용으로 널리 사용되고 있다.

표 6-23 ● 초음파 탐상기의 원리 및 구조

초음파 탐상기의 원리	초음파 탐상기의 구조
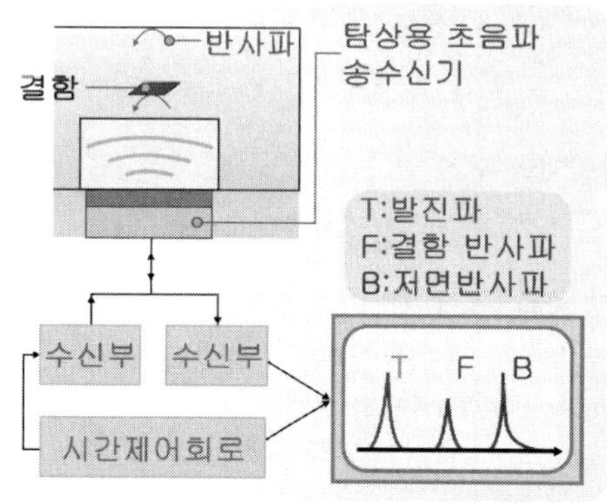	초음파 펄스 신호가 발신기에서 발사되면 접촉매질을 통해 재료를 전파해가면서 저면으로부터 반사파가 반사되어 돌아온다. 만약 내부에 기공 등의 이상결함이 있으면 결함 부위에서도 같은 반사파가 생긴다. 반사파를 CRT를 통해 검출하여 반사파의 강도 및 거리를 측정힐 수 있다.
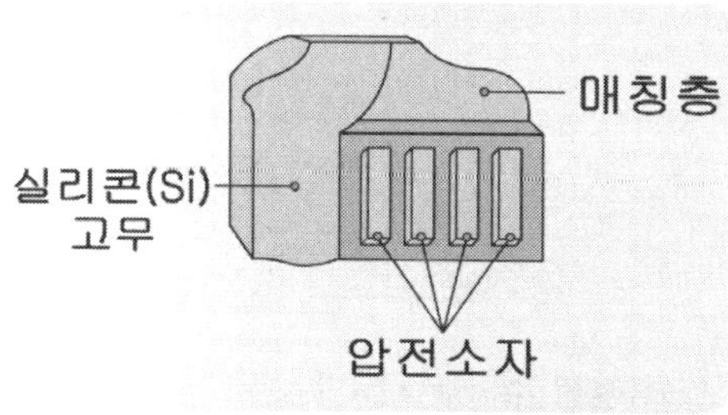	신호검출기(프로브)와 측정 시스템을 나타낸 것이다. 프로브는 압전소자를 다수 병렬로 연결하여 시간에 따라 초음파 조사빔이 집속되도록 제어된다.
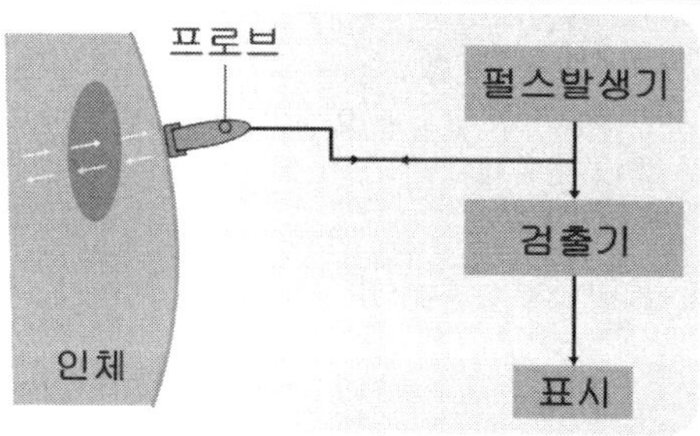	초음파 탐상기는 생체 내의 장기나 태아상태를 관찰할 수 있다.

Lesson

7 생체 센서

생체 센서(바이오센서)는 효소, 항체 등의 생물체의 기능물질 또는 미생물 등 여러 가지 물질에 예민하게 반응하는 감지기능을 직접 이용하는 센서로서 주로 시료(시험, 검사, 분석 등에 쓰이는 물질 또는 생물)에 함유되어 있는 화학물질을 검출, 측정하는 곳에 이용되고 있다. 생체는 생명을 지속하기 위해 정보를 화학물질의 운반에 의해 전달한다.

표 6-24에는 생체의 화학반응기관들의 위치를 나타내었다.

표 6-24 ● 생체화학기관의 위치

위 치	생체기관	물 질	특정물질에 대한 반응
체표면	미각세포, 후각세포	단백질 및 지방질	선택적으로 반응하지 않는다.
체내면	호르몬, 시냅스 각 기관	단백질 효소, 항체(단백질)	민감하게 반응한다.

① 체표면에 있는 기관들은 식별능력이 뛰어나지만 감각세포의 단계에서는 그 특성이 떨어지게 된다.

㉠ 단맛, 매운맛, 신맛, 짠맛, 쓴맛의 미각이 있는데 이들 미각세포와 미각 신경회로가 이어지지 않아서 뇌 신경회로망으로 전달이 되지 않기 때문이다.

② 우리 인체 내에는 화학 생체기관이 수없이 존재한다. 시냅스에는 신경전달물질의 감응기관이 있으며, 감각세포의 생체막에는 감응체로 단백질이 매입되어 전달물질이나 호르몬이 특수하게 달라붙는다.

③ 호르몬 감응기관은 체액 중에 특별히 지정되어 있는 호르몬 사이에서만 정해져 있는 생리적 반응을 일으키며 단백질이 검출물질의 분자구조를 인지하는 입체화학구조를 가지고 있기 때문이다.

④ 생체 센서의 기본원리를 그림 6-32와 같다. 특정한 화학물질에 의해서만 반응을 일으키는 생체기구를 기능성 막에 고정시킨다. 그 다음에 활용하는 것으로 화학반응을 전기적 신호로 출력하며 생체에 관련된 물질에는 세포 내 소기관, 효소, 미생물, 항체 또는 항원 등이 있다. 이런 것들을 이용하여 특정하게 검출하는 대상들을 식별할 수 있는 감응물질이 된다.

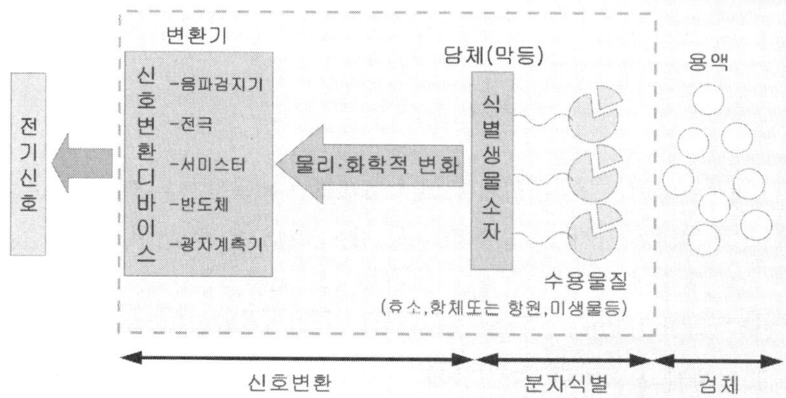

그림 6-32 • 생체 센서의 원리

⑤ 생체 센서는 단백질이나 효소 같은 감응물질들을 고정화한 생체촉매와 물리화학 디바이스(변환장치)로 구성되고 용액 속에 포함되어 있는 측정할 물질은 감응물질들의 단체에 붙어 특수한 반응을 일으켜 복합체를 이루게 된다. 이런 현상이 이루어지게 될 때 열, 색, 산화-환원 전류 같은 화학적·물리적 작용이 일어나며 이러한 화학적 변화를 반응기나 서미스터 같은 변환소자를 이용하여 전기적 신호로 변환시키게 된다.

01 | 효소 센서

효소란 생체 안에서 만들어지는 생체 내의 반응을 촉매하는 단백질을 중심으로 한 고분자 화합물로서 생체에 있는 특정한 화학물질과 반응함에 따라 다른 화학물질을 생성 또는 분해하는 기능을 갖고 있고 체내에 수없이 많이 존재하고 있다.

① 효소는 특정한 기질만을 식별하여 반응하며 높은 압력이나 높은 온도에서 특정한 반응을 촉매하기 때문에 막에 측정할 물질에 반응하는 효소를 고정화하여 효소반응에 의하여 전극활성물질들이 생성, 소비되는데 이것을 전극으로 측정하면 본래의 화학물질

농도를 계산할 수 있다. 이러한 작용으로 기질을 특이적으로 선택할 수 있는 센서로서의 기능을 갖는다.

② 센서에 가장 대표적으로 이용되고 있는 효소는 글루코오스옥시타제(glucose oxidase)이다. 이 글루코오스옥시타제 효소는 액체 속에 포함되어 있는 글루코오스란 물질을 산화시켜 글루코노랙톤(gluconolactone)과 과산화수소수를 만들어내게 된다. 이 현상이 일어나게 될 때 산소가 소비되게 되는데 이 산소의 소비량을 산소전극을 이용 검출하게 되면 글루코오스의 농도를 알 수 있게 된다.

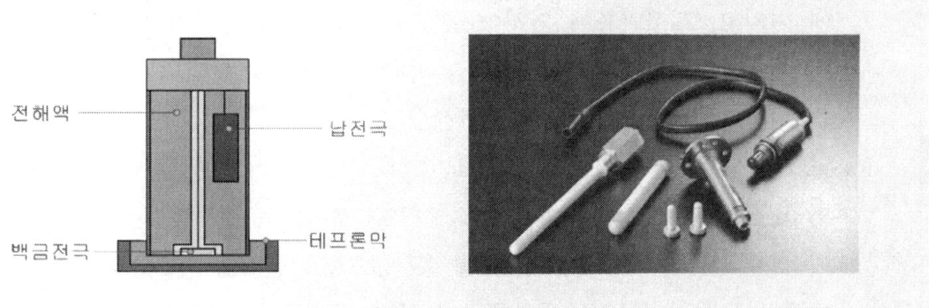

그림 6-33 ● 효소 센서의 구조

③ 그림 6-33은 효소 센서의 구조이다. 이 효소는 고분자막 위에 고정화되어 효소전극 위에 배치되어 있다. 이렇게 효소를 고정화시키는 방법에는 여러 가지가 있지만 크게 화학적 방법과 물리적 방법의 두 부류로 나눌 수 있다.

㉠ 화학적 방법 : 효소와 공유결합을 형성시키는 것이다.

㉡ 물리적 방법 : 약한 상호작용을 이용하거나 가두어 두는 것이다. 그리고 다른 방법으로는 공유결합법, 가교화법, 포괄법, 흡착법 등이 있다.

④ 단백질 분자의 검출과정을 효소분자를 이용하여 사용하고 있다.

㉾-1 단백질은 수많은 아미노산의 연결체로 동식물 세포의 원형질의 주성분이며, 많은 화학반응의 촉매 역할 및 항체 형성 따위에 중요한 구실을 하는 생명체를 구성하는 고분자물질이다.

㉾-2 단백질의 분자량은 입체구조가 수천에서 수억에 달하는 화학구조가 복잡하게 구성되어 있다.

㉾-3 효소는 높은 온도나 높은 압력에서 선택적으로 분자를 식별하여 반응을 촉매하게 되며 효소가 선택적으로 식별하는 분자를 기질이라 부른다.

⑤ 기질은 효소분자에 붙게 되어 복합체를 형성하게 되는데 효소분자만이 만드는 입체구조 및 특유의 아미노산 배열에 의하여 효소가 선택적으로 식별할 수 있는 분자구조를 가진 기질만이 선택되어 효소분자에 붙게 된다. 그리고 어떤 부분이 활성중심이 되어 기질

분자의 특정 부분이 반응을 일으키게 된다. 이런 반응이 효소의 특이성이 일어나게 되는 원인인 것이다.

⑥ 효소를 측정대상으로 이용하는 경우 전기화학전극 반응으로 인해 생성된 물질을 검출하는 경우가 많이 있다. 효소를 이용하는 센서로는 글루코오스 센서, 알코올 센서, 유기산 센서, 아미노산 센서, 지질 센서, 요소 센서 등이 있다.

㉠ 글루코오스 센서 : 글루코오스 산화효소를 폴리아크릴아미드겔 막에 고정화시키고 포도당을 산화시킨다. 이것을 전극 위에 붙여 제작한 센서를 시료용액 안에 넣으면 용액 중의 포도당이 퍼져 고분자막에 고정화되어 있는 글루코오스 산화효소에 미치고, 효소반응에 의하여 글루코노락톤이 만들어지면서 산소가 소비된다. 이때 소비되는 산소량은 산소전극 위에 전류변화로 나타나게 되며, 이 값의 변화를 이용하여 포도당의 농도를 계산할 수 있다.

㉡ 알코올 센서 : 산화효소가 저급 1가 알코올을 산화하여 알데히드를 만들어낸다. 이 효소를 고정화막과 과산화수소 전극을 조합하여 센서를 만들면 알코올의 산화에 의해 만들어지는 과산화수소를 측정함으로써 알코올 농도를 계산할 수 있다. 이렇게 만들어진 알코올 센서를 이용하여 에탄올 농도를 상대오차 3.2[%] 이내로 재현성있게 측정할 수 있다.

㉢ 요소·요산 센서 : 임상화학분석용 센서로 사용되고 있다. 미생물로부터 효소는 압축정제되므로 직접 유기막에 미생물을 고정화하여 생물 센서로서 이용된다. 효소를 단독으로 사용하는 것이 아니라 복합 효소계나 미생물의 생리기능을 미생물과 함께 사용한다.

과산화수소전극을 이용한 효소 센서를 그림 6-34와 같다.

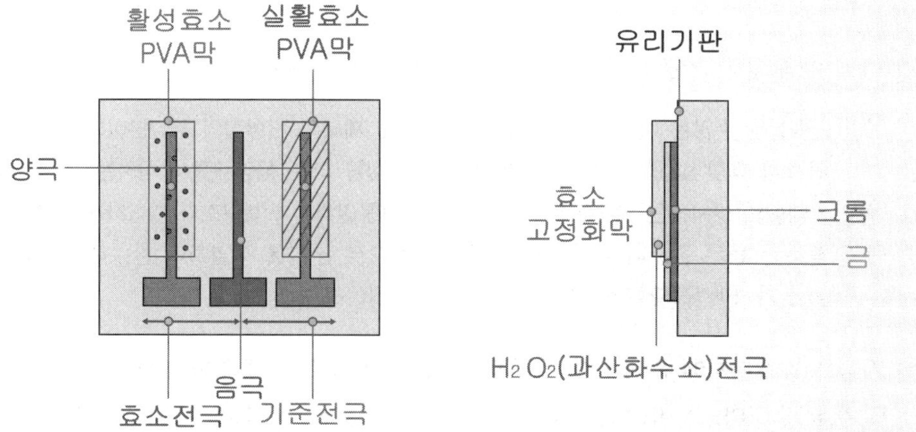

그림 6-34 ● 과산화수소전극을 이용한 효소 센서의 구조

유리기판 위에 크롬으로 금속막 전극을 증착시킨 후에 양전극을 애노드, 중앙전극을 캐소드로 하여 약 0.8[V]의 전압을 인가하면 과산화수소수가 식 (6-4)와 같이 산화되어 전류가 흐르게 되는데 이 전류값으로부터 농도를 측정할 수 있게 된다.

$$H_2O_2 \rightarrow 2H^+ + O_2 + 2e^- \quad (6\text{-}4)$$

H_2O_2 : 과산화수소, H : 수소, O_2 : 산소

글루코오스 산화효소를 고정화시켜도 글루코오스 산화효소는 식 (6-5)과 같이 산화반응을 촉매하게 되어 유기산과 과산화수소를 생성하게 된다.

$$C_6H_{12}O_6 \rightarrow C_6H_{10}H_6 + H_2O_2 \quad (6\text{-}5)$$

$C_6H_{12}O_6$: 포도당

식 (6-5)에서 농도, 글루코오스를 애노드 전류값을 이용하여 측정하게 된다. 미생물을 이용하는 센서는 오수처리용으로 이용하고 있다.

02 | 미각 센서

미각을 구성하는 4가지 기본요소인 단맛(sweet taste : 스위트 테이스트), 신맛(sour taste : 사우어 테이스트), 짠맛(saline taste : 세일린 테이스트), 쓴맛(bitter taste : 비터 테이스트)에 대응 각각 NaCl(염화나트륨), 당, 아미노산과 알카로이드, 핵산 등이 맛 성분을 가지고 있고 미각을 수용하는 기관은 미뢰인데 혀의 점막의 유두 속에 다수가 존재하고 있다.

① 미뢰 속에는 20~30개 정도의 미세포가 있으며 미뢰의 상단에는 미공이 있고 미세포는 미공을 통해 돌기가 혀 표면에 나와 있으며 이 돌기가 미각물질에 처음으로 반응하게 된다. 사람은 이런 기관을 이용하여 맛을 느끼게 되는데 미각 센서는 이런 기관의 세포막과 비슷하게 만든 지방질 고분자막을 이용하여 개개의 물질과 미세포와의 상호작용을 분류하여 사람이 느끼는 맛과 높은 상관관계를 얻을 수 있다. 하지만 아직 사람만큼 민감한 맛을 검출하지는 못한다.

② 맛 센서 중 복수전극을 이용한 센서 두께 2[mm] 정도의 아크릴판에 직경 1.5[mm]의 Ag(은)선을 통하여 리드선과 같이 에폭시계 접착제로 고정시킨다. 생체와 흡사한 단

백질이나 지질 등을 수용기구를 이용하여 맛 물질이 생체막에 수용될 수 있게 되며 각종의 지질막에 피복을 입힌 전극군을 높은 선택성을 갖지 못하는 단백질 대신 사용한 맛 센서가 검토되고 있다.

복수전극을 이용한 미각센서의 구조는 그림 6-35와 같다.

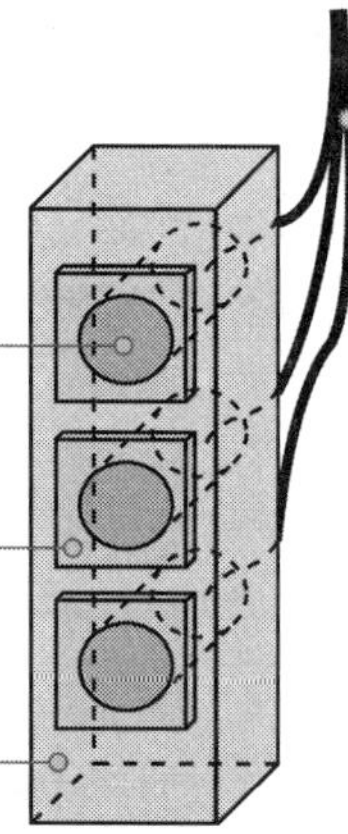

그림 6-35 • 복수전극을 이용한 미각 센서의 구조

03 | 냄새 센서

인간은 순간적으로 냄새를 함유한 가스를 코로 흡입하여 냄새를 식별해 낼 수 있는 능력을 가지고 있다. 냄새분석에 주로 이용하는 가스 크로매트그래피로 어떤 냄새를 분석해 보아도 각기 다른 400종류 이상의 분자 피크가 나타나게 된다. 탄소수가 1~10까지인 휘발성의 유기분자가 포함되어 있고 알코올, 게톤, 에스텔, 알데히트 등의 원자단이 포함하고 있다.

① 가스에 포함되어 있는 물질성분을 검출해 내는 센서이다.
   ㉠ 밀폐된 공간에서의 산소농도를 검출한다.
   ㉡ LPG나 도시가스 등의 누설 가스를 검출한다.
   ㉢ 자동차의 배기가스의 질소산화물 등을 검출해 내는 것이다.

② 가스 성분에 따라 그 검출 방식은 매우 다르다.
   ㉠ 냄새 가스를 검출하는 것은 수정진동자의 진동수 변화를 이용하는 검출법이 있다.
   ㉡ 환원성 가스나 산소는 산화와 환원반응을 이용한 도전성 변화를 검출하는 방법이 있다.

㉢ 가연성 가스에 연소열을 이용하는 검출방법이 있다.

③ 그림 6-36은 수정진동자를 이용한 가스 센서의 구조이다.

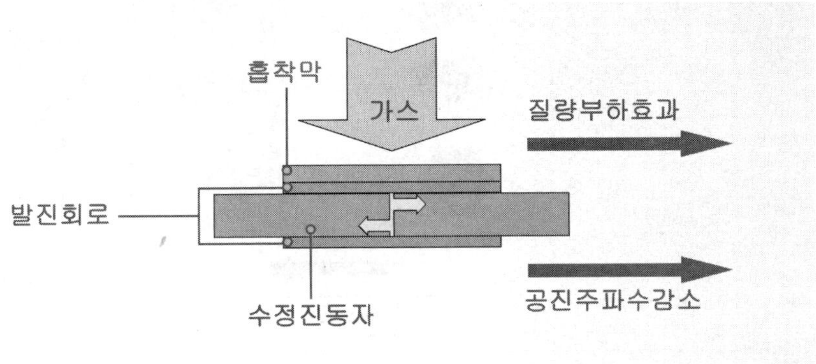

그림 6-36 ● 수정진동자를 이용한 가스 센서의 구조

수정진동자는 가스 센서에서 안정된 발진 주파수를 얻기 위해서 이용되는데 온도 특성이 우수한 수정결정의 AT컷을 주로 이용하게 되며 대상 가스를 흡착시키는 감응막을 진동자의 양전극 위에 형성시키면 특정한 성질의 가스가 흡착하게 되어 질량이 변화하게 된다. 이 변화로 인해 진동자의 공진 주파수가 낮아지게 된다. 이 공진 주파수는 질량증가분에 비례하여 낮아지기 때문에 가스 농도를 발진회로의 출력을 이용하여 가스 농도를 검출해 내게 된다.

질량증가에 따른 공진주파수의 변화분은 식 (6-6)과 같다.

$$\Delta F = -2.3 \times 10^{6} \cdot F^{2} \Delta M \tag{6-6}$$

진동자의 주파수를 10[MHz]에 맞추고 수[Hz]마다 주파수 변화량을 측정하여 가스 흡착 및 탈착에 따른 질량변화(10[mg] 정도)를 검출해 내게 된다.

④ 가스 센서에는 그림 6-36과 같이 유기막을 수정진동자에 코팅하여 사용하게 되는데 8가지 정도의 유기막을 각각 수정진동자의 전극 위에 도포하여 냄새를 흡착시키게 되면 질량부하 효과로 인해 공진 주파수가 낮아져 수정진동자에 주파수 변화가 나타나게 된다. 이 유기막 종류에 의존한 패턴 정보에 따른 변화를 컴퓨터를 이용하여 해석하게 되면 암모니아, 유화메틸 등의 냄새를 포함하고 있는 가스를 검출해 낼 수 있는 것이다. 그림 6-37은 냄새를 감지해 내는 시스템의 개념이다.

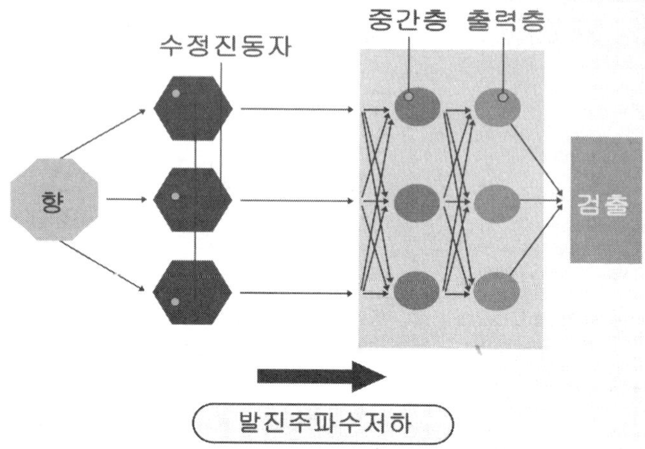

그림 6-37 ◉ 냄새 감지 시스템의 개념

04 | 면역 센서

항원체 반응을 이용하여 체내에 잠입하고 있는 병원체나 다른 혈액형 물질 등의 항체 또는 항원을 인식하게 되어 특정한 반응을 보이는 센서를 면역 센서라 한다.

㉵ 혈액형을 검출하는 센서는 혈액형을 나타내는 물질을 적혈구로부터 추출하여 고분자막 위에 고정화하여 항원막을 형성시킨다. 이 막에 성질이 다른 혈액형을 나타내는 물질의 항체가 부착되면 특정한 반응을 일으키게 되어 막의 전위가 변화되어 기준전극의 전위와 비교 분석하여 혈액형의 상태를 검출하게 된다. 면역기능을 이용하는 센서에는 면역 센서 외에도 호르몬 센서,면역기능을 이용하는 센서에는 면역 센서 외에도 병원체 센서, 혈청알부민 센서 등이 있다.

① 면역 센서의 구조는 효소 및 미생물 센서에서 사용하는 유기화합물 같은 저분자 화합물 대신 고분자물질인 단백질이나 다당류 같은 물질을 대상으로 한다.

② 면역 센서의 구조는 그림 6-38과 같다. 동물의 체내에 고분자물질이 유입되게 되면 임파구에 의한 항원으로 인식되게 되어 항체가 생성되게 된다.

㉠ 항체는 면역 그로그린이라는 혈청 중에 포함되어 있는 단백질이다.

㉡ 항체와 항원이 결합하여 안정된 복합체가 형성되는데 이 복합체의 응집이 혈청 중에 생성된다.

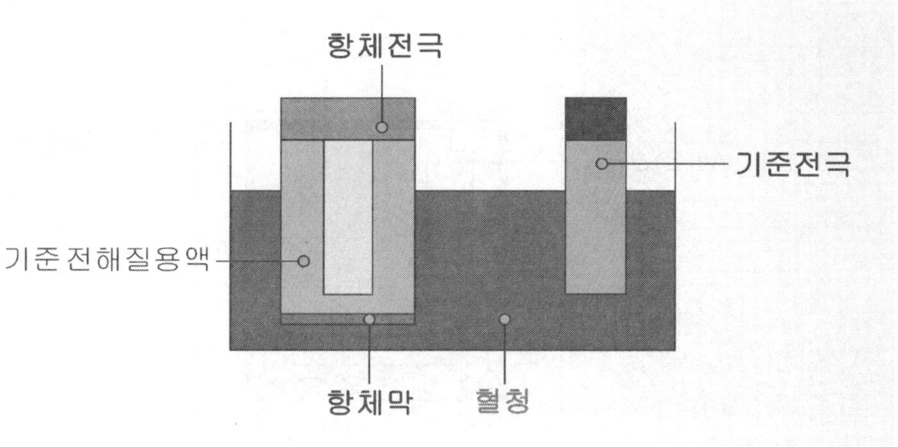

그림 6-38 • 면역 센서의 구조

㉢ 항원이나 항체를 막에다 고정화시키게 되면 면역반응이 높은 분자식별기능을 가지게 되는 기능성 막이 만들어진다.

㊞ 아세틸셀룰로오스에 항체를 고정화시키면 단백질이 pH에 의해 하전극성이 정·부로 변화하는 양성전해질이 되고 항체를 고정화시킨 막은 표면전하를 가지게 된다. 이 전하에 대응하는 막전위를 갖게 되는데 항체와 항원은 서로 전하상태가 매우 다른 경우가 많이 있기 때문에 서로 흡착하게 되는 복합체를 형성하게 되는데 이때 막전위가 변화하게 된다. 따라서 이 막전위의 변화량에 의해 항원의 흡착량을 알 수 있는 것이다.

05 | 미생물 센서

제 6 장

특정한 물질이나 환경에서 살아가는 미생물들의 활동상황을 감지해 내는 센서가 미생물 센서이다. 염기성 미생물 같은 경우는 이산화탄소 등의 특정 물질을 소비하거나 생성물질을 합성하기도 하기 때문에 특정 물질의 존재를 검출할 수 있다. 영양소가 공급되어 활성화되면 산소를 소비하는 호기성 미생물 같은 경우는 산소전극을 이용하여 검출해 낼 수 있다.

① 미생물 센서 중 글루코오스나 글루타민산 등을 검출하는 센서의 구조는 특정한 종류의 미생물 속에 존재하고 있는 효모를 아세틸셀룰로오스막에 고정화시켜 산소전극상에 취부하여 산소가 용해되어 있는 완충용액 속에 넣고 영양소를 집어넣으면 활성화된 효모가 산소를 소비하여 산소량이 변화하게 되는데 이 변화량을 측정하여 영양물질의 농도를 측정하게 된다. 그림 6-39는 미생물 센서의 구조이다.

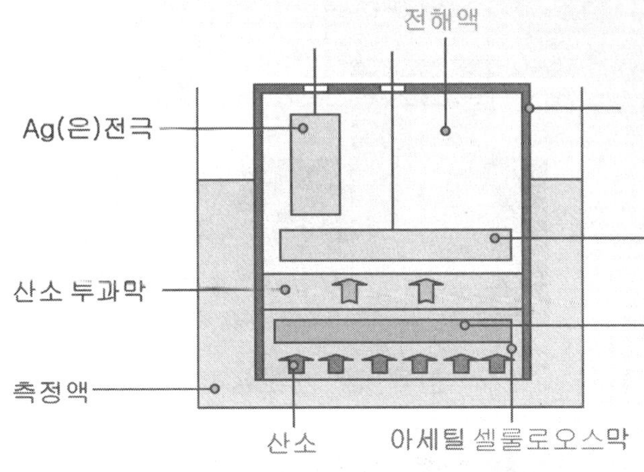

그림 6-39 • 미생물 센서의 구조

② 호흡활성측정형 미생물 센서는 미생물이 검지대상물과의 반응으로 인해 호흡기능이 촉진되거나 억제되는 것을 이용하는 방법이다. 이 방법은 검지대상물을 미생물이 취식 소하시켜 특정의 물질을 생성하게 한다. 이렇게 생성된 물질이 저극반응을 일으키거나 전극에 감응될 수 있는 전극활성물질이 되면 전극과 미생물 고정화막을 조합하여 전극활성물질측정형의 센서로 사용하게 되는 것이다.

③ 호흡활성측정형 센서의 원리는 효소를 흡수하여 유기성을 취식 산화시키는 호기성 미생물을 아세틸셀룰로오스막이나 콜라겐막 등에 고정화시켜 크라크형 Pt 캐소드와 Pb 애노드를 농알칼리액에 붙여 캐소드 표면을 산소투과형 테프론막으로 피복한 산소전극에 씌운다. 이때 산소는 캐소드 표면에서 환원될 때 흐르는 캐소드 전류와 테프론막을 확산하는 O_2(산소)량은 비례관계가 된다.

④ 센서를 측정계의 pH를 일정하게 유지시키는 용액인 완형액에다 담근 후 산소를 포화시키면 고정화막으로 산소가 확산하게 되면서 미생물의 호흡으로 일부가 소비된다. 그리고 소비되고 남은 산소는 테프론막을 통하여 산소전극으로가 캐소드 전류가 정상적으로 흐르게 된 후에 측정을 할 유기물이 완형액 중에 들어가게 되면 미생물은 유기물을 흡수하게 되어 산화반응이 일어나므로 미생물 등의 호흡이 활발해져 전극으로 도달하게 되는 산소량이 줄어들어 캐소드 전류량 또한 감소하게 된다. 이 감소하는 전류량을 측정하여 유기물의 농도를 알 수 있다. 호흡활성측정형 센서의 원리는 그림 6-40과 같다.

이런 미생물 센서들은 글루코오스 센서, 아미노산 센서, 유산 센서와 알코올 센서 또는 하천이나 배수의 오염의 지표인 청정도를 표시하는 생물학적 산소소비량 BOD 센서 등에 주로 이용된다.

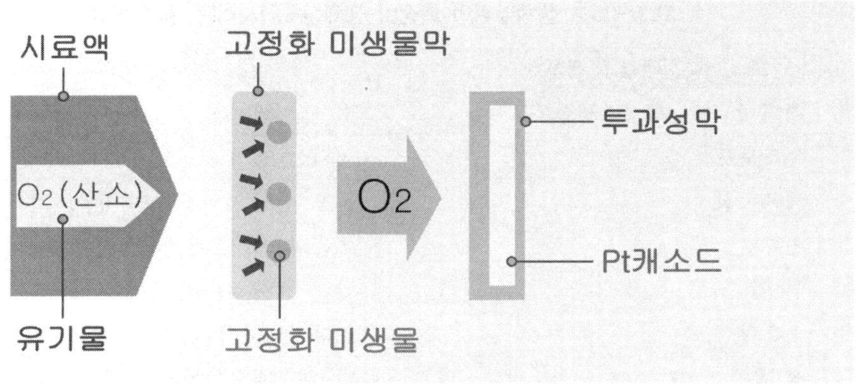

그림 6-40 ● 호흡활성측정형 센서의 원리

06 | 의용생체 센서와 작용

1. 저항 센서

① Potentiometer(포텐서미터) : 저항체 중간에 변위에 따라 이동하는 중간 Tap을 설치하여 변위를 측정한다.

② Strain Gauge(스트레인 게이지) : 모양변화에 따라 전기저항이 변화하는 소자를 사용하여 변위를 측정한다. 주로 휘스톤브리지 회로를 이용하여 측정하며, 안전성이 좋다는 장점이 있다.

2. 자기 센서

초전도 조셉슨효과를 이용한 SQUID 센서는 인체 내 미소자계의 측정에 이용되는 고감도 자기 센서로 심폐자장이나 뇌파의 검출에 이용되고 SQUID는 주석(Sn), 납(Pb), 니오브(Nb) 등이 액체 헬륨온도(42[K])에서 전기저항이 0(Zero)으로 되는 초전도현상을 나타내는 재료를 이용하여 만들어진다.

표 6-25는 생체부위의 측정 및 생체신호화시키는 센서 종류이다.

제 6 장

표 6-25 ● 생체부위의 측정및 생체신호화시키는 센서 종류

측정대상 생체신호	센서의 종류
체내 조직의 형상, 물질분포	방사선 센서(X-선), 초음파 센서
온도분포	적외선 센서
체온측정	온도 센서(서미스터, 열전쌍)
혈류량	초음파 센서, 광센서, 전자유량계
혈 압	압력 센서, 변위 센서
호흡량	스파이로미터, 초음파 센서
심 음	가속도 센서, 초음파 센서, 음압 센서
뇌자도, 심자도, 폐자도	자기 센서(SQUID)
호흡가스	적외선 센서, 화학 센서
혈액가스	광센서
방광압 · 뇌압 측정	압력 센서, 변형게이지
근수축	힘센서
맥 파	압력 센서, 광센서
심전도, 근전도, 뇌파	전 극
위전도	표면전극
위장내압	가변인덕턴스
위[pH]	유리전극

3. 의용생체신호와 센서

① 의용생체 센서는 체내의 형상이나 물질분포 등 인체상태를 파악할 수 있는 생체신호들을 측정 및 변환하는 소자이다.

② 생체신호들은 **물리량 · 화학량 · 전기량**으로 분류한다.

㉠ **물리량** : 힘, 압력, 음파, 온도 등이 있다.

㉡ **화학량** : 산소, 이산화탄소 등 각종 기체의 농도 및 혈액 · 소변 · 뇌척수 등 체액에서의 각종 이온들의 농도가 있다.

㉢ **전기량** : 여러 기관에서 나타나는 생체전위로 **심전도**(ECG), **근전도**(EMG), **뇌전도**(EEG), **신경전도**(ENG), **망막전도**(ERG) 등이 있다.

③ 의용생체 센서와 물리량은 표 6-26과 같다.

표 6-26 ◦ 센서와 물리량

센서	물리량
힘	근력, 중력
압 력	혈압, 안압, 방광내압
음 파	심장박동, 심음도, 심도자술
유 량	산소농도, 혈류, 혈류량
온 도	체 온

④ 의용생체센서와 화학량에 관하여 표 6-27에 나타내었다.

표 6-27 ◦ 전해질 이온과 화학량

pH		유리전극 이용	기 능
전해질 이온	Na^+(나트륨이온)	세포막 외부	삼투압 조절
	K^+(칼륨이온)	세포막 내부	신경세포나 근육세포의 흥분
	Cl^-(염화이온)	세포외액	

제7장
의용생체 인터페이스
(피부 인터페이스)

1. 인터페이스
2. 초음파
3. 맥 파
4. 폐기능검사
5. 인공호흡기
6. 심전도
7. 근전도
8. 심음도
9. 뇌전도
10. 망막전도
11. 안구전도

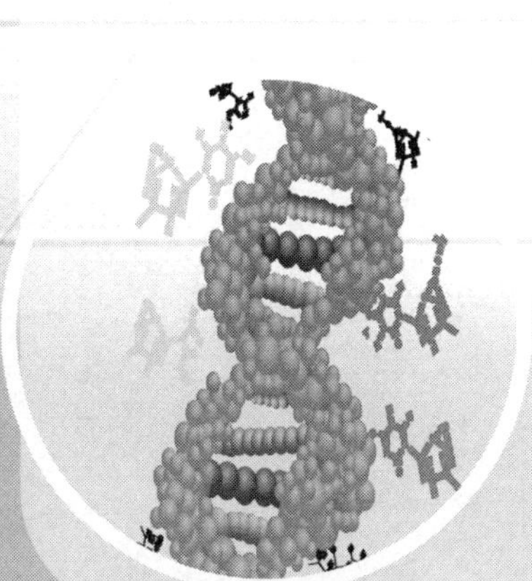

Lesson

1 인터페이스

인터페이스란 주로 컴퓨터시스템에서 사용되는 용어이다. 2가지 이상의 구성 요소들 사이의 경계나 그 경계에서 공통적으로 사용되는 장치, 또는 이 경계 · 장치를 통해 데이터를 주고 받는 기능. 또한 이에 관한 형식 · 타이밍의 규정 등에도 쓰는 말이다. 인터페이스에는 데이터의 코드 · 형식 · 속도를 변환시키는 전기신호 변환 기능이 있다. 실제로는 컴퓨터시스템에서 두 장치를 기능적으로 연결하는 하드웨어의 구성 요소나 두 프로그램에 의해 공통적으로 이용되는 기억장치의 일부 등이 인터페이스에 해당한다.

㉠ 컴퓨터 시스템에서 입출력채널 · 입출력제어장치 · 입출력장치 사이를 연결하는 인터페이스들을 통틀어 입출력 인터페이스라 하는데, 이들 인터페이스의 기능에 의해 원활하고도 효율적인 데이터전송(즉 입출력)이 이루어진다. 이와 같이 인터페이스는 컴퓨터의 동작을 효율적으로 이루어지게 하는 중요한 역할을 한다. 이용자가 더욱 편리하고도 효율적으로 활용할 수 있는 컴퓨터를 제작하기 위해서는 이용자와 컴퓨터 시스템 사이를 자연스럽고도 긴밀하게 연결해주는 여러 가지 기능의 인터페이스가 필요하다.

Lesson

2 초음파

01 | 초음파란

일반적으로 인간의 소리에 대한 가청능력은 주파수 20~20,000[Hz] 사이인데 초음파(ultra-sonic waves : 울트라 소닉 웨이브)란 인간의 귀로 감지할 수 없는 음역 이상의 소리(음파)를 의미하는 것으로 20[kHz] 이상의 주파수를 가리킨다. 높은 주파수인 초음파의 장점은 속도(음속)와 방향을 가지고 이동할 수 있으며 초음파가 통과하는 매질의 소리저항에 의해 반사정도가, 밀도와 탄성에 의해 속도가 좌우되기 때문에 신체조직에서의 초음파 반사를 이용하면 물체의 반사된 메아리를 탐지하여 영상화함으로써 원하는 신체 내부의 내용물을 시각화할 수 있다(그림 7-1).

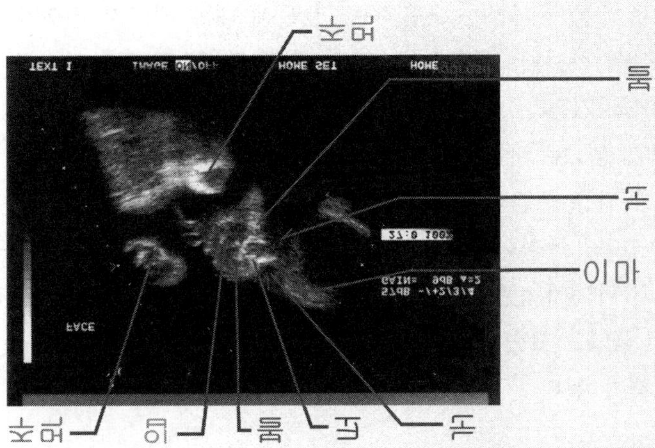

그림 7-1 • 일반적인 초음파 영상(태아)

초음파 진동소자(수정, 황산리튬, 티탄산바륨 등)의 양전극 사이에 전압을 가하면 전압의 크기와 전하 등에 따라 진동자가 신축하는데 이 작용이 진동으로 바뀌어 초음파가 발생하게 된다. 진동소자는 전기적 에너지를 음파로 변환시키고 다시 반사음을 받아 전기적 에너지형태로 전환시키는 수신의 역할을 동시에 수행한다.

일반적인 초음파에 대한 설명 중에 "검사하고자 하는 대상의 재질 안으로 초음파가 반사되어 되돌아온다"는 표현을 자주 쓰는데 실제로는 '전달된다'는 표현이 더 정확하다. 잔잔한 호수 안에 돌을 던지면 이로 인해 발생한 물결파형이 호숫가에 와서 부딪힌 후 다시 안쪽으로 되돌아가는 현상이 나타나는데 이것은 실제로 돌에 맞은 지점의 물이 호숫가에까지 왔다가는 것이 아니고 단지 파형 에너지가 전달된 후 호숫가 매질에 반사되어 안쪽으로 다시 전달되는 것과 같은 원리이다.

02 | 초음파의 성질

① 빛과 유사한 파동의 성질로 초음파는 물질의 내부를 진동하여 전파할 수 있다.

② 음파의 성질로 진공 중에서는 통과되지 않으며 직진성(고주파에 가까울수록)을 가지기 때문에 매질의 매체를 통해 음파의 전파방향으로 에너지를 전달한다.

③ 동질성을 가진 매질의 매체를 통과할 때는 일직선으로 전진하지만 서로 다른 매질, 즉 서로 다른 소리저항 면과 닿을 때는 빛과 같은 반사와 굴절현상을 갖는데 소리저항의 차가 클수록 반사와 굴절 정도가 커진다.

④ 빛과 같이 렌즈를 이용해 집속과 확산이 가능하다.

⑤ 어떤 물체 내를 통과하는 초음파는 그 물체 내로 에너지 흡수가 일어나 점차로 감쇠하는 현상을 갖는다. 주파수가 높고 파장이 짧을수록 전파되는 길이가 길수록 그 흡수 정도는 더욱 커진다.

⑥ 탐촉자에게 생성된 에너지(초음파)는 매체를 통과할 때 빔의 형태로 퍼져나간다. 탐촉자의 직경과 같은 크기의 원주 모양으로 직진성을 가지고 퍼져나가는데 탐촉자와의 거리가 멀어지면 동질한 매질 내라 하더라도 어느 순간 급격히 어느 각도를 가지고 산란을 하게 되는데 산란이 되기 전까지의 기간을 근거리 음장이라 하며 이 기간이 길수록 지향성이 좋다고 표현한다. 검사하고자 하는 부분이 근거리 음장 내에 있을 때 가장 좋은 상태가 된다.

03 | 초음파를 해석하는 요소들

초음파는 그림 7-2에서 보듯이 아래와 같은 요소들을 가지고 있다.

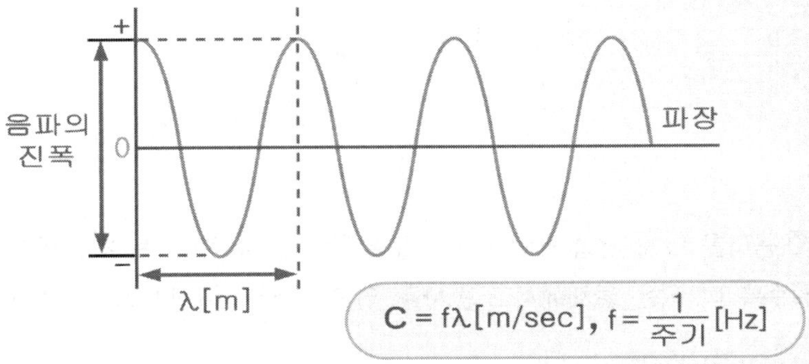

그림 7-2 ● 음파속도, 주파수, 파장과의 관계

1. 전파속도(음속)

초음파가 매질을 통과하는 속도를 의미하며 매질의 밀도와 경도에 따라 차이가 난다. 초음파가 비록 음파이긴 하지만 높은 주파수대를 갖는 고주파이기 때문에 빛과 같이 밀도가 낮을수록 전파속도는 빨라진다. 경도란 물질의 압력에 대한 저항(탄성)의 의미인데 경도가 클수록 더욱 속도는 빨라진다. 일반적으로 초음파는 기체(공기, 가스) → 액체 → 고체의 순으로 속도가 빨라지는데 이는 밀도에 의한 영향보다는 경도에 의한 영향이 더 크게 작용한다는 것을 말해준다. 보통 신체조직에서의 초음파 전파속도는 약 1,540[m/sec]이다.

2. 파 장

초음파의 속도와 진동수의 관계로 얻을 수 있으며 수식적으로는 식 (7-1)과 같다.

$$\text{음속}(C) = \text{진동수}(f) \times \text{파장}(\lambda) \Rightarrow \therefore \lambda = \frac{\text{음속}(c)}{\text{진동수}(f)} \qquad (7\text{-}1)$$

한 주기의 파형 길이를 나타내며 초음파 진단시 파장의 크기는 거리 분해능의 척도가 된다.

제 7 장

3. 음파의 강도

음파의 강도라는 것은 단위 면적당 걸리는 음압의 평균을 표시하는 것으로 단위는 [W/cm²]이며 의학진단용으로 초음파를 사용할 때는 최대 0.04[W/cm²]이다. 4[W/cm²] 이상은 조직을 파괴할 때 식 (7-2)를 사용한다.

$$\text{강도[W/cm}^2\text{]} = \frac{\text{힘(Watt)}}{\text{음속면적(cm}^2\text{)}} \tag{7-2}$$

4. 해상도

해상도란 초음파를 통해 근접해 있는 물체를 분간해 낼 수 있는 능력을 말하며 주파수가 높은 초음파일수록 더 작은 물체에서도 반사를 일으키므로 해상도가 좋아진다.

5. 진동수

주파수와 같은 의미이며 1초당 나타나는 주기적인 파형의 수를 의미하며 주기는 한 파장이 진행할 때까지 걸린 시간을 의미한다.

6. 거리분해능

신체 내부(대상물체) 안에 매우 짧게 떨어진 두 지점의 거리를 측정하고자 할 때 파장의 길이가 짧으면 짧을수록 더 정확한 거리측정이 가능해지는데 이러한 능력을 거리분해능이라 한다.

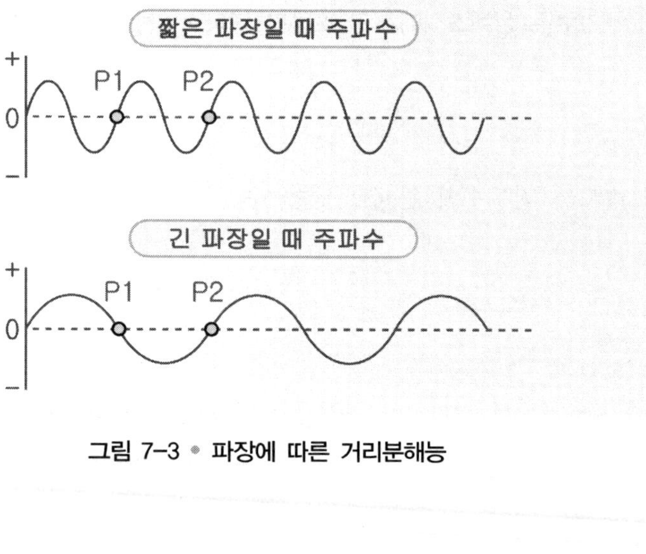

그림 7-3 • 파장에 따른 거리분해능

일반적으로 거리분해능이 좋을수록(주파수가 높을수록) 물체에 대한 투과력은 떨어진다. 긴 파장일 때는 두 물체가 한 파장 안에 동시에 존재하게 되므로 떨어진 거리를 파장 길이에 대한 비로 대략 측정해야 하는 상황이 그림 7-3과 같이 된다.

7. 소리저항

초음파(음파)가 통과하는 매질의 밀도와 초음파의 속도 곱으로 식 (7-3)과 같다(표 7-1).

$$Z(\text{소리저항}) = p(\text{매질의 밀도})[kg/m^3] \times c(\text{속도})[sec] \tag{7-3}$$

표 7-1 ● 생체조직 내의 각 소리저항치

대상 물질	소리저항$[kg/m^3 \cdot sec] \times 10^{-6}$
공기	0.0004
지방	1.38
물	1.48
뇌	1.58
혈액	1.61
근육	1.70
뼈	7.80

8. 침투력

직진성을 가진 고주파의 초음파는 신체 내의 작은 물체에 의해서도 많은 양의 반사파가 생기고 아주 작은 음파만이 깊숙한 곳까지 침투하게 되는데 이러한 능력을 침투력이라 하며 고주파일수록 침투력은 작아진다.

9. 압전효과

1880년 프랑스 물리학자인 퀴리(pierre curie) 형제는 수정과 같은 결정체를 압축하거나 늘렸을 때 결정의 양면에 전하가 생기는 현상을 압전효과라고 하였다. 즉 이런 결정체에 전압을 걸면 결정의 체적변화(진동)를 가져오며 반대로 압력을 걸면 전압이 발생하는 현상인데 이는 탐촉자와 같은 초음파 발신과 수신의 기본동작의 원리가 된다.

10. 에 코

음파가 어떤 물체에 부딪쳐 같은 소리로 다시 들려오는 현상, 즉 메아리의 뜻인데 이는 반사파의 파형을 총칭하는 것이다.

04 | 초음파 진단의 원리

생체에 초음파를 사용하는 대략적인 모식도는 그림 7-4와 같다.

탐촉자(초음파변환기)는 압전효과를 이용한 것으로서 신호에 대한 변환역할을 하는데 전기에너지를 음향(진동) 에너지로 변환하는 역할과 음향 에너지를 전기 에너지로 변환시키는 역할을 동시에 병행한다. 시스템으로부터 가해진 전기신호는 탐촉자에서 고유한 진동수(주파수)를 가진 초음파 신호로 변환되어 생체로 전달되는데 이때 생체에 흡수되지 않고 되돌아온 반사신호를 탐촉자가 다시 입사파가 가졌던 고유진동수 부근의 주파수 성분만을 수신하여 전기신호로 변환시킨 후 시스템으로 전달하게 된다. 시스템은 각종 신호처리 단계를 거쳐 단층의 영상을 화면으로 보여 준다. 탐촉자의 크기 역시 중요한 요소가 되는데 두 갈비뼈 사이로 조정해야 하는 심장 또는 소아의 경우에는 탐촉자면이 작아야 하며 다른 넓은 부위를 측정해야 하는 경우에는 더 많은 정보를 제공하는 넓은 면을 가진 탐촉자를 사용해야 한다. 탐촉자는 초음파 변환기 또는 초음파 프로브(probe)라고도 한다.

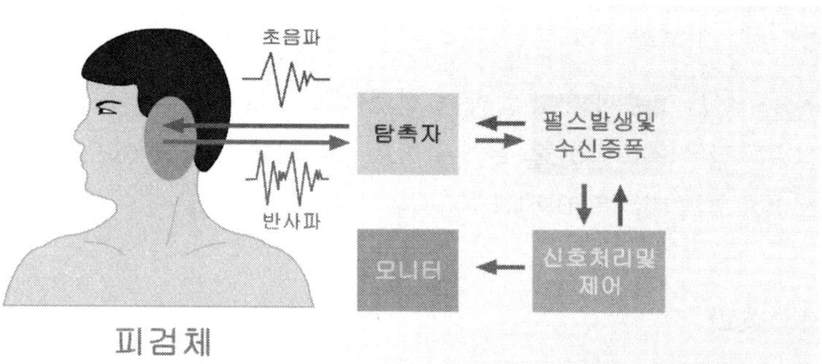

그림 7-4 • 초음파 진단기의 구조

1. 펄스 발생

펄스를 발생시키는 것은 탐촉자의 진동자를 동작시킬 고전압 펄스를 만들기 위해서인데 이 고전압 펄스가 탐촉자(진동자)에 가해지면 진동자가 진동을 하여 초음파 빔이 발생된다.

2. 수신증폭

생체 내에서 되돌아온 반사파를 증폭시키는 것을 말하는데 생체 내로 발사된 초음파의 반사파는 상쇄작용에 의해 그 크기가 매우 작기 때문에 전기적으로 증폭을 하여 시스템에 전달시키는 역할을 말한다.

3. 신호처리 및 제어

초음파 진단기 시스템은 신호의 파형을 증폭하거나 전송하는 역할뿐 아니라 주사영역의 신호를 저장한 후 디지털 신호처리기를 통해 원하는 영상에 대한 데이터 정보를 얻어 모니터에 출력시킨다.

4. 모니터

화면으로 출력되는 영상의 해상도는 주로 탐촉자에 의해 좌우되는데 탐촉자에서 발생하는 초음파 파장이 짧을수록 주파수가 높을수록 좋아진다.

05 | 초음파의 진단방식

1. 펄스에코 방식

초음파 진단에서 통상 사용하는 방식으로 시간을 100으로 기준을 잡았을 때 탐촉자는 전체 시간의 0.1[%]의 시간 동안 빔을 쏘고 나머지 99.9[%]는 돌아오는 반사파의 메아리를 잡아내어 검사체의 위치와 형태를 알아내는데 이를 펄스에코 방식(pulse-echo-method)이라 한다. 깊숙한 부분을 관찰할 때는 1[MHz] 정도의 초음파 빔을 체표면과 같은 곳은 5[MHz] 정도의 초음파 빔을 사용한다. 펄스에코 방식에는 다음 3가지의 방식이 있다.

(1) A-mode

초음파 입사파에 대한 반사파의 종축 높이는 반사파의 세기에 비례한다. 피검체에서 반사되는 반사파는 초음파 빔이 지나가는 선상에서 스파이크 모양으로 되돌아오는데 그림 7-5에서 보듯이 이 스파이크의 크기는 반사되는 에코(메아리)의 강도를 나타내고 스파이크들의 간격은 메아리를 반사시키는 물체들의 거리를 나타낸다. 이러한 측정방식을 A-mode라 하는데

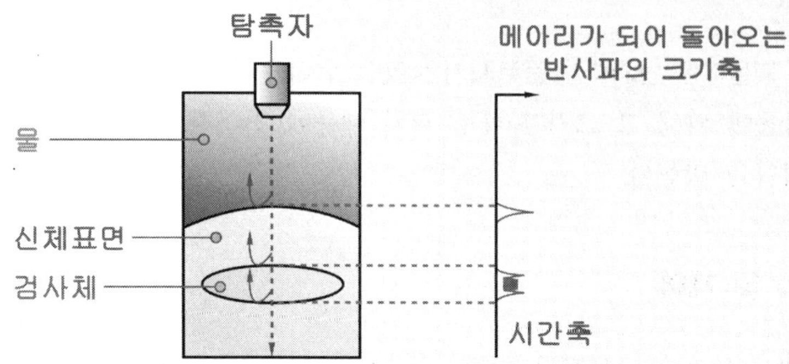

그림 7-5 ◦ A-mode에 의한 반사파의 진폭측정

물체들의 거리가 매우 짧거나 또는 메아리를 잘 반사시키지 않는 물체일 경우 서로 분간이 어려우며 공간적 연관관계를 해석하기 어렵기 때문에 현재는 잘 사용하지 않는다.

(2) B-mode

가장 일반적인 초음파 진단법으로 우리가 보통 초음파검사라 하면 바로 이 B-mode를 말하는 것이다.

B-mode의 원리는 그림 7-6과 같이 탐촉자의 위치를 이동시키면서 반사파의 메아리를 검출한 후 휘도[1]로 변환하여 초음파 빔을 쏘았던 방향과 일치하는 단층면상에 표현하는 방식으로 브라운관상에는 검출된 휘도치에 따라 밝기를 조절하여 출력한다. 이는 각 물질마다 반사강도가 다르다는 것을 이용한 것으로 각 메아리(반사파) 사이의 거리는 서로 다른 물체의 거리를 나타낸다.

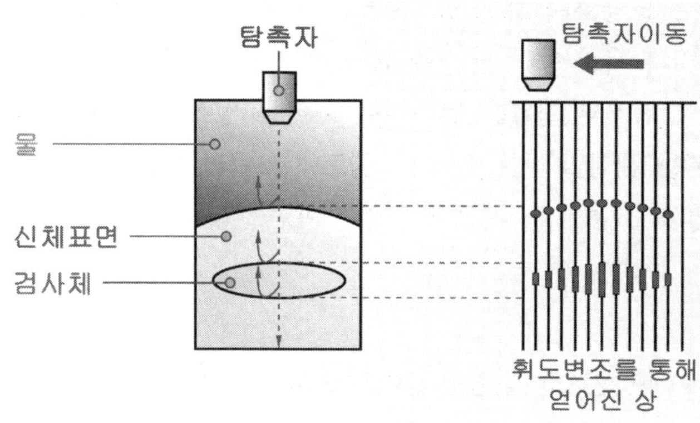

그림 7-6 ◦ B-mode에 의한 반사파의 휘도변환

1) 휘도 : 일정한 넓이를 가진 광원 또는 빛의 반사체 표면의 밝기를 나타내는 양이다.

(3) M-mode

심장과 같이 움직이는 장기의 운동상태를 탐지하는데 사용된다. 그림 7-7에서 보듯이 M-mode의 원리는 B-mode의 단층면상 중 한 라인만을 시간에 따라 이동(기록용지 또는 오실로스코프상에서)시켜 물체의 움직임을 측정하는 방식이며 UCG(울트라사운드카디오그램), 즉 초음파 심전도라고 한다.

이 방식은 심장의 국소적인 부위의 영상을 얻거나 시간에 따라 의미 있는 움직임을 갖는 승모판 또는 심실중격과 같은 심장의 구조물을 조사하는 데는 유리하지만 초음파 빔의 단일 라인선상에서 벗어난 측방의 구조물에 대해선 입체적인 정보를 얻을 수 없는 단점이 있다.

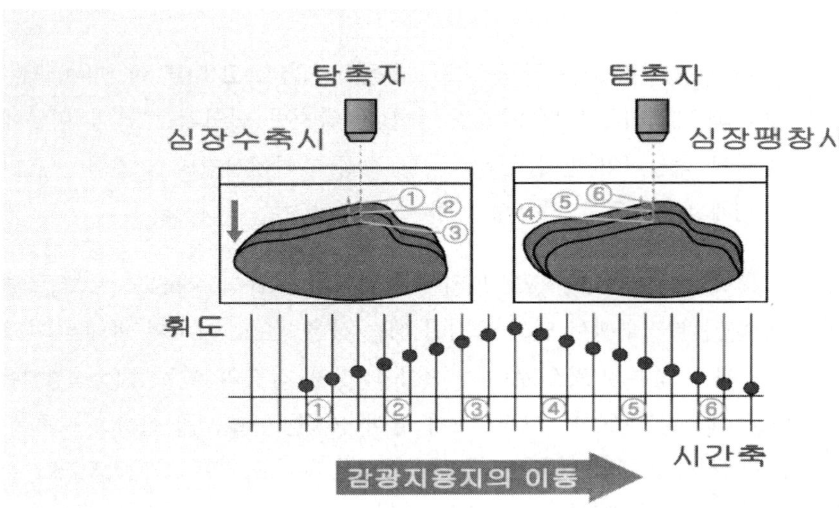

그림 7-7 ◦ M-mode에 의한 움직이는 물체의 위치변화측정

2. 도플러 모드

도플러 모드[2](Doppler mode)는 펄스파 방식과 연속파 방식 두 가지를 사용할 수 있는 모드이다.

제 7 장

2) 도플러 모드 : 이 현상을 초음파 진단에 적용하면 정지한 탐촉자에서 생체 내에 움직이는 물체로 초음파 빔을 발사했을 경우 이 물체가 음원으로부터 멀리 떨어지고 있는 상태에선 그 반사파의 파장이 길어지며 반대로 가까이 다가오고 있을 때는 파장이 짧아진다는 것과 이 물체의 이동속도에 비례하여 그 변화의 크기가 더욱 커진다는 사실을 알 수 있다.

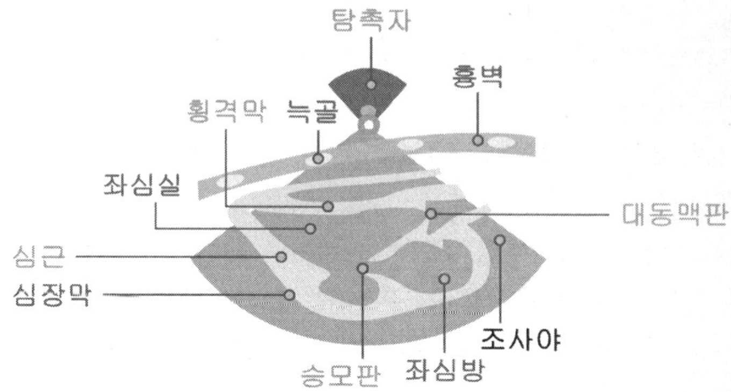

그림 7-8 ● 도플러 모드에 의한 심장의 초음파 측정

연속파 방식이란 탐촉자의 한 부위에서는 연속적으로 초음파 빔을 쏘고 다른 한 부위에서는 계속해서 되돌아오는 반사파 메아리를 받는 방식을 말한다. 하지만 발사된 초음파 빔들에 대한 모든 메아리가 동시에 중첩되어 받아지므로 어느 특정 부위에서만의 도플러 신호만을 측정하는 펄스파 방식에 비해 특정 지점에 대한 측정은 불가능하다.

① 도플러 효과(Doppler effect)란 1843년 오스트리아의 과학자 도플러(Doppler)는 모든 별은 흰색의 빛을 발하지만 지구에서 멀리 움직일 때는 붉은빛으로 보이며 반대로 지구의 가까이 다가올 때는 푸른빛으로 보이는 현상을 빛의 파장의 이동(또는 역관계인 주파수의 이동) 때문이라 발표했는데 그림 7-8과 같이 정지한 관측지를 향하여 빠른 속도로 다가오거나 멀어지는 물체의 고유한 파장이 이동방향과 속도에 따라 짧아지거나 길어지는 현상을 도플러 효과라 한다.

② 일반적으로 도플러 모드(Doppler mode)는 심장이나 심장 판막의 운동 그리고 태아의 심박동, 혈액 유량 등을 측정하는데 그림 7-9와 같이 초음파 입사파와 반사파의 주파수 차이를 이용하여 혈류의 속도를 구하는 식 (7-4)와 같다.

$$\Delta f = f_1 - f_2 = 2V\cos\theta \times f_1/c \tag{7-4}$$

여기서 Δf : 도플러 주파수(주파수의 차이를 의미한다)

f_1 : 초음파 빔(입사파)의 주파수

f_2 : 반사파의 주파수

V : 피검체의 운동속도(혈류의 속도)

c : 피검체 매질 내에서의 음속(초음파 빔의 속도)

$\cos\theta$: 피검체의 운동방향과 초음파 입사파와 이루는 각의 코사인 값

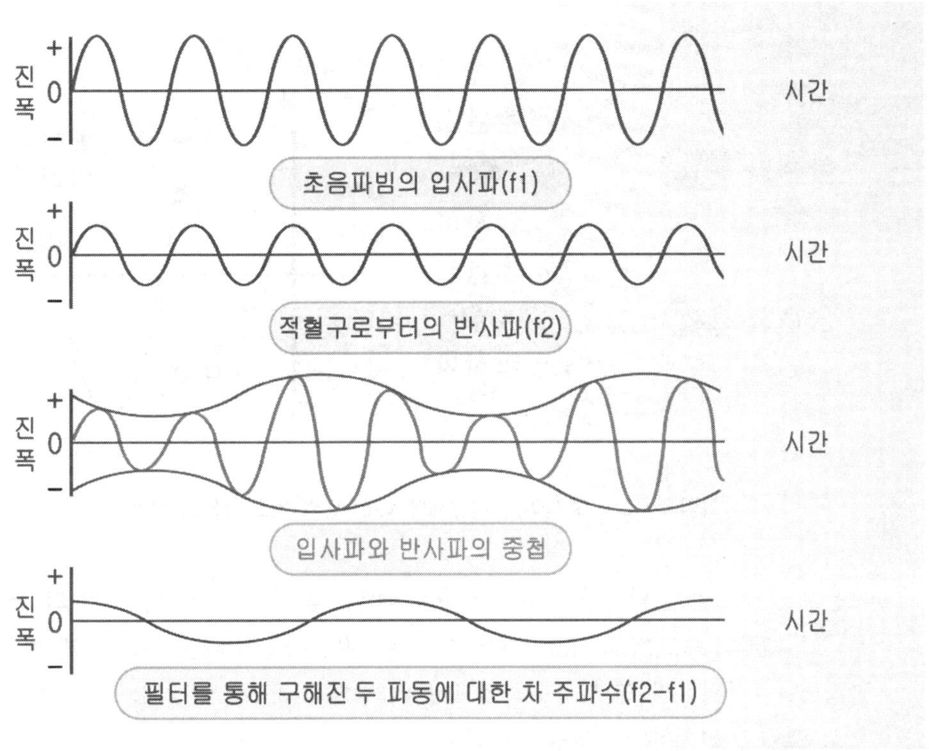

그림 7-9 ● 입사파와 반사파의 주파수 차이를 이용한 도플러 모드의 측정원리

③ 혈류량을 측정하는 방법 : 적혈구의 이동을 분광분석법[3]을 이용하여 반사파의 주파수 이동 정도를 인벨러프 곡선(합성파를 감싸서 이은 선)으로 표시하는 방법이 있는데 시간축을 기준으로 양의 곡선은 탐촉자를 향하여 다가오는 물체의 주파수 이동이며, 음의 곡선은 그 반대인 탐촉자로부터 멀어지는 물체의 주파수 변화를 뜻한다. 인벨러프 밴드폭은 적혈구들의 움직이는 속도가 다양할수록 더욱 넓어진다는 것을 의미하며 선의 강약은 적혈구의 양을 의미한다.

④ 최근에는 색도플러(color Doppler) 초음파검사가 임상에 도입되어 기존의 초음파검사의 단점을 보완하여 초음파검사를 더욱 편리하게 해주고 있다. 색도플러 초음파기기의 영상은 실시간 영상과 동시에 혈류영상정보를 나타내기 위해 그림 7-10과 같이 혈류영상정보를 색깔로 표시하는 역할을 한다.

제 7 장

3) 분광분석법 : 분광화학적 수단을 이용하여 물질 속에 포함되어 있는 성분을 검출하는 방식이다.

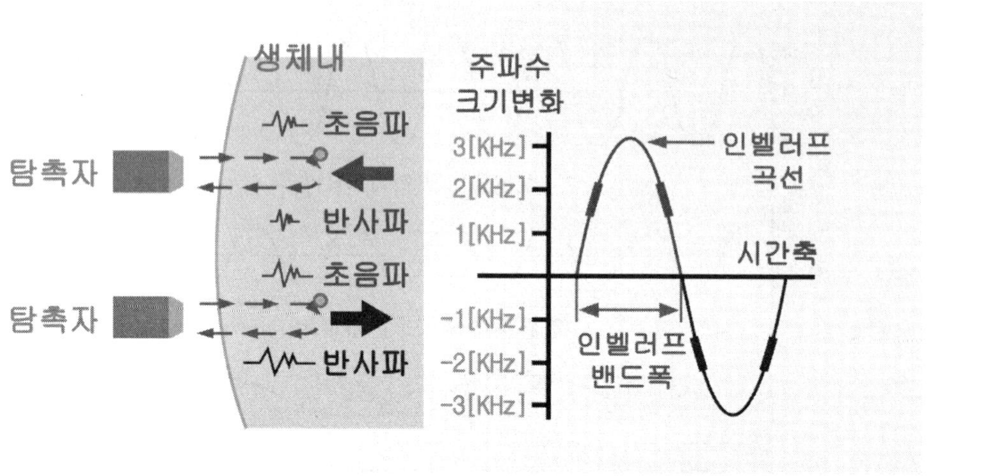

그림 7-10 • 움직이는 피검체에 대한 인벨러프 곡선의 특성

⑤ 초음파를 수고받는 탐촉자로 가까이 오는 혈류는 붉은색, 멀어지는 것은 파란색으로 표시되고 혈류의 속도를 표시하기 위하여 느린 것은 어둡게 빠른 것은 밝게 보이게 하는 방법으로 1차원적인 인벨러프 곡선보다 더 정밀한 2차원 영상과 혈류정보를 실시간으로 그림 7-11과 같이 얻을 수 있다.

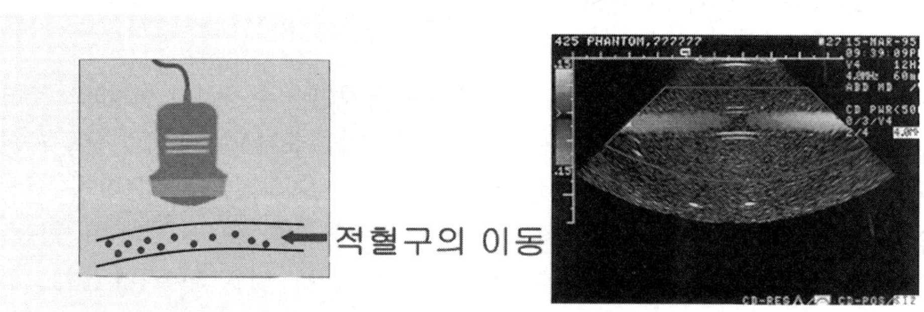

그림 7-11 • 컬러 도플러 모드에 의한 영상

06 | 해상도

서로 근접한 두 물체를 영상적으로 구분해 내는 능력을 해상도라 하는데 구분하는 방향에 따라 축해상도와 측면해상도로 나누어진다.

1. 축해상도

탐촉자가 쏜 초음파 빔의 선상에 있는 서로 다른 깊이로 근접하게 떨어진 두 물체를 구분해 내는 능력이며 범위해상도로 표현되기도 한다. 초음파의 파장에 의해서 영향을 받으며 파장이 짧을수록 해상도는 좋아진다. 파장의 길이가 두 물체 사이의 거리보다 크면 반사파는 하나의 단일파로 메아리를 만들며 파장의 길이가 두 물체 사이의 거리보다 작을 때는 각각의 독립된 반사 메아리를 갖는다(그림 7-12).

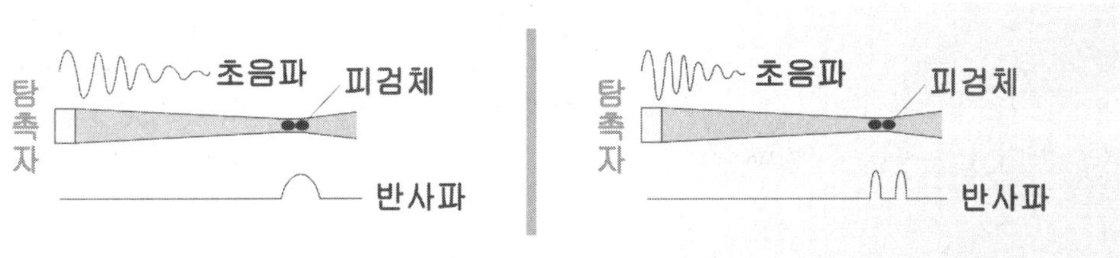

(a) 파장이 피검체 공간보다 길다 (b) 파장이 피검체 공간보다 짧다

그림 7-12 ● 축해상도의 특성

2. 측면해상도

탐촉자가 쏜 초음파 빔의 방향과 수직으로 놓여 있는 근접한 두 물체를 구분해 내는 능력을 말하며, 탐촉자가 쏘아 주는 초음파 빔의 선속폭에 의해 좌우되는데 빔의 선속폭이 좁을수록 더욱 좋아지는 해상도이다. 빔의 선속폭이 초점이 맞지 않아 초음파 빔과 수직으로 놓여 있던 두 물체가 동시에 같은 선속폭에 존재하게 되면 두 물체는 동일한 초음파 에너지를 반사하게 되어 단일 메아리를 만들게 된다.

반대로 선속폭을 좁혀 두 물체를 서로 다른 선속에 있게 하면 한 번에 하나의 초음파 에너지를 반사하게 되어 결과적으로 두 개의 구분된 반사 메아리를 볼 수 있게 되는 것이다(그림 7-13).

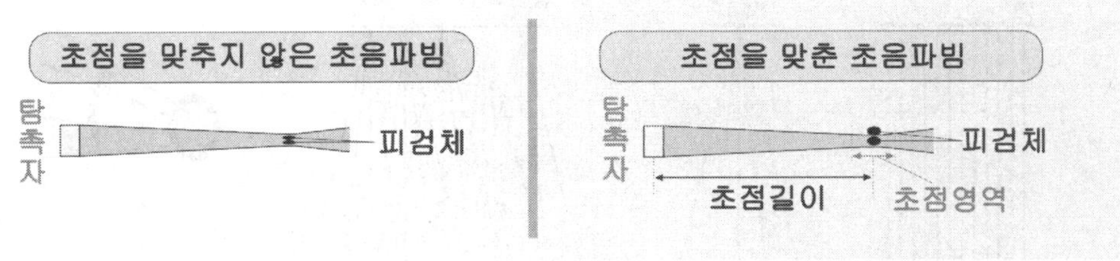

(a) 안좋은 측면해상도 (b) 좋은 측면해상도

그림 7-13 ● 측면해상도의 특징

07 | 초음파 진단 방식 정리 및 응용 방법

표 7-2 • 초음파 진단 방식 요약

종 류	모 드	주 사 법	측정부위 및 요소
펄스 반사법	A-mode	반사파의 강도를 수직으로 표시(반사파의 크기 표시)	두 개(뇌종양 등)
	B-mode	선상형태 컨벡스(볼록)형태 환상형태 반사상형태 아크형태 부채상모드	간, 췌장, 담낭, 갑상선, 유선 간, 췌장, 담낭, 갑상선, 유선 간, 췌장, 담낭 비뇨기영역(전립선) 갑상선, 유선 심장
		접촉형 침수형	복부장기, 산부인과 영역 갑상선, 유선
	M-mode	UCG(초음파심전도)	심장
도플러 효과 (연속파방식, 펄스파방식)	도플러 모드 (Doppler mode)		심장의 혈류속도 태아의 심박동

08 | 스캐닝 탐촉자 유형

스캐닝(scanning)은 탐촉자를 연속적으로 움직이면서 나타나는 단층상을 유도하는 것이며, 그림 7-14와 그림 7-15에 나타낸 것처럼 구분을 할 수 있다.

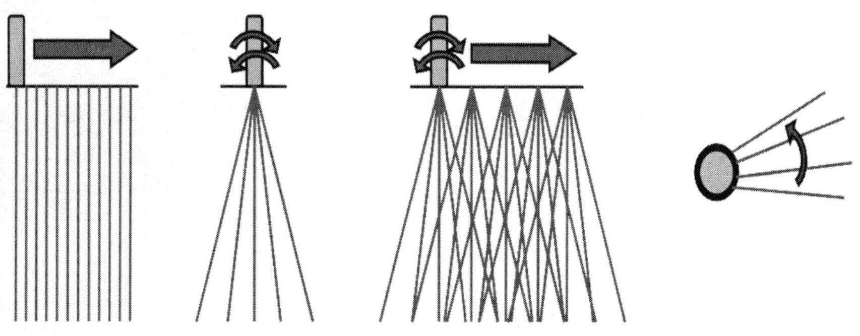

그림 7-14 • 스캐닝 탐촉자의 주사형태에 따른 구분

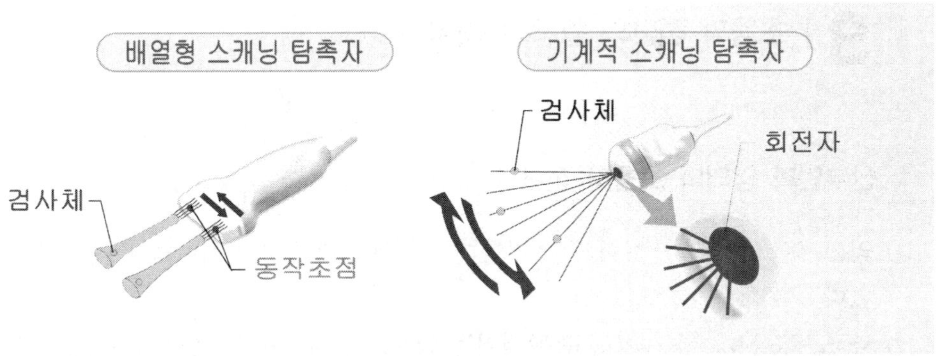

그림 7-15 • 스캐닝 탐촉자의 유형

1. 기계적인 스캐닝 형태의 탐촉자

탐촉자의 초음파 빔을 기계적인 회전자(mechanical : 메커니컬)의 회전으로 넓은 각도로 측정이 가능하다.

① M-mode, 도플러 모드 사용이 가능하며 혈관과 같은 작은 부분을 측정하는 데 유리하다. 가장 좋은 도플러 모드의 감도를 가지며 동적 범위 또한 넓다.

② 단일한 고정선상의 검사체밖에 검출하지 못하며 기계적인 회전자의 소모가 빨리 된다.

2. 선 위상 배열 형태의 탐촉자

① M-mode, 컬러 도플러 모드, 고해상도의 영상이 가능하며 최적의 측면해상을 위한 동적 초점을 선정할 수 있다.

② 기계적인 스캐닝보다 폭넓은 측정범위(대략 12[cm])를 갖는다.

③ 작은 부분은 실시간으로 영상화가 가능하다.

④ 초음파 빔의 선속 크기가 항상 일정하게 유지되지 못한다.

⑤ 골반과 상복부에 대해서는 스캐닝이 매우 제한적이다.

09 | 초음파 진단의 활용과 해석

1. 산부인과 영역의 초음파 진단

① 임신7주 : 아기집과 아기의 초기형태, 심장이 뛰기 시작함, 태아 생존여부가 확인된다.
② 자궁근종(살혹) : 자궁의 근육에 생기는 양성종양으로 크기와 위치를 확인. 초음파 진단법의 가장 좋은 응용 방법의 하나이다.
③ 난소 낭종(물혹) : 특징적인 증상이 없어서 초음파 진단 유용성이 크다(자궁암 조기 진단 X).
④ 임신 후기 : 태아 머리 직경 측정 가능, 태아의 체장(정미장), 양수의 양, 태반의 위치, 태아의 위치 및 크기가 확인된다.

2. 유선, 갑상선 초음파 진단

① 유선 종양 : 10[mm] 이상의 것은 불규칙한 에코(echo)로서 나타난다.
② 갑상선 : 에코(echo) 기록-기관을 중심으로 해 좌우로 확인한다. 갑상선의 모양, 크기, 결절의 성상을 관찰한다.

3. 심초음파를 이용한 판정

심초음파(Ultracardiography : 울트라카디오그래피 : UCG)는 실시간으로 움직이는 심장 내부의 영상을 직접 보면서 심장의 구조를 확인하고 혈역학적인 기능을 평가한다. 심장 및 대혈관의 선천성 기형, 심장확장, 심장근육의 비대, 심장근육 움직임의 이상, 판막 질환 유무정도, 심장 내부와 주위의 비정상적인 구조물 등을 진단한다.

표 7-3 ▪ 초음파의 장·단점

장 점	단 점	검사방법
비혈관적으로 환자에게 고통을 주지 않으며 심장을 관찰할 수 있고 심장의 혈류학적 검사 및 심장질환에 대한 여러 정보를 얻을 수 있다.	초음파는 공기, 지방, 뼈 등은 잘 투과하지 못하는 특수성 때문에 비만환자와 폐질환이 있는 환자는 좋은 영상을 얻을 수 없다.	① 이면성 심초음파 : 원하는 모든 방향의 단면상을 얻어 실시간 실현으로 심장의 움직임을 관찰 ② M-mode : 각 부분의 크기 측정 ③ 도플러 : 심혈관 내 혈류 관찰

① 심실, 방실판, 반월판의 움직임을 측정한다.
② 심실중격의 두께를 측정한다.
③ 대동맥의 직경, 좌심방의 직경 등을 측정한다.
④ 심막(낭)액 저류의 유무(역류 유무) 등을 측정한다.

4. 탐촉자의 측정방향에 따른 판정

(1) 좌흉골 단면도

흉골 장축 단면도와 흉골 단축 단면도가 있다.

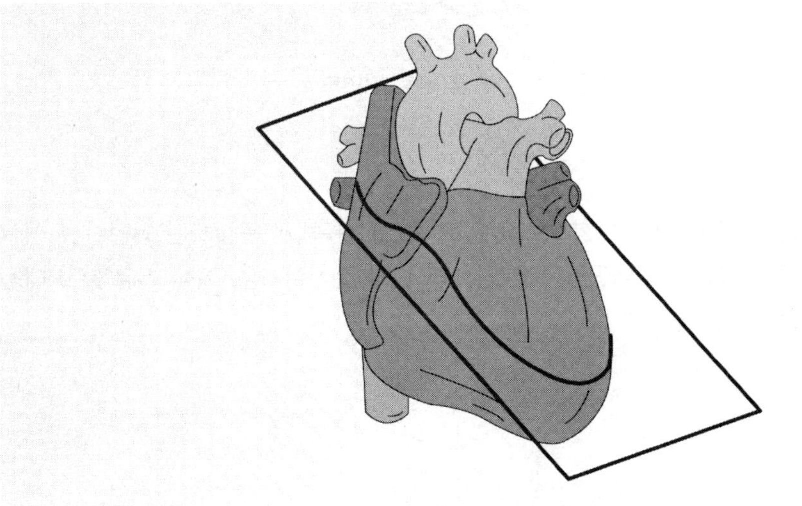

그림 7-16 • 흉골 장축 단면도

① 흉골 장축 단면도 : 탐촉자를 제3 또는 제4늑간 흉골 가장자리에 고정시켜 측정하는 방법이며 좌심실과 승모판막, 대동맥판막, 좌심방, 심실중격, 우심실의 상태를 측정하며, 구체적으로는 심실중격결손, 대동맥판막환 중격부접합, 심막삼출액 등을 보는 데 주로 쓰인다(그림 7-16).
② 흉골 단축 단면도 : 탐촉자를 장축 단면도 방향에서 90[°]로 회전시켜 관찰하는 방법이며 좌심방, 우심방, 우심실, 삼첨판막, 우심실유출로, 폐동맥, 폐동맥판막의 상태를 측정하며, 동맥관 개존증, 심방중격결손증, 심실중격결손증 등을 보는 데 주로 쓰인다(그림 7-17).

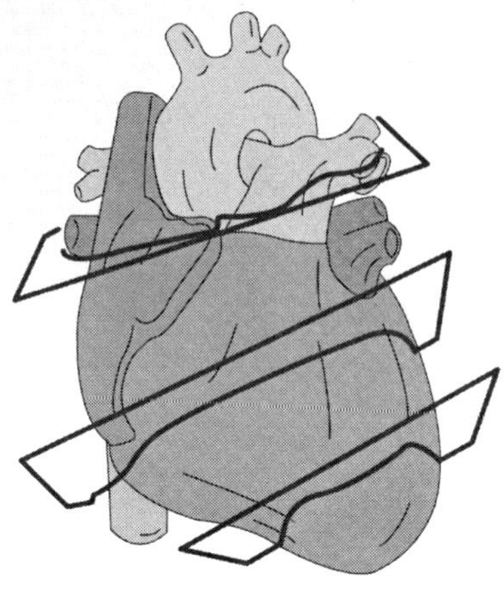

그림 7-17 • 흉골 단축 단면도

(2) 심첨단면도

심첨부를 시계방향, 또는 반시계방향으로 90[°]로 회전을 통해서 관찰하는 방법이며 심실중격 및 심방중격, 폐정맥유입 대동맥판막, 좌심방 승모판막 좌심실기능, 좌심실 유출로, 대동맥 등의 상태를 관찰할 수 있다(그림 7-18).

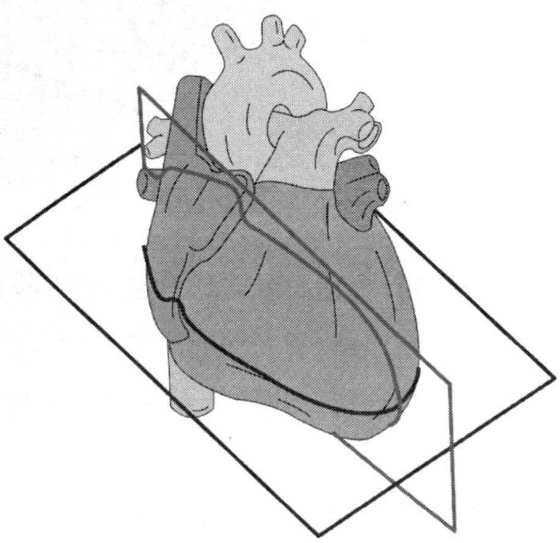

그림 7-18 • 심첨단면도

(3) 흉골상와 단면도

좌우쇄골의 중간인 흉골상와에서 뼈가 없는 부분의 정중앙 방향으로 두어 심기부 방향으로 향하여 관찰하는 방법으로 상행대동맥, 대동맥류, 하행대동맥, 폐동맥의 상태를 보는 데 사용된다(그림 7-19).

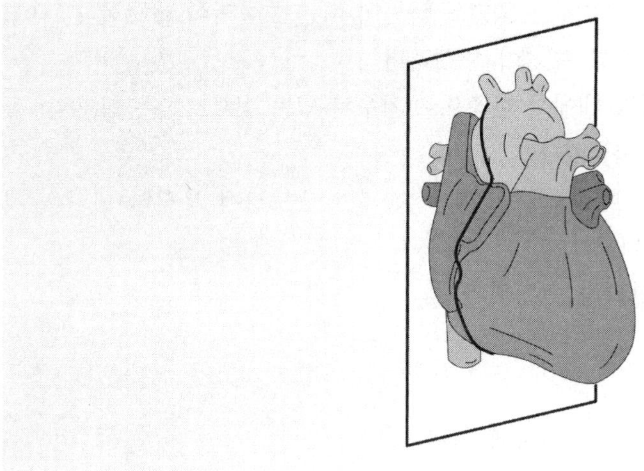

그림 7-19 • 흉골상와 단면도

(4) 늑골궁하 단면도

심첨단면도 측정 방법이 정확하게 잘 이루어지지 않을 경우 사용되는 방법으로 탐촉자를 명치에 위치시켜 심실 및 심방중격, 대동맥판막, 심방중격결손 등을 관찰한다. 특히 폐기종 환자에게 많이 사용된다(그림 7-20).

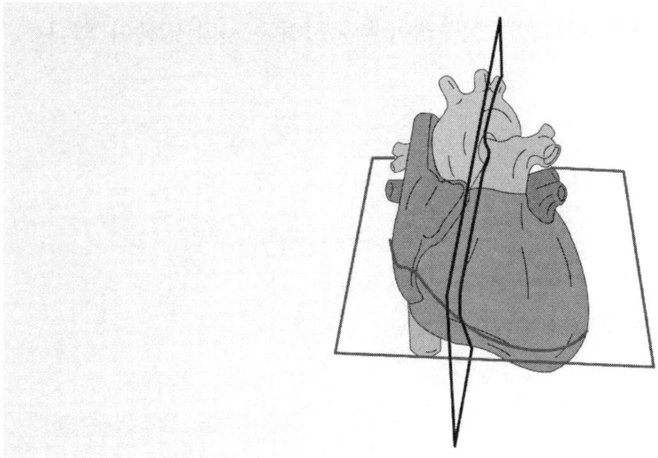

그림 7-20 • 늑골궁하 단면도

5. 반사파의 임상적 해석

(1) 승모판의 반사파

① 협착증 증세 : 승모판막은 심장의 왼쪽에 있어서 혈류가 좌심방에서 흘러나와 좌심실로

흘러가도록 함으로써 역류를 막아주는 역할을 하는데 이 승모판막이 협착(좁아져서 붙어짐)되어 혈류량과 압력에 변화 특성이 뚜렷하다.

② 일탈증후군 : 후첨판이 좌심방 내에서 한쪽으로 치우쳐 있는 것으로 일종의(일탈) 활시위를 놓았을 때의 음파가 측정된다.

③ 대동맥판 폐쇄 부전증 : 대동막판으로부터의 역류파가 승모판에 부딪혀 새의 날갯짓 같은 진동메아리가 측정된다.

④ 좌심방점액종 : 다중의 메아리가 측정된다.

(2) 대동맥판의 반사파

대동맥판 협착증 : 판의 석회화가 현저하게 나타난다.

(3) 폐동맥판의 반사파

① 폐고혈압증 : 초음파 영상에서 아래로 처지는 부분이 사라지며 기울기가 평탄하게 나타난다.

② 폐동맥판 협착증 : 초음파 영상에서 깊게 아래로 처지는 파형이 나타난다.

(4) 심막액(복수) 저류증

심외막과 심막과의 사이의(복강 내 전벽) 심막액이 부족하여 반사파 발생이 없다.

(5) 울혈성 심근증

좌심실확대가 나타나며 승모판 반사파의 진폭이 저하되어 측정된다.

(6) 심근경색

전중격의 심근수축이 불량하게 측정된다.

(7) 초음파 진단의 주의점

① 초음파는 공기, 지방, 뼈, 가스가 찬 폐 등은 잘 투과하지 못하는 성질을 갖기 때문에 이들 뒤에 있는 부위는 측정하지 못한다. 그러므로 비만환자 등은 탐촉자를 적절히 이동시켜 검사해야 한다.

② 초음파검사시 피부와 탐촉자 사이의 임피던스를 감소시키기 위해 페이스트를 바른다. 생체 표면과의 탐촉자 사이의 임피던스는 잡음과 허상(인공음영)을 만들어 내는 원인이 된다.

③ 초음파 빔이 생체 내 석회화된 판막이나 인공판막 같은 강한 반사체의 물체와 부딪치면

강한 반사 메아리를 되돌린다. 이 메아리는 너무 강하여 탐촉자에 의해 흡수되지 않고 반사된 후 다시 그 물체로 전달되는 경우가 발생한다. 이때 다시 한 번 그 물체의 반사파가 탐촉자에 의해 측정되는데 이러한 현상을 다중 반사라 하며 그 결과로 실제의 거리보다 2배되는 거리로 물체(허상)가 측정된다.

④ 증폭기의 과부하로 인해 증폭도가 순간 저하되거나 수신기가 초음파 빔을 발사한 후 짧은 시간 동안 감도의 저하가 생기는데 이러한 현상을 몰입현상이라 한다.

⑤ 초음파 빔은 신체 투과시 일정 기간 동안 직진(근거리음장)하다가 어느 각을 가지고 산란(원거리음장)을 한다. 이때 외측으로 산란된 음파의 영향은 주 초음파 빔이 만들어 내는 영향에 의해 압도되어야 하지만 이 산란된 음파가 강한 반사체와 부딪히면 그 크기(에너지)가 줄지 않기 때문에 탐촉자에 의해 측정되어 허구의 영상이 만들어지는 부극현상이 발생한다.

⑥ 산부인과 검사시에는 투과성을 용이하게 하기 위해 배뇨를 참게 한다.

⑦ 임신 초기에는 장시간의 초음파검사와 연속파를 사용하지 않는 것이 좋다.

10 | 초음파를 이용한 치료

1. 초음파 치료기의 원리

음파는 1초에 16만 번 이상의 진동부터 초음파의 범위에 들어가는데 초음파 치료기는 매초 100만회에 달하는 진동작용을 이용해 피부, 근육, 신경에 에너지를 전달하는 원리로 그 진동폭의 크기는 작지만 1초에 백만 번이라는 고속진동이기에 피부 속 깊숙한 곳까지의 침투(피부 속 3~5[cm])가 가능하다.

① 초음파는 물을 통한 파동의 전달이 잘되기 때문에 대부분이 수분인 인체를 둘러싼 피부에 사용하여도 높은 효능을 얻을 수 있다. 손바닥에 물방울을 올려놓은 후 그 반대편인 손등에 초음파를 가하면 손바닥 위에 물방울이 진동함을 눈으로 확인할 수 있는데 이것은 초음파의 물리적인 힘이 피부 속을 잘 침투한다는 것을 말해 준다.

② 인체 내부로 침투하는 초음파는 투열작용을 일으키는데 투열작용이란 초음파진동이 피하 약 6[cm]까지 침투하여 조직심부에서 온열을 발생시키는 것으로 이 작용을 이용하면 특정한 조직 부위에만 고밀도의 초음파 에너지를 전달하여 그 부위에서만 고열을 발생시킬 수 있는데 각종 초음파 치료기의 주된 원리는 바로 이 고열을 이용한 것이다.

2. 초음파 치료의 요구사항

(1) 주파수 선택

초음파의 사용시 치료용은 약 0.5~3.0[MHz]의 주파수를, 진단용의 경우 1~20[MHz](주로 2~5[MHz] 사이)를 사용하는데 초음파의 진단기와 치료기의 사용에서 주파수 선택의 차이는 흡수계수([dB/cm])를 고려해야 하기 때문이다.

① 흡수계수란 빛, 음파, 전파 등이 어떤 두께의 물질층을 통과할 때 감쇠되는 비율에 대한 계수이다.

② 신체의 근육과 지방 혈액의 주파수에 따른 흡수계수는 다음과 같다(표 7-4).
주파수에 따른 흡수계수의 변화를 보면 주파수가 높고 파장이 짧을수록 초음파 에너지의 흡수량이 증가한다는 것을 알 수 있다.

③ 3[MHz] 초음파는 1[MHz] 초음파보다 흡수계수가 3배 정도 높게 나온다.

㉥ 치료용으로 3[MHz]의 초음파 빔을 환자의 근육에 사용한다면 1[MHz] 초음파 빔을 사용할 때보다 환자가 근육에 대한 열감을 3배 정도 더 느낀다는 것이다.

표 7-4 ▪ 신체의 근육과 지방 혈액의 주파수에 따른 흡수계수

주파수	근육([dB/cm])	지방([dB/cm])	혈액([dB/cm])
1[MHz]	0.12	0.04	0.18
2[MHz]	0.24	0.10	0.40
3[MHz]	0.36	0.16	0.80
4[MHz]	0.48	0.30	0.80

(3) 음파의 강도 선택

음파의 강도라는 것은 단위면적당 걸리는 음압의 평균을 표시하는 것으로 단위는 [W/cm^2]이며 초음파의 주파수 선택과 같이 의학진단용으로 초음파를 사용할 때 음파의 강도는 최대 0.04[W/cm^2]이고 조직을 파괴할 때 사용되는 음파강도는 4[W/cm^2] 이상이다. 하지만 실제적으로 실용 가능한 집속형 초음파 치료기의 사양은 음파강도가 500~2000[W]이며 이러한 음파의 강도는 조직을 1초 전후로 태워버릴 수 있다.

3. 초음파 치료의 범위

(1) 생체의 기능 관련

관절염, 관절수종, 상보견갑관절주위염, 좌골신경통, 요통, 대장포진, 수술 후 진통, 근육통, 염좌 등

(2) 생체조직 파괴

종양과 같은 조직을 제거할 때는 그림 7-21과 같이 집속형 초음파가 주로 이용된다.

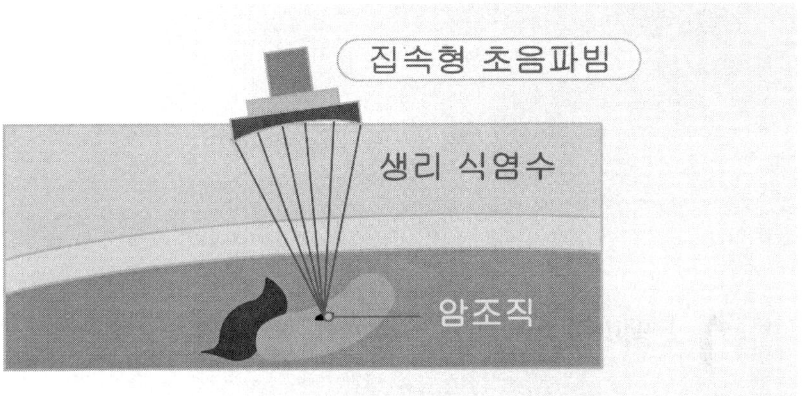

그림 7-21 ● 집속형 초음파 빔의 생체조직 파괴

집속형의 원리는 여러 개의 초음파 빔을 집속된 한 곳에 모아 초음파강도를 수천 배까지 증가(초음파 집속이론)시키는 것으로 이것은 공간의 한 점에 에너지를 집중시킬 수 있다는 것을 의미한다. 초음파가 집속된 부위는 순간적인 고열에 의해 타버리며 집속된 지점(초점)을 제외한 주위의 정상조직에는 아무런 영향을 주지 않기 때문에 체외종양치료기의 기본원리가 되며 그밖에 안구 수정체를 파괴하는 백내장치료, 요로결석을 파괴하는 비뇨기과용 치료기에도 사용된다.

4. 초음파 치료시 주의사항

① 신체의 일부분이 골절이 되면 뼈의 고정의 수단으로 금속을 넣게 되는 경우가 있는데 이러한 금속물질을 가진 환자에게는 10만[Hz] 이상의 주파수를 사용하는 고주파 심부투열기를 사용해서는 안되는데 이런 경우 초음파 치료기를 사용하면 내부의 금속물질 온도가 상승하여 화상 혹은 조직의 파괴를 일으킬 수 있기 때문이다.

② 초음파 빔의 입사방향과 경계면 사이의 각이 90[°]인 정상 입사각에서는 초음파 빔(에너지)의 반사가 적지만 만약 정상 입사각에서 벗어나면 벗어나는 각에 비례하여 반사에너지가 많아지게 된다. 따라서 초음파 치료시 초음파 빔의 입사각은 치료부위와 90[°]의 각으로 투과해야 한다.

Lesson

3 맥 파

01 | 맥파란

일반적으로 환자를 진료할 때 환자의 맥을 짚어 보면 맥의 촉진에 의해 발생하는 맥박수, 리듬, 크기, 혈관의 성상 등의 많은 정보를 얻을 수 있는데 이 맥파(Mechano-cardiogram : 메카노 카디오그램 : MCG)는 심장의 펌프질 기능에 의해 혈액이 순환되면서 형성된다.

혈액순환의 방법에는 두 가지 종류가 있다.

① **체순환** : 좌심실 → 동맥 → 모세혈관(동맥) → 조직 → 모세혈관(정맥) → 정맥 → 우심방을 거친다.

② **폐순환** : 우심실 → 폐동맥 → 폐 → 폐정맥 → 좌심방을 거친다.

혈액순환의 역학적 조건은 심장의 펌프력, 순환혈액량, 혈관계의 용적 또는 순환저항 등에 의해 결정되고 이들에 의해 각부의 혈류량 및 흐르는 속도가 결정된다.

심장의 주기 중 심실이 수축하면 혈액이 대동맥으로 방출되는데 정상인의 경우 1회 방출시 안정시에 약 70~80[ml]의 혈액이 방출되며 대동맥 내의 수축기압은 120[mmHg], 이환기압은 80[mmHg]로 평균 100[mmHg]를 유지한다. 혈액이 대동맥으로 방출될 때 대동맥의 압력에 변화가 일어나는데 이 압력은 말초동맥까지 내려간다.

맥파란 혈액 방출시 대동맥의 기시부에서 혈압 상승이 발생하여 그 부위의 혈관을 확장시키게 된다. 심실로부터 혈액이 계속 방출되는 시간의 흐름에 따라 대동맥 내 혈액의 관성을 능가하게 되어 혈압의 증가는 점점 말초혈관으로 전달되어 가는 것을 의미한다. 이것은 팽팽한 고무줄의 한쪽 끝을 진동시켜 전체 고무줄에 진동파가 전도되는 것과 같은 원리이다.

맥파의 출현은 심장의 심실이 수축 → 좌심실에서 혈액이 대동맥으로 방출 → 대동맥압에 변동하는 경로에 의해 발생한다.

맥박의 수와 심박동의 수는 동일하지만 맥박의 전파속도는 혈류속도와는 상관없이 혈관벽의 탄력성에 영향을 받으며 혈류속도보다 활씬 빠르게 말초혈관에 전파된다.

전신에 있는 각 동맥에서 측정된 맥파는 동일하지 않으며 심장에서 멀어짐에 따라 큰 기복은 더욱 많이 발생하는 반면 적은 파동은 소실된다.

02 | 맥파검사법

맥파를 가시적으로 기록하는 방법을 크게 나누어 보면 압맥파법과 용적맥파법이 있다.

① 압맥파법 : 동맥 중에 직접적으로 카테터(catheter)[4]를 삽입하거나 또는 혈관 위에 압력 측정용 트랜스듀서를 장착하는 방법이다.

② 용적맥파법 : 심장박동에 따라 발생되는 미세한 체적의 변화를 측정하는 방법이다.

여기서는 용적맥파법에 대해서만 소개한다.

1. 광전식 용적맥파

광전식 용적맥파는 근적외선을 환자에게 주사하여 헤모글로빈(hemoglobin)에 흡수되지 않고 투과된 투과광 또는 반사광으로 혈액량의 변동량을 측정하여 맥파를 측정하는 방식이다.

① 파장이 600~800[nm] 되는 근적외선을 손가락 끝부분의 생체조직에 투과하여 근 적외선이 용적변화에 따라 투과되거나 반사된 광의 변화량을 측정하여 흡광도를 구하는 방식으로 그림 7-22와 같이 손가락 끝에 작은 램프를 그 반대쪽에 광전변환소자(Cds)를

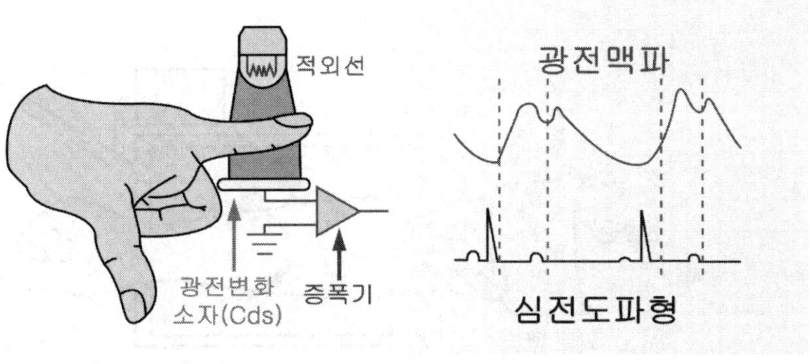

그림 7-22 • 광전식 용적맥파의 원리

4) 카테터(catheter) : 체강(늑막강, 복막강) 또는 관상기관(소화관, 방광 등)의 내용액의 배출을 측정하기 위해 사용되는 고무 또는 금속제의 가는 관

장착한 후 빛을 쏘면서 심박동에 따라서 말초혈관으로 혈액이 방출되는 시기에 이 부분에서 빛의 투과성 변화를 감지한다. 투과되는 광량의 변화는 트랜스듀서(transducer)에 의해 기전력으로 변환되어 쉽게 맥파를 측정할 수 있다.

이렇게 측정된 맥파 파형은 대동맥판 협착증과 맥이 없는 병, 대동맥판 폐쇄 부전증 등과 같이 많은 혈관성 질환에 유용한 정보를 제공하는데 특히 대동맥판 폐쇄부전증은 한 심박에 맥파가 두 번 뛰는 파형이 소실된 진폭이 큰 맥파가 측정되는 특징이 있다.

② 용적맥파와 심전도를 동시에 기록하여 비교하면 심전도R파의 시점과 맥파가 올라가는 시점 간의 시간차 Δt 로부터 맥파의 전파속도를 구할 수 있는데 맥파의 전파속도는 동맥벽이 굳어져서 탄력성이 감소하고 내면에 기름기가 끼이거나 이상조직이 증식하여 내경이 좁아지는 증상을 보이는 동맥경화 등의 진전도를 추정하는 데 매우 중요한 요소가 된다.

맥파전파속도를 구하는 방법은 기록되는 대동맥의 시작지점으로부터 손가락 끝까지 혈관의 길이를 70[cm]라 하고 R파의 시점과 맥파가 올라가는 시점 간의 시간차 Δt 가 0.15초라고 하면 식 (7-5)가 된다.

$$\text{맥파전파속도} = \frac{70[\text{cm}]}{0.15[\text{sec}]} = \text{약 } 4.67[\text{m/sec}] \tag{7-5}$$

가 된다.

2. 정맥폐쇄 용적맥파

맥파가 전달됨에 따라 동맥의 내압에 변화가 생겨 혈액량의 용적변동이 발생하는 원리이다.

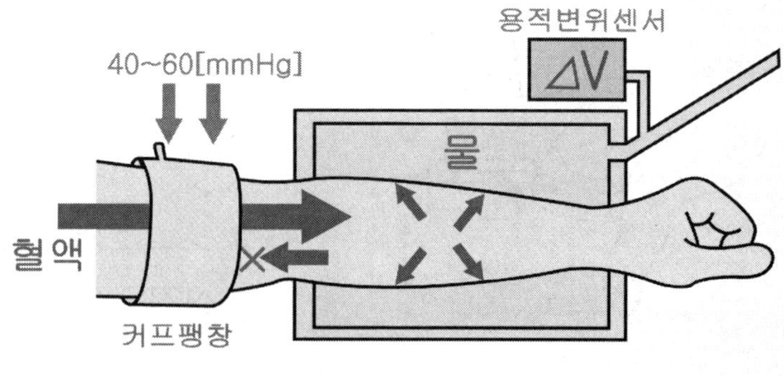

그림 7-23 • 정맥폐쇄 용적맥파의 원리

① 정맥폐쇄 용적맥파는 그림 7-23처럼 물을 채운 원통 안에 팔을 넣은 후 물이 새지 않게 봉한 다음 반대편에는 가는 유도관을 삽입하여 여기에 용적변위에 따른 압력 트랜스듀서(transducer)를 접속시켜 놓는다. 이때 팔에서 혈액량의 증가와 감소에 따라 폐쇄된 원통 내의 용적 변동이 생기는데 이와 같이 일정한 폐쇄 공간 내의 압력 또는 용적변동은 압력 트랜스듀서 등으로 전기신호로 변환하여 증폭하면서 사지의 용적맥파를 구하는 원리이다.

② 상완부에 커프(cuff)를 감은 후 커프압을 40～60[mmHg] 정도로 상승 유지시키면 전완에 유입된 혈액이 배출되지 못하게 되어 체적이 서서히 증대된다. 이처럼 시간에 따른 체적변화의 초기 기울기 dV/dt에서 사지에 유입하는 혈류량을 측정할 수 있다 (그림 7-24).

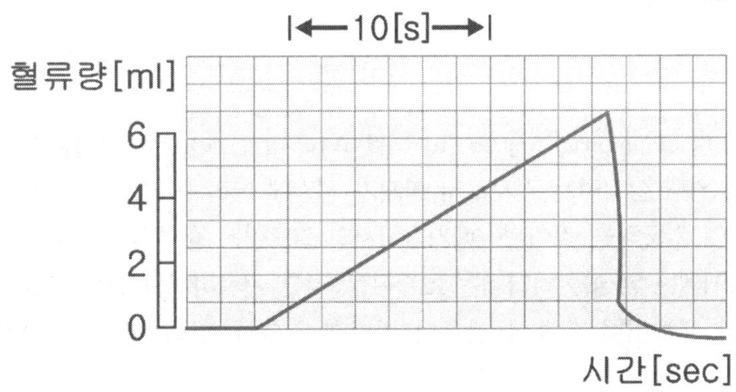

그림 7-24 • 정맥폐쇄 용적맥파로부터 얻은 시간에 따른 혈류량 곡선

Lesson

4 폐기능검사

01 | 폐기능검사란

폐기능검사(PET : Pulmonary function test : 펄머너리 펑션 테스트)는 호흡곤란 환자에 대한 원인을 진단하기 위해 실시하는 검사로서 환자가 시간에 따라 공기를 들이마시고 내쉬는 양과 흐름을 계측하여 기록하는 것이다. 폐기능검사의 필요성은 흉부 X－선 촬영시에는 음성이지만 폐기능검사시에는 양성을 나타내는 호흡곤란, 호흡 근육마비와 같은 호흡곤란의 진단에서 매우 유용하기 때문이며 호흡기 질환의 진단과 치료에 널리 이용되는 방법이다.

02 | 폐활량검사

폐기능검사 중에서 가장 간단하고 쉬운 검사법이며 비교적 저렴한 기본적인 검사방법이다. 단, 환자는 폐활량검사에 대한 과정을 충분히 이해하여야 하며 지시를 잘 따라야만 좋은 결과를 얻을 수 있다. 정상 성인의 호흡수는 안정시에 분당 13～23회이며 1회 호흡량은 500[ml(cc)] 정도이다.

① 흡기시에는 횡격막의 수축과 외늑간근의 수축 그리고 복부근육의 이완이 일어나다.
② 호기시에는 횡격막의 이완과 외늑간근의 이완 그리고 복부근육의 긴장이 일어난다.

환자가 숨을 내쉬는 호기와 숨을 들이쉬는 흡기를 통해 그 압력의 변화를 호흡계로 측정하는 것이 폐활량검사법이다(그림 7-25).

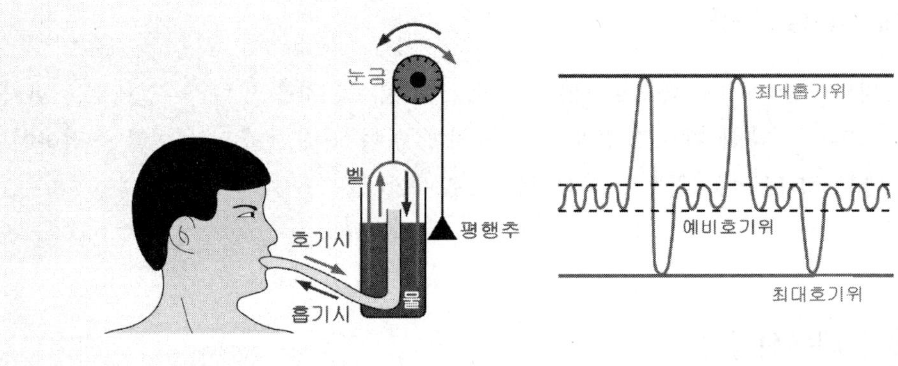

그림 7-25 ◦ 호흡계원리

검사방법에 따라 폐활량, 노력성 폐활량, 최대 자발성 폐활량을 측정할 수 있는데 다음과 같다.

1. 폐활량

환자가 평상시처럼 호흡을 2~3회 반복하게 한 후 숨을 최대한 끝까지 들이마시게 하고 천천히 그리고 가능한 한 끝까지 내쉬게 하여 폐활량과 예비흡기량, 그리고 예비호기량 등을 측정하여 기록한다.

① 1회 환기량 : 안정호흡시 1회 호흡량을 의미한다.
② 예비호기량 : 안정호기 후에 다시 호출할 수 있는 최대량을 의미한다.
③ 예비흡기량 : 안정흡기 후에 다시 흡입할 수 있는 최대량을 의미한다.
④ 잔기량 : 최대 호출상태에서 기도, 폐에 남아 있는 공기량을 의미한다.
⑤ 안정호기위치 : 안정상태에서 보통 호흡을 하고 있을 때의 호기위치를 의미한다.
⑥ 안정흡기위치 : 안정상태에서 보통 호흡을 하고 있을 때의 흡기위치를 의미한다.
⑦ 최대 호기위치 : 가능한 한 크게 호출할 때의 호기위치를 의미한다.
⑧ 최대 흡기위치 : 가능한 한 크게 흡입할 때의 흡기위치를 의미한다.

제7장

2. 노력성 폐활량

환자가 최대로 숨을 들이마신 후 가능한 한 빠르고 세게 내쉬게 하면서 최대 노력성 호기 곡선을 그린다. 최대 노력성 호기시에 유량의 감소는 호흡장애와 매우 관계가 깊다.

3. 최대 자발성 호흡량

환자가 자발적인 최대 노력으로 1분간 호흡할 수 있는 기량을 말한 후 실제로는 환자가 12~15초 동안만 최대한 빠르고 깊게 호흡을 하게 하여 최대 호흡의 높이를 측정하여 그 호흡량을 1분간의 분사환기량으로 환산하는 호흡량이다.

03 | 폐용적검사

완전한 호기시 폐에 남아 있는 공기의 양인 잔기량의 절대치는 폐용적 측정법에 의해서만 가능한데 측정된 기능성 잔기용량을 폐활량 측정법에서 구한 호기예비기량으로 빼면 잔기량이 구해지며 여기에 흡기용량을 더하면 총폐용량이 된다.

제한성 폐질환의 총폐용량 감소에 의한 경우 또는 폐쇄성 폐질환의 잔기량 증가에 의한 경우 폐활량 측정법 측정시 환자에게서 폐활량이 감소하는 현상이 나타나는데 이 원인에 대한 감별 진단이 어려울 때 폐용적 측정이 사용된다.

1. 체적기록법을 이용한 폐용적 측정법

피검자를 그림 7-26과 같이 밀폐된 체적기록실 안에 앉힌 후 체적기록실 밖으로 호흡을 시키다가 호기 혹은 흡기시 마우스피스를 닫은 후 구강의 압력과 체적기록실의 압력을 재어 원하는 폐용적을 측정하는 방법이다.

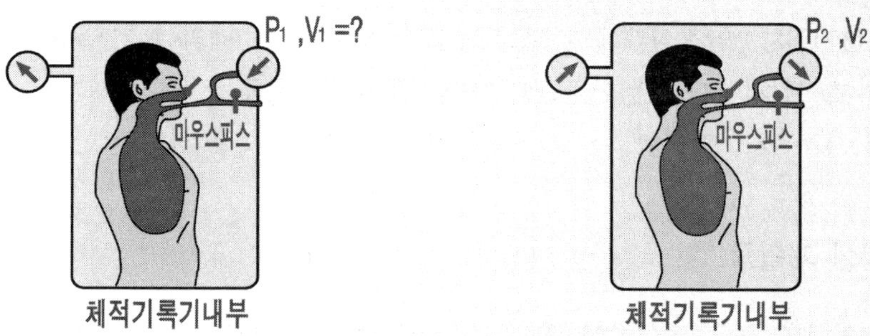

그림 7-26 ▪ 체적기록에 의한 폐용적 측정

체적기록실의 용적변화에 따른 압력변화의 상관관계를 조합하면 식 (7-6)을 통해 폐용적을 구할 수 있다.

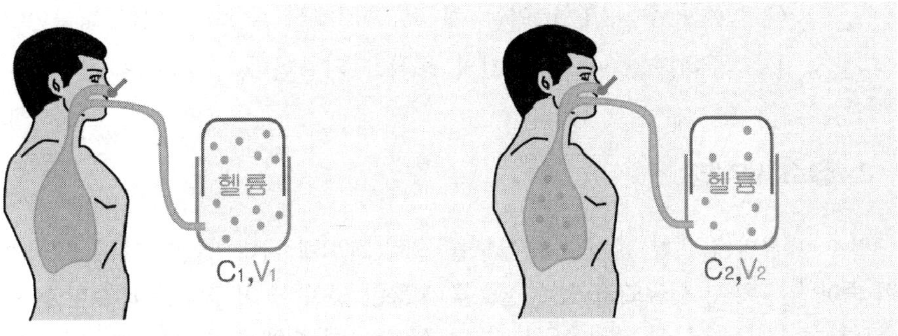

그림 7-27 ● 헬륨 희석법에 의한 폐용적 측정

각 압력과 용적간의 관계

$$V_1 = \frac{P_2 \Delta V}{P_1 - P_2} \qquad (7\text{-}6)$$

P_1 : 검사 전 안정시 측정한 구강압

V_1 : 구하려는 폐용적

P_2 : 마우스피스를 닫고 흡기시 측정한 구강압

V_2 : 마우스피스를 닫고 흡기시의 폐용적(체적기록실)

$\Delta V = V_2 - V_1$: 체적기록기 안의 압력변화에서 환산한 용적변화

2. 헬륨 희석법

환자의 폐와 이미 정해진 용적과 일정한 농도의 헬륨(helium)이 들어 있는 용기에 연결한 후(그림 7-27) 헬륨의 확산에 의해 환자의 폐 내 공기가 포함하는 헬륨의 농도가 완전히 평형을 이룬 상태에서 **헬륨의 농도를 측정하면 폐 내 용적을 쉽게 계산할 수가 있는데** 식 (7-7) 이는 **폐용적만큼 헬륨이 희석되는** 원리를 이용한 것이다.

각 농도와 용적과의 관계는

$$V_2 = \frac{C_1 V_1}{C_2} \qquad (7\text{-}7)$$

C_1 : 검사 전 헬륨의 농도를 의미한다.

V_1 : 검사 전 일정한 용적의 용기 내 가스를 의미한다.

제 7 장

C_2 : 검사 후 평형을 이룬 폐 및 용기에서 측정된 헬륨농도를 의미한다.

V_2 : 구하려는 폐 및 용기의 용적을 의미한다.

3. 질소 세척법

질소 세척법에 대한 간략한 모식도를 그림 7-28에 나타내었다. 질소 세척법의 원리는 공기 중에 약 79[%] 함유되어 있는 질소를 이용한 것이다. 이 질소는 비슷한 농도로 폐 속에도 존재하는데 100[%] 산소를 흡입시켜 이 질소를 폐 속에서 완전히 세척해 낸다.

질소가 거의 세척되어 나오는 약 7분 동안 완전히 밀폐된 폐 속을 통해 내쉰 가스를 모아서 내쉰 가스 용적과 질소농도를 측정하여 이들 두 요소를 곱하면 폐 내에 들어 있던 질소의 양이 구해지는데 이 값은 최초 폐 내에 들어 있던 질소농도(79[%])와 폐용적의 곱과 같다.

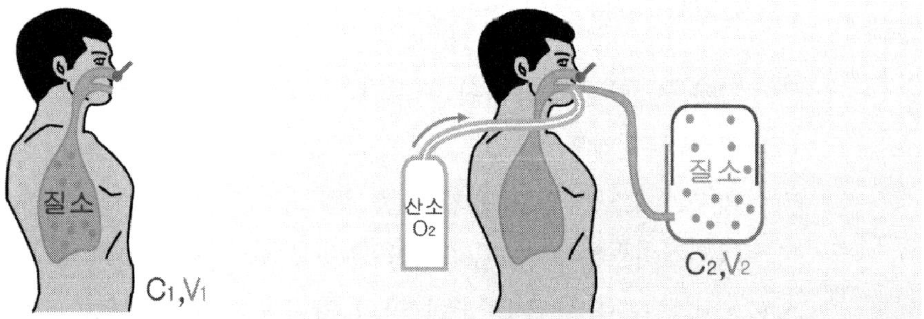

그림 7-28 ● 질소 희석법

각 용적과 질소농도의 관계는 식 (7-8)과 같다.

$$V_1 = \frac{V_2 C_2}{C_1} \tag{7-8}$$

V_1 : 구하려는 검사 전의 폐용적을 의미한다.

C_1 : 최초 폐 내의 질소 농도(79[%])를 의미한다.

V_2 : 검사 후 측정한 내쉰 가스용적을 의미한다.

C_2 : 검사 후 측정한 용기 내 질소농도를 의미한다.

04 | 기도저항검사

기도의 저항은 기도의 굵기에 반비례하며 폐기량이 크다는 것은 기도저항이 작다는 것을 의미한다. 기도저항의 크기는 폐의 말초 부위보단 상부 기관지의 병변에 의해 크게 영향을 받는다.

기도저항은 기도 입구부의 압력과 폐포 내의 압력의 차이를 기류속도의 비율로 나타낸 것이며 기도 입구부와 폐포 간의 기도의 점성저항을 의미한다.

기도저항검사는 노력성 호기유량의 측정에 의해 폐쇄성 폐질환의 진단과 장애 정도를 진단하는 것에 비해 더욱더 정확한 측정과 좋은 정보를 제공해 준다.

환자를 그림 7-29와 같이 밀폐된 체적기록기 안에 앉게 한 후 호흡은 체적기록기 밖으로 내쉬는 것이 아니라 기록기 안에서 빠르고 얕은 숨을 쉬게 한다.

구강에서의 공기 유량변화와 체적기록기 안의 압력변화를 동시에 측정한 후 기록한다. 그 다음 마우스피스를 닫은 후 호흡을 시켜 체적기록기 안의 압력과 구강압의 압력변화를 동시에 측정하여 두 요소 상호간의 상관관계를 이용하면 공기유량 변화에 따른 구강압, 즉 폐포압의 변화에서 기도저항을 계산할 수 있다.

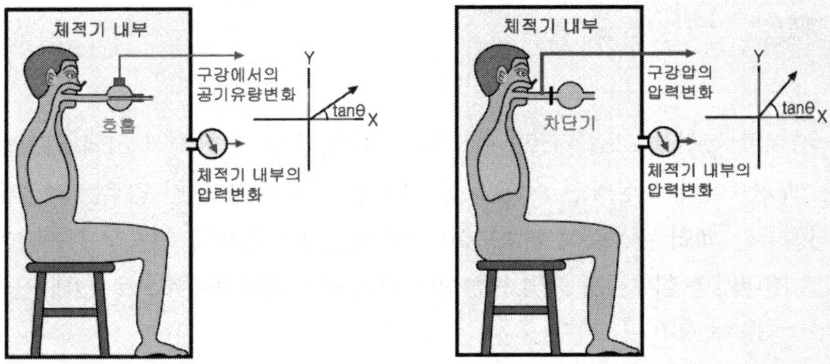

그림 7-29 • 기도저항 측정법

05 | 폐탄성검사

폐탄성이란 말 그대로 폐의 탄력성을 나타내며 그 의미는 경폐압력의 변화량에 따른 폐용적의 변화량을 식 (7-9)와 같다.

$$경폐압(구강압과\ 식도압의\ 차) = \triangle P = P_m - P_o \quad (7\text{-}9)$$

P_m : 구강압

P_o : 식도압

$\triangle V$: 폐용적 변화량

식도 내에 그림 7-30(a)와 같이 작은 고무풍선을 삽입하고 총폐용량까지 흡입시킨 후 숨을 서서히 내쉬면서 의도적으로 약간의 간격을 두고 마우스피스를 막아 공기의 흐름을 차단시킬 때마다 식도압과 구강압의 차이(경폐압)를 측정하고 동시에 폐용적을 측정하여 경폐압 변화에 따른 폐용적 변화 곡선을 식 (7-10)과 같이 그린다.

$$폐탄성 = \frac{\triangle V(폐용적)}{\triangle P(경폐압)} \quad (7\text{-}10)$$

질환별 경폐압 곡선을 그림 7-30(b), (c)에 나타내었다. 정상곡선 위에 위치하며 기울기가 큰 것은 폐기종이며 정상곡선 아래에 있으면서 기울기가 완만한 경우는 폐섬유증을 나타낸다. 폐기종이란 폐의 탄성력이 저하되어 폐의 과팽창이 일어나 기능적 잔기량이 증가되는 질환이며 그 반대인 폐섬유증은 폐의 탄성력이 증가되어 폐의 과수축으로 인해 기능적 잔기량이 감소되는 질환을 말한다.

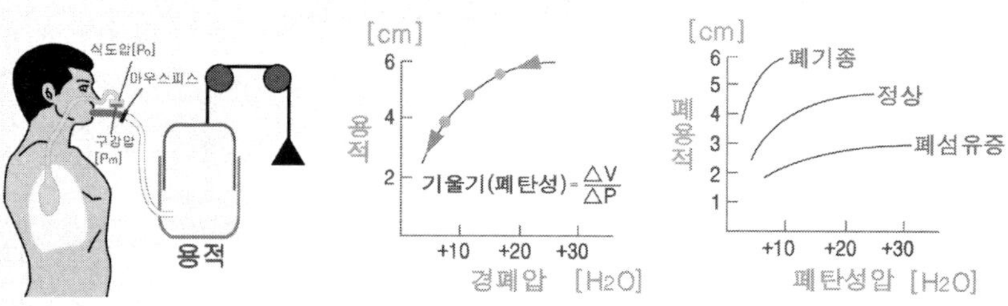

(a) 폐탄성 측정 (b) 경폐압 (c) 폐탄성압

그림 7-30 • 폐탄성의 측정과 질환별 경폐압의 용적곡선

06 | 폐기능검사의 목적

폐기능검사는 다음과 같은 상황에 대하여 매우 유용한 검사법이다.

① 호흡곤란을 겪는 환자에 대한 1차적인 검사이며 폐질환 여부를 진단한다.
② 폐질환 환자에게서 그 질환의 경중도를 판단하는 데 사용된다.
③ 폐질환 환자에 대한 치료 방법의 선택과 치료 후에 경과를 판단하거나 수술 전 위험 여부를 판단하는 데 사용된다.
④ 특정한 근로여건과 작업 등으로 인해 환자에게 호흡장애가 초래되었는지 판단한다.

Lesson

5 인공호흡기

01 | 인공호흡기 개요

인공호흡기(artificial ventilation : 아터피셜 벤틸레이션)란 여러 가지 원인에 의해 자신의 호흡으로는 충분히 환기를 할 수 없게 되었을 때 강제적으로 환기시키거나 보조하는 기계이다. 현재 사용되고 있는 인공호흡기에는 여러 가지 보조장치와 장비가 같이 있으며, 폐의 장애로 인해 혈액의 산소화가 불충분하게 되었을 경우에도 쓰인다.

인공호흡기에는 전력 · 가스 압력을 이용하여 자동적으로 인공호흡을 하는 것과 소생백(ambu bag : 앰부 백), 마취기처럼 백을 누름으로써 인공호흡을 시키는 것이 있으며, 일반적으로 전자를 인공호흡기라고 부른다. 이것에는 기도에 양압을 가함으로써 흡기시키고 호기는 폐 및 흉곽의 탄성을 이용하는 간헐적 양압호흡(intermittent positive pressure breathing ; 인터미턴트 포지티브 프레셔 브리싱 : IPPB)을 기본으로 하는 것과 환자의 경부 이하를 기밀(氣密)로 하여 체임버 속에 넣고 체임버 속의 기압을 음압 또는 대기압으로 해서 호흡을 시키는 철폐(鐵肺 : iron lung : 아이론 렁)가 있으며, 양압호흡에 의한 것이 현재 거의 사용되고 있는 인공호흡기이다.

인공호흡기가 필요한 경우는 다음과 같다.

① 두부외상 · 뇌혈관장애 · 중독 등으로 뇌의 호흡중추에 장애가 생기거나 경수손상(頸髓損傷) · 중증근무력증[5]과 기타 신경 · 근질환으로 호흡근이 마비되었기 때문에 자기 힘으로는 충분한 호흡을 할 수 없게 된 경우이다.

---

5) 중증근무력증(重症筋無力症) : 운동 후 다양한 정도의 근력 약화를 초래하는 만성 질환. 처음에 증상이 나타나는 근육들은 안구운동 · 표정 · 씹기 · 삼키기 · 숨쉬기 등에 관련된 근육들이다. 그러나 보통 심근은 영향을 받지 않는다. 병이 진행됨에 따라 목 · 몸통 · 팔다리 근육으로 번진다. 심한 경우에는 호흡곤란이나 호흡정지가 생길 수도 있다.

② 여러 가지 폐질환으로 산소 마스크나 산소 텐트 등의 방법에 의해서는 혈액이 충분히 산소화되지 않거나 탄산가스 배출이 불충분한 경우이다.
③ 호흡에 많은 힘이 들어 환자의 체력 소모가 심한 경우이다.

단시간의 인공호흡기 사용은 마스크로도 가능하지만, 일반적으로는 장시간이 소요되므로 기관 내 삽관(揷管 : 관을 삽입, 그림 7-34)을 한 상태에서 사용된다. 최근의 인공호흡기(그림 7-31~그림 7-33)에는 마이크로프로세서를 이용하여 여러 가지 모니터장치, 경보장치, 환기패턴의 선택 등 복잡한 기구를 내장한 것이 많기 때문에 사용에 고도의 지식이 필요하다.

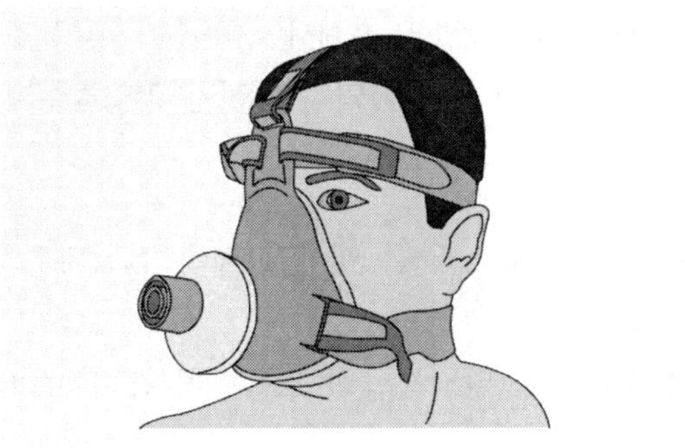
그림 7-31 • 환자에게 착용한 인공호흡기 A-성인

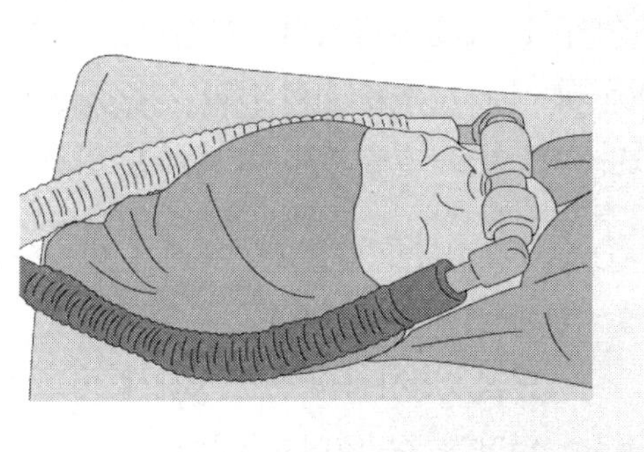
그림 7-32 • 환자에게 착용한 인공호흡기 B-소아

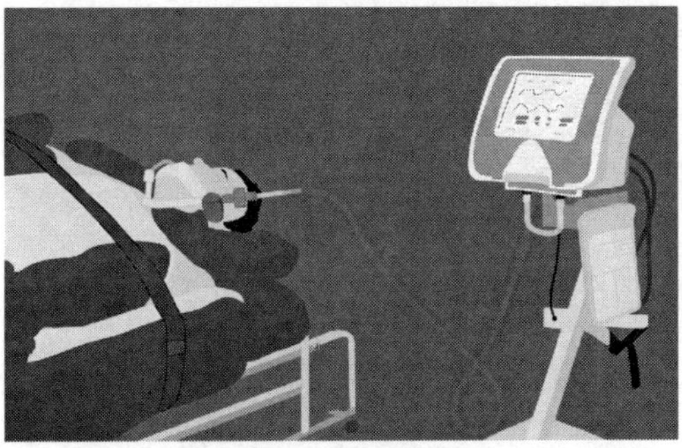
그림 7-33 • 환자에게 착용한 인공호흡기 C-환자와 기기

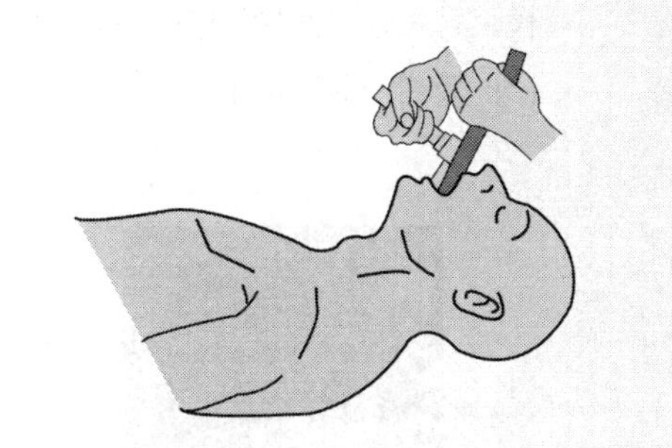
그림 7-34 • 환자에게 관을 삽입하는 방법

위와 같은 의미의 차이로 산소호흡기와는 다르다. 산소호흡기란 말은 인공호흡기를 포함한 큰 개념이다. 환자 본인 스스로 호흡이 가능하지만 고농도의 산소 공급만으로도 충분한 경우에 코에다 연결(nasal prong : 나살 프롱), 산소마스크(다양한 종류가 있음)를 사용하는데, 예를 들어 흡연을 오랫동안 하였을 때 걸리는 병인 만성폐쇄성 호흡기질환이 있다. 이 병의 말기환자 중에는 고농도의 산소 없이는 살 수 없는 환자들이 있다. 이 환자들에게 쓰이는 것들이 산소호흡기이다.

제 7 장

다시 말해서 인공호흡기는 자신의 힘으로 숨을 쉴 수 없는 경우(예 : 식물인간, 전신마비환자)에 사용하며 산소호흡기는 산소가 꼭 필요한 경우(예 : 일산화탄소 중독 환자, 화재 소방관, 잠수부 등)에 쓰인다.

02 | 기계적 인공호흡기의 형태

기계적 인공호흡기의 형태에는 **압력조절**(pressure-cycled : 프레셔 사이클), **용적조절**(volume-cycled : 볼륨 사이클)과 **시간조절**(time-cycled : 타임 사이클)의 **기본적인 양압호흡기**가 있다(그림 7-35, 그림 7-36, 그림 7-37 참조).

① **압력조절 인공호흡기** : 가스가 미리 정해진 압력에 도달될 때까지 폐에 전달되고 난 뒤에 흡기가 끝난다.
  - **단점** : 검사자의 기도상태에 따라 대상자에게 전달되는 1회 호흡량이 흡기 때마다 달라질 수 있다는 것이다.

② **용적조절 인공호흡기** : 1회 호흡량의 공기양이 정해진 호흡기이다.
  - **장점** : 1회 호흡량이 변함없고, 검사자의 폐신전성에 따라 1회 호흡량을 전달하기 위해 필요한 압력이 달라진다. 이런 특징 때문에 성인환자에게 용적조절 호흡기를 가장 많이 사용한다.

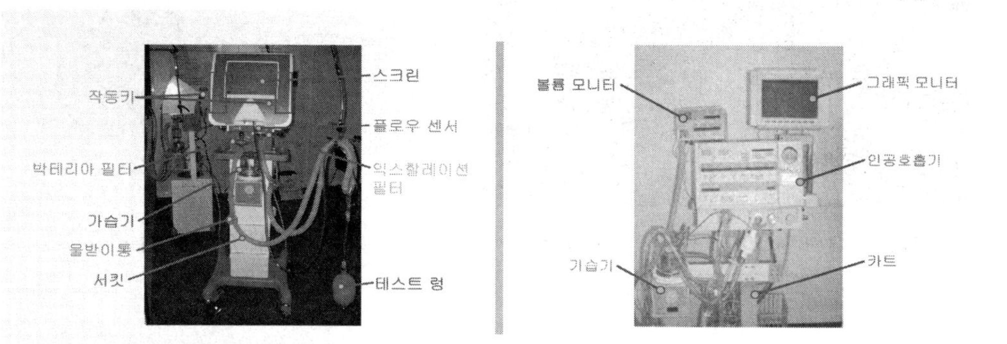

그림 7-35 ● 일반적인 인공호흡기와 유아/소아 인공호흡기

③ **시간조절 인공호흡기** : 정해진 시간이 지나면 흡기가 끝나고, 전달되는 공기양은 흡기 시간과 압축가스의 흐름(flow rate : 플로 레이트)에 의해 조절된다.
  - **단점** : 대상자 기도의 신전성(compliance : 컴플라이언스)에 따라 가스 전달에 필요한 압력과 1회 호흡량이며 호흡 때마다 다르다는 것이다.

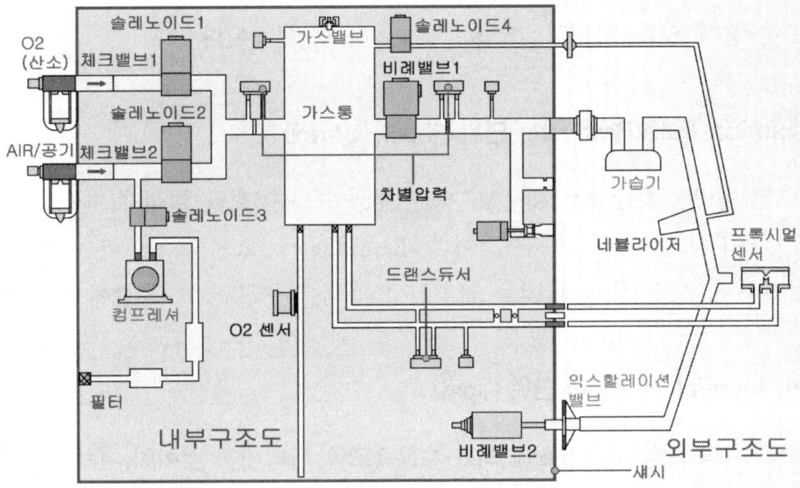

그림 7-36 • 인공호흡 기본구성

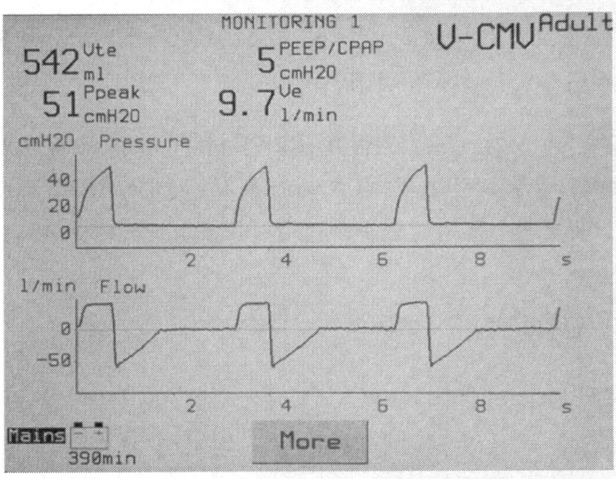

그림 7-37 • 인공호흡기의 기본 스크린

03 | 인공호흡기의 용어 및 단위

1. Volume Tidal(Vt, 단위 : [ml])

Volume Tidal(볼륨 타이들)는 환자의 일회 호흡량을 나타내는 말이며, 원리는 환자의 몸무게 1[kg]당 8~10[ml]로 설정했을 때 환자의 몸무게가 60[kg]이면 60×8[ml]로 계산하여

480[ml]가 환자의 일회 호흡량이 되어 호흡기의 설정 창에서 480[ml]를 입력하고 엔터를 누르면 표시 창에 일회 호흡량 480[ml](밀리리터)가 설정된다.

2. Respiraion Rate(Resp rate, 단위 : [Bpm], [b/min])

환자가 1분 동안에 호흡하는 횟수로, 평균 분당 10~16회를 설정하는데 이 값은 기계와 대상자의 호흡수를 합해서 나타낸 것이다. Respiratory rate(레스퍼레이션 레이트, Resp rate) 10회를 설정하면, 설성 창에서 10을 입력하고 엔터를 누르면 표시 창에 10회가 설정된다.

3. Peak Inspiratory Flow(단위 : [lpm])

흡기시 최고유량 조정기로 가스의 최고 흐름속도를 나타내는 것이며, 흡기시간을 결정하는데, Peak Inspiratory Flow(피크 인스파이어러터리 플로, Peak flow)(흡기시 최고 유량)을 많이 입력하면 흡기시간이 짧아져 가스가 빠른 속도로 환자에게 공급되며, 반대로 Peak inspiration flow를 적게 입력하면, 흡기시간이 길어져서 가스가 느린 속도로 환자에게 공급된다.

결론적으로 흡기 대 호기의 비율을 결정하고, 보통 45~50(LPM)을 공급하며 inspiration time(인스퍼레이션 타임 : 흡기시간)에 관여한다.

㉮ I : E Ratio(흡기 대 오기 비율) 알람이 울리면 Peak inspiratory flow값을 많이 입력해서 inspiration time를 짧게 해준다. Peak flow(Peak Inspiratory Flow) 50리터를 설정하면 50을 누르고 설정 창에서 엔터를 누르면 Peak flow(Peak Inspiratory Flow) 50리터가 설정된다.

4. Plateau(-[%], 단위 : [%])

흡기 후 휴지기로서 Inspiration time(인스퍼레이션 타임 : 흡기시간)을 결정한다. Plateau(플래토)는 환자에게 가스를 공급해 줄 때 잠시 동안 환자의 호흡을 멈추게 하여, Plateau를 많이 주면 Inspiration time이 길어지고, 흡기 대 호기의 비율값이 작아진다.

보통 환자에게는 0.3초의 Plateau를 준다(그림 7-38 참조).

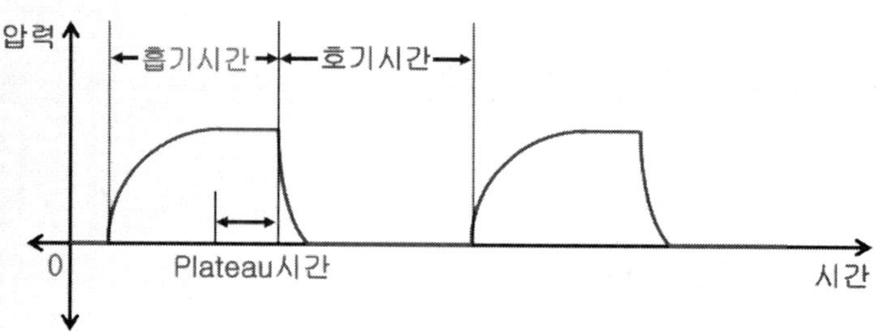

그림 7-38 ● Plateau(플레토) 기본파형

5. Oxygen(단위 : [%])

O2[%](산소농도)는 흡기시 흡입되는 산소의 농도이다. 보통, 환자에게 산소를 공급할 때는 21[%]에서 100[%]까지 산소농도를 설정할 수 있다.

㉮ 40[%]의 산소농도를 주려면 산소농도를 설정하고, 40을 입력하면 FiO_2(Fraction of inspiratory Oxygen : 프랙션 오브 인스파이어러터리 옥시즌 : 흡입되는 산소의 농도) 40[%]가 설정된다.

6. PEEP(단위 : [cmH_2O])

PEEP(Positive End Expiratory Pressure : 포지티브 엔드 익스퍼레이토리 프레셔)은 Expiration(익스퍼레이션 : 호기) 종료시에 기도를 연 상태로 유지시키기 위해서 사용한다. 폐기능을 개선시키기 위해서 기본적으로 설정하며 적정한 수준은 임상적인 상황에 의해서 결정된다. Severe lung disease(시브러 렁 디지즈 : 심각한 폐질환, ARDS)에서는 높은 수준의 PEEP을 사용하고 Chronic diseased lungs(크로닉 디지즈 렁 : 만성 폐질환, COPD)에서는 낮은 수준의 PEEP을 사용한다(그림 7-39 참조).

폐의 Functional size(펑셔널 사이즈 : 기능적 크기) 다시 말해서 FRC(Functional residual capacity : 펑셔널 레지듀얼 카파시티 : 기능적 잔여 수용량)를 증가시키기 위해서 사용한다.

알맞은 PEEP은 VQ mismatch(미스매치 : VQ 불일치)를 감소시키며 증가된 FRC로 인해서 tidal volume(타이들 볼륨)이 감소해서 폐손상을 줄일 수 있다.

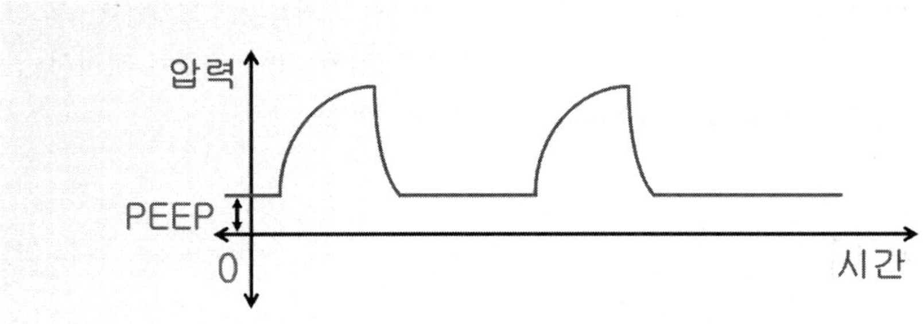

그림 7-39 ● PEEP 모드의 기본파형

7. CPAP(단위 : [cmH_2O])

CPAP(Continuous Positive Airway Pressure : 컨티누어스 포지티브 에어웨이 프레셔)는 지속적 기도양압의 뜻으로 흡기말의 압력으로 지속성인 양압으로 공급과 동시에 ventilator(벤틸레이터 : 인공호흡기)가 환자의 폐에 흡기말에 일정량의 압력 공급해서, 항상 환자의 폐가 부푼 상태에서 스스로 자발적인 호흡을 하도록 도와주어 폐를 팽창시키는 치료를 목적으로 사용한다.

8. Trigger(단위 : [cmH$_2$O], [lpm])

Trigger(트리거)는 기계적인 호흡의 시작 또는 자발적인 호흡의 시작(압력으로 시작/유량으로 시작)이다.

9. Pressure Support(Psupport, 단위 : [cmH$_2$O])

스스로 호흡할 수 있는 환자에 사용한다. 설정된 음압에 의해 호흡용적을 공급하는 형과 환자가 양 0.1[L/s]만 들이쉬어도 자동적으로 호흡용적을 공급하게 되는 형이 있다. 호흡용적, 호흡비는 조절모드와 똑같이 맞추고 자발적 노력이 없을 때는 Pressure Support(프레셔 서포트 : Psupport)에서 조절모드로 전환되어 동작한다.

- 단점 : 환자의 호흡수가 갑자기 급격하게 떨어진 경우 인공호흡기가 호흡수를 조정하지 않기 때문에 minute volume(미닛 볼륨)을 보장할 수 없다.

10. V-CMV : Volume based(synchronized) Controlled Mandatory Ventilation

① 일회 호흡량은 작동자가 결정한다.

② Rate(레이트 : 호흡)은 flow(플로 : 유량)이나 time(타임 : 시간)에 조절이 가능하다.

③ 압력제한이 설정 최고압 이상(high pressure : 하이 프레셔)이면 작동이 된다.

④ 환자는 배기의 단계에 흡기를 시작할 수가 있고, 이 표시가 창에 표시가 된다.

⑤ Volume(볼륨 : 용량)을 기본으로 한 CMV(V-CMV : Volume based(synchronized) Controlled Mandatory Ventilation : 볼륨 베이스/싱크로나이즈 컨트롤 맨다토리 벤틸레이션) 모드이다.

⑥ 유량(flow : 플로) 또는 시간(time : 타임)의 단계는 기기에 의해 조정이 되어서 원하는 볼륨(Vt)은 흡기시에 얻어진다(그림 7-40, 그림 7-41 참조).

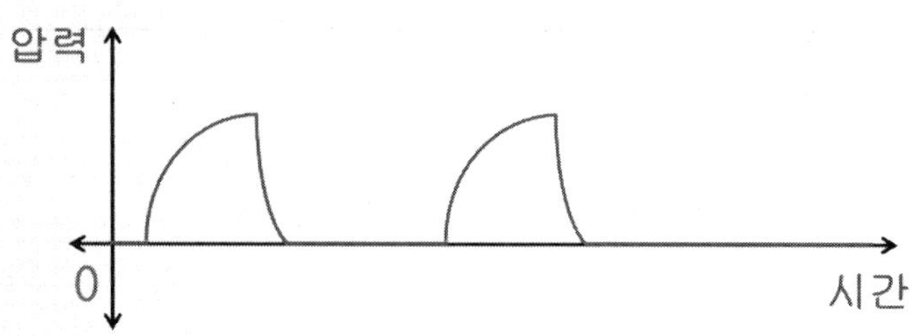

그림 7-40 ● CMV 모드 기본파형/컨트롤 호흡

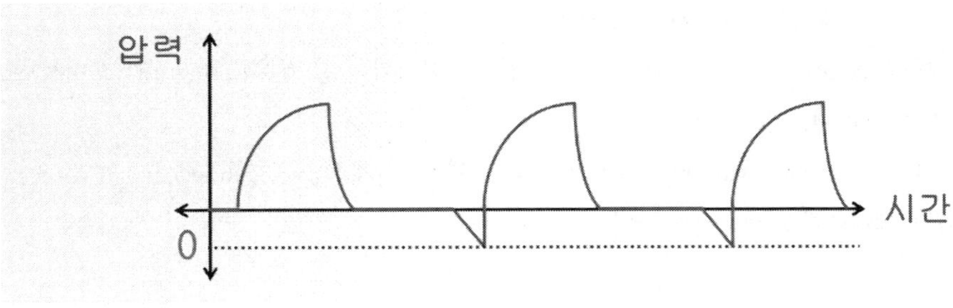

그림 7-41 • CMV 모드 기본파형/오시스트 호흡

11. V-SIMV

① 환자는 볼륨 조절되는 기계적 호흡 사이에 **압력보조**(pressure support : 프레셔 서포트)를 받으면서 **자발적인 호흡**을 할 수가 있다.

② 자발적 호흡과 기계적 호흡에서 압력제한을 할 수가 있으므로, **압력제한**은 **설정된 최고 압력 이상**이면 **작동**된다.

③ SIMV(V-SIMV : Volume based Synchronized Intermittent Mandatory Ventilation : 볼륨 베이스 싱크로나이즈 인터미턴트 맨다토리 벤틸레이션) 모드는 **자발적 호흡**(spontaneous breath : 스폰테이니어스 브레스)과 **기계적 호흡**(mechanical breath : 메커니컬 브레스)의 복합체로, **볼륨조절**(기계적 호흡)과 **압력조절**(자발적 호흡)이다(그림 7-42 참조).

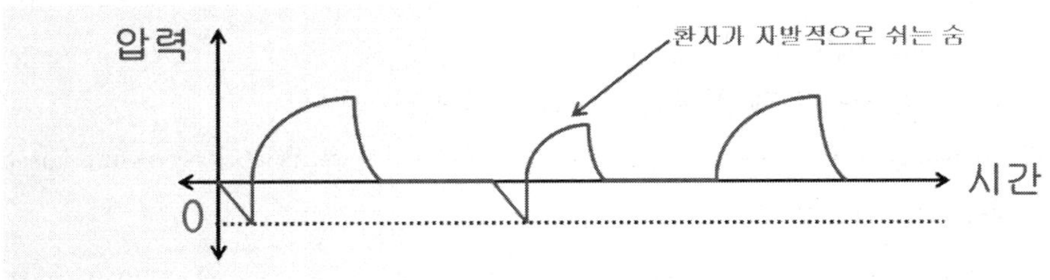

그림 7-42 • SIMV 모드 기본파형

12. P-CMV

① Pressure(프레셔 : 압력)를 기본으로 한 CMV(P-CMV : Pressure based Controlled Mandatory Ventilation : 프레셔 베이스드 컨트롤드 맨다토리 벤틸레이션) 모드이다.

② Rate(레이트 : 호흡)은 time(타임 : 시간)에 조절이 가능하다.

③ **흡기단계**(inspiration phases : 인스퍼레이션 페이스)와 **배기단계**(exhalation phases : 엑스헐레이션 페이스)는 조절이 가능하다.

④ 사용자가 **호기말양압**(PEEP baseline : 핍 베이스라인)에 더한 압력의 **흡기압력**(inspiration pressure : 인스퍼레이션 프레셔)을 설정한다.

⑤ 기기는 **흡기 동안**(during inspiration : 듀어링 인스퍼레이션)은 **압력**(pressure : 프레셔)**으로 작동되고 유지**한다.

⑥ 환자는 시작 창(trigger window : 트리거 윈도우)에서 **기계적인 호흡**(mechanical ventilation : 메커니컬 벤틸레이션)을 시작한다.

13. P-SIMV

① 환자는 두 **기계적 호흡**(two mechanical breaths : 투 메커니컬 브레스) 사이에서 **압력보조**(pressure support : 프레셔 서포트)를 받아 **자발적인 호흡**(spontaneous breath : 스폰테니어스 브레스)을 할 수가 있다.

② P-SIMV(Pressure Controlled Synchronized Intermittent Manda- tory Ventilation : 프레셔 컨트롤 싱크로나이즈 인터미텐트 맨다토리 벤틸레이션) 모드는 **자발적 호흡**(spontaneous breath : 스폰테이니어스)과 **기계적 호흡**(mechanical breath : 메기니컬 브레스)의 복합체로 다시 말해서, **기계적 호흡**과 **자발적 호흡**(압력조절)이 되는데 이때 **기계적 호흡은 압력조절**(pressure-control : 프레셔 컨트롤)이 된다.

14. SPONT

① 인공호흡은 환자에 의해 **호기 시작 경계선**(inspiratory trigger threshold : 인스파이어러터리 트리거 스레시홀드)까지 올 때 제공된다.

② 인공호흡기는 환자에 의해 시작된 호흡을 **압력보조**를 한다.

③ SPONT(Spontaneous Ventilation : 스폰테이니어스 벤틸레이션)은 **압력기본**(pressure based : 프레셔 베이스)의 **자발적 모드**이다.

※ **인공호흡기는 환자의 생명과 직접적으로 연결된 기기인** 만큼 각별한 주의와 관심이 필요하며, 다른 기기와 마찬가지로 처음 환자에게 사용할 때 **환자의 상태와 연령을 생각하고 환자와 기기 간의 트러블이 발생**(가장 흔한 사고가 환자는 숨을 내쉬는데, 인공호흡기가 공기를 환자에게 밀어 넣는 파이팅 현상이 있다)하면, 환자는 거의 숨을 쉴 수 없는 상태가 되므로 신속한 조치로 문제를 해결해야 한다. 특히 사용하기가 매우 까다로운 기기인 만큼 사용자의 전문성 또한 확실하게 갖추어야 하겠다.

Lesson 6 심전도

심전도(ElectroCardioGram : 일렉트로카디오그램, ECG)는 심장의 전기적 활성 단계에서 발생하는 미약한 전위차(1[mV]의 전압)를 인체표면에서 시간에 따른 변동곡선(0.1~200[Hz] 정도의 주파수 성분)으로 측정하는 것이다.

전압차 또는 전압을 인체표면에서 측정하는 것이 가능한 것은 심장의 재분극과 탈분극의 순서와 시간차 때문인데, 심근은 모든 부위가 동시에 탈분극하는 것이 아니라 심방이 탈분극한 후 심실이 탈분극하는 순서를 정확히 지키며 실행된다(심실이 탈분극하는 동안 심방이 재분극을 일으킨다). 이때 발생되는 전기적 신호(전위차)는 심장 부위의 위치에 따라 다른 값을 나타낸다. 이를 인체표면에 전극을 부착한 후 기기를 이용하면 감지할 수 있다(그림 7-43).

심전도에서 나타난 전기적 파형들은 정밀한 분석을 통하여 부정맥, 협심증, 심근경색(심장마비 등의 허혈성 심장질환), 심방과 심실의 비대, 확장 등을 진단할 수 있다.

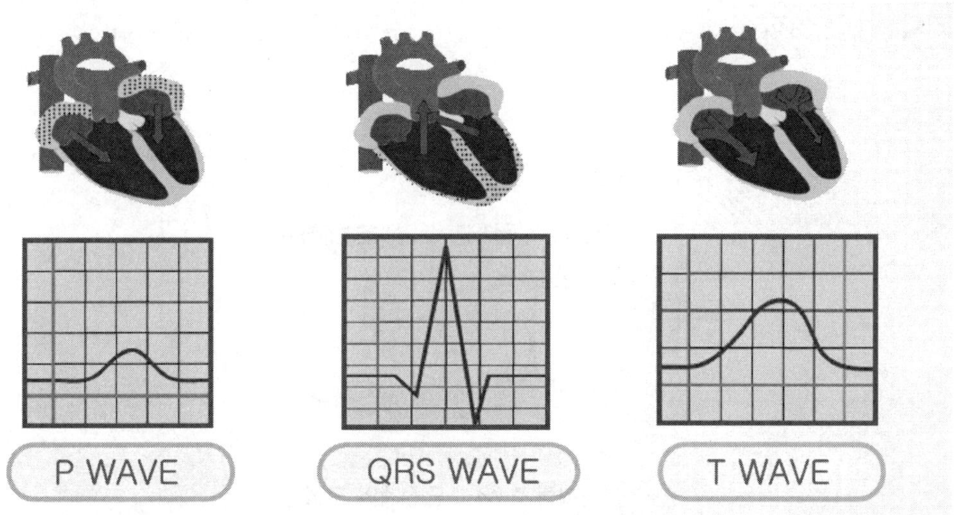

그림 7-43 • 심장의 주기와 심전도 파형과의 관계

Lesson

7 근전도

근전도(Electromyogram : 일렉트로마이어그램, EMG)는 신경이나 근육이 가지고 있는 전기적 흥분성을 이용하여 근육계와 말초신경계의 질환, 즉 신경·근계의 질환을 진단하는 방법이다(그림 7-44).

안정막전위(약 80[mV] 내외)의 골격근이 수축(약 10[μV]~10[mV])할 때에 생기는 활동전위를 증폭 기록한 것을 근전도라 하며 주파수 대역은 5~10[kHz]의 넓은 범위를 갖는다. 평활근 역시 활동전위가 기록될 수 있지만 평활근의 경우는 보통 평활근전도라 하여 따로 구분된다.

근전도 증폭기는 10~1000[Hz] 정도의 주파수 여과범위를 갖는다. 심전도에 비해 증폭기의 주파수 응답의 폭이 좀 더 넓지만 심전도의 경우와 같이 매우 낮은 주파수 범위는 포함하지 않는다. 따라서 고주파의 잡음에 대하여 안정성이 높다.

피부 표면전극을 사용할 경우 일반적으로 진폭이 0.1~1[mV] 정도로 낮은 근전도 신호가 검출된다. 따라서 전압이득이 매우 큰 증폭기를 사용해야 한다. 단, 근육 내 침전극을 사용할 경우에는 근전도 신호의 진폭이 커지므로 증폭기의 이득이 작아도 된다.

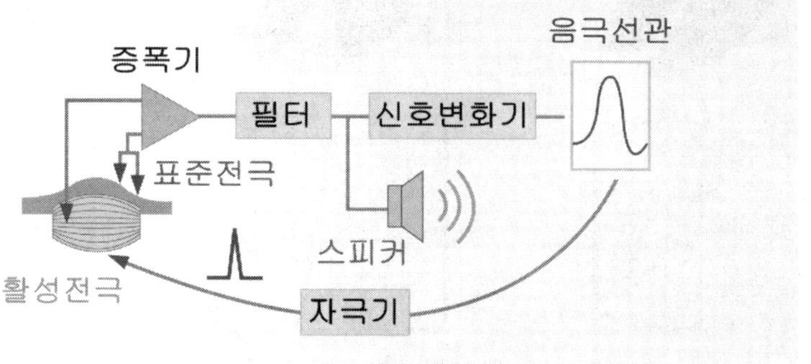

그림 7-44 ● 근전계의 구성

Lesson

8 심음도

청진기로 심음을 듣고 의사는 환자 심장의 기능적인 특성에 대한 중요한 정보를 얻게 된다. 하지만 이 방법은 의사의 감각에 의존하는 방법이기 때문에 개인능력의 차가 크고 신뢰성이 부족하다는 결점이 있으며 주파수가 적거나 음의 에너지가 너무 작을 때는 정확한 측정이 어려운 단점이 있다(그림 7-45).

심음도(Phonocardiogram : 포노카디어그램, PCG)는 청진에 비해 심음의 소리 에너지를 전기적 에너지로 바꾸어 파동으로 기록, 시각화하여 특정한 심음과 심장의 한 박동 주기 내에서 일어나는 기계적인 일 또는 전기적인 현상 사이의 관계를 시간의 관점에서 비교할 수 있는 장점과 또한 청진에 비하여 심음과 심잡음을 정밀하게 구분할 수 있으며 청진의 한계 하한(약 20[kHz])에 가까운 저주파의 음을 정확하게 기록할 수 있는 장점이 있다.

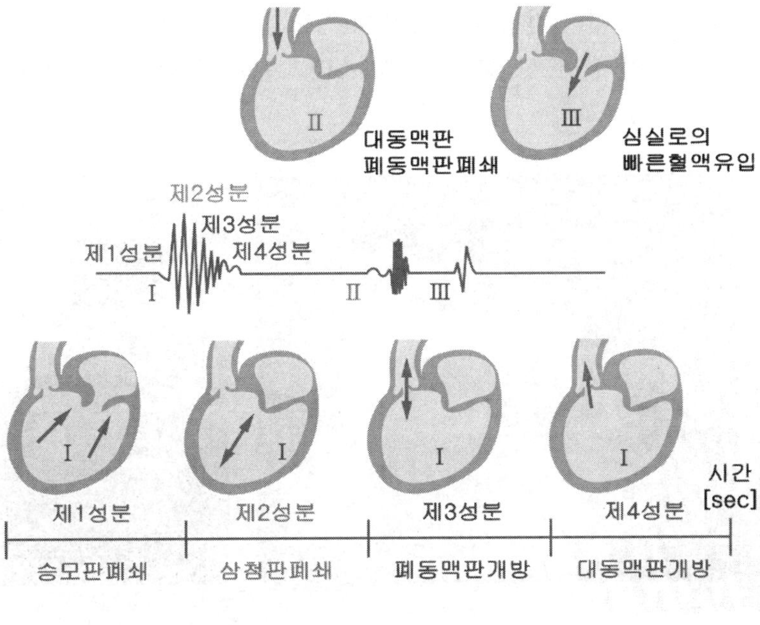

그림 7-45 ◦ 심장박동에 따른 정상적인 심음도 파형

제7장

Lesson

9 뇌전도

뇌전도(ElectroEncephaloGram : 일렉트로인서펄러그램, EEG, 이하 뇌파)는 뇌를 구성하는 뇌세포 집단의 미세하고 특이한 리듬의 전기적 활동을 전압의 변환형태로 측정한 것으로 다양하게 변화하는 뇌의 활동상태를 확인할 수 있으며 생리적으로 수면과 각성상태, 간질 등의 진단에 매우 유용하게 사용되는 방법이다.

㉮ 뇌파의 정지는 뇌사를 의미한다.

뇌의 전기적 활동의 근원은 흥분뉴런의 세포막을 투과해 지나가는 이온들에 의해 발생하는 전류이다. 이들 신경조직은 전도성 매질에 둘러싸여 있기 때문에 뉴런에서 발생한 전류는 머리 표면에까지 그 흐름이 미세하게 이어지게 된다. 미세한 전위가 머리표면(10[mV])에 발생(대뇌피질의 신경세포에서 발생하는 시냅스 전위가 모여서 일어난다)하게 되는데 이 전위(두피에서의 측정치는 100[μV])를 측정하는 것이 바로 뇌전도의 원리이다(그림 7-46).

현재는 뇌파에 대한 여러 가지 해석 방법이 시도되고 있으며 그 측정 방법이 간단하고 환자에게 주는 부담이 적어 신경과, 정신과, 소아과 등에서 널리 쓰이고 있다.

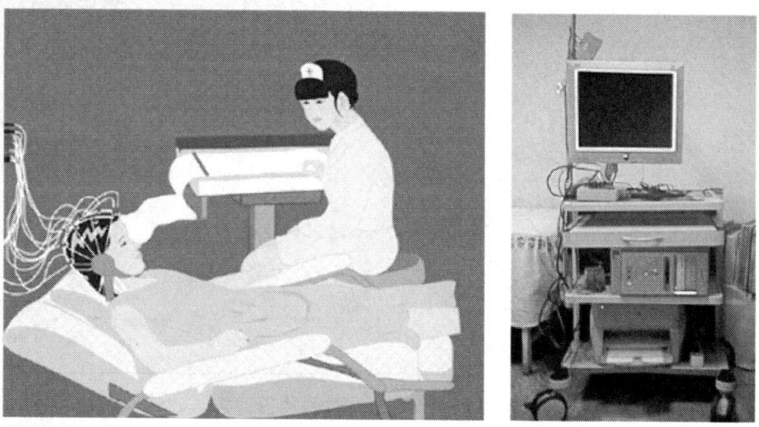

그림 7-46 ● 뇌전도와 뇌파 측정모습

Lesson

10 망막전도

망막전도(ERG : ElectrorEtinoGram : 일렉트로레티노그램)는 눈의 망막에 광(光)자극을 주어 이때 발생하는 활동전압을 유도 및 증폭하여 기록하는 검사를 의미한다.

망막신경은 스스로 활동전위를 발생시키지는 않지만 빛에 의해 자극을 받으면 전위를 발생시킨다. 따라서 망막에 매우 짧은 시간 동안 빛을 비추면 탐사전극(망막의 내측면, 또는 각막 위에 부착)과 기준전극(관자놀이, 이마 혹은 귓불) 간에 일시적인 전위차의 변화를 관찰할 수 있는데 이와 같이 망막에서 진행중인 전기적인 활동전위를 측정하는 것을 망막전도라고 부르며(그림 7-47) 이 활동전위를 망막전위라 한다. 망막전위의 크기는 약 100[μV]이며, 주파수 특성은 약 500[Hz] 정도이다.

망막의 추상체나 간상체의 기능과 관계가 있으며 그 파형의 차이를 분석하여 주로 각막혼탁, 백내장, 홍채유착, 유리체 혼탁으로 안저를 검사할 수 없는 안질환의 진단이나 예후판정에 응용된다.

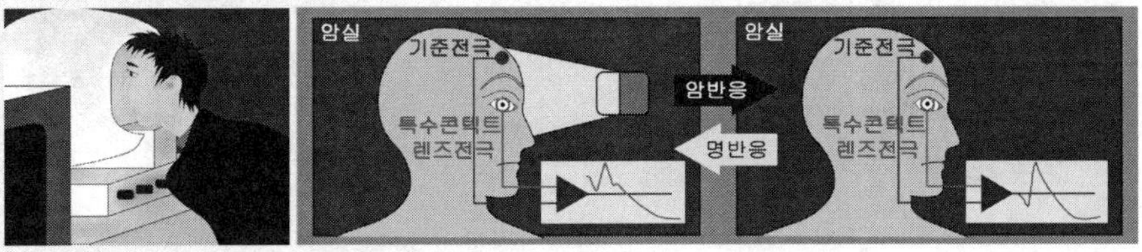

그림 7-47 ● 망막전도검사와 일반적인 명반응 암반응의 망막전도 검사방법

제7장

Lesson

11 안구전도

눈에는 망막전도와 같이 자극에 대한 응답전위의 일시적인 변화 이외에도 각막과 망막 간에는 일정한 전위차(약 1[mV])가 존재하는데 이를 정전위라고 한다. 이 전위의 발생은 거의 대부분 망막색소상피가 기여하며 약 10[%] 정도만이 나머지 안구의 조직이 관여한다. 안구전도(ElectroOculoGram : 일렉트로아큘러그램, EOG)의 원리는 어두운 곳에서 한 전극을 각막 위에 놓고 다른 하나의 전극을 코 또는 머리 부위에 놓으면 2개의 전극 사이에서 전위차가 발생한다는 것을 이용한 것이다. 이때 안구에 더 강한 빛을 비추면 이 정전위가 더 증가되는데 이 전위를 발광전위라 한다. 이 정전위와 발광전위를 합쳐 각막-망막전위라고 하며 각막의 전위는 망막의 전위에 비해 (+)전위를 가지며 망막은 각막에 비해 (−)전위를 갖는다(그림 7-48, 그림 7-49).

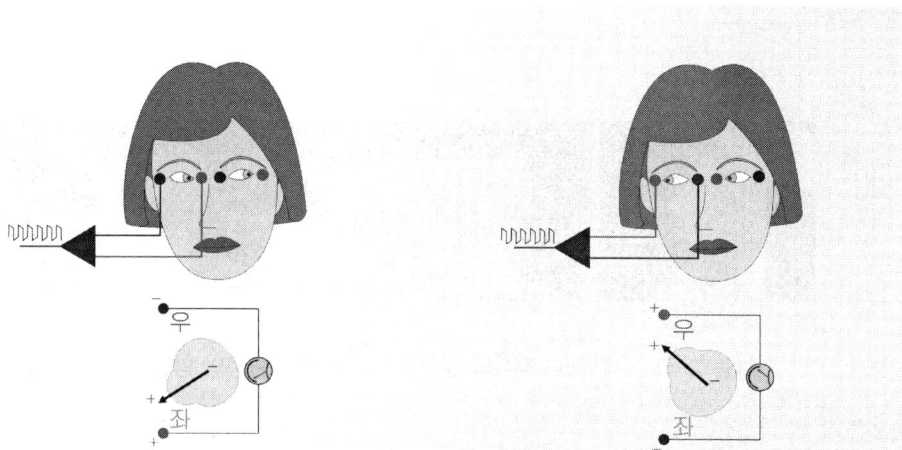

그림 7-48 • 안구의 좌우 운동에 따른 전위측정 방식

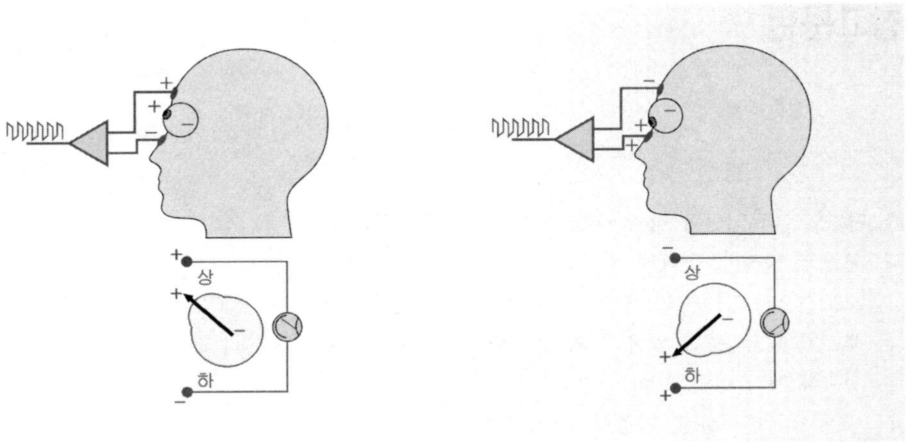

그림 7-49 ◦ 안구의 상하 운동에 따른 전위 측정

참고문헌

1. 디지털 의료영상학 정환 · 이완 · 기문찬 공저, 정문각
2. 보장구 의지학, 권혜정 외 11인 공역, 고문사, 1993
3. 보조기 및 의수족, 이재학 · 황현교 편저, 고문사, 1986
4. 보조기 및 의수족, 박윤기 외 2인 편저, 고문사
5. 사람해부학, 정인혁, 아카데미서적
6. 심전도의 단기완성, 전종영, 고려의학
7. 심전도 해설, 김형묵, 고려의학
8. 생리학, 김종규, 정문각
9. 생리학, 이병희, 신광출판사
10. 쉽게 배우는 의학용어, 차봉석 · 김춘배 공저, 정문각
11. 쉽게 풀이한 의학용어, 이성란 외 공저, 현문사
12. 센서기초기술, 박기엽, 김은원 공저, 광문각
13. 센서공학(Sensor&Transducer), 이덕출 · 공용혁 · 김성남 · 나승권 · 장창현 공저, 엔트미디어
14. 의공기사(산업기사) 기초의학 및 의공학 김동욱 외 26인 공저, 대한의용생체공학회, 교육개발연구원
15. 의공학(Medical Engineering), 이경성 · 최민주 공저, 청구문화사
16. 의공학개론, 김남균 외 12인 공저, 여문각
17. 의공학의 이해, 김태전 외 4인 편저, 고려의학
18. 임상 생리학, 김대식 외 15인, 고려의학
19. 임상 생리학 실습, 권경남 외 19인, 고려의학
20. 임상생리학, 대구보건대학 해부생리학 문제집, "대구보건대학"
21. 의지, 보조기학(개정판), 김장란 외 4인, 탑메디오피아
22. 의학용어, 김은자 외 10인, 정문각
23. 인터넷사이트(의학용어 백과사전 참조), 의지학, 보조학 참조
24. 의용공학입문, 김남현 외 11인 공저, 신광출판사
25. 의용계측공학, 의공학 교육연구회 역편, 여문각
26. 의료정보학, 김선일 외 6인 공저, 여문각
27. 인체생리학, 이강이 외 편저, 현문사
28. 인체 해부학, 김창국 외 2인, 대경북스
29. 알기 쉬운 자동제어, 김원배 · 나승권 · 문명룡 · 이재규 · 조명현 · 차익수 공저, 동일출판사
30. 진단용 방사선 안전관리(II) 성능관리편, 대한방사선사협회, 대학서림
31. 진단용 방사선 안전관리(II) 행정관리편, 대한방사선사협회, 대학서림
32. 전자의용공학, 김익수 편역, 도서산업사
33. 자동화를 위한 센서공학, 김원회 · 김준식 공저, 성안당

34. 자동화를 위한 센서의 기초와 활용, 김상진 · 왕종배 공저, 연학사
35. 전자회로(Electronic Devices and Circuit Theory), 김수원 · 박재홍 공역, 사이텍미디어
36. 전자회로의 이해, 김평호 · 나승권 · 이동원 · 최성재 공저, 남두도서
37. 전자공학@정보사회, 바이오전자 윤영로 외 6인, 대한전자공학회 교양도서
38. 정보전송 공학/개론, 양윤석, 세화
39. 정보통신 산업기사 실기, 김병철 · 정현기 공저, 태영
40. 초음파 영상학, 강선일 외 16인 공저, 정문각
41. 초급자를 위한 PSPICE 활용, 황락훈 · 조문택 · 이충식 · 나승권 공저, 동일출판사
42. 최신전자기초실습, 임승하 · 황호웅 · 나승권 · 이종성 공저, 남두도서
43. DK 인체생리 · 해부도, 민유정, 대경북스
44. PSPICE와 PSIM 시뮬레이션중심의 전력전자공학, 서영수 · 황락훈 · 조문택 · 심광영 · 곽동걸 채수형 · 나승권 공저, 동일출판사
45. Analog Integrated Circuit Application, Michael Jacob, Prentice hall
46. Basic Engineering Circuit Analysis, David Irwin, Wiley
47. Design of Pulse Oxieter, Webster, Institute of Physics publishing
48. Fundamentals of Analog Circuit, Floyd, Prentice Hall
49. Fundamentals of biomechanics, Nihat Ozkaya, Springer
50. Logic and Computer Design Fundamentals, Morris Mano, Prentice Hall
51. Lower-limb prosthesis : including prosthetist's supplement, New York University Medical Center
52. HTTP : Poc.e-bohun.or.kr/서울 보훈병원 보장구 센터
53. HTTP : myhome.nate.com/cpojis/순천제일대학 의료보장구과
54. 로봇공학 : Saeed B Niku 저, 김정하 · 염영일 역, 사이텍미디어 ,2002
(원서 : Introduction to Robotics : Analysis System Application, Prentice Hall 2001, pp. 247 ~278)

찾아보기

ㄱ

가동성 관절 300
가스 분압 248
각질층 332
간문맥계 135
간문맥순환 328
감도 367
감소구출기 270
강제 폐활량 247
거리분해능 476
계통적 동맥계 323
계통적 정맥계 324
계통해부학 285
고감도 증폭기 395
고분자 화학 59
골격근 229
골격근의 조직 306
골내막 298
골수강 298
골외막 298
과립층 333
관상면 290
광기전력 효과 429
광도전 효과 429
광센서 428
광전식 용적맥파 497
광전자 방출 효과 430
괴사 61
괴저 61
구리 측온 저항체 426
국소해부학 287
근골격계 108, 114, 118
근섬유 230
근세포 307
근수축기전 233
근육 227, 303
근육세포의 구조 306
근필라멘트 230
급속구출기 269
급속충만기 270
기계적 인공호흡기 510
기능상 완전인공심장 65
기능적 잔기용량 247
기능해부학 287
기도저항검사 505
기체운반 251

ㄴ

나노 기술 84
내분비계 154, 157
내이 185
내호흡 238
냄새 센서 462
뇌 310
뇌 과학 96
뇌교호흡중추 257
뇌신경 315
뇌의 여러 부위 128
뇌전도 34
뇌파 28
눈 174
눈물관 178
뉴런 30
뉴클레오티드 93
니켈 측온 저항체 426

ㄷ

단백질 칩 90
대뇌피질 260
데이터 송출 38
도약전도 222
도플러 모드 481
도플러 효과 55, 482
동맥 274, 325
동방결절 35
동특성 368
드리프트(drift) 368
등장성 이완기 270
디옥시리보오스 93

ㄹ

랑게르한스섬 68, 156
랩온어칩 90
레인지(range) 363
리졸버(resolver) 411
림프계 325

ㅁ

마이크로 어레이 90
마이크로 플루딕스 칩 90
말초신경계 210, 315
말초화학감수체 258
망상(진피)층 334
맥관계 278
면역 센서 464
모(hair) 334
모델링 21
모세혈관 275, 326
무수신경섬유 213
무침습법 혈류 측정법 447
미각 센서 461
미생물 센서 465
미소혈관 내압측정 445

ㅂ

바이오센서 91
바이오칩 89
반사파 491
발광 소자 429
방사선 치료 76
방사성 동위원소 43
방실결절 36
배아층 333
백금 측온 저항체 426
변압기 410
변위 센서 361
병변 41
보조인공심장 65
볼륨 타이들 511
부신 155
분극형 전극 385
분해능 365
불감대 368
불감시간 368
비강 238
비뇨기계 286
비분극형 전극 385
비전기적 생체현상 37
빈혈성 저산소증 255
뼈끝 297
뼈끝판 297
뼈몸통 297
뼈의 기능 295
뼈의 분류 296

ㅅ

사지마비 37
산소운반 251
산소의 독성 261
상동 284
상사 284
상승시간 369
색 도플러 55
생명체 89
생식계 286
생체-전극계면 효과 381
생체계측공학 19
생체신호용 전극 384
생체역학 18
생체재료 18
생체전기신호 338
생체전기현상 379
생체화학기관의 위치 457
서미스터 422
선형 가변미분형 변압기 410
섬광사진 43
세포체 212
소리저항 477
소화계 286
소화기계 133
소화기계 구조 133
소화기계 상세도 135
수상돌기 213
수축성 267
순환 277
순환경로 327
순환계 286, 322
순환계용 센서 448
순환기계 143, 145
순환기능용 센서 443
스트레인 게이지 414
스파이로미터 451
스팬(span) 363
시냅스 32, 103, 224
시뮬레이션 21
시상면 290
시상수 369
신경계 29, 127, 210, 285
신경계 구성도 129
신경교세포 215
신경근연접 232
신경성 조절 256
신경세포 212
신경세포체 29, 31, 33, 45
신경의 구조 127
신경조직 212
신경지배 231
신경회로망 101
신경흥분 전도 222
신단위의 구조 161
신소재 82
신장의 구조 161
심근 234
심방수축기 269
심실 등장성 수축기 269
심음 271
심음 마이크로폰 449
심장 262
심장의 구조 144
심장주기 268
심전도 28
심첨 단면도 490
심혈관 내압용 센서 443
심혈관계의 압력 277

ㅇ
안정도 368
안정막 전압 216
알츠하이머 85
압전 센서 413
압전소자 51
압전효과 477
에코 478
여성생식기계 162
연골 298
연수호흡중추 256
열선형 호기유량계 453
열전대 419
염기 94, 95
영상신호처리공학 58
오차 364
온 요법 77
와류형 호기유량계 455
외이 184
외호흡 238
운동단위 231
운동단층촬영법 45
운동신경원 212
위치 센서 404
유도형 전극 387
유두(진피)층 334
유선 335
유수신경섬유 213
융모의 구조 136
은(銀)나노 코팅 88
음파의 강도 476
응답시간 369
응용해부학 287
의공기사 105
의공학 14
의공학의 역사 16
의료기기 20
의료정보 21
의용생체공학 18
인공귀 69
인공눈 66
인공두뇌 103
인공망막 67
인공심장 63, 64
인공장기 20, 60
인공췌장 68
인공호흡기 508, 516
인두 238
인코더 406
임계값 368
임상해부학 287
임피던스 52

ㅈ
자극의 가중 221
자기공명영상 44
자기수복작용 76, 77
자유유도감쇠 49
자율신경 319
잔기용적 247
재활공학 20
저산소혈증 저산소증 255
적외선 센서 439
적혈구의 구조 148
전극 384
전기자극 78
전도성 267
전도속도 222
전면 두개골 용어 120
전산화 단층 촬영술 45
전위차계 404
전자 태그 400
절연체 60
정맥 276, 326
정맥폐쇄 용적맥파 498
정자의 생성 168
정정시간 369
정중면 290
정특성 368
제5세대 컴퓨터 97
제로 드리프트 368
조직독성 저산소증 255
조직의 절제 72
좌흉골 단면도 489
중이 184
중추신경계 210, 310
중추화학감수체 257
진단 보조 시스템 21
진동수 476
진피 333
질소 세척법 504

ㅊ
차동 증폭기 396
차압형 호기유량계 452
척수 312
척수신경 260, 317
척추 용어 122
체순환(대순환) 327
초음파 진단장치 43
초음파 치료기 493
초음파 탐상기 455
초음파 호기유량계 454
총폐활량 247
최소 자승법 367
축 해상도 485
축삭 213
축색돌기 32
출력 임피던스 368
측면 해상도 485
측온 저항체 425, 426
치밀층 298
침습법 혈류 측정법 446
침투력 477

ㅋ
코맥(Cormack) 45

ㅌ
탄산가스 운반 253
태아순환 328
통신 모듈 93
퇴화 284
투명층 332
트랜스듀서 38

ㅍ
파라핀 60
펄스에코 방식 479
페이스메이커 66
평활근 234
폐 239
폐기능검사 500
폐순환(소순환) 328
폐용량 244, 247
폐용적 244
폐포 240
폐환기 242
폐활량 247
포도당산화효소 91
포토다이오드 93, 431
포토트랜지스터 434
표피 285, 331
프로그램 투입 시스템 79
피부 170
피부 부속기 170
피부의 구조 170
피지선 335

ㅎ
한선 335
항원 92
항체 92
해면층 298
해부학 284
해부학적 용어 288
해부학적 자세 288
해부학적 평면 288
해상도 476, 484
허혈성 저산소증 255
헤모글로빈의 구조 147
헬륨 희석법 503
혈관 54, 274
혈관의 구조 145
혈관저항 281
혈류량 280, 281
혈류역학 279
혈류측정용 센서 445
혈액순환 273
형광물질 92
형상기억합금 82
호기예비용적 246
호식 244
호흡계 286
호흡기 238
호흡기 구조 237
호흡기계 138
호흡단계 238
호흡량 248
호흡운동 242
호흡형 센서 450
환기율 248
환자감시 시스템 39
활동전압 218
횡격막 54
횡단면 290
효소 센서 458
후두 239
휘돌림(회선) 293
흉골 단축 단면도 489
흉골 장축 단면도 489
흉골상와 단면도 490
흡기예비용적 246
흡기용량 247
흡식 243
흥분 218
히스테리시스 오차 367
히스테리시스 367
힘-감지저항기 414

CCD 88
CPAP 513
CT(전산화 단층 촬영) 57
CTR 서미스터 424
DNA칩 90, 93
MEMS 96
MRI 44
NTC 서미스터 423
OPTION 105
Oxygen 513
P-CMV 515
P-SIMV 516
PEEP 513
Plateau 512
Pressure Support 514
PTC 서미스터 424
Respiraion Rate 512
SPONT 516
Trigger 514
USN 400
V-CMV 514
V-SIMV 515
Volume Tidal 511, 512

1회 호흡용적 246
3극 진공관 28

저자약력

나 승 권

- 한국폴리텍대학교 원주캠퍼스 의료공학과 교수(현)
- 세명대학교 대학원 전기전자학과 졸업(의공학 및 전력전자응용전공, 공학박사)
- 삼육부산병원 전기 및 의공기사 7년 근무, 한국수자원공사 전기기사 7년 근무
- 의공기사, 의공산업기사, 병원코디네이터(Hospital Coordinator)사, 의료정보관리사
- 의료기기상품기획사, 전기 · 전자기술지도사, 전기기기기능장, 전기공사기능장, 산업안전기사
- 전기공사특급기술자, 한국전력기술인특급기술자, 한국전력기술인특급감리사
- 한국전력기술인설계사면허, 전자산업기사 외 20개의 자격증과 면허취득
- 한국산업인력공단 의공(산업)기사, 의료전자기능사 이론, 실기(출제, 검토, 채점)위원(현)
- 강원도교육청 인정도서심의회 심의위원(현)
- 강원도인적자원개발위원회 자문위원 및 평가위원(현)
- 식품의약품안전처 의료기기자문위원 및 평가위원(현)
- (재)원주의료기기테크노밸리, (사)강원의료기기산업협회 의료기기 자문위원 및 평가위원(현)
- 한국산업단지공단 원주단지혁신클러스터추진단 기술과제 평가위원(현)
- 국가직무능력표준(NCS) 기반의 훈련과정편성 주강사, 직업능력심사평가원 개발훈련사업 심사, 평가의원(현)
- 강원도경제진흥원 강원지식재산 전문위원 및 평가위원(현)
- 강원테크노파크 기술개발사업선정(의료기기) 평가위원(현)
- 한국방송통신전파진흥원 강원본부 ICT산학동반성장협의회 자문위원(현)
- 강원일보, 원주투데이, 메디저널, 매월 의료기기기술 및 포럼 기고 (현)
- ㈜메디아나, ㈜씨유메디칼시스템, ㈜리스템, ㈜태연메디칼 ㈜대화기기, ㈜ED, ㈜메디칼써프라이, ㈜바이오프로테크, ㈜조양디엠, ㈜메디코넷 의료기술 자문위원(현)
- ISO9001:2008 국제심사원, 대한의용생체공학회 교육이사, 한국모바일학회 총무부회장, 한국컴퓨터정보학회 이사, 한국통신학회 학술이사, 대한의공협회 · 한국의료정보교육협회 · 한국항행학회 회원

현대 기초의학 및 의공학

2023년 3월 15일 1판 3쇄 발행

저 자 나 승 권
발행인 남 승 우

발행처 도서출판 상尙 학學 당堂

서울특별시 동작구 사당로9가길 6
TEL : 02) 595-1692~4
FAX : 02) 595-1394
E-mail : shdbooks@naver.com
신 고 : 2-155호 (1968. 11. 29)

정가 38,000원

ISBN 978-89-93383-11-9 93560

〈디자인〉 편집 엄해숙 / 표지 토틀컴